Prof. em. Prof. Dr. med. habil.

Karl Hecht

Anregungen zum neuen Denken

# in der Krebsphilosophie und Krebstherapie

SPURBUCHVERLAG

Prof. em. Prof. Dr. med. habil.

Karl Hecht

Anregungen zum neuen Denken

# in der Krebsphilosophie und Krebstherapie

**Bibliografische Information der Deutschen Bibliothek**

Die Deutsche Bibliothek verzeichnet diese Publikation in der Deutschen Nationalbibliografie; detaillierte bibliografische Daten sind im Internet über http://dnb.ddb.de abrufbar.

1. Auflage, Januar 2010

Am Eichenhügel 4, 96148 Baunach
Ausführung: pth-mediaberatung GmbH, Würzburg – www.mediaberatung.de
Satz und Layout: Monika Glück
ISBN 978-3-88778-337-2

## Wichtiger Hinweis

Die Medizin ist eine Wissenschaft, die seit Jahrhunderten ständig veränderlichen Entwicklungen unterliegt, sich derzeitig aber in einer besonders kritischen Krisensituation befindet und nicht mehr allen Bedürfnissen der Menschen bezüglich einer echten Gesundheit gerecht werden kann. Das nähere Kennenlernen des Menschen als ein psychoneurobioimmunologisches Lebewesen und Berufserfahrungen der ganzheitlich denkenden Ärzte geben Anlass neue Paradigmen in der Medizin aufzustellen im Sinne einer sanften, gefahrlosen, nebenwirkungsfreien, humanen Medizin. Es wird mit Bezug auf den weltbekannten Arzt Rudolf Virchow nachdrücklich betont, dass die Medizin eine individuumsbezogene Lebenswissenschaft ist. Deshalb können z. B. Verläufe von Erkrankungen und Wirkstoffeffekte und ihre Dosierung bei jedem Menschen unterschiedlich sein. Der Leipziger Pathophysiologe und Internist Max Bürger (1885-1966) sagte seinen Studenten immer, dass Symptome und Verlauf einer Erkrankung bei einem Patienten in Wiederholungsfällen niemals identisch seien. Wer das glaube begehe einen großen Irrtum.
Für die Angaben über Dosierungsanweisungen, Therapieschemata, Applikationsformen können der Autor und der Verlag keine Gewähr übernehmen. Jedem Therapeuten wird empfohlen entsprechende Therapiebeschreibungen genau zu studieren und die Behandlung auf das Individuum auszurichten.
Ich habe versucht in Kurzform, hochinformativ den neuesten wissenschaftlichen Erkenntnisstand der mir zugänglichen Literatur bzw. eigenen Erfahrungen zu reflektieren und damit Anregungen zum neuen Denken zu geben.
Der Inhalt des Buchs soll die Auffassung der klassischen Medizin nicht ersetzen. In allen Fällen muss der Therapeut entscheiden, was im konkreten Fall bei einem Krebskranken zu tun ist.

„Denn das ist der größte Fehler bei der Behandlung der Krankheiten, dass Leib und Seele allzu sehr voneinander getrennt werden, wobei sie doch nicht getrennt werden können. Aber das gerade übersehen die griechischen Ärzte, und darum entgehen ihnen so viele Krankheiten; sie sehen nämlich niemals das Ganze. Dem Ganzen sollten sie ihre Sorge zuwenden; denn dort, wo das Ganze sich übel befindet, kann unmöglich ein Teil gesund sein."
[Platon (427-347 v. Chr.]

„Eine paradoxe Situation: Auf der einen Seite spektakuläre Erfolge, auf der anderen offenkundiger Bankrott. Genau betrachtet stehen wir damit vor der Frage, ob es so etwas wie ‚die Medizin' überhaupt noch gibt? Verkörpern vierzig bis sechzig Spezialdisziplinen einer modernen medizinischen Fakultät noch ‚die Medizin'? Wenn ‚die Medizin' noch den Namen ‚Humanmedizin' verdienen soll, darf sie dann aus einem Konglomerat von Disziplinen bestehen, die alles über Zellen, Gewebe und Organe, aber wenig oder nichts über die kranken Menschen wissen, denen die Zellen, Gewebe und Organe gehören?"
[Thure von Üxküll, Begründer der deutschen psychosomatischen Medizin, allgemein als der Menschenarzt bezeichnet „Über die Notwendigkeit einer Reform des Medizinstudiums", Berliner Ärzte 27/7/1990, S. 11-18.]

„Wir sollen nicht fragen was wir tun sollen. Wir sollen fragen, wie wir sein sollen. Aus dem rechten Sein kommt das rechte Tun."
[Meister Eckhard (1260-1328) Theologe, Prediger, Mystiker (Unio mystica = Einswerden des menschlichen Seelengrundes mit Gott).]

„Die Frage nach dem Sinn des Lebens ist der erste Ansatz zur effektiven Selbstheilung" [Karl Hecht].

# Inhalt

## ■ 1_ Prolog

Am 23.12.1971 wurde mit einer Rede des damaligen Präsidenten der USA, Richard Nixon, eine weltweite Kampagne unter dem Motto „Kriegserklärung an den Krebs" gestartet. Ohne besondere wissenschaftliche Recherchen wurde die Genforschung zum Schwerpunkt des „Kriegs gegen den Krebs" auf dem **wissenschaftlichen Sektor** proklamiert. Die Entwicklung neuer Medikamente, welche die Krebszellen töten (vernichten) sollten, wurde einseitig chemotherapeutisch in den Mittelpunkt des zukünftigen „Kampfes gegen den Krebs" auf den **Therapiesektor** gestellt.

In Vorbereitung dieser Aktion wurde hinter den „Kulissen" diskutiert, wie man die Alternativärzte unter Kontrolle bringen kann [Yoda 2007], welche offensichtlich ein Störfaktor in dieser Krebsbekämpfung hätten sein können. Es wurde damals von den „Krebskriegserklärern" eingeschätzt, dass diese große Individualisten und zur Teamwork nicht fähig seien. Deshalb musste verhindert werden, dass sich diese Außenseiter zusammenschließen [Yoda 2007].

36 Jahre später, im Jahr 2007, gab das NIH (National Institute of Health der USA) einen Bericht heraus, aus dem hervorging, dass in den letzten 40 Jahren bei dem am häufigsten vorkommenden Krebsarten (Brust, Lunge, Prostata, Darm) keine wesentlichen Fortschritte erzielt worden sind. Schon früher, im Jahr 1986, schrieben die beiden USA-Ärzte Bailer und Smith nach einer Analyse der Entwicklung der Tumorerkrankungen von 1950-1982 in den USA, dass „wir dabei sind, den Kampf gegen den Krebs zu verlieren."

Nach G. Edward Griffin („Eine Welt ohne Krebs") soll heute jeder dritte Mensch an Krebs sterben, während Ärzte mit natürlichen Heilmitteln diffamiert werden. In Deutschland sollen die Kosten für Krebskranke 2004 13 Milliarden Euro und 2006 14 Milliarden Euro betragen haben [Ehlers 2009].

Diese Fakten sprechen dafür, dass der „Krieg gegen den Krebs bisher nicht erfolgreich war". Wolsky [1978] sprach von einer „Vietnamisierung" des Kampfs gegen den Krebs. (Vergleich mit dem von den USA in Vietnam verlorenen Krieg, der unheimliche Summen von Dollar verschlungen hatte). Alternativ denkende und handelnde Ärzte und Therapeuten wurden in diesen 40 Jahren unterdrückt diffamiert und mit Gerichtsprozessen bedroht [Josef Issels 1982]. Die Hypothese des Berliner Nobelpreisträgers Otto Warburg, dass Krebs eine Stoffwechselerkrankung infolge schwächerer Zellatmung sein kann, wurde verschwiegen. Die Krebsvorsorge wird wie ein Mythos gehandhabt, der Nutzen wird aber kritisch diskutiert [Weymayr und Koch 2003].

Diese undurchsichtige Situation auf dem Sektor der Krebsforschung, Krebstherapie und Krebsphilosophie wurde mir erst richtig klar, als ich als stationärer Patient miterleben musste, wie meine Bettnachbarn unter der Chemotherapie litten. Genau vor 20 Jahren lag ich als Patient mit einem urologischen Befund in der Berliner Charité. Während meines stationären Aufenthalts wurden in das zweite Bett meines Krankenzimmers aufeinander folgend sieben Patienten mit Hoden- oder Blasenkrebs gelegt, denen per Infusion eine Chemotherapie verabreicht wurde. Nicht lange nach Beginn dieser Infusion begannen die Patienten zu stöhnen, zu jammern, zum Teil auch zu schreien und manchmal auch wild um sich zu schlagen. Ich bemühte mich, diese Patienten zu beruhigen. Nachts war es, so erinnere ich mich,

besonders schlimm. Schon das Handhalten, das ich vornahm, beruhigte diese Patienten. Sobald ich wieder in meinem Bett lag, begann das Stöhnen und Jammern erneut.
Man muss als Arzt so etwas sieben mal 24 Stunden ununterbrochen miterlebt haben, um eine Vorstellung von einer derartig quälenden Therapie zu bekommen. Ist das wirklich Humanmedizin? Als Arzt kenne ich das „Primum non nocere" (vor allem als Arzt nicht schaden). Es besteht die ärztliche Pflicht zur Schadenabwendung. Das fordert der hippokratische Eid: „Ärztliche Verordnungen werde ich zum Nutzen der Kranken nach meiner Kraft und meinem Urteilsvermögen anwenden, vor Schaden und Unrecht werde ich sie bewahren."
Neben den unerträglichen Beschwerden der Chemotherapie kam bei diesen Krebspatienten die Qual nicht schlafen zu können hinzu sowie die quälende Krebsangst, verbunden mit der Todesangst. Darum kümmerte sich aber kein Arzt und keine Krankenschwester während das Zellgift per Infusion in den Körper der Patienten floss.
Die Krebsangst grassiert heute unter den Menschen wie im Mittelalter die Pest. Ist es nicht schrecklich, wenn sich eine junge Frau aus Krebsangst beide gesunde Brüste amputieren lässt, weil ein Gentest ihr Brustkrebs prognostizierte? [Evelyn Heag, Tino Heag: Oben ohne" 2009] Welcher Arzt wagt sich so etwas? Welcher Arzt gibt ihr die Garantie, dass sie nicht trotzdem an einer anderen Krebsart erkranken kann? Es wird heute schon viel Kritisches über die Krebstherapie geschrieben. Aber nicht alles ist **dunkel.**

Es gibt auch noch positive, optimistische Seiten, nämlich die Heilung von Krebskranken, die so genannten „Spontanremissionen" oder „Spontanheilungen". Der spektakulärste Fall ist der Radsportler Lance Armstrong: 1996 an Hodenkrebs mit Metastasen in Lunge und Gehirn erkrankt, durch ärztliche Zuwendung, starken Willen und psychische Führung gesundet. Schon drei Jahre nach der Diagnose Krebs, im Jahr 1999, beendete er das schwerste Etappenrennen der Welt, die Tour de France über 3.000 km, als Sieger. Siebenmal hintereinander gewann er dieses Rennen (1999-2005).
Krebskranke sind folglich zu heilen. Wie? Das möchte ich weiterhin aufzeigen.
Seit über 30 Jahren lebt der australische Tierarzt Jan Gawler [2001/1985] als gesunder Mensch. Er erkrankte vor 30 Jahren an Knochenkrebs mit erheblichen Auswüchsen am ganzen Körper. Die Ärzte prognostizierten nur noch wenige Monate Leben. Da er das Meditieren beherrschte, beschloss er mit mehreren Stunden Meditation am Tage den Rest seines Lebens in innerer Ruhe und in Frieden mit sich selbst zu begehen. Er wurde innerhalb eines Jahres kerngesund. Die Knochenauswüchse verschwanden völlig.
Der 11-jährige Junge Garret Porter erkrankte an einem Hirntumor und wurde von den Ärzten als nicht heilbar aufgegeben. Die Psychologin Dr. Patricia Norris kümmerte sich um diesen Jungen und führte mit ihm die Visualisierung durch. nach einem Jahr war der Hirntumor mit der Computertomografie nicht mehr nachweisbar. Garret Porter lebt heute noch als völlig gesunder Mensch [Norris und Porter 1989: „I Chose Life"].
Das US-amerikanische Arzt-Psychologen-Ehepaar Carl und Stephanie Simonton hat erstaunliche Erfolge mit der Visualisierung bei Krebskranken, die von der Schulmedizin „austherapiert", also aufgegeben worden sind [Simonton 1994 „Wieder gesund werden"]. Auch andere sanfte erfolgreiche Krebstherapien gibt es.
Mir liegen zahlreiche Studienergebnisse vor, die besagen, dass die Anwendung des siliziumdioxidreichen Natur-Klinoptilolith-Zeolith bei Krebspatienten die Tumorerkankung völlig

beseitigen kann. Dieses Naturmineral, welches ich täglich schon seit 10 Jahren einnehme, hat Antioxidantien-, antientzündliche, antibakterielle und antiviruelle Wirkung sowie Detoxikationsfunktionen auf der Basis des Ionenaustausches und der Adsorption. Nach der Reaktorkatastrophe in Tschernobyl hat sich dieses bei der Ausleitung von Radionukliden bewährt, vielen Menschen das Leben gerettet und einen Schutz gegen Tumorerkrankungen geboten. Die Publikationen, die über Spontanremissionen (Spontanheilungen) bei Krebskranken berichten, liegen recht zahlreich vor. Warum kümmert sich aber die Krebsforschung nicht um diese Problematik? Spontanheilungen (Selbstheilungen) darf es wohl offiziell nicht geben? Die Verwendung dieses Begriffs im Zusammenhang mit einer Synergietherapie bei Krebskranken [Rost 2008} musste per Gerichtsbeschluss erkämpft werden. Wo bleibt die Freiheit für die Ausübung der ärztlichen Heilkunst, wenn die Justiz bestimmt, was die Ärzte tun dürfen? Man muss wissen, der Begriff Selbstheilung wurde schon von Hippokrates sowie z. B. von den Nobelpreisträgern Albert Schweitzer und Iwan Pawlow verwendet.

Eines muss heute unbedingt von der Medizin begriffen werden, um den Kampf gegen den Krebs wirklich gewinnen zu können: Der Mensch ist erstens mehr als die Summe seiner Einzelteile und zweitens ein besonderes Lebewesen mit spezifischen menschlichen Eigenschaften wie Geist und Emotionen (Gefühle), Wille und Überzeugungen, Glaube und Hoffnung, Kreativität und Intuition usw. Diese und weitere derartige Eigenschaften, welche das reale Menschliche des Menschen darstellen, kann man doch nicht einfach aus Pathogenese, Diagnostik und Therapie ausklammern und so tun als ob sie nicht existierten. Aber das ist das Grundprinzip der heutigen Schulmedizin, das auf René Descartes zurückgeht (1596-1650), der die Hypothese aufstellte, dass der Mensch aus einem mechanisch-materiellen Körper (der Gegenstand der Wissenschaft ist) und aus einer körperlosen Seele, die sich wissenschaftlichen Untersuchungen entzieht, besteht.
Wenn man mit einem alten Burgtorschlüssel ein modernes Sicherheitsschloss nicht öffnen kann, nimmt man logischer Weise den Schlüssel zum modernen Sicherheitsschloss, um es zu öffnen. Die Medizin geht aber nicht diesen logischen Schritt und versucht mit der 350 Jahre alten Hypothese von Descartes den Menschen wie eine Maschine zu behandeln und Schäden, sprich Symptome, zu reparieren.

Im Interesse der Patienten, für die wir Verantwortung haben, müssen wir uns von diesem alten Paradigma (Burgschlüssel) trennen und ein neues (moderner Sicherheitsschlüssel) einführen. Dieses neue Paradigma gibt es bereits in Ansätzen. Man sollte sich bemühen, es kennen zu lernen und zu nutzen. In diesem Buch werde ich wissenschaftlich begründet zeigen, wie wichtig es ist, jeden Kranken, aber ganz besonders den Krebskranken, als ganzheitlichen, menschlichen Menschen zu behandeln, der denken, fühlen, glauben und hoffen kann.
Der Mensch kann mit Gedanken, Emotionen und Willen seine Körperprozesse bewusst steuern. Jeder kennt die Situation eines starken Harn- oder Stuhldrangs und die Erreichbarkeit einer Toilette erst in einer halben Stunde. Mit einer konzentrierten Willensleistung kann man dieses Ziel mit trockenen Hosen erreichen. Genauso kann der Mensch mit positiven Emotionen, starker Willenskraft oder meditativem Atmen die Naturkillerzellen aktivieren, damit sie die Krebszellen zerstören. Im Angstzustand des Menschen werden dagegen diese Naturkillerzellen durch die Stresshormone (Cortisol) inaktiviert.

Der Mensch kann sogar noch viel mehr. Er kann durch meditatives Atmen, Meditation, Visualisierung, autogenes Training, Yoga usw. nicht nur Zellen beeinflussen, sondern bestimmte Stoffe freisetzen, die dann auf die Zelle wie ein Medikament wirken können. Sie nennt man Neurotransmitter, auch Neurohormone, Neuropeptide, Botenstoffe oder Informationsstoffe. Manchen wird das Endorphin bekannt sein. Dieses körpereigene Morphin vermag z. B. Schmerzen zu lindern, zu beruhigen oder den Schlaf einzuleiten. Der Mensch verfügt über eine „körpereigene Apotheke“, zu der er jederzeit kostenfrei Zugriff hat. Diese körpereigenen Stoffe haben keine unerwünschten Nebenwirkungen und bereiten dem Patienten keine Qualen. Er muss sie nur aktivieren. Die Moleküle der Gefühle [Pert 2007] werden in diesem Buch einen breiten Raum einnehmen.
Es gibt also noch andere gute Seiten der Krebstherapie und der Krebsphilosophie. Diese möchte ich in diesem Schriftstück aufzeigen, um zum neuen Denken anzuregen.
Beim Literaturstudium stellte ich fest, dass es bereits zahlreiche Alternativtherapeuten gibt. Die meisten sind „Einzelkämpfer“ und jeder schwört berechtigt auf seine Methode. Also hat sich bezüglich dieses Individualismus seit 1971 auch nicht allzu viel geändert oder durfte sich nicht ändern. Ein Zusammenschluss aller Alternativtherapeuten könnte von großem Nutzen für die Krebskranken sein.

Es gibt Hoffnungsträger, z. B. in den USA, denn dort haben sich schon jene Ärzte zusammengeschlossen, die die Psychoneuroimmunologie als Basis ihrer Therapie wissenschaftlich fundiert, mit guten Heilerfolgen bei Krebskranken anwenden. Das ist aus meiner Sicht der derzeitig richtige und beste Weg, um im „Kampf gegen den Krebs“ siegreich zu sein. In Deutschland ist vor allem Ronalds Grossarth-Maticek zu nennen, der seit Jahrzehnten in seinen Studien die dominierende funktionelle Rolle des menschlichen Gehirns und die Selbstregulation im Krebsgeschehen belegt hat [Grossarth-Maticek 2003, 2008].
Ich persönlich betrachte die Krebserkrankung als eine den ganzen Menschen erfassende chronische Dysregulation der psychoneurobioimmunologischen Prozesse, bei der sich im Bindegewebe (Grundsubstanz der extrazellulären Matrix) infolge Imbalance der Funktionen von Wachstums- und Entzündungs-Neurotransmittern ein Tumor entwickeln kann. Nobelpreisträger Otto Warburg war meines Erachtens auf dem richtigen Weg, als er schon 1924 den Krebs als eine Erkrankung des Stoffwechsels charakterisierte. Die Dysregulation wird in erster Linie durch die verschiedensten Umweltgifte und durch die inadäquate Lebensweise des heutigen Menschen induziert. Genetische Faktoren spielen nur eine untergeordnete Rolle, wie es reale wissenschaftliche Arbeiten zeigen.

In diese Richtung und natürlich noch in weitere möchte ich Anregungen zum neuen Denken in der Krebsphilosophie und -therapie geben. Wer im Sinne des Dichters Bertold Brecht das Denken als ein Vergnügen auffasst, wird sicherlich beim Lesen dieses Buches, ob als Heilberufler oder als Interessent an dieser Thematik, auf seine Kosten kommen und die entsprechenden Schlussfolgerungen für sich ziehen können.

## ■ Danksagung

Allen denjenigen, die mich bestärkt haben, dieses Buch zu schreiben, möchte ich ein herzliches Dankeschön sagen.
Ganz besonders bin ich aber Frau Dipl. Ing. Anke Dahmen, die bei der technischen Fertigstellung dieses Manuskripts mit großem Fleiß und unermüdlicher Geduld mir allerbeste und große Unterstützung gegeben hat, zu großem Dank verpflichtet. Desweiteren möchte ich Frau Christa Kaczmarek und Herrn Maximilian Christel für ihre mit Sorgfalt und Kritik fundierten Hinweise herzlich danken.
Ich danke all jenen Kollegen, deren Arbeiten ich in der weiterführenden Literatur eingeordnet habe, weil sie mir mit ihren Erkenntnissen Anregungen gegeben und Mut gemacht haben, dieses Buch zu schreiben.
Ganz besonderen Dank gilt dem Leiter des Spurbuchverlages Herrn Klaus Hinkel, der mir großzügig die Möglichkeit bot, dieses Werk der Öffentlichkeit zugängig zu machen. Dankeschön auch an die Agentur pth-mediaberatung und ihrer Mitarbeiterin Monika Glück, die für die Ausführung des Buches zuständig waren.

Berlin, Mai 2009
Karl Hecht

## ■ 2_ Selbstheilung bei Krebskranken möglich?

In der Medizin wird unter bestimmten Umständen der Begriff Spontanremission (remissio = Nachlassen) oder spontane Regression (regressus = Rückkehr) verwendet. Darunter versteht man, dass ohne besondere Therapie oder mit Placebo sich Symptome einer Krankheit zurückbilden, z. B. bei Fieber, Schnupfen, Hexenschuss. Spontane Remissionen bzw. Regressionen werden auch bei Tumorerkrankten beobachtet [Westcott 2002; Papac 1998; Bodey et al. 1998; Challis und Stam 1990; van Baalen et al. 1987; Cole 1981; Everson 1967; Issel 1972; Weil 1965] und in Tierexperimenten gefunden [Cui 2003; Hicks et al. 2006].
Die schulmedizinische Onkologie bezweifelt Spontanheilungen (Spontanregressionen bzw. -remissionen). Ihre Argumentation: „Fehldiagnose" oder „zufällige statistisch nicht gesicherte Einzelfälle, die übertrieben werden" oder „eine Spontanheilung ist aus onkologischer Sicht nicht erklärbar". Wenn die Onkologen wirklich mit einem Fall der Spontanheilung konfrontiert werden, dann entsteht Ratlosigkeit und Unverständnis. Das soll folgendes Beispiel zeigen:
Bei dem Patienten John Brandrick aus Cornwall (Südwestengland) diagnostizierten die Ärzte des britischen Gesundheitsdienstes NHS einen Bauchspeicheldrüsenkrebs im fortgeschrittenen Stadium. Die Statistik weist aus, dass die Lebenserwartung in diesen Fällen mit Sicherheit weniger als ein Jahr ist.
John Brandrick beschloss, dieses letzte Jahr seines Lebens so zu leben, wie er bisher sein Leben nicht gelebt hatte. Er verkaufte sein Auto und sein Haus, räumte seine Bankkonten und sicherte seine Beerdigung und Trauerfeier. Mit seiner Lebensgefährtin Sally Laskey reiste er durch Südengland, übernachtete in guten Hotels und lud seine Verwandten zu Abendessen in teuere Restaurants ein. Kurzum, er führte ein sorgloses Leben und erfreute sich am geselligen Zusammensein mit seinen Verwandten und Freunden. Während dieser Zeit dachte er nicht mehr an seine Krebserkrankung, weil auch die Schmerzen nachließen und er sich von Tag zu Tag wohler fühlte. Als der von den Ärzten prognostizierte Termin des Todes schon überschritten war, lebte Mister Brandrick immer noch. Aber mit der Besserung seines Gesundheitszustands war sein Geldbeutel leer geworden und er bettelarm.
Folglich forderte er vom britischen Gesundheitsdienst NHS Entschädigung wegen Fehldiagnose und Fehlprognose. Der NHS lehnte seinen Entschädigungsantrag ab, denn er konnte nachweisen, dass keine Fehldiagnose vorlag. Der Bauchspeicheldrüsentumor war wirklich vorhanden gewesen und dass er nun nicht mehr da war und Mister Brandrick ein gesunder Mensch, konnte nicht auf das Konto der Ärzte gehen. Warum der Tumor nicht mehr da war, konnten sich die Ärzte nicht erklären und auch nicht der durch seine veränderte Lebensweise bettelarm gewordene John Brandrick [J. Filmtrop 2007].
De facto war es eine Spontanheilung einer Tumorerkrankung, die offensichtlich durch die veränderte Lebensweise bewirkt wurde. Ich habe bewusst Spontanheilung formuliert. Der Arzt Dr. Andrew Weil, der sich seit Jahren mit Naturheilverfahren und Präventivmedizin beschäftigt, hat ein Buch „Spontanheilung" geschrieben [Weil 1995]. Im Vorwort dazu schreibt Rüdiger Dahlke: „Spontanremission ist der verschämte Ausdruck der Schulmedizin für jenes unerklärliche Geschehen, das alle anderen Wunder nennen. ... Daran hat man als wissenschaftlicher Mensch nicht zu glauben". Dr. Weil, der sich auch, wie ich, auf die Asklepios-Schule der Antike besinnt und den Weg zur Gesundung bzw. des Gesundseins als Ergebnis

des Lebens im Einklang mit der Natur sieht, beschreibt u. a. einen Patienten, der hoffnungslos von Lungenkrebs befallen war und von seinen Ärzten mit der Auskunft entlassen wurde, dass die Medizin nichts mehr für ihn tun kann. Sechs Monate später erscheint dieser Patient in der Praxis seines Arztes tumorfrei [Weil 1995]. Ursache: Er hatte **nur** seine Lebensweise verändert.
Die Vertreter der Asklepios-Schulen der Antike vertraten die Auffassung: Die Behandlung kommt von Außen, die Heilung kommt von Innen. Das Wort „Heilen" bedeutet die Integrität und das Gleichgewicht der geistigen, seelischen und körperlichen Prozesse des Menschen im Einklang mit seinem Umfeld, d. h. der Natur, der Familie, den Freunden.
Der Urwalddoktor Nobelpreisträger Dr. Albert Schweitzer (1875-1965) postulierte: „Wir Ärzte tun nichts anderes als den Doktor des Inneren zu unterstützen und anzuspornen. Heilen ist Selbstheilung.

## ■ 3_ Nach Hodenkrebs siebenmal hintereinander Sieger der Tour de France

Bei Lance Armstrong, am Beginn seiner Radrennkarriere, wurde Hodenkrebs mit Metastasen in der Lunge und im Gehirn festgestellt. Er war damals 25 Jahre alt.
In seinem Buch „Tour des Lebens" [Armstrong und Jenkins 2000] beschreibt Lance Armstrong seine ersten Gedanken nach der bestätigten Diagnose Krebs:
„Ich stand unter Schock. Ich dachte: ‚Oh Mann, ich werde nie wieder Rennen fahren können' – nicht etwa: ‚Oh Mann, ich werde sterben' oder ‚Oh Mann, ich werde nie eine Familie haben'. Irgendwo tief in mir ging alles durcheinander. Aber der erste Gedanke war: ‚Oh Mann, ich werde nie wieder Rennen fahren können'".
Er fuhr zu seinem Freund Scott McEachern.
„He, Lance, was ist los?" fragte Scott. „Eine Menge" knurrte ich. „Nicht zu knapp". „Was soll das heißen?" erkundigte sich Scott. „Ich, äh, ..." Ich brach ab.
Bis jetzt hatte ich das Wort noch nicht laut ausgesprochen. „Was ist denn?" fragte Scott. „Ich habe Krebs", sagte ich. Ich fing an zu weinen. Und dann, in diesem Augenblick, dämmerte es mir. Ich würde vielleicht mein Leben verlieren. Nicht nur meinen Sport. Ich kann sterben."
Danach begab sich Lance in Behandlung. Nicht die angewendete harte Chemotherapie und Operationen machten ihn gesund, sondern die Liebe und sein starker Wille, wieder Radrennen bestreiten zu können, wie er schrieb. Seine Mutter, seine zukünftige Frau, viele Freunde und Ärzte. vor allem war es der Arzt Dr. Nicol, der es verstand Lance optimistisch und willenskräftig zu stimulieren, damit er zu der Überzeugung gelangte, dass er wieder gesund werden würde. Ganz besonders war es auch die Zuwendung der Krankenschwester Latrice, die er als Engel bezeichnete und die ihm mit folgenden Worten Mut und Kraft für immer gab: „Lance", sagte sie leise, „ich hoffe, dass ich eines Tages nur noch ein Teil Ihrer Fantasien sein werde. Ich bin nicht hier, um Sie für den Rest Ihres Lebens zu begleiten. Wenn Sie die Klinik verlassen, hoffe ich, Sie nie wieder zu sehen. Wenn Sie wieder gesund sind, möchte ich Ihr Bild in der Zeitung sehen, ich möchte Sie im Fernsehen sehen, aber keinesfalls hier. Ich bin froh, wenn ich Ihnen helfen kann, solange Sie Hilfe brauchen, aber dann hoffe ich,

dass Sie gehen. Eines Tages werden Sie sagen ‚Wer war diese Schwester da unten in Indiana? Habe ich die bloß geträumt?' Das war das Schönste, was jemals ein Mensch zu mir gesagt hat. Und ich werde kein einziges Wort davon je vergessen." [Armstrong und Jenkins 2000]
Sie alle führten ihn psychisch, stimulierten seine Willensstärke, inspirierten seinen Optimismus und zeigten ihm, wie man sich durch mentales körperliches Training und geistig-emotionelle Kraft vom Krebs befreien und gesund werden kann.
Zum Abschluss seines Buchs schreibt Lance Armstrong seinen Eindruck über seinen ersten Sieg der Tour de France: „Wenn mich jemand fragen würde, was mir wichtiger ist, der Sieg über den Krebs oder der Sieg bei der Tour de France, dann würde ich sagen, der Sieg über den Krebs. Das hat mich als Menschen, als Mann, als Ehemann, als Sohn und als Vater verändert.
Nachdem ich in Paris durchs Ziel gefahren war, schwamm ich in den ersten Tagen auf einer Welle von Interesse. Ich musste mich anstrengen, damit ich nicht die Bodenhaftung verlor, und ich fragte mich, warum mein Sieg eine so starke Wirkung auf die Leute hatte. Vielleicht, weil die Krankheit zum Leben gehört – jeder ist irgendwann mal krank, keiner ist immun. Mein Tour-Sieg ist deshalb ein Symbol, ein Beweis dafür, dass man Krebs nicht nur überleben, sondern danach auch erfolgreich sein kann. Vielleicht bin ich wie mein Freund Phil Knight sagt, ein Symbol der Hoffnung."
Ich habe schon häufig das Bild von Lance Armstrong Krebskranken geschenkt, mit der Bemerkung: Ähnliches können auch Sie leisten. Es ist kein Wunder, sondern Realität einer Therapie eines Krebskranken. Im Oktober 1996 wurde bei ihm die Diagnose Krebs gestellt. Er war 25 Jahre alt. Im Sommer 1999 bestätigte ihm der Sieg der Tour de France, des schwersten Etappenrennens der Welt (über 3.000 km per Fahrrad) seinen endgültigen Sieg über seine Krebserkrankung. Eine Heilung, bei der Liebe, Wille und Optimismus die stärksten therapeutischen Mittel waren.

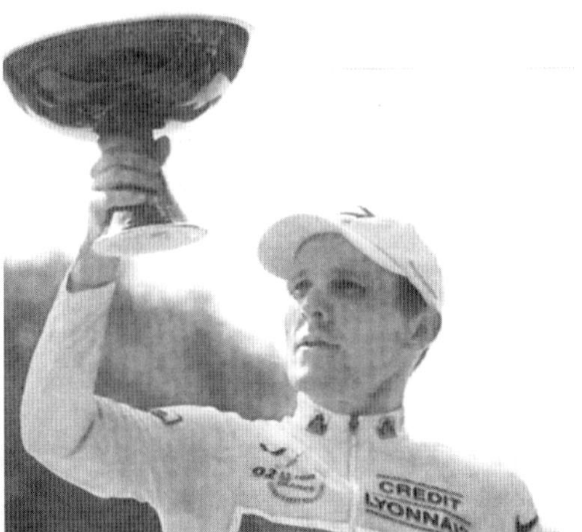

*Abbildung 1:*
*Körperlich, mental und emotionell allen überlegen*

Es ist bekannt, dass er in den folgenden Jahren sieben Mal hintereinander dieses schwere Etappenradrennen gewann. 2009 möchte er sich um das Amt des Gouverneurs von Mexiko/USA bewerben.
Lance fuhr auch während der Chemotherapie täglich eine halbe bis eine Stunde auf seinem Rad. Die Bewegung ist ein wichtiger Heilfaktor für einen Krebskranken, wie auch aus zahlreichen wissenschaftlichen Arbeiten hervorgeht.

**Sieger der Tour de France (ca. 3.300 km)**
**1999, 2000, 2001, 2002, 2003, 2004, 2005**

## ▪ 4_ Krebskranke können sich wirklich „spontan" (selbst) heilen

Die Liste von Autoren, die über Spontanheilungen einzelner oder Gruppen von Krebskranken berichten, ist nicht als kurz zu bezeichnen, wie nachfolgende Beispiele von Literaturquellen es zeigen: Weil 1995; Weskott 2002; Everson 1967; Cole 1981; Challis und Stam 1990; Body et al. 1987; Papac 1998; Issels 1972; Garner 1974; Brendan et al. 1993.
1987 beschäftigte sich eine holländische Forschergruppe der Erasmus-Universität Rotterdam [van Baalen et al. 1987] systematisch mit der Suche nach Spontanheilungen bei Krebskranken. Ergebnis: In der Region Rotterdam fanden sie sieben Fälle von Krebskranken, die sicher als solche diagnostiziert worden waren, mit Spontanheilungen.
Wenn sich Statistiker der Mühe unterzogen und Hochrechnungen angestellt hätten, wäre man vielleicht in Holland auf hunderte und in Westeuropa auf tausende solcher Fälle gestoßen, die man hätte auffinden müssen. Ich möchte aber nicht spekulieren, gestatte mir aber die Frage, warum onkologische Forscher nicht die angeführten Literaturquellen aufgegriffen haben und sich dieser Thematik intensiv gewidmet haben? Kenntnisse der sanogenetischen (Sanogenese = Entwicklung des Gesundseins) Prozesse der Spontanheilung hätten sicher viele neue Wege für die Krebsprophylaxe und -therapie erbracht. Das ist viel nützlicher als die Entwicklung von chemischen Therapiestoffen, die für den Krebspatienten sehr belastend sind und der Erfolg häufig auch zweifelhaft.
In diesem Zusammenhang wäre man sicherlich auch auf die Neuropsychoimmunologie gestoßen, die sich mittlerweile auch in der Schulmedizin, aber leider noch nicht in der Krebstherapie fest etabliert hat [Pert 2007].

## ▪ 5_ Nicht-Onkologen gehen den „Krebsspontanheilungen" nach

Was die klassischen Onkologen hätten tun müssen, taten andere verantwortliche Ärzte, nämlich der Sache der Spontanheilungen nachzugehen. Einer von diesen war Dean Ornish, Professor für Medizin an der University of California in San Francisco. Er ist in Deutschland durch seine Aufsehen erregenden Bücher zur Therapie von Herz-Kreislauferkrankungen bekannt: „Revolution in der Herztherapie" [Ornish 1992], „Die Ornish-Diät" [Ornish 1993] und die revolutionäre Therapie: „Heilen mit Liebe" [Ornish 1998].
Ornish entwickelte ein Programm „Körper und Seele für Krebskranke". Dieses bestand aus folgenden Komponenten:

- vegetarische Ernährung
- Nahrungsergänzungsmittel (Antioxidantien, Vitamine E und C, Selen, Omega-3-Fettsäuren)
- regelmäßige Bewegung (30 Minuten täglich an sechs Wochentagen)
- Entspannungstechniken: richtiges Atmen, meditatives Atmen, Meditation, Yoga, autogenes Training und progressive Muskelrelaxation

Einmal wöchentlich trafen sich die Patienten in der Selbsthilfegruppe, um die sozialen Beziehungen (Gruppendynamik) zu entwickeln [Ornish et al. 2005]. Das war ein Programm

zur Lebensstiländerung. Ornish wurde bei der Vorstellung dieses Programms von den Onkologen verlacht, diffamiert und der Irrationalität bezichtigt.
41 Patienten mit Prostatakrebs im frühen Stadium, die Operationen und andere schulmedizinische Therapien ablehnten, nahmen an diesem Programm ein Jahr lang teil. Der PAS-Wert sank um 4 % während dieser Zeit, was auf eine Rückbildung der Tumoren schließen lässt. Die Männer fühlten sich wohl, geborgen und verloren das Krankheitsgefühl. Bei einer Vergleichsgruppe von 49 Patienten, die nicht ihren Lebensstil nach dem Körper- und Seele-Programm von Dr. Ornish änderten, stieg der PSA-Wert um 6 %. In allen Fällen verschlechterte sich der Gesundheitszustand. In sechs Fällen sogar so stark, dass Operationen, Chemotherapie und Bestrahlung vorgenommen werden mussten, obgleich sie diese zuvor abgelehnt hatten. (Anmerkung: PSA = prostataspezifisches Antigen).
Nach einem Jahr dieser Therapie von Dean Ornish wurde den Männern beider Gruppen Blut entnommen und auf typische Krebszellen der Prostata getestet (Zellen der LNCaP-Zelllinie). Das Ergebnis: Das Blut der Männer, die an dem „Körper-Geist-Seele-Programm" von Dean Ornish teilgenommen hatten, besaß die Fähigkeit, das Wachstum der Krebszellen bis um das Siebenfache höher zu hemmen als das Blut der Männer, die ihren Lebensstil nicht geändert hatten. Das bedeutet, dass sich die Immunzellen der Ornish-Gruppe, die ihren Lebensstil geändert hatten, in ihrer Aktivität, gegen Krebszellen vorzugehen, beträchtlich erhöhten [Ornish et al. 2005].
Je konsequenter das Körper-Seele-Programm von den Patienten realisiert wurde, desto effektiver war diese Therapie und desto besser konnte das Blut der Patienten die Krebszellen hemmen.

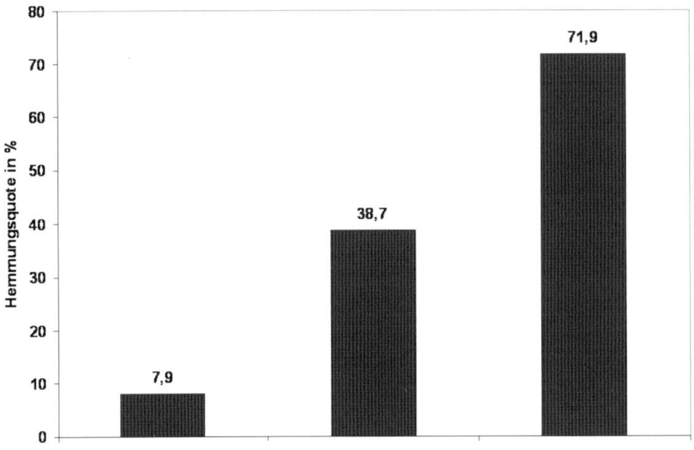


*Abbildung 2:*
*Hemmung des Wachstums der Krebszellen durch die Zugabe von Blut der Krebspatienten,*
*1_ die nicht an dem Programm von Dr. Ornish teilgenommen hatten (niedrige Hemmungsquote)*
*2_ die an dem Programm, aber nicht konsequent, teilgenommen hatten (mittlere Hemmungsquote)*
*3_ die konsequent an dem Körper-Seele-Programm teilgenommen hatten (hohe Hemmungsquote)*
*[Ornish et al. 2005]*

**Daraus lässt sich schlussfolgern: Die Patienten mit Krebs, die das Diagnoseurteil der Ärzte hinnehmen und passiv sind, verringern ihre Immunabwehr. Diejenigen, die konsequent den Lebensstil ändern, stärken ihre Immunabwehr und können Heilung erreichen.**
Bezug nehmend auf die oben erwähnten Spontanheilungen von Krebs bei John Brandrick, Lance Armstrong, Jan Gawler und anderen ist anzunehmen, dass auch hier die Änderung des Lebensstils als ein entscheidender Faktor mitgespielt hat.

Aus der Ornish-Studie mit dem „Körper-Geist-Seele-Programm" ist zu entnehmen, dass die Veränderung des Denkens und Fühlens sowie des Verhaltens und des Bewusstseins ein entscheidender Faktor bei der Heilung der Krebserkrankung darstellt. Vor allem ist die Dominanz der positiven Emotionen wie Freude, Lachen, Glaube, Hoffnung, Liebe, Zuversicht und soziale Kommunikation sehr **wichtig.**
Der Vater der modernen Heilkunst, Hippokrates (460-370 v. Chr.) wusste bereits derartige Faktoren zu schätzen, als er schrieb: „Ein Verlauf einer Krankheit wird weitgehend davon bestimmt, wie der Patient psychisch auf seine Krankheit reagiert" und „Ein Patient, der schon vom Tode gezeichnet ist, kann dennoch durch den Glauben an die Kunst des Arztes genesen".
Ich möchte ergänzen: Auch der Glaube an sich selbst, an seine Abwehrkräfte, an seine Selbstheilungskräfte, an seine eigene Lebenskraft und an seinen Willen (siehe auch Benson 1997) trägt erheblich zur Genesung bei.

## ■ 6_ Mit positiven Gefühlen gegen die Krebsangst

Schon vor den Untersuchungen von Dean Ornish [2005] führte der Psychiater der Universität Stanford (USA) Prof. Dr. David Spiegel [Spiegel et al. 1981, 1983] Gesprächsgruppen mit schwerkranken Patienten durch, in denen positive Emotionen, Gruppendynamik, gegenseitiges Vertrauen und Verständnis sowie Hoffnung und Glauben an die eigene Heilkraft stimuliert werden sollten. Derartige Gesprächsgruppen führte er auch für Krebskranke durch. Unter diesem Aspekt wurden Frauen, die Brustkrebs mit Metastasenbildung hatten, zu den therapeutischen Gruppengesprächen eingeladen. Die Aufgabe des Gruppengesprächs bestand darin, sich gegenseitig über ihre Angst und Einsamkeitsgefühle zu berichten. Es waren vertrauensvolle Offenbarungen, die die Frauen in diesen Gesprächsrunden erlebten. Gewöhnlich verlief diese in Fröhlichkeit, mit Lachen und Optimismus. Manchmal flossen auch Erleichterungstränen. Die Akzeptanz ihrer Leiden hatte offensichtlich die Entwicklung für positive Emotionen bewirkt. Spiegel et al. konnten beobachten, dass Frauen, die regelmäßig an den Gruppentreffen teilnahmen, weitaus weniger an Depressionen, Angst und Schmerzen litten, als Brustkrebspatientinnen, die nicht an den Gruppengesprächen teilnahmen.
50 Frauen nahmen an der Gesprächsrundenstudie teil, 50 andere Frauen, die kein Interesse an der Gesprächsrunde hatten, dienten als Vergleichsgruppe. Eine Nachkontrolle nach 12 Jahren ergab, dass die Frauen, die regelmäßig an den Gruppentreffen teilnahmen, doppelt so lange gelebt hatten, als die Frauen, die nicht daran teilnahmen. Von dieser letzten Gruppe lebten nach 12 Jahren keine Frauen mehr, von den Frauen, die an der Gesprächsrunde teilnahmen überlebte mehr als die Hälfte die 12 Jahre.

Spiegel konnte ebenfalls feststellen, dass die Regelmäßigkeit der Teilnahme an den Gruppengesprächen ein sehr wichtiger Faktor für das Überleben war. Mit dieser Studie bewiesen Spiegel et al. [1981, 1983], dass beim Überleben der Krebserkrankung eine Körper-Geist-und-Seele-Therapie mit **Stimulierung der positiven Emotionen erfolgreich sein und Einfluss auf die Selbstheilungsprozesse nehmen kann.**

Die kurz skizzierten Ergebnisse von Spiegel et al. [1981, 1983] wurden von Scott [1989], McCorkle et al. [2000], Kuchler et al. [1999], Richardson et al. [1990], Fawzy et al. [2003] Linn et al. [1982], Goodwin et al. [2001] Edelman et al. [1999] überprüft. Sie kamen zu ähnlichen Ergebnissen wie Spiegel et al., zum Teil mit unterschiedlicher Effektivrate. Weniger überzeugende Ergebnisse wiesen die Studien von Linn et al. [1982], Goodman et al. [2001] und Edelman et al. [1999] aus. Bei diesen Autoren gibt es Kritik an den Therapiemethoden (siehe Kapitel 14).

Aus diesen Ergebnissen ist zu entnehmen, dass die Verbesserung des psychosozialen Gesundheitsstatus in Richtung positive Emotionen und Gruppendynamik, also in Richtung optimistische Einstellung, die Überlebenszeit von Krebskranken erheblich verlängern kann. Wie schon einmal erwähnt, und ich wiederhole dies bewusst noch einmal, war das den Ärzten um Hippokrates schon vor 2.400 Jahren bekannt. Hippokrates hinterließ der Nachwelt seine Erkenntnisse schriftlich, wonach der Verlauf einer Krankheit davon bestimmt wird, wie der Patient psychisch auf die Krankheit reagiert.

## ■ 7_ Durch Meditieren den Krebs besiegt

Die Auffassungen von Hippokrates und Dean Ornish, Spiegel und anderen, nämlich die positiven psychischen Prozesse als wichtiges Therapeutikum in die Therapie von Kranken, speziell von Krebskranken, einzubeziehen, bestätigt auch der Einzelfall des jungen australischen Tierarztes Ian Gawler [Gawler 2001/1985]. Er erkrankte an einer Form von Knochenkrebs (Osteosarkom). Zunächst war nur das Bein befallen, später auch der Thorax und die Hüfte. Der Onkologe „gab“ dem jungen Mann noch wenige Wochen Lebenszeit. Ian Gawler, der in die Meditation eingeführt war, versuchte sich damit innere Ruhe zu schaffen, um seine letzten Lebenswochen ohne Angst und Stress zu leben.

Dreimal täglich eine Stunde Meditation und strenge Diät führten dazu, dass sich nach einigen Wochen sein Allgemeinzustand verbesserte. Nach einigen Monaten Meditieren bildeten sich auch die knöchernen Wüchse des Knochenkrebses zurück. Ian Gawler war auch nach dreißig Jahren nicht gestorben. Er war ein gesunder Mensch und half, dass in Selbsthilfegruppen von Krebspatienten das Meditieren erlernt und ihr Zustand damit verbessert wurde [Gawler 2001/1985].

Was Ian Gawler als Therapie täglich praktiziert, kann jeder Mensch auch täglich als Therapie und besser als Prophylaxe realisieren. Es ist das richtige rhythmische Atmen, das man auch als meditatives Atmen bezeichnen kann. In vielen Relaxationspraktiken wird die innere Einkehr und Abwendung vom Äußeren als Grundprinzip des Gesundseins vertreten. Bei Yoga, Meditation, autogenem Training, Selbsthypnose usw. steht im Mittelpunkt das Atmen, welches die Verbindung von Geist und Körper in uns herzustellen vermag.

Die Entdeckerin des Opiatrezeptors, Frau Prof. Candace B. Pert [Pert 2007] schrieb, dass bewusstes Atmen, also jene Technik, die bei Meditation, Yoga, bei der schmerzarmen Geburt usw. angewendet wurde, außerordentlich wirkungsvoll sein kann. Sie fand, dass viele Neuropeptide sich im Atemzentrum befinden und durch die Atmung, z. B. schmerzlindernde Wirkung, durch Endorphine, beruhigende, relaxierende Wirkung durch Endovalium und

Endorphine usw. erzielt werden und auf diese Weise Heilwirkung bezwecken können. Durch bewusst gesteuertes Atmen kann die Heilwirkung über die Neuropeptide gehen, die im Atemzentrum freigesetzt werden, mobil durch den ganzen Körper wandern und sich an Rezeptoren binden, welche psychische Prozesse auslösen.
Sie kritisiert: „Bekanntlich leiden im Westen alle Menschen unter dem Vorurteil, dass der Geist vollständig im Kopf sitzt, eine Funktion des Gehirns ist. ... Wir müssen uns darüber klar werden, wie sich der Geist in den verschiedenen Körperbereichen manifestiert und wie wir uns diese Prozesse bewusst machen können". Die Grundlage für diese geistigen Prozesse, die sich in den körperlichen Funktionen reflektieren, sind die Neuropeptide, wie z. B. die Endorphine, das Endovalium, die Substanz P, das Endopsychedelikum usw.
Heute wissen wir, dass der Mensch neben dem Kopfgehirn mit 100 Milliarden Nervenzellen auch ein Bauchgehirn (enterisches Gehirn [Gerschon 1999]) mit 100 Millionen Nervenzellen und ein Herzgehirn [Amor und Kember 2004] mit über 40.000 Nervenzellen besitzt. Alle diese „Teilgehirne" sind, wie das Kopfgehirn, strukturiert und stehen funktionell miteinander in Verbindung.

## ■ 8_ Was verstehen wir unter meditativem Atmen? Wie soll man es durchführen?

Warum ist es so wichtig, dass wir in unserer Individualität zu unseren Emotionen (Seele) zurückfinden sollten bzw. müssen, um gesund zu bleiben? Die heutige menschliche Gesellschaft ist nach außen gerichtet und auf Erfolg eingestellt. Die Technisierung, die Informations- und Kommunikationsmittel, die Massenmedien und das Vergnügungsmanagement sowie viele Tätigkeiten bewirken, dass der Mensch sich nach außen orientiert und konzentriert, womit er sich vom eigenen „Ich", von der Individualität, von seiner Seele entfernt.

- Intuitiv und gefühlsmäßig spüren dieses bereits nicht wenige Menschen:
- Sie spüren, es fehlt ihnen Liebe und Selbstliebe
- Fehlleistungen, Fehlerlebnisse treten auf
- Dysharmonien mit sich selbst und mit anderen Menschen werden häufiger
- Negative Emotionen dominieren.
- Eine treibende innere Unruhe, unerfüllte Sehnsucht bewegt sie.

Der von Technik, Informatik und Verhaltensklischees geplagte Mensch unserer Zeit wird sehnsüchtig nach positiven Emotionen. Er verliert dabei die Kontrolle über seine Emotionen oder unterdrückt sie und strebt leider nach fehlgesteuerten emotionellen Erlebnissen, z. B. nach

- gutem üppigem Essen
- Vergnügen und Zerstreuung
- Alkohol und Drogen
- extremes Erleben und Sex usw.

Wenn diese oberflächlichen emotionellen Erlebnisse vorbei sind, fühlen sich viele Menschen unzufrieden, unglücklich. Infolgedessen wird wieder die Sehnsucht nach positiven Emotionen, nach Erleben, nach Erfolgen geweckt. Auf diese Weise wird massenweise negativer emotioneller Dauerstress erzeugt, der durch die Medieninformationen noch verstärkt wird. Dieser Dauerstress sollte eigentlich vermieden werden. Eine neue Lebensweise ist daher gefordert.

Neues Verhalten muss neuropsychophysiologisch, d. h. auf unseren Nervenzellnetzen im Gehirn, geprägt werden. Dazu benötigt man Konzentration, Ausdauer, Bewusstheit und vor allem den Willen, sich verändern zu wollen.

Das kann aber alles einfach vor sich gehen, nämlich dann, wenn wir den körperorientierten, bewusst wahrnehmenden, mental gesteuerten Atemrhythmus, d. h. meditatives Atmen, als Bestandteil unseres Tagesablaufs betreiben. **Unser Atemrhythmus reagiert immer auf das, was wir erleben.** Er ist eng an die Emotionen gekoppelt.

Die gestresste Lebensweise, das nach außen gekehrte Sein, lassen den Menschen leider schneller, oberflächlicher, unrhythmischer und hechelnd atmen als es seine Physiologie fordert.

**Die natürliche, normale Atmung soll 4-7 Atemzüge/Minute betragen.**

Heutiger Kompromiss:

- normal (aber schon unnatürlich): 8-15 Atemzüge/Minute
- heute weit verbreitet> 15 Atemzüge/Minute (unnatürlich)

**Wie soll man richtig Atmen?**

Mit geschlossenem Mund rhythmisch Atmen.

Langsam und lang gezogen tief durch die Nase einatmen,

langsam und lang gezogen tief durch die Nase ausatmen.

**Der Ausatmungszug sollte immer etwas länger sein als der Einatmungszug.**

Das kann wie folgt durchgeführt werden.

Zweitaktatmung:

Einatmen ________________

Ausatmen _____________________

Während des Atmens sind die Augen zu schließen. Die Gedanken sollen sich nur auf den Atemrhythmus konzentrieren. Der Atemrhythmus muss ununterbrochen bewusst wahrgenommen und gedanklich konzentriert gesteuert werden.

Optimal ist, wenn die Körperprozesse mit dem Atemrhythmus mitschwingen und dabei Ruhe, Wärme und Ausgeglichenheit fühlbar wird.

**Mit dem meditativen rhythmischen Atmen kann man zu seinem inneren Leben finden. Mit bewusstem Erleben des eigenen Innenlebens wird Ruhe, Optimismus, Freude, innerer Friede und normale Eigenliebe erzeugt.**

Um das wichtige Innenleben voll in den Heilungsprozess einzubeziehen, besteht in einigen Krebskliniken in den USA in den ersten Wochen absolutes Handyverbot. Dafür wird dem Patienten täglich mehrere Stunden rhythmisches, mental gesteuertes, bewusst wahrgenommenes Atmen verordnet. Häufig gepaart mit Yoga und Meditation. Derartige Maßnahmen haben bis zur völligen Ausheilung von Tumorerkrankungen geführt [Servan-Schreiber 2008].

**Atemrhythmus und Meditation.**
Mit dem mental gesteuerten, bewusst wahrgenommenen Atmen kann zum Beispiel ein Mantra, d. h. ein Wort, kombiniert werden. Infolgedessen wird meditiert und man kommt in einen Zustand zwischen Wachsein und Schlaf, bei dem aber alles erlebt wird. Die Hirnströme zeigen den Thetarhythmus (4-7 Hz).
Als Mantra können z. B. ausgewählt werden:

| **Einatmen** ____ | **Ausatmen** |
|---|---|
| Frie ____ | de |
| Lie ____ | be |
| Freu ____ | de |

Wenn man sich ein Mantra ausgewählt hat, soll man immer nur dieses verwenden. Das stabilisiert die Meditation.

**Körperbewegung und Atemrhythmus.**
Wichtig ist beim Laufen, Gehen, Wandern, Joggen, Nordic Walking den Atemrhythmus und die Schrittfolge sowie beim Schwimmen die Arm- und Beinbewegungen zu koordinieren. Damit wird die Körperbewegung optimiert und die geistig-seelisch-köperliche Gesundheit stimuliert.
Mit Innenkonzentration (Nach-Innen-Kehrung) durch meditatives rhythmisch bewusst wahrgenommenes, mental gesteuertes Atmen können wir unseren inneren Heiler finden. Nun ist es nicht einfach, die Gedanken nur wenige Minuten nach Innen zu richten. Sehr schnell „fliegen" sie weg und beschäftigen sich mit Außenproblemen. Deshalb ist beim Erlernen des meditativen Atmens Konzentration und Selbstkontrolle von unermesslicher Wichtigkeit. Es ist notwendig, die wegfliegen wollenden Gedanken zu zügeln und sie konzentriert „im Zaum zu halten", wie ein wildes Pferd. Gleichzeitig übt man nämlich mit dem meditativen Atmen auch die Konzentrationsfähigkeit. Außerdem ist es möglich, seine Körperprozesse mittels Aktivierung von Neuropeptiden zu steuern, z. B. den Blutdruck zu senken und die Relaxation messbar zu bewirken, wie es folgende Abbildungen demonstrieren.

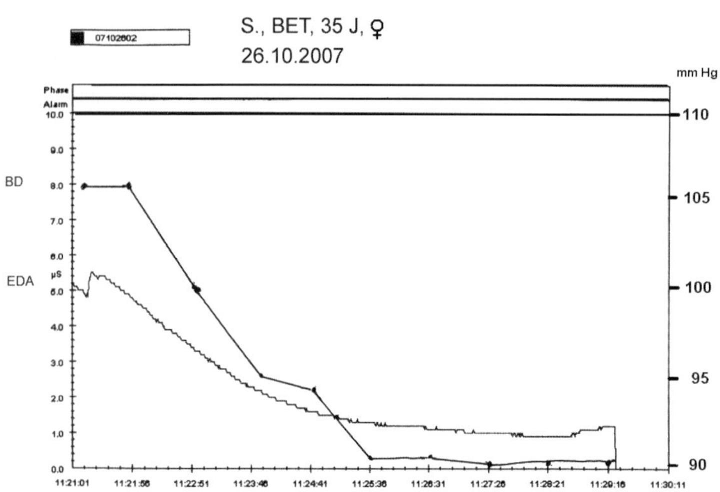


*Abbildung 3:*
*Verlauf des systolischen Blutdrucks (BD) und der elektrodermalen Aktivität (EDA) einer Person während 10-minütigem meditativem Atmens, welches sehr konzentriert durchgeführt wurde.*
*Die Übereinstimmung der beiden Verläufe zeigt, dass Emotionen und Gedanken (Konzentration) sich in guter Übereinstimmung befinden.*

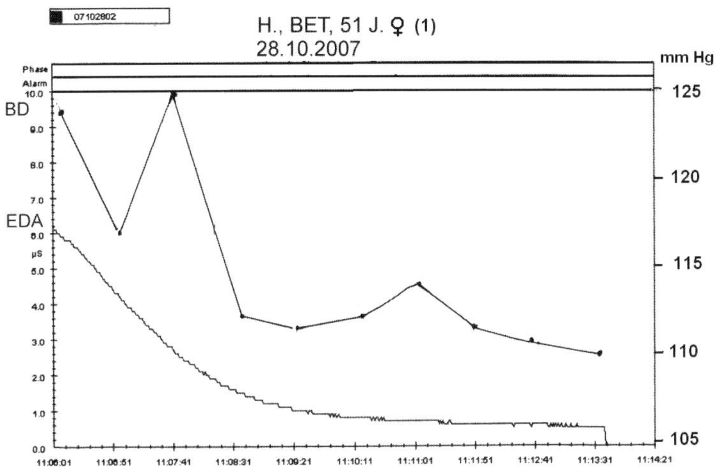


*Abbildung 4:*
*Verläufe des systolischen Blutdrucks (BD) und der elektrodermalen Aktivität (EDA) während eines 10-minütigen meditativen Atmens mit kurzem „Wegfliegen" der Gedanken, wodurch sich der Blutdruck kurzzeitig erhöht.*
*Die emotionelle Komponente (EDA) konnte beherrscht werden, die mentale Komponente dagegen nicht, denn zweimal flogen die Gedanken weg, was mit einem Anstieg des systolischen Blutdrucks verbunden war. Eine Ermahnung zur Konzentration, die ausgeführt wurde, senkte den Blutdruck wieder.*

## ■ 9_ Die Krebserkrankung durch „spirituelle Reise nach innen" geheilt

Marc Barasch [Barasch 1996], Chefredakteur des New Age Journals (Neue Alterszeitschrift), ein „Workaholic", wurde von der Krebserkrankung überrascht, die sein Leben, wie er schrieb, „aus der Bahn warf, so gewaltsam, wie ein Erdbeben den Lauf eines Flusses ändert". Seine ersten Gedanken möchte ich ihn selbst wiedergeben lassen, weil sie besser nicht formuliert werden könnten.
„Krebs, der medizinische Ausdruck dafür, sagt da nur wenig. Ebenso wie andere Worte, mit denen versucht wird, tiefgreifende menschliche Erfahrungen wie Liebe, Hass, Freude, Trauer zu beschreiben, verdeckt er nur die Ungeheuerlichkeit, die er benennen soll. Was uns ganz persönlich berührt, widersetzt sich der Erfassung durch die Sprache. Nichts gehört so unbeschreiblich nah zu uns wie Krankheit. Sie ist ein fester Bestandteil unserer unverwechselbaren Geschichte, dem wir fast zwangsläufig einen eigenen Namen geben müssen.

Doch Krankheit mit der eigenen Persönlichkeit in Verbindung zu bringen gleicht einem Sakrileg. Als ich erkrankte, hatte ich wie die meisten Menschen das Gefühl, von einem fremden Wesen heimgesucht worden zu sein, das kaum eine Beziehung zu meinem „wirklichen Ich" hatte. Ich war schockiert, als die Krankheit in mich eindrang und mobilisierte alle ungelösten emotionellen Probleme, jeden kleinsten Hoffnungsschimmer, alle schwelenden Ängste, alle körperlichen und geistigen Kräfte, um Schmerzen ertragen und genesen zu können. Der Krebs stürzte mich in eine andere Realität, die mir trotz langjähriger innerer Suche so fremd war wie die Erd abgewandte Seite des Monds" [Barasch 1996].
Seine Aufmerksamkeit wurde während der Therapie auch auf den „inneren Heiler" gelenkt. Dazu wurden Methoden wie meditatives Atmen, Visualisierung, Meditation u. a. angeboten, um den Weg zu seinem Inneren, seiner Seele zu finden und so den „inneren Heiler" entdecken zu können.

Nun ist es für den materialistisch eingestellten Menschen der Gegenwart schwer, sich vorzustellen, dass eine subjektive Imagination objektiv messbare Veränderungen in den Funktionen des menschlichen Körpers auslösen kann. Schwer vorstellbar für jene, die dogmatisch das Psychische und Strukturelle trennen und Geist und Körper nicht als eine Einheit betrachten. Nach diesem Dogma werden aber leider immer noch die meisten Schulmediziner ausgebildet. Barasch [1996] hatte sich mit dieser Frage auseinander gesetzt und formulierte das Ergebnis seines Gedankenspiels allgemeingültig wie folgt:

„Diese Erkenntnis steht in Einklang mit den Lehren des Aristoteles, dem ersten psychosomatischen Theoretiker der westlichen Wissenschaft, der die Beobachtung machte, dass starke Emotionen den Körper beeinflussen und dass diese Emotionen durch Vorstellungen angeregt werden. Seine Vermutungen über die enge Verbindung zwischen Imagination und Emotion werden von der Physiologie bestätigt: Menschen, deren limbisches System gestört ist, mangelt es zum Beispiel „nicht nur an Emotionen, sondern sie sind auch unfähig ..., symbolische Bilder im Kopf zu behalten". Wissenschaftler sind heute in der Lage, sich ein Bild von der „neuroanatomischen Brücke zwischen geistiger Vorstellung und Zellen" zu machen, die von den Frontalbereichen des Gehirns ausgeht und über das limbische System und den Hypothalamus führt – der Drüse, die den Schlaf, die Nahrungsaufnahme, den Körperrhythmus, die Temperatur, die sexuellen Funktionen, die Zusammensetzung des Blutes, die Drüsenaktivität und das Immunsystem reguliert. Der Hypothalamus wiederum ist mit der Hypophyse verbunden, die durch Veränderung des hormonellen Gleichgewichts die Eierstöcke, die Hoden, die Nebennieren, die Schilddrüse und die Nebenschilddrüse und „wahrscheinlich jedes Organ, jedes Gewebe und jede Zelle" beeinflusst. Die Imagination könnte die wichtigste Verbindung zwischen Verstand und Körper überhaupt sein: Einer Untersuchung zufolge, die das rein zufällig veranschaulichte, „hatten Individuen, die nicht in der Lage waren, Phantasien zu entwickeln, die sich nur selten an Träume erinnerten und als nicht besonders kreativ galten, die größten Schwierigkeiten, mit Biofeedback klarzukommen". Mit anderen Worten: Ohne die Vorstellungskraft kann die Brücke zwischen Bewusstsein und Materie nur schwer überschritten werden" [Barasch 1996].

So fand Barasch den Weg zu seiner Seele, zu seinem inneren Heiler und er wurde gesund dadurch. Was seinen Entschluss dazu unterstützte, drückte er in folgenden Worten aus:
„Fast alle Patienten, mit denen ich sprach, haben mir über direkte, lebhafte und häufig verwirrende Begegnungen mit einem „inneren Heiler" berichtet. Er war kein Abstraktum, vielmehr eine lebendige Erscheinung, die die Kluft zwischen Geist und Körper überbrückte, zwischen Bewusstsein und Unterbewusstsein, Emotion und Intellekt. Mal erschien er im Traum, mal als Symbol während einer Phantasiereise unter Anleitung oder in Tagträumen und Visualisierungen. Auch in den Fällen, in denen der innere Heiler mit Hilfe einer bestimmten Technik angerufen wurde, trat unweigerlich die Psyche in Aktion und produzierte spontane Phantasien mit allen Anzeichen seelischen Erlebens."

Wenn die Ärzte und natürlich auch alle Menschen das wüssten, was Barasch [1996] als seinen Erkenntnisgewinn beschreibt, brauchte man eigentlich nicht erst die Erfahrung als Krebskranker durchzustehen. Wir können z. B. durch meditatives Atmen jeden Tag 20-30

Minuten zu uns selbst einkehren, in unser Inneres gelangen und uns Begegnungen mit unserem Selbstheiler verschaffen. Das ist eine gute Prophylaxe gegen die Krebskrankheit. Lieber Leser, beschäftigen Sie sich bitte intensiv mit den nachfolgenden Kapiteln, die Ihnen mit Sicherheit diesbezüglich großen Erkenntnisgewinn bringen werden.

## ■ 10_ Krebs kann nicht mit „seelenloser" Körperphilosophie und Körpertherapie geheilt werden

Marc Barasch [1996] hatte eine wichtige Entdeckung gemacht, nämlich die, dass der Weg zum „inneren Heiler" nur möglich ist, wenn man Geist, Seele und Körper als eine Einheit betrachtet sowohl in der Therapie als auch in der Prophylaxe. Die Tatsache, dass die Onkologie der Schulmedizin nur den Körper behandelt und das Psychische als nicht existent vernachlässigt, macht das Krebsproblem unlösbar.
Thure von Uexküll, der große Verdienste an der Entwicklung einer wissenschaftlichen psychosomatischen Medizin hat, kritisiert diesen üblen Zustand in der Medizin mit folgenden Worten: „So entstand die absurde Abspaltung der heutigen Medizin in Ärzte und Kliniken für Körper ohne Seelen auf der einen Seite und in Therapeuten und Neurosekliniken für Seelen ohne Körper auf der anderen Seite ..." [Uexküll und Wesiak 1990 in Psychosomatische Medizin].
Thure von Uexküll fordert eine unbedingte Studienreform für die Medizinstudenten.
„Die heutigen medizinischen Fakultäten können hoch qualifizierte Biotechniker, eine der vielen Spezialdisziplinen, aber keine Ärztinnen und Ärzte der Humanmedizin ausbilden" [Thure von Uexküll, Über die Notwendigkeit einer Reform des Medizinstudiums. Berliner Ärzte 27/7/1990, S. 11-18].
Die Dichotomie, d. h. die Teilung von Körper und Geist, geht auf den französischen Philosophen und Mathematiker René Descartes (1596-1650) zurück. Descartes behauptet, dass der Körper den Geist für seine Funktion nicht benötigt. Damit schuf er eine Denkweise der maschinenähnlichen Eigenschaften des menschlichen Körpers, die die heutige Schulmedizin beherrscht. Infolgedessen werden Schäden (Symptome) repariert (durch Beseitigung der Symptome, z. B. mit Medikamenten). Damit kann aber keine Heilung erreicht werden. Die innere Heilkraft des Menschen wird ignoriert, abgelehnt und sogar von manchen als „Esoterik" verunglimpft. Der Irrtum von Descartes wird zum Dogma erhoben und alle rein menschlichen Eigenschaften wie Vernunft, Hoffnung, Glaube, Zuversicht, kurzum Emotionen, Geist und Willen sollen getrennt vom Körper existieren. Dagegen wird eine messbare mechanisch funktionierende, unendlich teilbare körperliche Substanz als Grundprinzip der menschlichen Vorgänge vertreten. An diesem, durch die Schulmedizin zum Dogma erhobenen, Descartes'schen abstrakten Denkmodell wird von verantwortlichen Ärzten Kritik erhoben.
Nachfolgende Stellungnahmen von Friedrich Cramer und Thure von Uexküll sollen das demonstrieren.
„Wir sind heute an dem Punkt, an dem wir das Leben als Ganzes studieren müssen, wenn wir ein gültiges Bild von unserer Welt haben wollen. Das können wir mit den gegenwärti-

gen Methoden nicht leisten. Die Verantwortung vor dem Lebendigen, vor den leidenden Patienten, verbietet die Übertragung des Kausalschemas aus der Physik, der bisherigen Leitwissenschaft. Lebenswissenschaft kann niemals partikular sein. Sie ist immer ganzheitlich. Mag sein, dass sie dann von den so genannten exakten Wissenschaften belächelt und nicht für voll genommen wird. Das müssen wir auf uns nehmen, denn wir haben es mit Lebendigem zu tun. Für das wir Verantwortung tragen. Wir müssen uns endlich vom Gängelband der physikalischen Wissenschaften befreien, um eine gültige Lebenswissenschaft betreiben zu können." [Friedrich Cramer, ehemaliger Direktor des Max-Planck-Instituts für Experimentelle Medizin und Genforscher. In: Psychologie Heute 9/2000, S. 28-32; Interview: „Wir haben in der Genforschung einen falschen Ansatz".]

„Eine paradoxe Situation: Auf der einen Seite spektakuläre Erfolge, auf der anderen offenkundiger Bankrott. Genau betrachtet stehen wir damit vor der Frage, ob es so etwas wie „die Medizin" überhaupt noch gibt? Verkörpern vierzig bis sechzig Spezialdisziplinen einer modernen medizinischen Fakultät noch „die Medizin"? Wenn „die Medizin" noch den Namen „Humanmedizin" verdienen soll, darf sie dann aus einem Konglomerat von Disziplinen bestehen, die alles über Zellen, Gewebe und Organe, aber wenig oder nichts über die kranken Menschen wissen, denen die Zellen, Gewebe und Organe gehören?" [Thure von Uexküll, Über die Notwendigkeit einer Reform des Medizinstudiums. Berliner Ärzte 27/7/1990, S. 11-18.]

Aber auch Physiker vertreten eine solche Auffassung, z. B. Werner Heisenberg:
„Biochemiker und Biologen liegen falsch, wenn sie meinen, man könne Leben allein mit den Gesetzen der Physik und Chemie erklären und dass es keine „biologische Seiensschicht gebe". Dies widerspricht der Quantenphysik." [Elisabeth Heisenberg: Der Teil und das Ganze. 1973.]
**Der Mensch ist eine fühlende, denkende, wollende, lachende und weinende Persönlichkeit und muss unter diesem ganzheitlichen Aspekt in seinem Gesundsein und Kranksein betrachtet und gegebenenfalls behandelt werden. Das ist vor allem bei Krebserkrankten ein unbedingtes Erfordernis.**

## ■ 11_ Optimismus und Pessimismus unter dem Aspekt von Gesundsein und Kranksein

Heute ist wissenschaftlich belegt, was Christoph Hufeland vor über 100 Jahren feststellte: Heilungsprozesse verlaufen bei einem Optimisten schneller und besser als beim Pessimisten. [Christoph Wilhelm Hufeland (1762-1838) in seinem Buch „Makrobiotik oder die Kunst das Leben zu verlängern" Berlin 1860, Verlag von Georg Reimer.]
Wir gehen davon aus, dass bei einem Optimisten gewöhnlich vorwiegend beständig positive Emotionen dominieren. Bei einem Pessimisten (hier beziehen wir Depressive und emotionell Gehemmte [Traue 1998] mit ein) dominieren gewöhnlich vorwiegend beständig negative Emotionen. Aus zahlreichen wissenschaftlichen Arbeiten [Ornish 2005; Spiegel et al.

1981, 1982; Scott 1998; Benson 1997; Cunningham et al. 2000; Cunningham und Watson 2004; Goleman 1996; Servan-Schreiber 2008 u. a.] ist zu entnehmen, dass positive Emotionen bei der Gesundung und beim Gesundsein eine wichtige Rolle spielen.

Depressive und pessimistische Eigenschaften eines Menschen haben nicht selten schon in der Kindheit ihren Ursprung.
Pace et al. [2006] stellten in einer Studie fest, dass bei depressiven Erwachsenen häufig ein frühkindliches Trauma vorliegt, wodurch eine hohe Sensibilität gegenüber Stresseinwirkung besteht. Infolgedessen kommt es zur Verschiebung in der Neurotransmitterregulation, z. B. Überschuss von Cortisol und somit werden Entzündungen und die Entwicklung von Tumorerkrankungen begünstigt. Ein psychisches Trauma in der Kindheit hinterlässt psychische Wunden. Manche Lebensereignisse können so „schmerzhaft" sein, dass sie fest im Gedächtnis eingeprägt wurden. Das geschieht z. B. durch „schwarze Pädagogik", Gewalt, Vergewaltigung, bedrohliche Katastrophen oder Unfälle. Aber auch frühkindliche Trennungsängste und mangelnde Liebe und „Nestwärme" können psychisch traumatisch wirken.

Auf derartige Erscheinungen, die als posttraumatisches Stress-Syndrom bezeichnet werden, auf das ich zurückkommen werde, sollte bei der Krebsanamnese stets die Aufmerksamkeit gelenkt werden. Praktische Ärzte, die ganzheitsorientiert sind, berichteten mir, dass Korrelationen zwischen kindlichem Psychotrauma und Krebs in der rechten Brust bestehen sollen. Mir selbst sind drei Fälle mit Krebs in der rechten Brust bekannt geworden, bei denen sexueller Missbrauch im Alter von 13 und 14 Jahren stattfand. Derartige Beobachtungen sollten durch Studien überprüft werden. Goleman [1996] berichtete über folgende wissenschaftliche Studien, die belegen, dass der Optimist besser eine Krankheit übersteht als ein Pessimist.
Wissenschaftler maßen mit einem psychologischen Test die Intensität des Optimismus und Pessimismus bei 122 Männern, die ihren ersten Herzinfarkt erlebt hatten und kontrollierten ihren Zustand acht Jahre später. Nach acht Jahren wurde festgestellt, dass von den pessimistischen Männern 84 % gestorben waren, von den optimistischen nur 24 %.
Bei Patienten mit Bypassoperationen verlief bei den Optimisten der Heilungsprozess schneller als bei den Pessimisten. Des Weiteren stellten nach Coleman USA-Ärzte fest, dass **Depressionen** die eine andere Erkrankung begleiteten, das zuverlässigste **Prognosemaß für die Lebenserwartung** des Patienten waren. Z. B. starben von Patienten mit chronischem Nierenversagen jene, bei denen auch **schwere Depressionen diagnostiziert worden waren.** Die Sterbehäufigkeit bei Herzkranken mit schweren Depressionen war viermal höher als bei Nichtdepressiven [Goleman 1996].

Nach Untersuchungen von Frasure-Smith und Lesparance [2003] haben Menschen mit einem pessimistischen Lebensstil bzw. einer pessimistischen Lebenseinstellung eine höhere Erkrankungsrate an Herzinfarkt und Bluthochdruck sowie eine größere Sterberate nach überstandenem Herzinfarkt als die Optimisten.

## ■ 12_ Der Pessimist – negative Emotionen und Kranksein

Die Grundhaltung eines Pessimisten ist durch Verzweiflung, Hoffnungslosigkeit, Hilflosigkeit, Angst, Schuldbewusstsein bei Rückschlägen und ohne Zielorientierung geprägt. Der Pessimist wird von negativen Emotionen beherrscht. Häufig erleidet er durch seine Haltung Misserfolge, die seine negative Einstellung noch erhärten. Manchmal ist ein Pessimist auch durch einen Perfektionismus gekennzeichnet und dadurch ständig gestresst.
Es gibt folgenden Spruch: **„Ein Pessimist sieht bei jeder Gelegenheit Schwierigkeiten und ein Optimist sieht bei jeder Schwierigkeit Gelegenheiten".**
Negative Emotionen, die einen Pessimisten beherrschen, stören nicht nur seine Lebenserfolge, sondern gleichzeitig auch seine Gesundheit. Das demonstrieren folgende Beispiele:

**Menschen mit vorwiegender Dominanz von negativen Emotionen (Pessimisten)**
- haben eine höhere Mortalität nach einem Herzinfarkt aufzuweisen [Freasure-Smith und Lesperance 2003].
- sind durch ein höheres Risiko für die arterielle Hypertonie gekennzeichnet [Jonas und Lando 2000].
- haben eine abnorme Asymmetrie der Hirnströme im rechten und linken präfrontalen Gehirn (vorderen Stirnhirn), die sich in einem Manko der linksseitigen Aktivierung des präfrontalen Stirnhirns ausdrückt [Rosenkranz et al. 2003].
- haben mit der stärker rechtsseitigen bioelektrischen Dominanz eine Schwächung des Immunsystems und können z. B. gegen Grippeviren weniger Abwehrkräfte bilden [Rosenkranz et al. 2003].
- weisen eine Enthemmung (verstärkte Aktivierung) der Hypothalamus-Hypophysen-Nebennierenrindenachse (MPA-Achse) aus und damit verbunden eine höhere Ausschüttung von Cortisol, welches im Überfluss als ein immunschwächendes Hormon bekannt ist, wenn es das Gewebe überflutet [Rosenkranz et al. 2003; Vedhara et al. 1999].
- werden im Speichel erhöhte Cortisolwerte nachgewiesen [Buss et al. 2003].
- haben ein erhöhtes Risiko altersbedingter Gebrechlichkeit [Ostir et al. 2004].

Nicht zuletzt wirken sich pessimistische Einstellungen und negative Emotionen auf das Immunsystem aus, z. B. durch Hemmung der Aktivität der Naturkillerzellen (weiße Blutkörperchen) [Lutgendorf et al. 2005; Levy et al. 1985]. Melisa Rosenkranz et al. [2003] haben in Untersuchungen gefunden, dass Männer und Frauen (n = 52) mit negativem affektivem Lebensstil (pessimistische Einstellung) eine schlechtere Immunabwehr haben, als frohgestimmte Menschen. Es wurde festgestellt, dass die Untersuchten mit dem negativen, affektiven Lebensstil eine merkwürdige elektrophysiologische Asymmetrie in der rechten und linken Vorderhirnhälfte zeigen, die mit Immunschwäche korrelieren.

Bei diesen Menschen waren ein Defizit an linksseitiger elektrophysiologischer Aktivität im Vorderhirn und eine erhöhte Aktivität der Hirnströme in der rechten Vorderhirnhälfte festzustellen. Nach einer Grippeimpfung konnten sie weniger Antikörper bilden als die Optimisten. Dieser Befund wird darauf zurückgeführt, dass in der Nebennierenrinde durch das Defizit an elektrischer Aktivität in dem linksseitigen präfrontalen Cortex (Vorderhirn) vermehrt Cortisol ausgeschüttet wird. Erhöhte Cortisolkonzentration wurde im Speichel nachgewiesen.

Bei den Optimisten war das linke Vorderhirn stärker aktiviert als das rechte. Im Speichel wurden niedrige Cortisolwerte gefunden und nach der Grippeimpfung waren die Antikörper erheblich erhöht [Rosenkranz et al. 2003].
In diesem Zusammenhang soll auch erwähnt werden, dass die präfrontale Hirnrinde eine wichtige Funktion bei der Regulierung der Emotionen ausübt. Dieses Hirngebiet überwacht und zügelt die Amygdala (den Mandelkern). Eine Überaktivität des Mandelkerns tritt bei negativen Emotionen auf, wodurch die Funktionen der Hypothalamus-Hypophysen-Nebennierenachse enthemmt werden und das Immunsystem geschwächt wird. Außerdem sind diese Personen durch eine hohe Stressempfindlichkeit, z. B. in Bezug auf das Herz-Kreislaufsystem gekennzeichnet [Jonas und Lando 2000]. Das Vorherrschen von negativen Emotionen bei einem Menschen bzw. Pessimismus ist gleichzustellen mit Rauchen und Alkoholabusus [Benson 1997].

Warum können der Pessimismus bzw. negative Emotionen so einen gravierenden negativen Einfluss auf das Gesundwerden haben? Dazu muss man wissen, dass unser Gehirn die Fähigkeit der Plastizität besitzt. Das bedeutet, dass es sich funktionell und strukturell verändern kann [Rüegg 2006]. Bei Menschen mit gesunder Lebensweise, wozu ich folgende Elemente zähle,

- positive Emotionen
- geistige Aktivität
- Körperbewegung
- regelmäßiger Schlaf-Wach-Rhythmus
- hohe Schlafqualität
- rhythmisches, meditatives Atmen, Meditation
- gesunde Ernährung ohne Übergewicht
- Mikronährstoffe
- vermeiden von Genussmitteln

wird die Neurogenese stimuliert, d. h. es können bis ins hohe Alter ständig Nervenzellen nachgebildet werden und damit auch ständig neue Nervennetze aktiviert werden [Rüegg 2006].

Bei Pessimisten, Depressiven, emotionell Gehemmten, bei Menschen mit unbewältigtem Stress bzw. mit dem posttraumatischen Stresssyndrom wird die Neurogenese gebremst [Rüegg 2006; Manji et al. 2000] und somit die Plastizität des Gehirns eingeschränkt. Bremmer et al. [2000] konnten mittels Kernspintomographie (Bild gebendes Verfahren, welches die Strukturen und Funktionen des Gehirns darstellt) feststellen, dass der Hippocampus (Teil des emotionellen Zentrums im Gehirn) bis zu 20 % an Volumen bei Depressiven verlieren kann! Das gleiche wurde auch bei Menschen mit unbewältigtem Stress (Dominanz der negativen Emotionen) von Sheline et al. [1996] und Sapolski [1996] festgestellt.
Diese Hemmung der Neurogenese wird bei Depressiven und Menschen mit unbewältigtem Stress, bei emotionell Gehemmten und psychischen Traumata durch übermäßige Überflutung des Gewebes mit Cortisol [Ruegg 2006] oder mit Endorphinen [Birbaumer und Schmidt 1996] bewirkt.

## ■ 13_ Der Optimist – positive Emotionen und Gesundsein

Die Haltung der Optimisten ist durch Hoffnung, Zuversicht, Mut, Selbstbewusstsein, Glaube an sich selbst und auch bei Rückschlägen immer zielorientiert gekennzeichnet. Bei Optimisten dominieren positive Emotionen.

**Menschen mit der Dominanz von positiven Emotionen (Optimisten)**

- haben eine größere Überlebenschance bei überstandenem Herzinfarkt [Frassur-Smith und Lesperance 2003].
- verfügen über ein stabiles Herz-Kreislaufsystem und somit über ein geringeres Risiko an arterieller Hypertonie zu erkranken.
- haben eine normale Asymmetrie der präfrontalen elektrischen Hirnaktivität mit einer betonten Aktivierung der linken Seite [Rosenkranz et al. 2003].
- haben eine erhöhte Stabilität des Immunsystems und können ausreichend Antikörper gegen Grippeviren bilden [Rosenkranz et al. 2003].
- haben ein gut funktionierendes Präfrontalhirn, welches den Mandelkern zu zügeln vermag und somit eine Enthemmung der Hypothalamus-Hypophysen-Nebennierenachse zu verhindern vermag.
- weisen keine erhöhte Konzentration an Cortisol im Speichel aus [Buss et al. 2003].
- vermögen das Risiko für altersbedingte Gebrechlichkeit zu senken [Ostir et al. 2004].

In diesem Zusammenhang soll noch erwähnt werden, dass es möglich ist, die Aktivität des vorderen Stirnhirns z. B. durch Hirnjogging zu trainieren und damit die Kontrolle über den Mandelkern zu verstärken. Diese Vorgänge konnten von Draganski et al. [2004] mittels hochauflösender dreidimensionaler Magnetresonanztomographie (MRT) nachgewiesen werden. Diese Autoren stellten mit der MRT fest, dass durch das Hirnjogging die Dichte der grauen Substanz des Stirnhirns (also die Dichte der Nervenzellen) zunahm. Wenn das Hirnjogging wieder eingestellt wurde, nahmen die Hirnzellen wieder ab.
Mit der gleichen Methode (MRT) konnte nachgewiesen werden, dass bei positiven Emotionen das linke Präfrontalhirn besonders aktiv war, was auf eine gut ausgebildete funktionelle Plastizität des Gehirns verweist.
Schließlich ist zu berichten, dass Meditationstraining die funktionelle Plastizität des präfrontalen Gehirns beträchtlich verbessern kann. Diese Tatsache belegen unter anderem Goleman [1996] und Davidson et al. [2003] mit folgenden Untersuchungen.

Goleman ließ unter Anleitung eines buddhistischen Mönchs 25 Angestellte einer Hightech-Firma, die unter starkem Stress standen, unzufrieden, überspannt und gereizt waren, ein achtwöchiges Meditationstraining (Mindfulnes-Meditation; Achtsamkeitsmeditation) durchführen. Danach fühlten sich die Teilnehmer des Trainingskurses wohler, zufriedener, ausgeglichener und entspannter. Kontrollen mittels EEG zeigten, dass sogar vier Monate nach dem achtwöchigen Meditationstraining das linke präfrontale Hirn deutlich eine höhere Aktivität aufwies als vor Beginn des Trainings. Davidson [2003] vertritt die Auffassung, dass die Zunahme der Aktivität des linken präfrontalen Hirns die Ursache für die bessere Befindlichkeit und Zufriedenheit der Untersuchten war. **Folglich ist es möglich, durch Meditation,**

**meditatives Atmen funktionelle und strukturelle Veränderungen im Gehirn herbeizuführen, durch die es zum Beispiel möglich ist, einen Pessimisten zu einem Optimisten umzuwandeln.**

Die durch Lebensweise, Meditation, meditatives Atmen usw. erhöhte Plastizität des Gehirns eines Menschen vermag zu bewirken, was Servan-Schreiber [2008] als Veränderung des Nährbodens bei Krebskranken bezeichnete und was von Ornish et al. [2005] sowie Spiegel et al. [1981, 1983] durch Studien bei der Durchführung von Körper-Geist-Seele-Programmen belegt wurde.

## ▪ 14_ Der Dalai Lama interessiert sich für die Plastizität des Gehirns bei der Meditation

Eine wissenschaftliche Konferenz, an der gemeinsam Neurowissenschaftler und buddhistische Mönche unter Leitung des 19. Dalai Lama (Tenzin Gyales) teilnahmen, mag für manchen sonderbar erscheinen, wenn aber zwei derartige Konferenzen im Abstand von drei Jahren stattfinden, dann muss das doch etwas besonderes sein. Auf diesen Konferenzen, die im März 2000 in der nordindischen Stadt Dharamsala und im Herbst 2003 im Massachusetts Institute of Technology in Cambridge USA stattfanden, wurde die Wirkung von Meditation und Emotionen auf das Gehirn erörtert.

Der Dalai Lama stellte die Frage: Können Spiritualität, also Gedanken und Emotionen, das menschliche Gehirn umstrukturieren? Die Hirnforscher erläuterten den buddhistischen Vertretern der Konferenz, dass dies aufgrund bisheriger Erfahrungen möglich ist. Davidson, Psychologieprofessor in Madison (Wisconsin) antwortete, dass sei es, was wir weiter erforschen müssen. Z. B. ist es für die Menschheit wichtig, wie die buddhistische Mindfulness-Meditation, auch als Achtsamkeit bekannt [Jon Kabat-Zinn 2008], die Meditation und das Yoga sich auf die Gesundheit des Menschen auswirken können. Bei der Mindfulnes-Meditation versetzen sich die Meditierenden in einen Zustand des Wahrnehmens von inneren körperlichen Prozessen, vor allem durch das Ein- und Ausatmen.

Übrigens: Die Neurowissenschaftler konnten die Frage des Dalai Lama auf den beiden Konferenzen auf denen sie gemeinsam mit buddhistischen Mönchen tagten, beantworten und wissenschaftlich belegen: Spiritualität, Emotionen, Gedanken, Meditation, Yoga, meditatives Atmen und Beten können funktionelle und strukturelle Veränderungen im Gehirn bewirken, die sich auch in anderen Körperfunktionen und im Verhalten äußern.

Vor allem sind es Neurotransmitter, vor allem Neuropeptide, welche die Grundlagen geistig-emotioneller Prozesse sind [Pert 2007]. Peptide sind Ketten von mehreren Aminosäuren. Enthalten die Ketten mehr als 100 Aminosäuren, dann spricht man von Polypeptiden und reihen sich mehr als 200 Aminosäuren aneinander, dann nennt man diese Moleküle Proteine [Pert 2007]. Endorphin hat z. B. 8 Aminosäuren und wird als Oktapeptid bezeichnet.

Die Neuropeptide haben meistens verschiedene Funktionen gleichzeitig. Das Endorphin kann z. B. Schmerz lindern, beruhigen, euphorische Stimmung auslösen, den Schlaf fördern. Die multifunktionell wirkenden **Neuropeptide** werden auch als **Botenstoffe** oder **Informationsstoffe** oder als **Neurotransmitter** bezeichnet.

Die kontrollierte Atmung (siehe Kapitel 7) ist seit Jahrtausenden, d. h. solange Menschen Medizin betreiben, ein sehr wichtiges therapeutisches Mittel. Das bewusste kontrollierte Atmen erweist sich als ein wirkungsvolles Mittel gegen Schmerzen, zum Beruhigen, zum Einschlafen. Diese Wirkung beruht darauf, dass im Atemzentrum faktisch jedes Neuropeptid vertreten ist, was im Körper vorkommt. Die Art und Menge der Ausschüttung der Peptide hängt ab von der Intensität der Atemzüge, der Atemfrequenz, dem Atemrhythmus. Nach Pert [2007] ist der Zusammenhang zwischen Peptideffekten und der kontrollierten, bewusst wahrgenommenen Atmung eingehend wissenschaftlich dokumentiert.
Der Mittelpunkt der Yogaübungen ist gleichfalls die kontrollierte Atmung. Yoga ist eine ganzheitliche Übung mit dem Ziel, mittels der kontrollierten Atmung Körper, Geist und Seele in harmonischen Einklang zu bringen. Yoga ist die Schulung des Geists, um unseren Lebensweg bewusster und achtsamer zu gehen und den Herausforderungen des Lebens mit mehr Gelassenheit und Lebensfreude begegnen zu können.

**Die wichtigsten Kriterien des Yogas sind:**

1_ Atempraxis: Sie fördert Atemwahrnehmung und hat positive Wirkungen auf unsere geistigen und emotionellen Muster.
2_ Muskelentspannung: Muskelspannung soll reduziert werden.
3_ Meditation: Sie bewirkt die Schulung des Geists durch innere Sammlung und Konzentration.

Die Neuropeptide sind quasi die materiellen Elemente, d. h. die Moleküle der Gefühle [Pert 2007], der Gedanken, der geistigen Prozesse. Ich werde noch darauf zurückkommen.
Die geistig-emotionellen Prozesse können heute schon mit nicht invasiven Verfahren, z. B. mit der Kernspintomographie (fMRI) gemessen werden [Rüegg 2006]. Rüegg [2006] zeigt in seinem Buch „Gehirn, Psyche und Körper – Neurobiologie von Psychosomatik und Psychotherapie“ fMRI-Bilder von Patienten, die Wirkungen mit Medikamenten und mit der Ausstrahlungskraft des Arztes, also mit dem **„Medikament Arzt“** zeigen. Erstaunlich: Ein guter Arzt wirkt besser als ein Medikament.
Hippokrates soll schon die Auffassung vertreten haben, dass es nicht darauf ankommt, was der Arzt dem Patienten gibt, sondern wie er es gibt. So etwas steht aber in keiner Leitlinie, nach der den heutigen Ärzten vorgeschrieben wird, was sie zu tun haben, wodurch die kreative Heilkunst des heutigen Arztes eine erhebliche Einschränkung erfährt und der Patient keine optimale Therapie erhält.

## ■ 15_ Die Effektivität der Yogaübungen und Meditationen sollte gemessen werden

Die beschriebene Wirksamkeit von Meditation, kontrolliertem meditativen Atmen und Yoga ist nur dann gegeben, wenn diese Übungen sachgemäß und fachgemäß durchgeführt werden. Leider gibt es gegenwärtig eine **„Inflation von Yoga“** in den westlichen Ländern. Als Modetrend möchten viele Menschen Yoga in ihren Lebensstil einbeziehen. Das ist verständlich und zu befürworten. Leider haben manche Yogalehrer(innen) nicht immer die erforderliche medizinische Kompetenz. Des Weiteren werden westliche Formen des Yoga entwickelt, die mit dem klassischen Yoga fast nichts mehr zu tun haben. Ich habe beobachtet, dass Yoga eher an Gymnastik mit Rockelementen erinnert als Übungen, die der Schulung des Geistes und der Achtsamkeit, d. h. der Konzentration nach innen dienen. Deshalb habe ich mit einer kleinen Stichprobe eine derartige Form des Yogas folgendermaßen überprüft. Wie ich in Kapitel 7 dargelegt habe, führe ich seit mehr als 30 Jahren einen Test durch, bei dem die Patienten kontrolliertes meditatives Atmen für die Dauer von 10 Minuten durchführen müssen. Sie befinden sich in halbsitzender Position und haben mit geschlossenen Augen die rhythmische Atmung bewusst wahrzunehmen. Sie werden angehalten, nicht mit den Gedanken wegzufliegen. Den Test habe ich damals eingeführt, um reale Blutdruckwerte zu erhalten. Deshalb nannte ich den Test ursprünglich auch Blutdruckentspannungstest. Der Blutdruck wird während dieses Tests 10 Mal gemessen. Nach Erlernen des kontrollierten Atmens erhalte ich dann eine entsprechende Entspannungsverlaufskurve. Nun habe ich die Blutdruckmessung mit der Methode der Messung der elektrodermalen Aktivität (EDA), auch als Hautleitwert bezeichnet, ergänzt bzw. ersetzt.

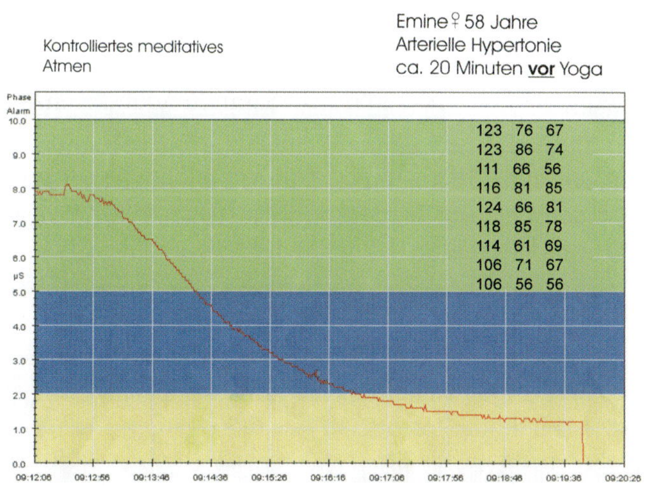


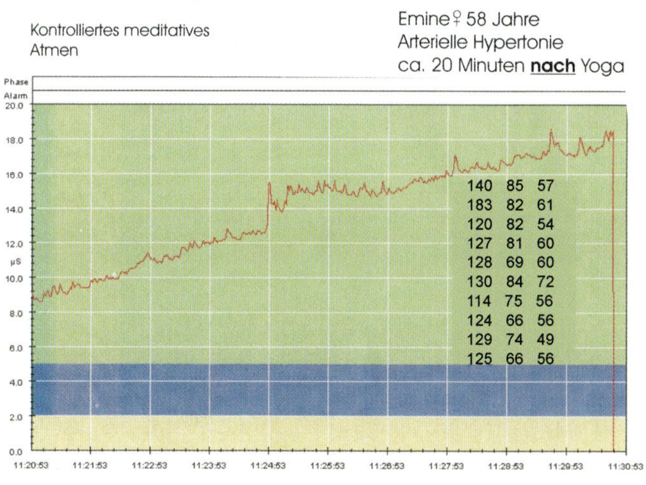


*Abbildung 5:*
*Blutdruckwerte und Verlaufskurve der EDA während eines Relaxationstests.*
*oben: vor Yoga;*
*unten: nach Yoga*

Bei drei Patienten, die dieses kontrollierte Atmen gut beherrschten und typische Entspannungsverlaufskurven zeigten, habe ich den Test mit Messungen dreimal vor der von mir kritisch beurteilten Yogaübung und dreimal ca. 20 Minuten danach vorgenommen. Ein Beispiel führe ich in Abbildung 5 an.
Vor der Yogaübung zeigte eine Patientin mit Hypertonie eine erlernte ausgezeichnete Entspannungsfähigkeit. Der Ausgangswert der EDA liegt bei 8 µS (Mikrosiemens). Durch das meditative Atmen wird eine Senkung bis 1 µS erreicht (völlige Entspannung). Der Blutdruck (systolischer Wert hat einen Ausgangswert von 123 mmHg) wurde auf 106 mmHg gesenkt. 20 Minuten nach der Yogaübung lag der Ausgangswert der EDA bei 9 µS und stieg während meiner Untersuchung auf über 18 µS an. Dabei atmete die Patientin verkrampft. Ihr Blutdruckausgangswert (systolischer Blutdruck) lag mit 140 mmHg sehr hoch. Diese Ergebnisse habe ich bei drei Patienten jeweils drei Mal reproduzieren können.

Ein solches Resultat zeigt, dass die angebliche Yogaübung so stark gestresst hat, dass die Patienten 20 Minuten danach nicht mehr fähig waren, wie vor dem Test durch kontrolliertes meditatives Atmen zu relaxieren. Eine Patientin konsultierte mich nach der Yogaübung mit Schwindelanfall und eine Patientin mit Schweißausbrüchen. Die betreffende Yogalehrerin meinte aber, dass sie alles richtig macht und sie einen großen Zulauf von begeisterten Patienten habe.
Wenn Yoga, Meditation und meditatives Atmen im Bereich der Medizin durchgeführt werden, müssen die Psychotherapeuten und Yogalehrer (-innen) eine hohe Qualität und langjährige Erfahrungen haben, um eine vorbildliche Anleitung mit hoch qualifizierten Merkmalen zu geben. Sie sollten sich auch der Messung ihrer Effektivität stellen. Wie ich zeigen konnte, bedarf das keines großen Aufwands, wenn man dies mit der Messung der EDA vornimmt. Ich benutze ein Gerät der Firma PBS (Porta Bio Screen GmbH, Senftenberg, www.portabioscreen.de).
Meine Erfahrungen bezüglich der Messung der Effektivität der Psychotherapie sind leider nicht die besten. Ich habe z. B. 1997 in Berlin 400 Psychotherapeut(inn)en angeschrieben und ihnen die vorstehend beschriebene Messmethode [Hecht 2001] zwecks eigener Effektivitäts- und Qualitätskontrolle angeboten. Von den 400 erhielt ich eine Antwort. Das war Dr. Friederike Janofske. Sie hat danach unter meiner Leitung mit Summa cum laude (mit höchstem Lob) promoviert. Bei der letzten Olympiade in Peking hat sie die zweifache Olympiasiegerin Britta Steffen (Schwimmerin) psychisch betreuend zum Siegen geführt und bei den Weltmeisterschaften 2009 zu zwei Weltrekorden.

Unseren Patienten, besonders den Krebspatienten, sind wir zu einer hohen Effektivität unserer Leistung verpflichtet. Natürlich gehört dazu auch die Überzeugung seitens der Patienten. Der US-amerikanische Psychotherapeut mit Spezialisierung auf die Achtsamkeit, Dr. Jon Kabat-Zinn, hat in seinem Buch „Zur Besinnung kommen: Die Weisheit der Sinne und der Sinn der **Achtsamkeit** in einer aus den Fugen geratenen Welt", Arbor Verlag Freiamt, Schwarzwald [2008] ein Kapitel überschrieben: **„Meditation ist nichts für Feiglinge"**. Er zitiert in diesem Buch aus seiner Broschüre, mit der er Achtsamkeitskurse und Schulungsprogramme wie folgt anbietet: „Meditation ist nichts für Feiglinge, nichts für Menschen, die aus Gewohnheit die leise Stimme der Sehnsucht des Herzens ignorieren". Er erläutert dazu: „Dieser Satz steht dort natürlich mit voller Absicht; er soll sofort alle jene von der Teilnah-

me abhalten, die noch nicht bereit sind für das Zeitlose, die es nicht verstehen würden oder die noch nicht einmal genügend Raum in ihrem Herzen und ihrem Verstand schaffen würden, um einer solchen Erfahrung oder einem solchen Verständnis eine Chance zu geben."
Um einen hohen Effekt einer Krebsprophylaxe bzw. Krebserkrankungstherapie durch Yoga, Meditation, kontrolliertes Atmen usw. zu gewährleisten, muss der Patient unbedingt wollen und der Therapeut muss es unbedingt richtig können. Dieser Effekt kann gemessen werden. Es ist zu vermuten, dass jene Ärzte, die mit dem Körper-Geist-Seele-Programm keine überzeugenden Ergebnisse erzielen [Linn et al. 1982; Goodman et al. 2001; Edelman et al. 1999] nicht wie z. B. Jon Kobat-Zinn [2006] gearbeitet haben. Derartige Kritiken lassen sich, wie ich zeigen konnte, mit einfachen Messmethoden überprüfen.

## ■ 16_ Das Fließen – höchste Form der emotionellen Steuerung und der Meditation

Goleman [1996] beschreibt das Fließen als höchste Form der emotionellen Steuerung körperlicher und geistiger Prozesse mit höchster Konzentration. Mit dem Fließen von Geist und Körper schwebt der Mensch, fühlt sich leicht und ist glücklich. Mit dem Fließen vermag der Mensch geistige und körperliche Höchstleistungen zu vollbringen, wenn er das Fließen in seine Aktivität einbezieht. „Das Fließen ist ein Zustand der Selbstvergessenheit (das Gegenteil von Grübeln und Sorgen)". Beim Fließen gehen die Betreffenden in einen Zustand ein, dass sie jegliches Bewusstsein von sich selbst verlieren. Sie vergessen Alltagssorgen und gehen völlig in der vorliegenden Tätigkeit auf. „Erlebnisse des Fließens sind in diesem Sinne „ich-los", schreibt Goleman.
Beim Fließen haben die Betreffenden eine vorzügliche Kontrolle über das was sie tun. Ihre Reaktionen sind vollkommen. Wechselnden Anforderungen wird spielend entsprochen. Sie besitzen eine außerordentliche Freude am Tun mit einer hohen oder höchsten Motivation. Das Kennzeichen des Fließens ist der Ausdruck reinster Freude. Während dieses Fließens geht der Betreffende völlig in sich auf und schenkt der Aufgabe mit der er sich beschäftigt seine ungeteilte Aufmerksamkeit. „Der Aufgabe wird dermaßen Konzentration gewidmet, dass man nur noch den schmalen Wahrnehmungsbereich wahrnimmt, der mit der unmittelbaren Aufgabe zusammenhängt und „Räume und Zeit" vergisst." [Goleman 1996]. Während des Fließens ist die Aufmerksamkeit locker, entspannt und gleichzeitig hochkonzentriert. Goleman: „Das Fließen ist ein Zustand ohne störende Emotionen; das einzige, was man empfindet, ist ein unwiderstehliches, hochgradiges Gefühl milder Ekstase.

Das kann aber auch gestört werden, z. B. wenn man sich diesen Zustand ins Bewusstsein ruft und denkt: Das geht aber gut. Ein einziger abweichender Gedanke stört die Konzentration und kann das Fließen unterbrechen. Wenn ich Bezug nehme auf die Gefühle bei meiner konzentrierten Arbeit, die mit dem Fließen gleichzusetzen ist, und ich während dieser Zeit einen Wechsel von Alpha- und Thetarhythmus messen kann, so ist festzustellen, dass sich das Gehirn in einem gelassenen Zustand zwischen Erregung und Hemmung befindet, einem Zustand, den Jean Martin Carcot und sein Schüler Pierre Janat als Alltagstrance bezeichneten,

der vor allem im Rahmen des Basis-Ruhe-Aktivitätszyklus (BRAC) auftritt, den Kleitmann [1970] als Tagesäquivalent der REM-Zyklen beschrieb.
Diesen Zustand des Fließens erreichen öfter kreative Persönlichkeiten, z. B. Wissenschaftler oder auch Sportler in den Langstreckendisziplinen (Laufen, Gehen, Wandern, Skilaufen, Rudern, Schwimmen, Radfahren). Offensichtlich werden während der hohen Konzentration des Fließens Neurotransmitter wie Endorphine, Endovalium, Endopsychedelika und Oxitocin vermehrt in das Blut ausgeschüttet und an die entsprechenden Rezeptoren angebunden.

Ich persönlich erlebe das Fließen während meiner konzentrierten geistigen Tätigkeit bei wissenschaftlichen Arbeiten. Dazu habe ich Selbstuntersuchungen angestellt. Bei diesen Selbstuntersuchungen mittels eines ambulanten automatischen elektrophysiologischen Schlafanalysators, der nach dem Analyseprinzip von Rechtschaffen und Kales analysiert, stellte ich bei einer 24h-Untersuchung während des Tages öfter das Hinübergleiten in das Stadium NONREM 1 fest, welches gekennzeichnet ist durch ein Gemisch von Alpha- und Theta-EEG-Wellen und einen Übergangszustand von Wachsein zum Schlaf charakterisiert. Dies beobachtete ich, wenn ich mich hochkonzentriert kreativ mit wissenschaftlichen Tätigkeiten beschäftigte. Bei diesen Tätigkeiten habe ich mich offensichtlich in jenem Zustand befunden, den Daniel Goleman [1996] und Mihaly Csikszentmihalyi als die Neurobiologie des Fließens beschreiben. Goleman ist der Meinung, dass Fließen die höchste Form der emotionellen Intelligenz ist und dass Fließen das optimale ist, wenn man die Emotionen in den Dienst der Leistung und des Lernens stellt.

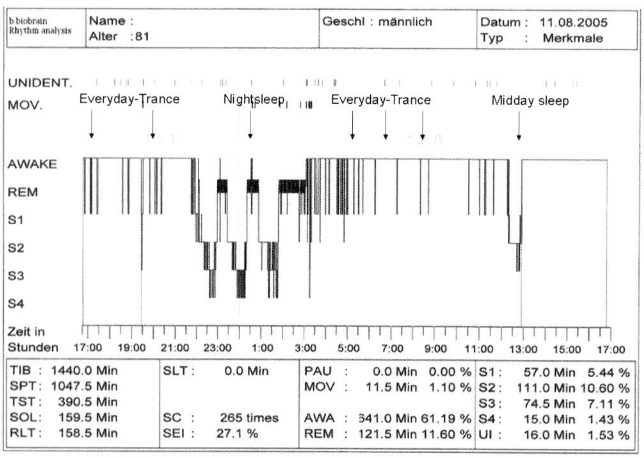


*Abbildung 6:*
*24h Schlaf-Wachprofil, registriert mit einem ambulanten automatischen elektrophysiologischen Schlafanalysator (Analyse nach Rechtschaffen und Kales) mit häufigem Auftreten von Alltagstrance, als Zeichen des „Fließens" während kreativem wissenschaftlichem Arbeiten [Hecht et al. 2007].*
*Everyday-Trance = Alltagstrance*
*Nightsleep = Nachtschlaf*
*Midday sleep = Mittagsschlaf*

## ■ 17_ Was versteht man unter Emotionen?

Nachdem ich die Wichtigkeit der Emotionen für Gesundsein und Krankwerden dargestellt habe, bin ich eine Erklärung schuldig, was die Emotionen darstellen. Emotionen (Synonym: Gefühle, Seelisches, Psychisches, Seele) sind, neben dem Gedächtnis, die wichtigsten Hirnfunktionen des Menschen. Sie entstehen in den Hirnregionen, die man als limbisches System und Mandelkern bezeichnet.
Die Neurowissenschaften, die sich mit den Funktionen des Gehirns beschäftigen, haben in den letzen Jahrzehnten die Erkenntnisse über die Emotionen erheblich erweitern können. So kennen wir heute die strukturellen und funktionellen Abläufe der Emotionen (Abbildung 7).

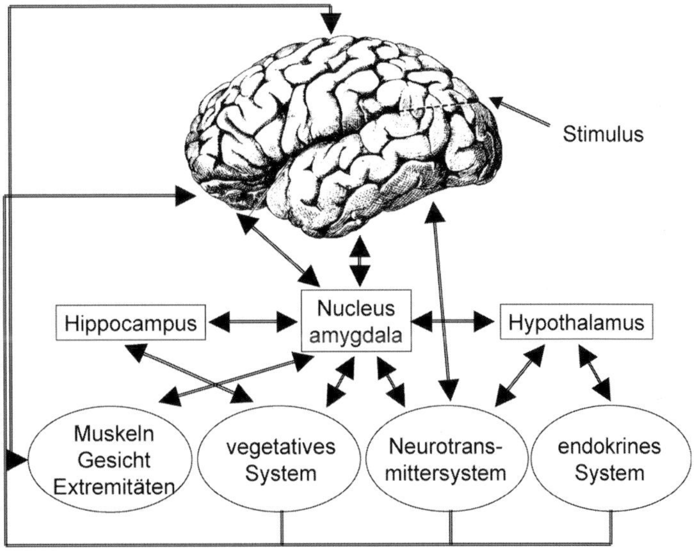


*Abbildung 7: Gehirnprozesse während des Ablaufens von Emotionen (schematische Darstellung)*

Während der Abläufe von Emotionen sind die Vorderlappen des Gehirns, der Hippocampus, der Mandelkern (Amygdala) und der Hypothalamus, die wichtigsten Strukturen. Jeder beliebige Stimulus setzt Transmitter (Botenstoffe) an den Synapsen frei. Sie aktivieren oder hemmen die Funktion des Hippocampus, der Amygdala und diese beiden des Hypothalamus. Dabei erleben wir Glück oder Ärger oder Freude oder Angst. Dann geht die Erregung weiter in das vegetative System, in das endokrine System und in die Muskeln.
Der Begriff Emotionen wird vom lateinischen Wort movere = „sich bewegen" abgeleitet. Das Präfix „e" ergänzt im Sinne „sich hinbewegen". Diese wörtliche Übersetzung bedeutet, dass den Emotionen die Funktion zum Handeln und Reagieren innewohnt.
In Wörterbüchern werden Emotionen als Beruhigung oder Störung der „Seele" des Menschen sowie als Gefühle mit positiven (angenehmen) oder negativen (unangenehmen) Komponenten definiert.

Ich verstehe unter Emotionen als Ausdruck der Plastizität des menschlichen Gehirns äußerst variable Gemütszustände, durch die die verschiedensten Körperreaktionen mittels Neurotransmitter stimuliert werden, um in Blitzesschnelle die Adaptation zu gewährleisten. Emotionen sind größtenteils reflexartige, impulsive, spontane Reaktionen auf äußere und innere Reize, die häufig schneller auftreten als die Reaktionen unseres Denkens, Verstands und der Vernunft. Infolgedessen können uns die Emotionen entgleiten bevor wir sie beherrschen können.

Bezüglich des zeitlichen Bestands sind für emotionelle Reaktionen folgende unterschiedliche Bezeichnugen für gleiche Grunderscheinungen gebräuchlich:

- Emotionen (Gefühle): kurzzeitiges Auftreten
- Stimmungen: länger anhaltend, z. B. depressive Stimmungen, Fröhlichkeit
- Persönlichkeitscharakteristika: relativ beständig, z. B. Optimismus, Pessimismus
- Temperamente: ziemlich beständig

Es werden vier Temperamente unterschieden: Sanguiniker, Choleriker, Phlegmatiker, Melancholiker, wobei die Sanguiniker durch vorwiegenden Optimismus charakterisiert werden und die Melancholiker vorwiegend durch Pessimismus.

Nobelpreisträger Iwan Petrowitsch Pawlow [1927] hat in seinem Experiment gezeigt, dass der Melancholiker krankheitsanfälliger ist als der Sanguiniker, z. B. was die Neurose anbetrifft. Meines Erachtens sind die zeitlichen Unterteilungen nicht primärer Natur.

Emotionen sind komplexe Reaktionen des Menschen, die der Anpassung und Auseinandersetzung mit der Umwelt dienen. Sie äußern sich im individuellen Erleben, in den Ausdrucksformen Mimik, Gestik, Körperhaltung und Intonation, der Sprache sowie in mannigfaltigen Funktionen des menschlichen Körpers, im vegetativen, hormonellen, nervalen, motorischen und immunologischen Bereich.

**Drei funktionelle Komponenten der Emotionen:**

1_ Emotionelles Erleben = subjektive Wahrnehmung
  - angenehm, positiv, aktivierend
  - unangenehm, negativ, deaktivierend

2_ Emotionelle Expression (Ausdruckformen)
  - Haltung
  - Mimik
  - Gestik
  - Intonation der Sprache

3_ Emotionelle Reaktionen
  Stimulierung der
  - vegetativen Funktionen
  - hormonellen Funktionen
  - immunologischen Funktionen
  - motorischen Funktionen

*Abbildung 8: Schema der emotionellen Regulation*

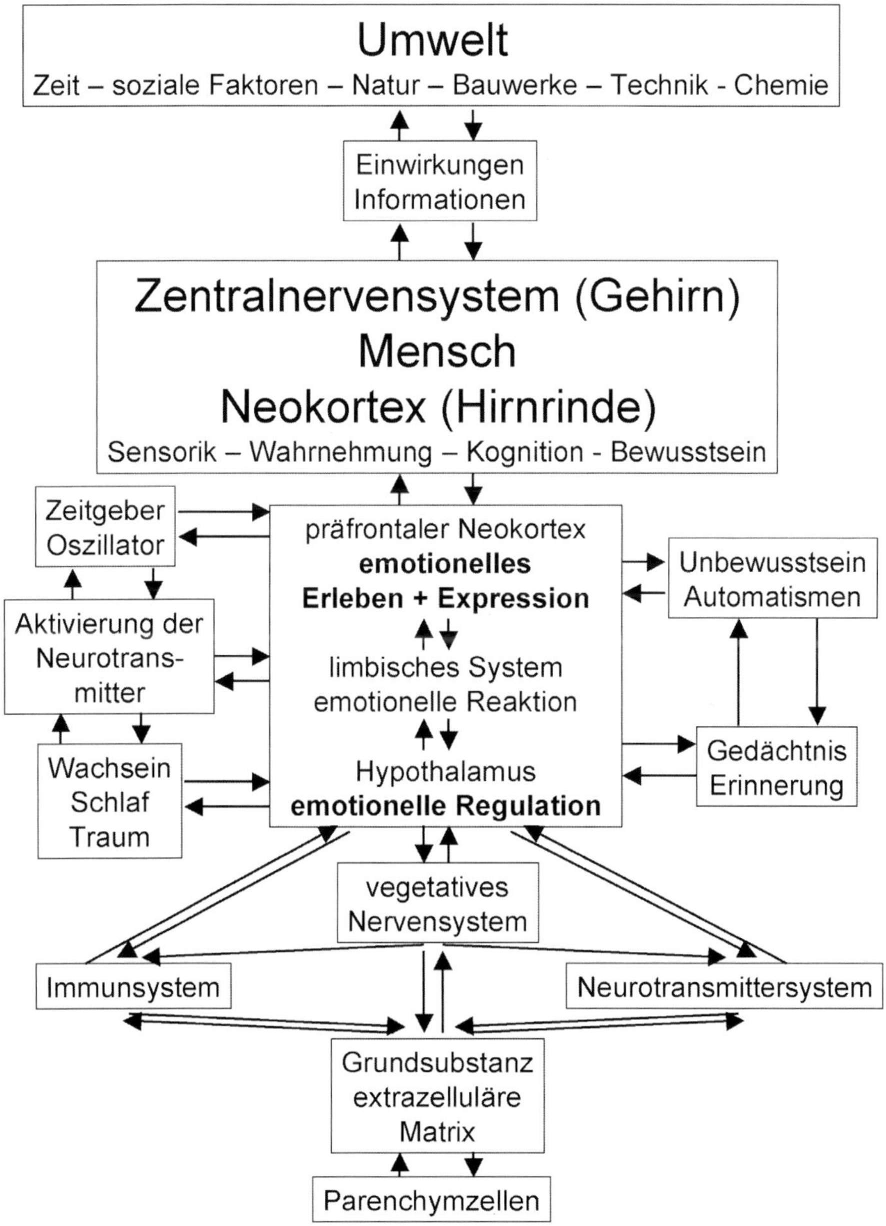


Im Bestreben, die Emotionen zu systematisieren, hat man unter psychologischem Aspekt folgende Gruppierungen von Basisemotionen vorgenommen, mit folgenden Klassifizierungen. [Coleman 1996; Benson 1997]

## ■ 18_ Negative Emotionen

Als negative Emotionen, die gewöhnlich bei zeitweiligem Auftreten die Leistung hemmen und bei dauerhaftem Vorkommen Krankheiten verursachen können, werden folgende Gruppen der Emotionen bezeichnet:

- **Zorngefühle**
  Wut, Empörung, Groll, Entrüstung, Ärger, Verletztheit, Erbitterung, Verdrossenheit, Reizbarkeit, Feindseligkeit, Hass, Begierde, Gier, Aggressivität, Neid, Habsucht, Eifersucht
- **Gefühle der klassischen Laster**
  Zweifel, Selbstgefälligkeit, Faulheit, Trägheit, Überheblichkeit, Langeweile, Rücksichtslosigkeit
- **Gefühle der Trauer**
  Leid, Kummer, Freudlosigkeit, Trübsal, Melancholie, Selbstmitleid, Einsamkeit, Niedergeschlagenheit, Verzweiflung (pathologisch: Depression)
- **Gefühle der Furcht**
  Angst, Furchtsamkeit, Nervosität, Besorgnis, Bestürzung, Zaghaftigkeit, Bedenklichkeit, Gereiztheit, Grauen, Entsetzen, Schrecken (pathologisch: Phobie, Panik)
- **Gefühle der Überraschung**
  Schock, Erstaunen, Verblüffung, Verwunderung, psychisches Trauma
- **Gefühle des Ekels**
  Verachtung, Geringschätzung, Verschmähung, Widerwille, Abneigung, Aversion, Überdruss
- **Gefühle der Scham**
  Schuld, Verlegenheit, Kränkung, Reue, Demütigung, Bedauern, Zerknirschung (pathologisch: Kasteiung)

Wenn diese negativen Emotionen einen Menschen beherrschen, dann können unmotivierte Reaktionen ausgelöst werden, z. B. in Fällen Eifersucht und Wut, Gesundheits- und Leistungsverminderung. Gesundheits- und leistungsvermindernde Prozesse können auch bei permanenter Angst, Ärger, Freudlosigkeit, Hass, Verschmähung, Schock und psychischer Traumatisierung eingeleitet werden. Offensichtlich waren diese Tatsachen schon früher bekannt, denn man hat die Menschheit versucht mit Todsünden vor übertriebenen negativen Emotionen zu warnen:

**Die Todsünden einst und jetzt:**
**Einst:** Papst Gregor I (um 600 n. Chr.): sieben
Hochmut, Neid, Zorn, Wollust, Habgier, Trägheit, Völlerei
**Jetzt:** Hörer von Radio 4 (britischer Kultursender, 2006): zehn
Selbstsucht, Heuchelei, Gleichgültigkeit, Intoleranz, Ignoranz, Apathie, Täuschung, Vergeudung, Grausamkeit, Zynismus

Negative Emotionen verursachen stets Dysharmonien im menschlichen Körper und Geist. Dysharmonien in den geistig-emotionellen Prozessen des Menschen sind immer etwas Krankmachendes oder Krankhaftes. „Die Beseitigung der Dysharmonie an dem geistigen Sein ist die Lebensaufgabe eines jeden Geschöpfes." [Greber 1937]

Dieses Postulat von Greber kann man auch so interpretieren, dass der Mensch, auch der Optimist, negative Emotionen kurzfristig äußern kann. Die dadurch entstandenen Dysharmonien können, wenn die negativen Emotionen mit Intelligenz gesteuert werden, zu Stimuli für eine Neuordnung im geistigen Sein werden. In dieser Weise sollen negative Emotionen nicht unterdrückt werden. Es kommt also darauf an, durch emotionelle Intelligenz die Emotionen so zu regulieren, dass sie dem Menschen nützlich sind. Wenn man das nicht tut, können negative Emotionen belastend wirken.

- Z. B. kann man Ärger mit „Schimpfkanonaden“ äußern, wodurch man soziale Konflikte auslöst und den Blutdruck erhöht.
- Man kann Ärger unterdrücken, sich psychisch belasten und sich tagelang damit herumquälen. Stresshormone treten auf.

Aber man kann den Ärger mit Vernunft analysieren und die Frage stellen, warum habe ich mich geärgert? Wie kann ich den Anlass des Ärgers beseitigen, korrigieren, ihm begegnen? Damit meine innere Ordnung und auch die Ordnung meiner sozialen Beziehungen nicht in Dysharmonie ausufern, sondern in Harmonie verlaufen. Damit kann positiven Emotionen freier Lauf gegeben werden.

## ■ 19_ Positive Emotionen

Als positive Emotionen, die gewöhnlich gesundheitlich fördernd und leistungssteigernd wirken können, werden folgende charakterisiert:

- **Gefühle der Freude**
  Optimismus, Glück, Vergnügen, Behagen, Zufriedenheit, Seeligkeit, Entzücken, Erheiterung, Fröhlichkeit, Stolz, Erregung, Verzückung, Befriedigung, Euphorie, Lachen (pathologisch: Ekstase, Manie)
- **Gefühle der Liebe**
  Akzeptanz, Freundlichkeit, Vertrauen, Güte, Hingabe, Anbetung, Harmonie, Vernarrtheit, Kommunikation
- **Gefühle der Tugend**
  Hoffnung, Glaube, Mut, Versöhnlichkeit, Standhaftigkeit, Großmut, Nachsicht, Versöhnlichkeit, Verzeihlichkeit, Ehrlichkeit

Diese positiven Emotionen sollten bei einem Menschen vorherrschen, weil sie Gesundheit, Lebensfreude, Lebensqualität, Leistungsfähigkeit und ein sinnvolles, humanistisches, optimistisches Lebensziel bieten. Die heutige Gesellschaft und das öffentliche Leben stimulieren leider mehr die negativen Emotionen als die positiven.
Was man noch wissen sollte: Die menschlichen Emotionen folgen einer assoziierten Logik, d. h. der Mensch nimmt Elemente, die eine Realität symbolisieren oder Erinnerungen an diese auslösen, für die Realität selbst.
Die menschlichen Emotionen reagieren daher auf Liebe, Vorbilder, Ideale, auf Lieder, Gedichte, Bilder, Gleichnisse, auf sympathische harmonische Kommunikation sowie auf Künste wie

Romane, Filme, Theater, Oper, Musik, aber auch auf humanistisches Gedankengut, sehr sensibel und prägen sie positiv. Darin ist auch der Grund zu finden, warum solche Emotionen wie Glaube, Zuversicht, Liebe usw. Heilwirkung haben.
Extreme positive Emotionen können auch schädlich wirken. Dazu wird immer jenes Beispiel angeführt, welches beschreibt, dass eine ältere Dame im Lotto einen Hauptgewinn hatte und bei der Nachricht vor Freude ein tödlicher Herzinfarkt eintrat.
Entscheidend ist, dass jene emotionellen Reaktionen verhindert werden, die in unseren Lebensprozessen über längere Zeit Dysharmonien auslösen können. Deshalb ist das Beherrschen der emotionellen Intelligenz ein guter Schutz jegliches Krankwerden.

## ■ 20_ Emotionelle Intelligenz reflektiert die Weisheit eines Menschen und gewährleistet sein Gesundsein

„Ebenso kann ein jeder leicht in Zorn geraten. Das Wem, Wie viel, Wann, Wozu und Wie zu bestimmen ist aber nicht jedermanns Sache und ist nicht leicht" [Aristoteles, 384-322, Nikomachische Ethik].
In der Nikomachischen Ethik, einer philosophischen Auffassung über Tugend, Charakter und ein Leben in Güte, stellt Aristoteles die Forderung, **unser Gefühlsleben (Emotionen) mit Intelligenz zu steuern.**
Aristoteles vertrat die Auffassung: Unsere Leidenschaften (Emotionen) besitzen, wenn sie intelligent gesteuert werden, Weisheit.

Intelligenzgesteuerte Emotionen bestimmen
- unser Denken
- unsere ethischen Werte
- unser Überleben.

Mit emotioneller Intelligenz wird die Fähigkeit bezeichnet, die Gefühle (Synonym Emotionen) so zu steuern,
- dass sie der eigenen Persönlichkeit nützlich und förderlich sind
- dass man sie beherrscht und sich nicht von ihnen überwältigen lässt,
- dass man sie situationsabhängig zu steuern vermag,
- in das gesamte Verhalten integriert und
- dass man in den sozialen Beziehungen Empathie zu üben vermag.

Der amerikanische Psychologe Daniel Goleman [1996] hat in seinem Buch „Emotionelle Intelligenz" die Auffassung von Aristoteles in unsere Gegenwart verlegt und den Menschen, die unbeherrscht ihre Emotionen entgleisen lassen empfohlen, emotionelle Intelligenz zu erlernen und zu pflegen. Dabei ist nach Goleman Selbstbeherrschung und Selbsterkennen wichtig. Das verdeutlicht er an folgendem Beispiel einer japanischen Legende:
„Ein kämpferischer Samurai kam zu einem Zen Priester und forderte diesen unhöflich auf, ihm Himmel und Hölle zu erklären. Der Priester antwortete: „Du bist nichts als ein Flegel, mit Deinesgleichen vergeude ich nicht meine Zeit!" Der in seiner Ehre sich schwer getroffen fühlende Samurai geriet in rasende Wut, zog sein Schwert und brüllte: „Für Deine Frech-

heit sollst Du sterben." Darauf antwortete der Priester: „Das ist die Hölle". Verblüfft von der Erkenntnis der Wahrheit dessen was der Priester über seine Wut verkündet hatte, beruhigte sich der Samurai, steckte gelassen sein Schwert in die Scheide zurück und dankte dem Priester mit einer Verbeugung für die ihm vermittelte Einsicht. „Und das ist der Himmel". Mit diesen Worten verabschiedete der Priester den Samurai."

Goleman [1996] schätzte in dem Vorwort seines Buchs „Emotionelle Intelligenz" die gegenwärtige Verhaltensweise vieler Menschen nicht so friedlich reaktionsfähig ein, wie es dieser Samurai tat. Vielmehr erklärt er im Vorwort, dass die sich verbreitende Gewalt in den USA, aber auch anderswo, Anlass war sein Buch zu schreiben. Er betont berechtigt, dass die Bestimmung des EIQ (emotioneller Intelligenzquotient) viel notwendiger sei als die Bestimmung des IQ (Intelligenzquotient). Das begründet er mit folgendem Beispiel: „Ein hochintelligenter 16-jähriger Schüler Jason stürzte auf seinen Physiklehrer, weil der ihm anstatt der erwarteten Note „1" die Note „2" gegeben hatte und stach ihm mit einem Messer in die Schulter. Das Gericht befand diesen Schüler als unschuldig, weil er während dieses Vorfalls psychotisch, also unzurechnungsfähig, gewesen sei. Das wurde von vier Psychologen und Psychiatern übereinstimmend bestätigt. Real hatte er seine negativen Emotionen nicht beherrscht. Er schloss zwei Jahre später an einer Privatschule als Klassenbester mit einem glatten „sehr gut" ab. Bei seinem Lehrer, den er verletzt hat, hat er sich nie entschuldigt."
Es wurde gefragt, wie konnte ein so „hochintelligenter" junger Mensch mit der höchsterreichbaren Punktzahl des IQ (Intelligenzquotient) so irrational handeln? „Akademische Intelligenz" und emotionelle Intelligenz sind eben zwei ganz verschiedene Eigenschaften. Den IQ umgibt ein Nimbus. Wie Untersuchungen es zeigten, kann der IQ aber kaum etwas über die späteren Erfolge im Leben vorhersagen. Viele wichtiger wäre ein EIQ = Emotioneller Intelligenz Quotient.
Emotionen können oft und leicht entzügeln und entgleisen. Dann wirken sie als Störfaktoren im eigenen „Ich" und im Gemeinschaftsleben. Unsere Lebensweise benötigt daher stets und dringend mit Intelligenz gesteuerte Emotionen.
Ich werde immer gefragt: Wie erreiche ich emotionelle Intelligenz? Da meines Erachtens emotionelle Intelligenz zur gesunden Lebensweise zählt und in jedem Präventionsprogramm enthalten sein sollte, habe ich, zum Teil in Anlehnung an Goleman, [1996], zum Teil aufgrund meiner Erfahrungen folgende Verhaltenskriterien zusammengestellt.

**1_ Selbstbeherrschung**
Die Ampel des emotionell intelligenten Verhaltens. Wenn Du in Wut, Zorn, Ärger, Hass, Eifersucht usw. gerätst, dann schalte sofort auf
**rot:**
- Halte an, beruhige dich und überlege und überdenke bevor du sprichst oder handelst.

Nun kannst Du auf **gelb** umschalten:
- Charakterisiere umfassend das Problem und analysiere, wie du dich fühlst.
- Stelle ein positives Ziel.
- Nutze viele Lösungsvarianten.
- Wäge alle möglichen Folgen im Voraus ab.
- Entscheide dich (auch intuitiv) für eine Handlung gemäß der Situation.

Nun bist Du einsichtig geworden, schalte auf **grün:**

- Ziehe weiter mit dem bestmöglichen Plan.
- Dabei sprich und handele überlegt und ruhig.

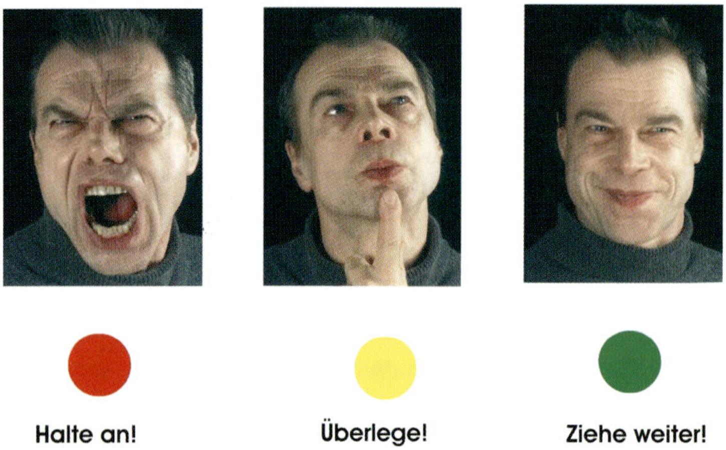


*Abbildung 9: Gesund und weise durch emotionelle Intelligenz*

**2_ Einsicht und Einsichtigkeit durch emotionelle Selbstwahrnehmung**

- Erkenne und benenne Deine Emotionen, wenn Du aufbraust.
- Verstehe die Ursachen für die eigenen Emotionen.
- Unterscheide zwischen Gefühlsausbrüchen und vernünftigem Handeln.

Voraussetzung für die Selbstbeherrschung ist die Fähigkeit, die eigenen Gefühle wahrnehmen und einschätzen zu können. Man soll sich die Fragen stellen: Warum werde ich wütend? Warum ärgere ich mich? Warum habe ich Angst? Warum werde ich aggressiv? Welchen Nutzen bringen diese Emotionen?

**3_ Optimistische Einstellung**

Optimismus ist eine Auffassung bzw. Lebenshaltung, die das eigene bzw. menschliche Dasein im Ganzen als sinnvoll, werthaft und daher als gut einschätzt. Ein Optimist hält sein Leben als lebenswert und hat in seinen Handlungen Taten und Beziehungen Befriedigung und Erfüllung. Ein Optimist sieht die Ziele seiner Handlungen, Entscheidungen, Tätigkeiten, Leistungen immer unter einem positiven Aspekt, auch dann, wenn er Rückschläge, Niederlagen und Enttäuschungen erlitten hat. Er bewertet derartige Situationen als neue Orientierungshinweise, um Veränderungen im Leben vorzunehmen. Optimist sein heißt auch, sich selbst immer wieder anspornen zu können, auch wenn Rückschläge folgen und sich dabei über kleine Erfolge riesig freuen zu können.

Dazu möchte ich noch eine Fabel erzählen. Zwei Mäuse, eine optimistische und eine pessimistische spielten in der Speisevorratskammer eines Bauern. Plötzlich fielen sie beide in einen großen Topf, der voller Sahne war. Die pessimistische Maus dachte: „Ich bin hoffnungslos verloren", entwickelte keine Rettungsaktivitäten und ertrank. Die optimistische Maus stellte nach einer kurzen Analyse fest: „Die Situation ist ernst, aber nicht hoffnungslos und begann

zuversichtlich in dem Sahnetopf mit den Pfoten zu paddeln. Nach einiger Zeit derartiger Aktivität verwandelte sich die Sahne in Butter und es bildete sich ein Butterkloß, der in der Buttermilch schwamm. Die optimistische Maus setzte sich darauf, erholte sich und konnte ihr Mauseleben uneingeschränkt fortführen.
Diese Geschichte habe ich auch immer meinen Studenten erzählt. Schon oft haben mir diese (heute als Ärzte tätig) bei späteren Treffen gesagt: „Ihre Geschichte hat mir geholfen, schwere Lebenssituationen zu überwinden."

Daniel Goleman schätzt den Optimismus als eine wichtige Komponente der emotionellen Intelligenz ein: „Aus der Sicht der emotionellen Intelligenz ist Optimismus eine Haltung, die die Menschen davor bewahrt, angesichts großer Schwierigkeiten in Apathie, Hoffnungslosigkeit und Depression zu verfallen". „Optimismus bedeutet, dass man, wie bei der Hoffnung, die feste Erwartung hat, dass trotz Rückschlägen und Enttäuschungen letztlich alles zum Besten werden wird" formuliert Goleman. Es muss natürlich ein realistischer Optimismus sein.

**4_ Empathie**
Empathie ist die Fähigkeit, sich in die Gefühle und Gedanken anderer Menschen so hineinzuversetzen, als erlebe man deren gefühlte Situationen oder Schicksale selbst.
Die empathische Haltung ist immer mit moralischen Aspekten, moralischen Entscheidungen verbunden. Empathie heißt mitfühlen können, Anteilnahme am Schicksal und Leid anderer zu haben und adäquate Tröstungen zu finden.
Die Grundlage für die Empathie ist die Selbstwahrnehmung der eigenen Gefühle. Je besser wir unsere eigenen Gefühle kennen und wahrnehmen, desto besser können wir die Gefühle anderer wahrnehmen und deuten.

**5_ Intuition besitzen**
Intuition ist die Fähigkeit, einen Erkenntnisgewinn aus einer unmittelbaren automatischen Informationsverarbeitung und -bewertung instinktiv zu erhalten, z. B. in Form von plötzlichen Einsichten oder spontan richtige Entscheidungen zu treffen bzw. richtig zu beurteilen. Die Intuition wird als ein „instinktiver" Gefühlskomplex bezeichnet, der uns veranlassen kann, erwogene Strategien, Handlungsweisen und Entscheidungen sofort mit großer Sicherheit aufzugeben und gemäß der gegebenen neuen Situation gleichfalls mit großer Sicherheit adäquat, d. h. richtig zu entscheiden oder zu handeln.

**6_ Tolerant und nicht nachtragend sein**
Wenn man einen anderen Menschen be- oder verurteilt, sollte man daran denken, dass man selbst auch Charakterschwächen oder Fehlhaltungen haben kann. Im Mittelpunkt muss immer die Sache stehen, um die es geht. Wenn eine Sache geklärt ist, und das sollte Ziel jeder Konfliktlösung sein, dann ist dies als abgeschlossen zu betrachten. Nachtragend sein, d. h. zu einem späteren Zeitpunkt eine bereits geklärte Angelegenheit wieder aufzutischen, schafft neue Konflikte und zeugt von mangelnder emotioneller Intelligenz.

**7_ Kooperativ sein und mit anderen Menschen begeisterungsvoll zusammenarbeiten können**

Gemeinsam ist man stärker als allein. Das gilt ganz besonders für die Krebskranken, die häufig in die Einsamkeit „gestoßen" werden. Beim Aufbau von neuen Beziehungen Vertrauen und Kritik als Einheit betrachten. (Analysieren nach dem Ampelsystem) Blindes Vertrauen kann genauso schaden wie überkritische Voreingenommenheit. Es ist auch gut, Freundschaften zu pflegen und Freunde zu haben. Echte Freundschaften benötigen Empathie.

**8_ Charisma besitzen**

Auf andere ausstrahlen können. Sich selbst und andere begeistern und mitreißen können. Dafür ist der Optimismus wichtig.

**9_ Bescheiden sein und mit dem was man hat glücklich und zufrieden sein**

Streben und Gier nach Reichtum zerstört die positiven Emotionen und stört die Gesundheit. Extreme Armut tut das auch. Deshalb ist soziale Gerechtigkeit gefragt.

**10_ Für bestimmte Zeit unter bestimmten Umständen Verzicht üben zu können**

Natur- und technische Katastrophen, aber auch persönliche Rückschläge und soziale Not können jedermann jeden Tag treffen. Es ist gut, wenn man darauf vorbereitet ist. Deshalb sollte man jede Woche einmal besonders auf eigentlich unwesentliche Dinge Verzicht üben. Damit werden in einem Ernstfall Schock, Panik, Angst, posttraumatischer Stress und Handlungsunfähigkeit erspart bleiben oder vermindert werden.

**11_ Negativen Gefühlen wie Ärger, Hass, Wut, Zorn, Neid, Geiz, Angst, Furcht, Enttäuschung keinen Platz einräumen**

Dafür Platz für positive Emotionen frei machen: Freude, Fröhlichkeit, Liebe, Höflichkeit, Güte, Humor, Lachen, Besonnenheit, Herzlichkeit usw.

**12_ Einheit von Wort und Tat**

So wie man redet, sollte man immer handeln. Wenig versprechen, aber konsequent das Versprochene einhalten. Das Tun und Handeln ist überzeugender als viele Worte. „An ihren Taten, nicht an ihren Worten sollt ihr sie messen".

**13_ Selbstkritik üben können**

Wenn Probleme, Konflikte u. ä. auftreten, sollte man zuerst seinen Anteil am Geschehen oder an den Ereignissen analysieren, bevor man andere beschuldigt. Es gibt keine fehlerfreien Menschen und „ich" selbst bin auch nicht fehlerfrei. Wer aktiv ist wird mehr Fehler machen als der, der nichts tut.

Selbstkritik heißt aber nicht, sich mit Schuldgefühlen zu belasten. Bei Selbstkritik ist das Ampelsystem der Emotionen angebracht. (siehe 1)

**14_ Strategien entwickeln, um spontan Konflikte zu lösen bzw. nicht aufkommen zu lassen**

Ein Onkel von mir löste Konflikte wie folgt: Wenn meine Tante ihm Vorwürfe über Fehlhaltungen oder spätes Heimkommen von einer Kneiptour machen wollte, reagierte er mit den

Worten „Schreib alles auf, was Du mir sagen willst. Ich werde das morgen in Ruhe lesen". Wenn ihn jemand mit einem Tiernamen beschimpfte, nahm er seinen Hut ab, bedankte sich freundlich für das Kompliment oder für die Ehrung und ließ den Beschimpfenden außer Acht, der verblüfft seinen Schimpf einstellte.

**15_ Beschwichtigung der Angst und der Sorgen**
„Angst" und „Sorgen machen" äußern sich:

1. in gedanklich grübelnden, ängstlichen Gedankenspielen, die sich meistens kreisend wiederholen und zu einem Stereotyp entwickeln
2. in körperlichen Reaktionen, z. B. Herzrasen, Schwitzen, Muskelverspannung, Stress (Stresshormone stimulieren)

Beides schränkt Aktivitäten und Handlungen ein und schafft eine Dominanz von negativen Emotionen. Auch hier lohnt sich der Einsatz des Ampelsystems. Störung der kreisenden Gedanken durch „rot": Einhalt gebieten, sachlich überlegen: Warum machst Du Dir Sorgen? Warum hast Du Angst? Lohnt es sich, sich damit zu belasten? Kannst Du die Probleme nicht besser lösen? Wie ist das möglich?

→ Weiter auf „gelb" schalten: Lösungsvarianten aufstellen → grün: Grübeln und Jammern beenden.

**16_ Viel Lachen und auch über sich selbst, d. h. über kleine eigene Schwächen lachen können**

**Schlussfolgerungen**
Lachen ist gesund – Lachtherapie wird auch bei Krebserkrankten angewendet. Wenn Sie sich diese Eigenschaften der emotionellen Intelligenz aneignen, dann haben Sie eine hohe emotionelle Intelligenz und werden immer glücklich sein. Bei Aneignung und Stärkung der „emotionellen Intelligenz" können Meditation, meditatives und kontrolliertes Atmen und Yoga hilfreich sein.
Optimismus, Lachen, Singen, Geselligkeit, Glaube, Hoffnung, Liebe u. a. sind dazu angetan, das positiv-emotionelle Menschenbild zu entwickeln. Damit sollte aber möglichst in der Kindheit begonnen werden. Die Schulung der Gefühle muss daher ein wichtiger Faktor in der Pädagogik sein.

**Schulung der Gefühle von Kindheit an**
Wie Programme des emotionellen Lernens bei 6. Klasse-Schülern des Developement Studies Center Oakland, Californien, zeigten, wurden die Kinder verantwortungsbewusster, selbstsicherer, beliebter, offener, sozialer, hilfsbereiter, rücksichtsvoller, anteilnehmender. Sie hatten besseres Verständnis für andere, strebten Harmonie an, entwickelten gute Fähigkeiten für Konfliktlösungen und hatten mehr Bindung an Familie und Schule. Die Jungen waren weniger aggressiv, die Mädchen waren weniger selbstzerstörerisch. Bei standardisierten Leistungstests wurden bessere Schulleistungen erbracht.
Eine Lehrerin, Karen Stone McCown, die das emotionelle Lernen der Kinder schon über 20 Jahre durchführt, erklärte dazu: „Wenn wir die Wut behandeln, lernen die Kinder begreifen,

dass es fast immer eine Sekundärreaktion ist und dass sie prüfen sollen, was dahinter steckt: Bist Du gekränkt? Eifersüchtig? **Unsere Kinder lernen, dass man immer mehrere Möglichkeiten hat, auf eine Emotion zu reagieren und dass das Leben umso reicher sein kann, je mehr Möglichkeiten man kennt, auf eine Emotion zu reagieren.“**
Ein wesentlicher Faktor für die Gesundheit ist das Selbstvertrauen, dem Hoffnung, Optimismus und Überzeugung zugrunde liegen. Wenn man z. B. die Überzeugung hat, Geschehnisse im Leben in den Griff zu bekommen, dann ist man allen Herausforderungen gewachsen. Daniel Goleman [1996] gibt dazu folgende Empfehlung: „Man braucht nur irgendeine Kompetenz zu entwickeln, um das Selbstvertrauen zu stärken, das die Bereitschaft erhöht, Risiken einzugehen und sich anspruchsvollere Herausforderungen zu suchen. Besteht man diese Herausforderungen, so stärkt das wiederum das Selbstvertrauen. Diese Einstellung macht es wahrscheinlicher, dass man von den Fähigkeiten, die man besitzt, den besten Gebrauch macht – oder dass man tut, was nötig ist, um sie zu entwickeln“. Albert Bandura, ein Psychologe aus Stanford, der viel über das Selbstvertrauen geforscht hat, fasst es gut zusammen: „Was die Menschen über ihre Fähigkeiten denken, wirkt sich stark auf diese Fähigkeiten aus. Befähigung ist keine feststehende Eigenschaft. Das, was einer leisten kann, bewegt sich in einem breiten Spielraum. **Menschen mit Selbstvertrauen kommen nach Niederlagen rasch wieder auf die Beine; sie nehmen die Dinge einfach in die Hand und machen sich keine Gedanken darüber, was schief gehen kann.“**

## ■ 21_ Zur molekularen Psychodynamik der Emotionen

Es besteht bei den Experten und aufgrund praktischer Erfahrungen kein Zweifel, dass mit positiven Emotionen, Optimismus, kontrolliertem meditativem Atmen, Meditation, Yoga, Visualisierung, autogenem Training und progressiver Muskelentspannung Krankheiten verhindert und beseitigt werden können und dass selbst Krebserkrankte auf diese Weise geheilt werden können [Ornish et al. 2005; Gawler 2001; Spiegel et al. 1983, 1981; McCorkle et al. 2000; Kuchler et al. 1999; Richardson et al. 1990 u. a.].
Hierbei spielt die Tatsache eine Rolle, dass die Emotionen nicht nur in den Zellen reflektiert werden, sondern vor allem auf die molekulare Ebene und zwar durch Neurotransmitter, auch als Informationsstoffe, Botenstoffe, in bestimmten Fällen auch als Hormone bzw. Neurohormone bezeichnet. Meines Erachtens ist die Bezeichnung Informationsstoffe die zutreffendste.

**Es werden drei Gruppen von Neurotransmittern unterschieden.**
Klassische Neurotransmitter: Das sind kleine Moleküle mit den Bezeichnungen Acetylcholin, Noradrenalin, Dopamin, Histamin, Glycin, GABA und Serotonin. Diese werden vorwiegend im Gehirn, gewöhnlich in der Nähe von Synapsen, produziert. Synapsen sind Verbindungsstellen zwischen zwei Nervenzellen. An dieser Stelle haben sie die Aufgabe, die Information, die elektrisch bewirkte Weiterleitung von Informationen, zu bewirken. Der Name Neurotransmitter besagt, dass diese Stoffe den „Transport“ von Informationen im Gehirn vermitteln. Dabei sollte man wissen, dass das menschliche Gehirn zirka 100 Milliarden Nervenzellen hat und jede Nervenzelle kann bis zu 10.000 Synapsen haben. Diese Transmit-

ter werden aber nur wirksam, wenn sie sich an einen Rezeptor binden. Die Bindung an den Rezeptor erfolgt meistens nach dem Schlüssel-Schloss-Prinzip. Das heißt, jeder Neurotransmitter (Schlüssel) hat erst einmal seinen spezifischen Rezeptor (Schloss). Um die funktionelle Plastizität des Gehirns zu gewährleisten, ist es aber möglich, dass mancher Rezeptor auch an einen anderen Neurotransmitter binden kann. Da sich die Neurotransmitter an Rezeptoren binden, werden sie auch als Liganden (lat.: ligamentum = Bande, Binde) bezeichnet.
Derartige Rezeptoren befinden sich nicht nur an den Synapsen, sondern auch an der Oberfläche der Nervenzellen. Das können mehrere Tausend an einer Nervenzelle sein, welche Liganden zu binden vermögen. Die Rezeptoren sind Moleküle und zwar Proteine, die sich aus Aminosäuren zusammensetzen und zu faltigen Ketten verflochten sind.

**Die zweite Art der Neurotransmitter (Liganden) sind Steroide. Dazu zählen vor allem die Sexualhormone Testosteron, Progesteron und Östrogen. Auch das Aktivierungs- bzw. Stresshormon Cortisol ist ein Steroidhormon. Alle Steroide werden durch bestimmte Enzyme aus dem Cholesterin gebildet. Wenn Cholesterin gesenkt wird, wie das derzeit von Kardiologen und der gesamten Medizin betrieben wird, so ist das nicht nur ein großer Unsinn und wissenschaftlich unbegründet, sondern eine Gefahr für die Gesundheit der Menschen, vielleicht sogar in Einzelfällen eine Lebensgefahr. Studien zeigen, dass sich durch die medikamentöse Senkung des Cholesterins das Krebsrisiko erhöht [Hartenbach 2002].**
Die größte Gruppe der Neurotransmitter (körpereigene Liganden) ist die der Neuropeptide. Sie haben derzeit einen Anteil von 95 % [Pert 2007]. Peptide sind aus verschiedenen Aminosäuren zusammengesetzt. Zu den Neuropeptiden zählen z. B. Endorphine, Melatonin, Oxitocin, Endovalium, der cortikotrope Releasingsfaktor, das Deltaschlaf induzierende Peptid, Substanz P. Die Formel der Peptide wird gewöhnlich als Kette der ersten drei Buchstaben der Animosäure angegeben.

Beispiel: Endorphine (Endogene = inneres Morphin), auch als Enzephaline (von Enzephalon, Gehirn abgeleitet = Hirnstoffe) bezeichnet

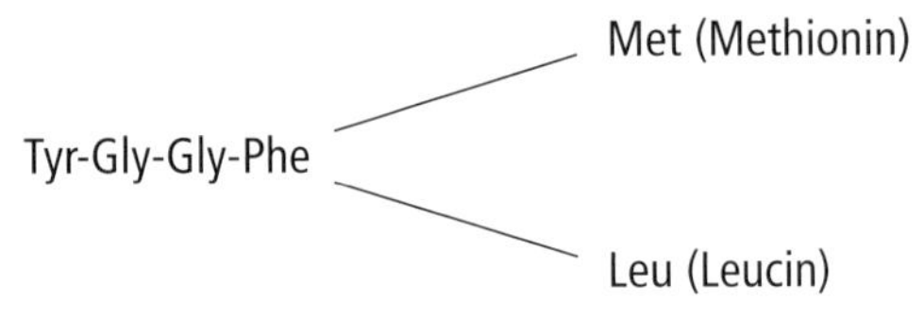


Tyrosin-Glycin-Glycin-Phenylalanin
Die Endorphine, derer kennt man gegenwärtig eine beachtliche Anzahl, binden an den Opiatrezeptoren. Eine hohe Konzentration von Opiatrezeptoren befindet sich im limbischen System, also jenem Gehirnteilkomplex, der das emotionelle Verhalten bzw. Reaktion bzw. Regulation repräsentiert. Zum limbischen System gehören der Hippocampus, die Amygdala (Mandelkern), das Vorderhirn und der Hypothalamus. In anderen Hirnregionen, dem Locus caeruleus, sind ebenfalls Konzentrationen von Opiatrezeptoren vorhanden, die das Glücksgefühl und Euphorie beim Menschen auslösen.

Mineralien, z. B. Natrium, Calcium, Lithium und Caesium können den Opiatrezeptor in der Weise beeinflussen, dass nicht das Endorphin, sondern andere Stoffe anbinden und sogar den Endorphineffekt ausschalten. Beim Caesium muss gleich an den Reaktorunfall in Tschernobyl 1984 gedacht werden, weil dort viel strahlendes Caesium freigesetzt wurde und so die gesamte Liganden-Rezeptoren-Regulation stören konnte. Die Annäherung der Liganden (Neurotransmitter) an den Rezeptor erfolgt in Rhythmen mit bestimmten Frequenzen. Diese wurden videographisch nachgewiesen [Pert 2007].
Das Neurotransmitter-Rezeptor-Zusammenspiel stellt hoch differenzierte neurophysiologische Prozesse dar, die mit hoher Geschwindigkeit und unermesslicher Vielfältigkeit und Variationsmöglichkeit von Reaktionsmustern ablaufen, wodurch sowohl die Gedanken als auch die Emotionen reflektiert werden [Pert 2007].
Dabei sind noch weitere differenzierte Prozesse möglich. Z. B. können sich die Neuropeptide in Sequenzen zerlegen und zwei entgegengesetzte Prozesse stimulieren oder durch „Anhängen" eines $NH_{2-}$ oder COOH-Moleküls die Wirkung verstärken oder abschwächen oder beseitigen.

Dies möchte ich am Beispiel der Substanz P, einem Peptid mit 11 Aminosäuren, demonstrieren. Der Weg zur Entdeckung der Schlaf regulierenden Eigenschaft der Substanz P unterschied sich von dem anderer Peptide beträchtlich. Das Undekapeptid wurde 1931 durch v. Euler und Gaddum erstmalig beschrieben. Für die Entdeckung erhielten sie den Nobelpreis. Dieses Forscherteam gewann das Peptid, das hypotensive und spasmolytische Effekte aufwies, aus Pferdedarm in Form eines Puders (powder). Davon wurde auch der Name „Substanz P" (powder) abgeleitet. Vom Zeitpunkt der Entdeckung bis Anfang der 70er Jahre wurde das Peptid vor allem unter dem Aspekt seiner Wirkung auf die glatte Muskulatur (Darm, Magen, Blase) untersucht.
Als Neuropeptid bzw. als Neurotransmitter begann SP1-11 interessant zu werden, nachdem Lembeck [1953] und Krivoj [1961] neurophysiologische Funktionen beschrieben hatten. Mit der Synthese von SP [Tredear et al. 1971] sowie mit der Erarbeitung eines Radioimmunoassays [Powell et al. 1973] entwickelte sich die SP-Forschung in großer Breite recht rasch. Substanz P wurde in den verschiedensten Hirnregionen nachgewiesen, z. B:

- Cortex (Gehirnrinde)
- Hippocampus
- Amygdala
- Septum
- Nucleus caudatus
- Hypothalamus
- Nucleus arcuatus
- Cerebellum
- Chorda dorsalis

Das Peptid kommt ubiquitär im gesamten Organismus vor. Seine Funktionen sind sehr vielfältig. Substanz P ist z. B. wirksam auf den Verdauungstrakt, Blutdruck, die Thermoregulation, Schmerzschwelle, Herzregulation, Motorik, Sensorik und auf das vegetative Nervensystem, ZNS, Immunsystem sowie auf endokrinologische Funktionen [Oehme et al. 1981]. Von Oehme et al. [1981] wurde Substanz P in das Stresskonzept einbezogen. Hecht et al. [1990] untersuchten dieses Undekapeptid unter dem Aspekt der Schlaf regulierenden Wirkung.

**Substanz P**: Neuropeptid – Regulatorpeptid – Neurotransmitter – Homöostase regulierend – Schlaf fördernd

Substanz P hat folgende Formel:

Arg-Pro-Lys-Pro | Glu-Glu-Phe-Gly-Leu-Met$NH_3$

Stress reduzierend | Stress induzierend

Arg-Pro-Lys-Pro-COOH = Homöostase regulierend

Arg-Pro-Lys-Pro-$NH_3$ = kein Effekt

*[Oehme et al. 1981; Hecht et al. 1989]*

Wurde dieses Peptid zwischen den Aminosäuren Pro-Glu getrennt, dann wirkte die erste Kette von vier Aminosäuren Stress reduzierend und die zweite Kette von sieben Aminosäuren Stress induzierend. Das ist so wie das chinesische Ying-Yang-Prinzip aufzufassen [Krivoj 1961]. Das Anhängen eines COOH-Moleküls an die erste Vierersequenz Arg-Pro-Lys-Pro-COOH wirkte Schlaf fördernd. Das Anhängen einer NH2-Gruppe beseitigte diesen Effekt [Hecht et al. 1990; Oehme et al. 1980; Wachtel 1985]. Die Abkürzungen in der Substanz P-Peptidkette stehen für folgende Aminosäuren:

| | | |
|---|---|---|
| Arg | = | Arginin |
| Pro | = | Prolin |
| Lys | = | Lysin |
| Glu | = | Glutaminsäure |
| Phe | = | Phenylalanin |
| Gly | = | Glycin |
| Leu | = | Leucin |
| Met | = | Methionin |

Neuropeptide kommen im ganzen menschlichen Körper vor und in gleicher Weise entsprechende Rezeptoren an den Nervenzellen, aber auch an den Zellen des Immunsystems, an denen eine Vielzahl von Liganden anbinden kann, z. B. auch in der Nebenniere, wie aus folgender Tabelle hervorgeht.

| Neuropeptid |
|---|
| Substanz P |
| Somatostatin |
| Enzephaline |
| Beta-Endorphin |
| Neuropeptid Y |
| Vasoaktives intestinales Polypeptid (VIP) |
| Neurotensin |
| Vasopressin |
| Oxytocin |
| Corcocotropin-realeasing-hormon |
| Thyrocotropin-releasing-hormon (Thyrcoliberin, TRH) |

*Tabelle 1:*
*Neuropeptide der Nebenniere (Auswahl) [nach Oehme et al. 1996]*

*Tabelle 2: unten*

Neurotransmitter stellen das molekulare Substrat der Emotion dar. In einem funktionellen Zusammenspiel reflektieren sie u. a. auch zehn Basisemotionen, die Zehentbauer [2000] wie folgt zusammengestellt hat. Dabei sind die erstgenannten Transmitter die tragenden der Basisemotionen.

| Basisemotionen | Neurotransmitter |
|---|---|
| freudig, glücklich bis euphorisch, Erotik fühlend, hilfsbereit, liebend | Dopamin, Noradrenalin, Endorphine, Acetylcholin, Oxytocin, weibliche Sexualhormone |
| hoffnungsvoll, sehnsüchtig, unzufrieden suchend | Serotonin, Endovalium, Endorphine (körpereigene Psychedelika) |
| ängstlich, grüblerisch, innerlich unruhig, sich einsam und ausweglos fühlend | Melatonin, Serotonin, Acetylcholin, Kinine, überhöhte Dosis von Noradreanlin (Angst) |
| kämpferisch, neidisch, zornig, aggressiv bis zerstörerisch | Adrenalin, Noradrenalin, Dopamin, Schilddrüsenhormone, STH, männliche Sexualhormone, Histamine |
| traurig, schwermütig, vergrämt, schwach, lebensmüde | Melatonin, Serotonin, GABA |
| aktiv-unruhig, leistungsorientiert, überaufmerksam, lernbereit, kühl-distanziert | Noradrenalin, Dopamin, Schilddrüsenhormone, STH, Acetylcholin |
| unbeschwert, naiv-selbstbezogen, weltfremd, verträumt | Endorphine, Endovalium, Serotonin, körpereigene Psychedelika |
| Abscheu und Ekel empfindend, hasserfüllt, sozial skeptisch bis feindlich eingestellt | erhöhtes Adrenalin, vermindertes Oxytocin |
| Lust orientiert, triebhaft, gierig, sinnlich, soziale Nähe suchend | Oxytocin, Dopamin, Noradrenalin |
| vertrauensvoll-gläubig, untergeben, dankbar, mitleidig | Endovalium, Endorphine, GABA |

Unter psychologischem Aspekt kann beobachtet werden, dass jede Emotion noch in verschiedenen Nuancen in Erscheinung treten kann, z. B. Freude kann erregend sein, z. B. Jubel, Begeisterung, Entzücken, Freude kann beruhigend sein, z. B. Zufriedenheit, Freude kann angespannt sein, z. B. Leidenschaft, freudige Erwartung und Freude kann entspannt sein, z. B. Rührung, Ergriffenheit.
Wenn wir diese Nuancen einer einzigen Emotion gedanklich auf die molekulare Ebene der Emotionen projizieren und die vielfältigen Möglichkeiten des Rezeptor-Neurotransmitter-Zusammenspiels berücksichtigen, dann bekommt man eine näherungsweise Vorstellung von dem, was in unserem Gehirn vonstatten geht, wenn wir Denken und Fühlen. Das Zusammenspiel der Transmitter als Reflektoren der Emotionen ist vergleichbar mit einem Kaleidoskop, welches man ganz schnell dreht. Untersuchungen haben gezeigt, dass viele Neurotransmitter nur in ihrer natürlichen Umgebung so funktionieren.
Die Entdeckung des Endorphins [Kosterlitz und Hughes 1977] und der Opiatrezeptoren [Pert et al. 1973] haben Erwartungen geweckt, dass man durch die künstliche Produktion von körpereigenen Endorphinen das chemische Morphin ersetzen kann. Das war ein großer Irrtum und natürlich für die Wissenschaft eine große Enttäuschung [Pert 2007]. Die exogene Applikation des Endorphins wirkt ganz anders als die Funktion des Endorphins in den natürlichen Lebensprozessen und das Suchtpotential des Endomorphins war nicht geringer als das des exogenen Morphins. Derartige Ergebnisse hat es häufig bei der exogenen Applikation von endogenen Neurotransmittern gegeben.
Der heutige Erkenntnisstand lässt die wissenschaftlich fundierte Schlussfolgerung zu, dass die Neurotransmitter als molekulares Muster das Äquivalent der Emotionen, des Verhaltens und der ganzen menschlichen Psychodynamik sind [Pert 2007; Ekman und Davidson 1994; LeDoux 1998; Ornish 1999; Rossi 1991]. Gleichzeitig gilt es als erweisen, dass auf der Grundlage der Neurotransmitter die Heilung von Erkrankten durch Emotionen, Gedanken, Glaube, Hoffnung und auch durch entsprechende Techniken erfolgen kann [Benson 1997; Cousins 1989; Hirshberg 1993; Barasch 1996; Kabat-Zinn 1996; Simonton et al. 1992; Weil 1998].

## ■ 22_ Zu den molekularen Prozessen an den Synapsen im Gehirn

Unser Gehirn enthält ca. 100 Milliarden Nervenzellen. Jede dieser einzelnen Nervenzellen verfügt über bis zu 10.000 Synapsen, diese gestatten es mit 10.000 anderen Nervenzellen in Verbindung treten zu können. An den Synapsen und Nervenzellen befinden sich wiederum Zehntausende von Rezeptoren, die sich mit den mehr als 100 Neurotransmittern, Mineralien, Elektrolyten und anderen Stoffen binden können. Diese **Zahlen lassen die Größe der Fähigkeit unseres Gehirns und die Unermesslichkeit** des menschlichen Geistes und der Emotionen des Menschen nur erahnen.
Aber das ist längst nicht alles: Wir haben das enterische Nervensystem (als Bauchgehirn bezeichnet), welches mit 100 Millionen Nervenzellen unseres Verdauungssystems vernetzt ist (Gefühle aus dem Bauch = Intuitionen) [Gershon 1999] und über ein Herzgehirn, welches aus 40.000 Nervenzellen besteht [Amour und Ardell 1994] (das Gefühl wird heute noch von

vielen Menschen in das Herz verlegt) sowie das Immunsystem, dessen Zellen Rezeptoren haben, die Neurotransmitter binden können, wodurch die Heilung durch den menschlichen Geist und durch Emotionen erklärbar ist.

Die Gefühle des Menschen, die Emotionen, reflektieren sich im ganzen Körper [Pert 2007]. Um einen Eindruck von der „Mikrowelt" der molekularen Prozesse der Emotionen zu erhalten, soll nachfolgend kurz der Vorgang an einer einzelnen Synapse beschrieben werden. Eine Nervenzelle hat einen langen Fortsatz, der als Axon bezeichnet wird und viele kleine Verzweigungen, die Dendriten genannt werden. Die Weiterleitung einer Erregung erfolgt durch elektrische Impulse in einer Größenordnung eines Milliardstel Ampere. Der Übergang der Erregung von einer Nervenzelle zur anderen wird an den Synapsen durch Neurotransmitter gewährleistet (Abbildung 10-13).

Der ankommende elektrische Impuls (Information) setzt an der Nervenzelle A Neurotransmitter frei, die den Synapsenspalt für den elektrischen Impuls überbrücken und sich an einen Rezeptor der Zelle B binden. Eine Vereinigung von Neurotransmitter und Rezeptor erfolgt nur dann, wenn das Schlüssel-Schloss-Prinzip gewährleistet wird. Wie schon erwähnt, kann die Gestalt der Rezeptoren unter bestimmten Bedingungen, z. B. durch Elektrolytionen beeinflusst werden, sie kann sich auch ändern und das Schloss „passend" gemacht werden oder auch völlig schließen. Wenn die Vereinigung von Neurotransmitter und Rezeptor erfolgt ist, werden Ionenkanälchen (Poren) an der Zellmembran geöffnet. Infolgedessen können Natrium-, Kalium-, Calcium-, Chlorid- und andere Ionen durch die Kanälchen der Zellmembran fließen. Sie stellen somit den elektrischen Spannungszustand zwischen extrazellulärem Milieu und dem inneren Milieu der Zelle wieder her. Wenn der Neurotransmitter seine Information übermittelt hat, wird er vom Rezeptor entfernt. Nimmt der Rezeptor die Information entgegen, dann mobilisiert er in der Zelle so genannte zweite Botenstoffe (second messenger), also Transmitter. Diese mobilisieren wiederum Stoffe, die im Inneren der Zelle „organisieren", dass die Information weitergeleitet wird, indem entsprechende Nervenimpulse aufgebaut oder Zellfunktionen stimuliert werden, z. B. Kontraktion (Zusammenziehen) einer Herzmuskelzelle. Das alles verläuft in großer Geschwindigkeit. Erregungsleitungen auf den Nervenfaserwegen sollen sich bis zu 200 km/Std. Geschwindigkeit bewegen. Diese Funktionen vollziehen sich nach einem Elektro-Elektrolyt-Neurotransmitter-Wirkungsprinzip.

Der größte Teil der psychotropen Pharmaka ist so gestaltet, dass sie auf die Transmitter und Rezeptoren an den Synapsen Einfluss nehmen und in das dortige natürliche Geschehen eingreifen können. Dieser Eingriff kann zu Funktionsstörungen oder Erkrankungen führen, so kann z. B. nach langjähriger Applikation von Neuroleptika das so genannte Robotersyndrom, ein Gemisch von Demenz- und Parkinsonsymptomatik entstehen. Auch Schadstoffe können die Rezeptoren belegen, z. B. Blei. Daraus ergeben sich dann neurologische Erkrankungen.

Die übermäßig hohe oder verminderte Konzentration einzelner Neurotransmitter kann auf Dauer ebenfalls eine Störung in der Rezeptorbindung herbeiführen und zahlreiche krankhafte Erscheinungen auslösen, z. B. Motivationsarmut durch Fehlen von Dopamin, Schlafstörungen durch Fehlen von Melatonin, Konzentrations- und Gedächtnisschwäche durch Mangel an Dopamin, Parkinson-Syndrom und Alzheimersche Krankheit durch Fehlen von Dopamin und schließlich auch Tumorerkrankungen mit Ängsten durch Überschuss von Noradrenalin, Cortisol und Endorphinen.

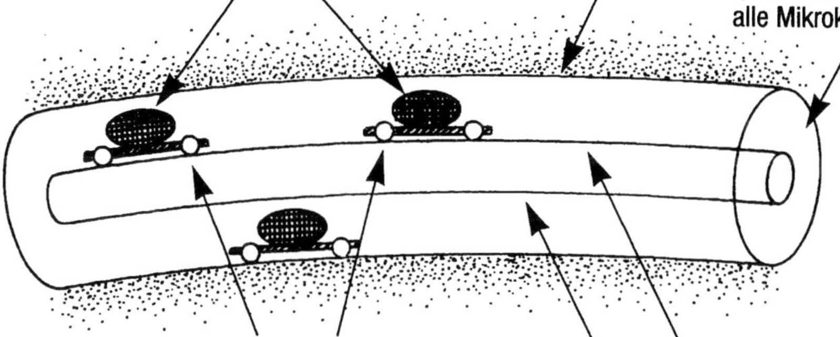


*Abbildung 10:*
*Elektronenmikroskopische Vergrößerung der Produktionsstätte der Neurotransmitter in den feinsten Nervenfasern einer Nervenzelle des Gehirns [nach Batmanghelidj 2004]*

Abbildung 10 zeigt eine Produktionsstätte der Neurotransmitter an den feinsten Nervenfasern der Gehirnzellen.

Von dieser Stelle werden die Vesikel (Bläschen) an den Ort gebracht, wo sie benötigt werden. Für diesen Vorgang wird Wasser benötigt. Das Gehirn ist daher gegen Wassermangel sehr empfindlich, weil dann die Neurotransmitter nicht gebildet werden können und die Nervenzellen vertrocknen.

**Empfehlung: tagsüber jede Stunde ein Glas Wasser trinken.**

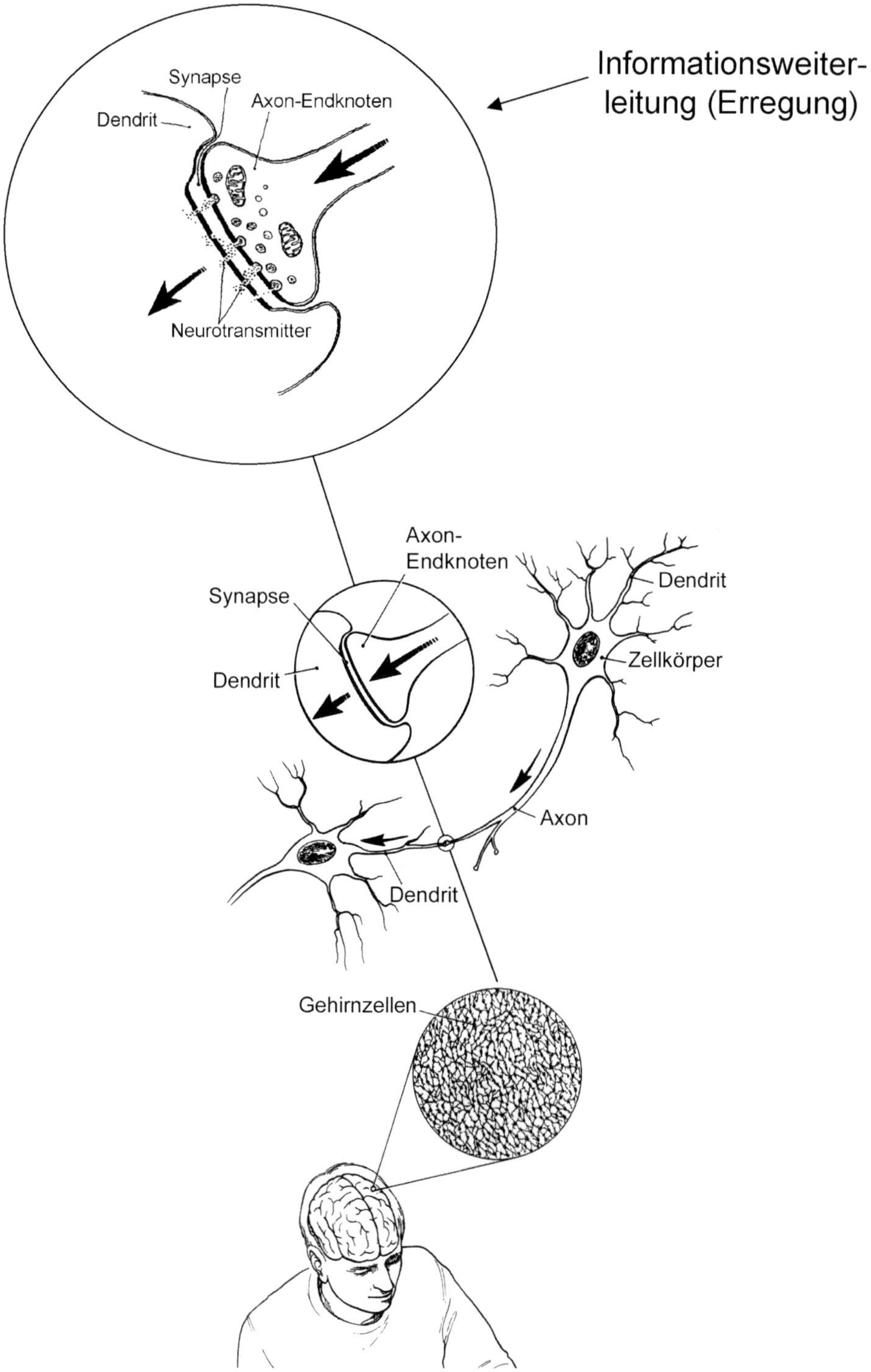


*Abbildung 11:*
*Das menschliche Gehirn und die Gehirnzellen (Neuronen) mit Synapsen in verschiedenen Vergrößerungen [modifiziert nach Benson 1997]*

*Abbildung 12:*
*Elektronenmikroskopische Vergrößerung einer erregend wirkenden und einer hemmend wirkenden Synapse*

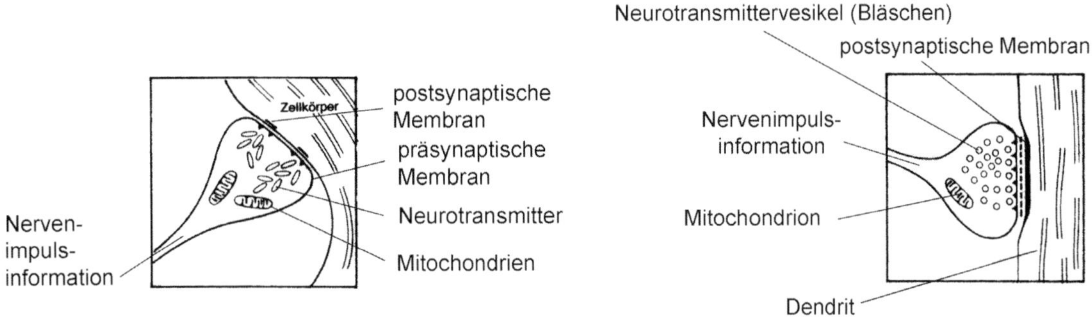


**erregende Synapse** **hemmende Synapse**

Hemmungstransmitter sind Glyzin und GABA = Gammaaminobuttersäure. Erregende Synapsen haben gewöhnlich runde Vesikel und eine durchgängig verdickte postsynaptische Membran. Die hemmenden Synapsen sind gewöhnlich durch abgeflachte Vesikel und eine nur stellenweise verdickte postsynaptische Membran gekennzeichnet.

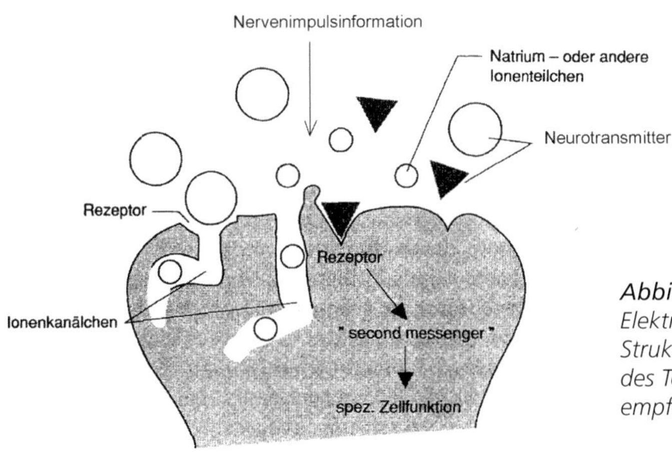


*Abbildung 13:*
*Elektronenmikroskopische Vergrößerung der Struktur und Funktion der „Postsynapse", d. h. des Teils der Nervenzelle, die eine Information empfängt [modifiziert nach Zehentbauer 2000]*

## ■ 23_ Therapeutische und präventive psychobiologische Methoden zur Aktivierung der Neurotransmitter und Neuropeptide

Nachfolgend sollen einige Methoden (in Anlehnung an Zehentbauer 2000) kurz vorgestellt werden, mit denen man bestimmte Neurotransmitter aktivieren und sozusagen Zugriff auf die körpereigene Apotheke nehmen kann.

**Visualisierung** (auch aktives Imaginieren genannt) hat in der Medizin schon einen festen Platz als therapeutisches Verfahren eingenommen und sich auch bei Krebserkrankten bewährt [Simonton et al. 1994]. Der Mensch hat die Fähigkeit, bildliche Vorstellungen auszu-

lösen. Jedes Bild, das wir uns vorstellen, setzt bestimmte Muster von Botenstoffen frei. Zum Beispiel das Visualisieren des Einschlafens vermag Endovalium und Serotonin zu aktivieren. Möchte man sich durch Visualisierung seinen depressiven Zustand beseitigen, dann erfolgt die Aktivierung von Dopamin, Noradrenalin und Acetylcholin. Wenn durch Visualisierung die Schmerzen beseitigt werden sollen, werden in erster Linie die Endorphine freigesetzt.
**Atemtechnik.** Kontrolliertes meditatives Atmen wirkt harmonisierend auf die Regelmechanismen des Neurotransmittersystems. Dabei werden Endovalium, Endorphine, Serotonin, Melatonin, Dopamin, Psychedelika, Glyzin und Substanz P aktiviert.
**Autogenes Training** aktiviert Serotonin, Endovalium, Endorphine, Melatonin.
**Extrembelastungen,** die z. B. von Menschen mit depressiven Verstimmungen und niedrigem Blutdruck genutzt werden, aktivieren Noradrenalin, Glyzin, Acetylcholin und Dopamin.
**Streicheln, Liebkosungen** (auch Massage und Selbstmassage) mobilisieren Oxitocin, Endorphin, Acetylcholin, Melatonin.
**Meditationen verschiedenster Art** aktivieren Serotonin, Dopamin, Endorphine, Melatonin, Endovalium, Endopsychedelika.
**Camera silens** (ruhiger schalltoter dunkler Raum – Reizentzug): Endopsychedelika, Noradrenalin, Endorphine, Dopamin.
**Tanzen** aktiviert Noradrenalin, Glyzin, Schilddrüsenhormone, Adrenalin und auch Endorphine. Ekstatische Tänze aktivieren Endopsychedelika und Endorphine.

## ■ 24_ Die natürliche Ganzheitlichkeit bei der Aktivierung heilender und gesund erhaltender Neurotransmitter (Neuropeptide)

Während die Pharmaziemedikamente so entwickelt werden, dass sie nur eine spezifische Wirkung haben sollen (was aber nicht gelingt, davon zeugen die vielen Nebenwirkungen eines Medikaments), haben die körpereigenen Wirkstoffe, also die Neurotransmitter, viele Wirkungsvalenzen mit übergreifendem Charakter. Das bedeutet, unter bestimmten Umständen kann jeder der Neurotransmitter andere ersetzen oder ergänzen und damit auch die feinsten Nuancen der Emotionen regulieren. Genauso ist es mit den angeführten psychologischen Aktivierungsmethoden (Kapitel 23). Sie haben auch keine spezifische Wirkung, sondern können mannigfaltig und mit Nuancen Neurotransmitter aktivieren. Das sollen nachfolgende Beispiele demonstrieren.

**Körpereigenes Valium:**
Das künstlich hergestellte Valium befindet sich in Schlaf-, Beruhigungs- und Angst lösenden Tabletten, die ein hohes Suchtpotential ausweisen. Das körpereigene Valium hat keine unerwünschten Nebenwirkungen. Es verfügt aber über viele Wirkeigenschaften: antiaggressiv, antidepressiv, Angst lösend, Schlaf fördernd, beruhigend, innere Harmonie schaffend u. a.
Das Endovalium kann wirksam gemacht werden durch: Meditation, rhythmische und meditative Atemübungen, Tagtraumtechniken, Hydrotherapie (Thermalwasserbaden), Selbstmassage, aktives Imaginieren u. a.

Eine oder mehrere dieser Übungen sollte man sich auswählen und sie täglich regelmäßig durchführen.

**Körpereigenes Dopamin:**
Das Dopamin wird als Kreativitäts- und Intelligenzhormon bezeichnet. Es bewirkt: Förderung der Konzentration und Reaktionsfähigkeit, Aufmerksamkeit, Phantasie anregend, Verstärkung der Immunabwehr, Angst lösend, antidepressiv, Harmonisierung der Körperbewegungen usw.
Mit welchen Verfahren kann man Dopamin im Körper mobilisieren?
Rhythmisches, mental gesteuertes Atmen, Yoga, aktives Imaginieren, Musik, Tanzen, hochkonzentrierte Aktivität, intensives Aufgehen für eine Sache und Leidenschaft, Reisen (Umgebungsveränderungen), Wandern, Joggen, Nordic Walking, Phantasie, Visualisierung: Dopamin stimuliert auch das Nachwachsen von Hirnzellen bis ins hohe Alter.

**Endorphin (endogenes Morphin):**
Körperfremde Opiate (Morphium usw.) haben ein hohes Suchtpotential. Körpereigene Morphine (Endorphine) haben keine dieser Nebenwirkungen, aber ähnliche Effekte, z. B. Schmerz hemmend, beruhigend, Angst lösend, antidepressiv, Senkung des Blutdrucks, Schlafförderung, wohlig-glückliche Stimmung vermittelnd u. a.
Die Mobilisierung von Endorphinen ist möglich durch: rhythmisches, mental gesteuertes Atmen, autogenes Training, Meditation, aktives Imaginieren, Zazen-Übungen, lang andauernde Extrembelastungen, z. B. Langstreckenlauf, -wandern, Steilwandklettern und Drachenfliegen (nach 30 Minuten steigt der Endorphinspiegel an), Lachen, Tanzen u. a.
Die Reihe dieser Wirkstoffe und ihrer Mobilisierungsmöglichkeiten durch eigene Aktivitäten könnte beliebig fortgesetzt werden.
Wenn Sie einige der hier angegebenen Übungen regelmäßig durchführen, auf Medikamente und Alkohol verzichten, dann stellen sich alle diese Stoffe in Ihren Dienst zur Erhaltung Ihrer Gesundheit.
Die „körpereigene Apotheke“ verfügt über alle Wirkstoffe, die der Mensch benötigt. Mit manchen Medikamenten, z. B. alle psychotropen Pharmaka (Schlafmittel, Schmerzmittel, Beruhigungsmittel), kann die körpereigene Apotheke zerstört werden. Gravierend besorgen das die Neuroleptika. [Siehe auch: Zehentbauer 2000; Pert 2007; Servan-Schreiber 2008.]

## ■ 25_ Psyche, Neurotransmitter (Neuropeptide) und Immunsystem

Johann Wolfgang Goethe (1749-1832) schildert in seinem Gedicht „Erlkönig“ wie ein schwer fieberndes Kind, das sein Vater nachts zum Arzt bringt, auf dem Weg dorthin in Halluzinationen den Erlkönig erlebt und den Vater ständig ängstlich fragt, ob er den Erlkönig nicht sehe. Erleben Sie bitte beim Lesen dieses Gedichts die engen Zusammenhänge zwischen fieberhafter Erkrankung und veränderten geistig-emotionellen Prozessen.

**Erlkönig**

*Wer reitet so spät durch Nacht und Wind?*
*Es ist der Vater mit seinem Kind;*
*er hat den Knaben wohl in dem Arm,*
*er fasst ihn sicher, er hält ihn warm.*
*„Mein Sohn, was birgst du so bang dein Gesicht?"*
*„Siehst, Vater, du den Erlkönig nicht?*
*Den Erlenkönig mit Kron und Schweif?"*
*„Mein Sohn, es ist ein Nebelstreif."*
*„Du liebes Kind, komm, geh mit mir!*
*Gar schöne Spiele spiel ich mit dir;*
*manch bunte Blumen sind an dem Strand,*
*meine Mutter hat manch gülden Gewand."*
*„Mein Vater, mein Vater, und hörest du nicht,*
*was Erlenkönig mir leise verspricht?"*
*Sei ruhig, bleibe ruhig, mein Kind;*
*in dürren Blättern säuselt der Wind."*
*„Willst, feiner Knabe, du mit mir gehen?*
*Meine Töchter sollen dich warten schön;*
*meine Töchter führen den nächtlichen Reih'n*
*und wiegen und tanzen und singen dich ein."*
*„Mein Vater, mein Vater, und siehst du nicht dort*
*Erlkönigs Töchter am düsteren Ort?"*
*„Mein Sohn, mein Sohn, ich seh' es genau:*
*Es scheinen die alten Weiden so grau."*
*„Ich liebe dich, mich reizt deine schöne Gestalt;*
*und bist du nicht willig, so brauch ich Gewalt."*
*Mein Vater, mein Vater, jetzt fasst er mich an!*
*Erlkönig hat mir ein Leids getan!*
*Dem Vater grauset's, er reitet geschwind,*
*er hält in den Armen das ächzende Kind,*
*erreicht den Hof mit Mühe und Not;*
*in seinen Armen das Kind war tot.*

Wohl jeder Arzt hat bei Patienten mit Grippeinfekt schon einmal geistige Verwirrungen, depressive Stimmungen und manchmal auch Halluzinationen beobachtet.
Grundsätzlich kann festgestellt werden: Wenn ein Mensch an einer Virusgrippe erkrankt, verändert er sein Verhalten. Wie geht dies vor sich? Es ist bekannt, dass sich Fieber in wenigen Minuten entwickeln kann. Das ist deshalb möglich, weil die Information vom Immunsystem mittels Neurotransmittern direkt zum Gehirn auf nervalem Wege und nicht auf dem Weg der Blutbahnen erfolgt. Dabei spielt der Nervus Parasympathikus, auch als Nervus vagus bezeichnet, eine wichtige Rolle. Er ist doppelläufig aktiv, denn er gibt Informationen vom Hirnstamm aus zu allen inneren Organsystemen, aber auch Signale von diesen Systemen zum Gehirn. Schuld und Pollmäacher [2004] postulieren, dass das Immunsystem das Verhalten

eines Menschen verändern kann. Ruegg [2006] beschreibt dies wie folgt: „Sobald das Immunsystem durch Viren beeinflusst wird, sendet es Informationen zum Gehirn. Das ist quasi so etwas wie ein „sechster Sinn“. Es entsteht Appetit- und Lustlosigkeit, Müdigkeit und Wehleidigkeit.

Es kommt aber noch ein weiterer Faktor, ein gesellschaftlicher, hinzu. Erkrankungen, besonders chronische, stimulieren die Aufmerksamkeit der Mitmenschen. Simonton et al. [1992] bezeichnete die Erscheinung als „Erlaubnis Erteiler“. Das heißt die Erkrankung gestattet ein Verhalten, das man als Gesunder nicht äußern darf. Dem Erkrankten wird mehr Liebe, Zuwendung, Umsorgung, Rücksichtnahme entgegengebracht. Hinzu kommt Bemitleidung und am Arbeitsplatz sogar Entlastung von Verantwortung. Wenn ein Erkrankter die genannten und andere Vorteile des Krankseins erkennt und sich nutzbar macht, kann dies das Fundament einer langen Krankenkarriere sein, die das „Immerkranksein“ und Doctor shopping zur Charaktereigenschaft ausbildet. Wenn dann noch Bemitleidung, Selbstmitleid und Jammern dazu kommen, wird der Erkrankungszustand nicht gebessert, aber das Immunsystem geschwächt. Das Verhalten bei einer Erkrankung sollte immer auf die Gesundheit ausgerichtet sein, auch wenn man durch die Erkrankung ein „anderer Mensch“ geworden ist.

Was noch weniger beim Krankwerden beachtet wird, ist die Qualität des Schlafs. Ich habe mit dem ambulanten automatischen elektrophysiologischen Schlafanalysator solche Patienten im Verlauf eines Virusinfekts untersucht und dabei Schlafprofile registriert wie folgendes Beispiel: Es handelt sich um einen 56-jährigen aktiven Mann, der keine Schlafstörungen hatte und immer einen gesunden Schlaf auswies, wie das auch mit der ersten Registrierung belegt werden kann (1). Der Schlaf ist normal, das Schlafprofil ist das eines Gesunden.

(1)

Gesund Schlafprofil – 4 Wochen vor Infekt

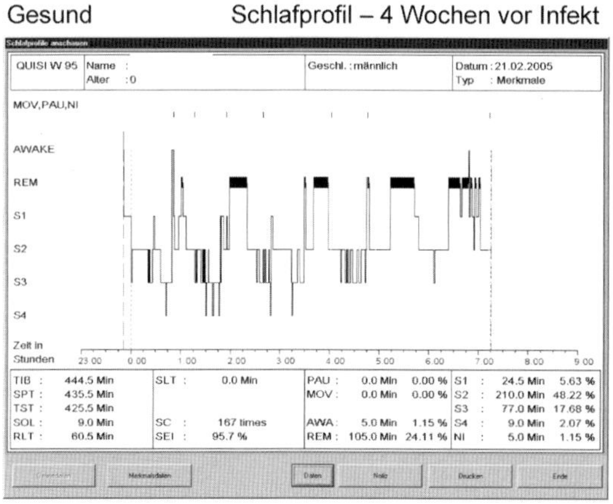


(2)

Virusinfekt Schlafprofil – Nacht 18/19.03.2005

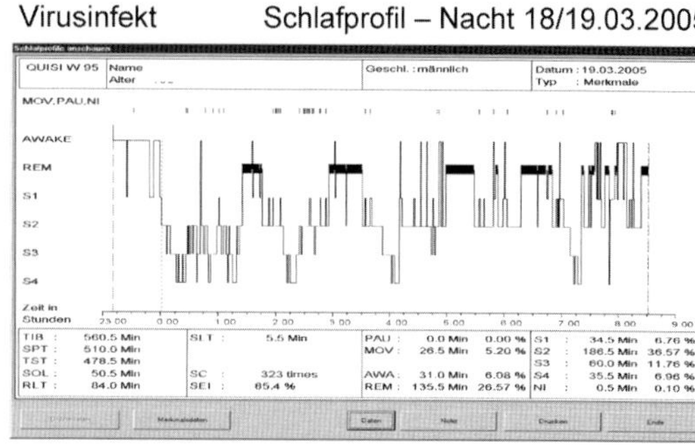


**Virusinfekt latent.**
Im Wesentlichen gesundes Schlafprofil, beginnend arhythmisch

(3)

Virusinfekt Schlafprofil – Nacht 21/22.03.2005

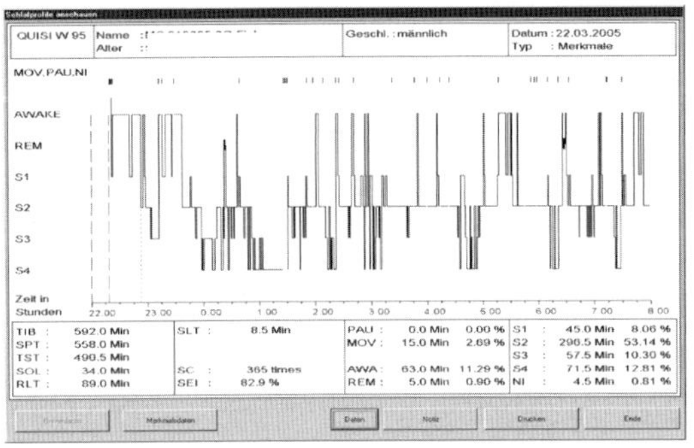

Krankheit beginnt auf den Höhepunkt zu gehen – das Schlafprofil ist völlig fragmentiert und die REM-Phasen bis auf einen Rest verschwunden, viele kurze Wachzeiten.

(4)

Virusinfekt Schlafprofil – Nacht 26.03.2005

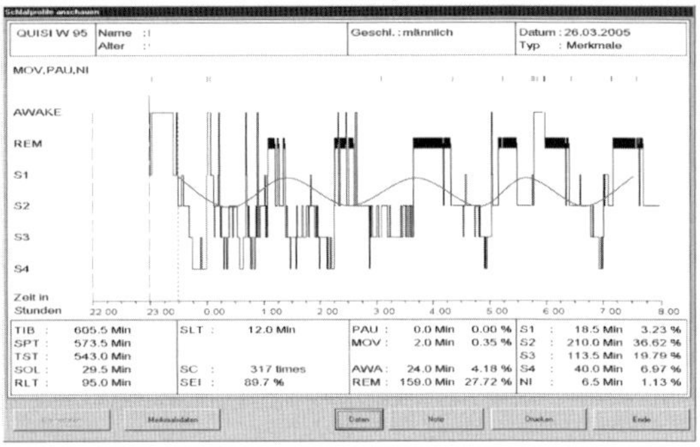

Mit der klinischen Besserung wird deutliche Rhythmik des Schlafprofils erkennbar (REM-Zyklen und NON-REM 3 und 4 kehren wieder)

**Elektrophysiologisch gemessene Schlafprofile vor und während eines Virusinfekts:**

1. Gesund
2. Virusinfekt latent. Im wesentlichen gesundes Schlafprofil, beginnend arhythmisch
3. Krankheit beginnt auf den Höhepunkt zu gehen – das Schlafprofil ist völlig fragmentiert und die REM-Phasen bis auf einen Rest verschwunden, viele kurze Wachzeiten
4. Mit der klinischen Besserung wird deutliche Rhythmik des Schlafprofils erkennbar (REM-Zyklen und NON-REM 3 und 4 kehren wieder)

Das zweite Schlafprofil (2) wurde nicht wegen des Virusinfekts gemessen. Der Patient hatte lediglich leichte Ermüdungserscheinungen am Tage. Es zeigt aber bereits erste Veränderungen. Am nächsten Tag brach der Virusinfekt aus und erlebte am 3. Tag (Profil 3) seinen Höhepunkt. Der Patient klagte über depressive Stimmung, Schwindel, Kopfschmerzen. Vier Tage später wurde subjektiv von einer Besserung berichtet. Das Schlafprofil nimmt bereits wieder normale Formen an.

Die Verbesserung bzw. Verschlechterung des Allgemeinzustands durch die Grippeinfektion lief immer der Qualität des Schlafprofils hinterher, d. h. das Schlafprofil prognostizierte den Gesundheitszustand für den folgenden Tag. Somit ist die gemessene Elektrophysiologie des Schlafs ein empfindliches Kriterium für die Beurteilung des Zustands des Immunsystems. Es lohnt sich sicherlich diesen Problemen mit weiteren Forschungen nachzugehen. Ich möchte an dieser Stelle bereits auf die Somnoimmunologie, die Schlafimmunologie verweisen, auf die ich noch zurückkommen werde. An dieser Stelle aber schon so viel: Eine gute Schlafqualität (nicht gleichzusetzen mit langem Schlafen) stärkt das Immunsystem. Schlafmittel stören diesen Selbstheilungsprozess.

Becker et al. [1981] berichten, dass Infektionskranke und Patienten mit psychischen Störungen sehr ähnliche Symptome ausweisen. Dominant sind Antriebslosigkeit und Depression. Diese Autoren beobachteten, dass Malaria fast jede psychische Erkrankung initiieren bzw. provozieren kann.

Diese Autoren verweisen aber auch darauf, dass Patienten mit Psychosen oder Neurosen überraschend nach Überstehen eines Virusinfekts geheilt worden sind. Blauquer und Veyrat

[1995] konnten ebenfalls bei Patienten nach einer bakteriellen Lungenentzündung das Verschwinden psychischer Symptome beobachten. Von der Heilung einer Neurose nach einer Halsentzündung berichteten auch Viktor von Weizäker et al. [1951]. Sie bezeichneten diesen Fall als „Behandlungsangina". Wie später noch gezeigt wird, spielt hierbei das Interleukin-1 eine nicht unbedeutende Rolle.
Becker und Mitarbeiter [1998] stellen die Frage, ob eine Psychotherapie ähnliche zellbiologische Prozesse und interzellulare Zielstrukturen verändern kann, wie somatische Prozesse? Hans Selye [1950] gab faktisch auf die Frage von Becker et al. [1998] eine indirekte Antwort, indem er die Auffassung vertrat, dass Infektionskrankheiten einen Stressor darstellen und den Cortisolspiegel erhöhen können. Bei der Psychotherapie wäre meines Erachtens der reziproke Prozess denkbar (siehe Abb. 3-5).

Bekannt ist, dass Meditation, meditatives Atmen, Yoga usw. bei Krebserkrankten heilbare Wirkungen haben [Ornish et al. 2005; Gauler 2001/1985; Servan-Schreiber 2008]. Hans Selye [1953, 1956] wies nach, dass Dysstress Überschuss an Nebennierenrindenhormonen (z. B. Cortisol) bewirkt und damit das Immunsystem geschwächt oder sogar unwirksam gemacht werden kann. Irwin et al. [1991] fanden bei Patienten mit „major depression" gegenüber gesunden Versuchspersonen eine herabgesetzte Aktivität der NK-Zellen. Sie führten dies auf die durch die Depression gestörte Neurotransmitterfunktion zurück.
Untersuchungen von Nguyen et al. [1998] zeigten ebenfalls, dass Immunreaktionen und psychischer Stress Fieber auslösen können. Das soll durch die Freisetzung von Interleukin-1, das in den Nervenzellen des Hippocampus, also des emotionellen Gehirns, gebildet wird, verursacht werden. Johann Caspar Ruegg [2006] postulierte in seinem hervorragenden Buch „Gehirn, Psyche, Körper": „Zwischen Psyche und Immunsystem besteht eine wechselseitige, d.h. sowohl eine psychosomatische als auch somatopsychische Beziehung."

### Nervensystem und Immunsystem bilden eine funktionelle Einheit

Die Funktionsweise des Immunsystems und des Nervensystems sind nach Jerry [1996] vergleichbar, denn beide sind lernfähig, beide haben Erinnerungsvermögen. Neuronen (Nervenzellen) und Immunzellen verfügen über ein ähnliches Repertoire an Neurotransmittern und die entsprechenden Rezeptoren, z. B. auch solche für das Interleukin-1 (IL-1).
Ruegg [2006] gibt über die reziproke Kopplung von Gehirn und Immunsystem folgende Erklärung: „Immunreaktionen laufen jedoch nicht völlig unabhängig von Psyche und Gehirn ab. Vielmehr kann unser Gehirn die Abwehrkräfte zum einen via Sympathikus und Vagus, zum anderen über Hormone beeinflussen, über Cortisol beispielsweise, aber auch über andere Botenstoffe der Hypothalamus-Hypophysen-Nebennierenrinden-Achse. Das Nebennierenhormon Cortisol hemmt das Immunsystem bei Dysstress, aber auch bei schweren Depressionen. Dadurch erhöht sich die Anfälligkeit für virale und bakterielle Infektionen; eine Krebserkrankung kann sich verschlechtern. Umgekehrt kann eine Schwächung der Hypophysen-Nebennierenrinden-Achse das Immunsystem gewissermaßen enthemmen, so dass es zu stark reagiert und somit über das Ziel hinausschießt."
Pert [2007] beschäftigte sich mit ihren Mitarbeitern mit der Frage: Befinden sich Rezeptoren für Hirnpeptide auf den Immunzellen? Sie untersuchten mit Hilfe der Chemotaxe die Wirkung von Opiaten und ihren Rezeptoren auf Immunzellen. Dabei verwendeten sie zehn ver-

schiedene Opiate, darunter auch einige Endorphine und stellten fest, dass die chemotaktische Bewegung der Immunzellen zu den Opiaten führt „und zwar genau in der Reihenfolge der relativen Wirksamkeit, mit der sie den Rezeptor binden".

### Immunzellen haben Rezeptoren für Neuropeptide

Pert [2007] konnten weiterhin nachweisen, dass es für fast alle Neuropeptide, z. B. Endovalium, Endorphin, Oxitocin und Substanz P auf den Immunzellen Rezeptoren gibt. Pert [et al. 2007] berichtet noch über weitere Untersuchungen und stellt sich mit ihren Mitarbeitern die Frage: Wenn Neuropeptide im Immunsystem vorkommen, sind Immunpeptide auch im Gehirn zu finden? Sie wählten als erstes Immunpeptid Interleukin-1 aus, welches von Makrophagen im Immunsystem hergestellt wird. Dieses Peptid gehört zu zirka 50 Peptiden, die aktiviert werden, wenn Verletzungsentzündungen entstehen. Mit Einleitung einer Kettenreaktion bewirkt Interleukin-1 Fieber, aktiviert die T-Zellen und erzeugt erhöhtes Schlafbedürfnis. Interleukin-1, so Pert [2004], versetzt den menschlichen Körper in einen allgemeinen Zustand, der der Heilung zuträglich ist.

Pert [2007; Perth 1986, 1987; Ruff und Pert 1984, 1986] gelang es in vielen Hirnbereichen, einschließlich Gehirnrinde, Interleukin-1-Rezeptoren nachzuweisen. Interleukin-1-Rezeptoren wurden vor allem auch auf den Gliazellen gefunden, die ich als Teil der extrazellulären Matrix des Gehirns auffasse [Hecht und Hecht-Savoley 2005, 2007, 2008]. Zwischenzeitlich konnte für nahezu alle Peptide, welche die Immunologen entdeckt hatten, eine Wirkung auf Rezeptoren des Gehirns festgestellt werden.
Diese Ergebnisse demonstrieren eindeutig, dass das Immunsystem mit dem gesamten Nervensystem, insbesondere dem Gehirn, über Neurotransmitter wechselseitig kommunizieren kann. Es gibt daher keinen Zweifel mehr daran, dass psychische Prozesse negativ oder positiv im Immunsystem wirken können und dieses folglich sowohl unter pathogenetischen als auch unter therapeutischen d.h. sanogenetischen Aspekten.

In der nachfolgenden Tabelle sind Beispiele von stimulierenden und hemmenden Neurotransmittern auf die NK-Zellen-Aktivierung angeführt, womit das bisher beschriebene Bild der Psychoneuroimmunologie weiter abgerundet werden kann.
Zusammenfassend kann mit Zänker [2003, 1997] folgendes festgestellt werden: „Anhaltende negative Emotionen wie Angst und Ärger, Hoffnungs- und Hilflosigkeit, z. B. ausgelöst durch belastenden psychosozialen Stress (Arbeitslosigkeit), führen zu einem hormonellen und neuronalen Nonsens-Dialog, der bei immunkompetenten Zielzellen in Anergie, Zytopenie, Proliferations- und Differenzierungsinhibition, verminderter Zytotoxizität und Antikörperbildung sowie Allergie enden kann". Bei der Entstehung der Krebserkrankung können folglich negative Emotionen eine sehr wichtige Rolle spielen.

| **NK-Zellen stimulierende Neurotransmitter** | |
|---|---|
| **Neurotransmitter** | **Effekt** |
| Wachstumshormon (GH) | stimuliert T-Lymphozytenreaktivität und NK-Zellenaktivität, steigert die Thymusgröße |
| Katecholamine (Adrenalin/Noradrenalin) | hemmen T-Lymphozytenreaktivität<br>stimulieren NK-Zellenaktivität<br>stimulieren Lymphozytenmigration (insbesondere NK-Zellen) |
| β-Endorphin | stimuliert T-Lymphozytenreaktivität und NK-Aktivität (aber auch supressive Effekte sind beschrieben) |
| andere Endorphine | stimulieren NK-Zellenaktivität hemmen Antikörperantwort, T-Lymphozytenreaktivität und NK-Zellenaktivität (in vitro) |
| **NK-Zellen hemmende Neurotransmitter** | |
| **Neurotransmitter** | **Effekt** |
| Kortikotropin-Releasing-Hormon (CRH) | indirekte Hemmung der NK-Zellenaktivität (über das sympathische Nervensystem) |
| Glukocorticoide | hemmen Zytokin-Produktion<br>inhibieren T-, B-Lymphozytenreaktivität und NK-Aktivität |
| Neuropeptid-Y | hemmt NK-Zellenaktivität |

*Tabelle 3:*
*NK-Zellen hemmende und stimulierende Neurotransmitter (modifiziert nach Schedlowski et al. [1996])*

Die zentralnervalen steuernden Einflüsse auf das Immunsystem sind schon seit langem bekannt, denn schon in den Jahren 1927/28 sind drei Arbeiten von Bogendörfer [1928, 1927a und b] erschienen, die den Haupttitel „Zentralnervensystem und Immunitätsprozesse" tragen. In diesen Arbeiten wurde auch das vegetative Nervensystem mit einbezogen. Das zum Stresssystem zählende Locus Caeruleus-Noradrenalin-System (LCNS) und das damit verbundene sympathische Nervensystem hat zu allen lymphatischen Organen direkte Innervationen (z. B. Thymus, Milz, Lymphknoten, Knochenmark) [Chrousos und Gold 1992; Felten und Felten 1991; Schedlowski und Tewes 1996].

## Zur Konditionierung immunilogischer Prozesse

Bogendörfer [1928, 1927a und b] zeigte mit Bezugnahme auf die klassischen Konditionierungsuntersuchungen der Pawlowschen Schule, dass immunologische Prozesse zu konditionieren und als Lernprozesse zu beachten sind. Diese können z. B. bei dem zuvor geschilderten Aufbau einer Krankenkarriere negative, bei allen psychotherapeutischen Techniken (Meditation, Yoga, meditatives Atmen, autogenes Training) positiv wirksam werden.
Analog dem klassischen Konditionierungsparadigma von Iwan Pawlow [1931] ist eine Konditionierung des Immunsystems, auch nach den Untersuchungsergebnissen von Ader und

Cohen [1993, 1991, 1975] möglich. Ader und Cohen fanden bei Mäusen eine verminderte Antikörperbildung gegen verabreichte Schafs Erythrozyten nach intraperitonealer Injektion von Cyclophosphamid. Sie kombinierten die Cyclophosphamid-Injektion mit einem neutralen Reiz in Form einer Saccharinlösung. Bei erneuter Gabe der Saccharinlösung wurde eine Wirkung entsprechend der Cyclophosphamid-Injektion hervorgerufen.
Ganci et al. [1994] untersuchten die Immunkonditionierung am Menschen. Sie konditionierten die Auslösung einer Mastzellendegeneration bei Personen mit Hausstaubmilbenallergie. Dazu kombinierten sie das auslösende Allergen mit einem Getränk von neuartigem Geschmack. Nach einem einzigen Lerndurchgang konnte durch die alleinige Gabe des Getränks ein signifikanter Anstieg der Mastzellentryptase im Nasensekret nachgewiesen werden.
Schubert und Schüssler [2003] vertreten immunneuropsychologisch gesehen die Auffassung, dass z. B. subjektive Gefühle von Hilf- und Hoffnungslosigkeit konditioniert werden und nicht nur Tumorzellentstehung und Tumorprogression fördern, sondern auch sekundär durch die neuronervalen Effekte peripher freigesetzter Botenstoffe Tumorwachstum auslösen und verstärken können [Schmale und Iker 1966, 1971; Dantzer und Kelley 1989; Murr et al. 2000].
Wenn in den vorstehenden Aufzählungen in erster Linie amerikanische und Bogendörfer als deutscher Autor genannt worden sind, so ist das eigentlich nicht korrekt, weil Nobelpreisträger I. P. Pawlow und seine Schule die Beziehung zwischen Nervensystem und Immunsystem, vor allem auch unter dem Aspekt der Konditionierung immunologischer Prozesse, schon sehr früh erkannt und beschrieben haben.

**Pawlow'sche Schule – Begründer der Neuropsychoimmunologie**

Nachfolgende Beispiele, die beliebig fortgesetzt werden könnten, sollen das belegen. Metalnikow [1932] veröffentlichte sogar in einer deutschen Zeitschrift (Z. ges. exp. Medizin) seine Arbeit zum Thema: „Die Rolle des Nervensystems und der psychischen Faktoren bei der Immunität". Metalnikow hat auch noch einige derartige Arbeiten in französischen Zeitschriften publiziert.
Gordienko [1954] veröffentlichte ein Buch in russischer Sprache unter dem Titel: „Der neuroreflektorische Mechanismus der Antikörperbildung und der Regulation der Phagozytose."
Artikel mit ähnlichen Inhalten, nämlich zur Wirkung des Zentralnervensystems auf die Antikörperbildung und Phagozytose, erschienen von Troitzkaja und Chochlova [1953] und Budylin [1953]. Mocnayenkow [1955] berichtete über die Veränderung der Hirnfunktionen bei der Immunisierung.
Zahlreiche Anhänger der Pawlowschen Schule in Ungarn beschäftigten sich sehr intensiv mit dieser Problematik. Von dem Ungarn Prof. Dr. L. Kesztyüs [1967] von der Medizinischen Universität Debrecen erschien ein Buch mit dem Titel „Immunität und Nervensystem" in deutscher Sprache, mit Bezug auf einen Vortrag von I. P. Pawlow im Jahre 1895 auf der Konferenz der Militärärztlichen Akademie in Sankt Petersburg, in dem dieser äußerte „dass die außergewöhnlichen Stimuli, die sich in Form der Krankheit erregenden Ursachen melden, gleichzeitig auch Reize für die Schutzmechanismen des Organismus sind, die den Kampf mit den entsprechenden pathologischen Erregern aufnehmen."
Kesztyüs [1967] schrieb: „Ferner hat Pawlow auch darauf hingewiesen, dass diese Verteidigungseinrichtungen der phylogenetisch fortgeschritteneren Organismen unter Leitung des alle Lebensfunktionen regulierenden Zentralnervensystems – in erster Linie der Hirnrinde – zur

Geltung kommen können. Dementsprechend hängt der Ausgang irgendeiner Infektion zweifellos auch davon ab, ob diese Schutzmaßnahmen des Organismus durch das Nervensystem rechtzeitig mobilisiert werden und in welchem Maße ihre korrekten Koordinationen während des ganzen Krankheitsverlaufs unter den gegebenen Bedingungen gesichert werden können. Weiterhin soll man auch daran denken, dass ein gewisser, für irgendeinen bestimmten Organismus harmloser Reiz für ein anderes Individuum pathogen wirken kann. So ist es eine wichtige Frage in der Pathogenese geworden, warum die verschiedenen Organismen sich zu demselben Stimulus ungleichartig verhalten. Bei den Infektionskrankheiten kann man diese Differenzen nicht immer mit spezifischer Immunität oder Konstitutionseigenschaften bzw. mit vererbter Resistenz erklären; vielmehr dürften sie manchmal dadurch bedingt sein, dass die Fähigkeit des Zentralnervensystems, die verschiedenen physiologischen Prozesse und unter ihnen auch die Abwehrmechanismen zu regulieren und koordinieren, durch vorangehende Symptome anderer Infektionen oder durch sonstige außergewöhnliche Reize gestört wurde.
Aufgrund dieser Überlegungen rückte in den letzten Jahrzehnten die experimentelle Untersuchung des Einflusses und der Rolle des Nervensystems auch bei immunbiologischen Vorgängen in den Mittelpunkt des allgemeinen Interesses.“
Daraus entwickelte sich die Neuropsychoimmunologie, die für die Krebsprophylaxe und Krebstherapie von großer Bedeutung ist.
Aus diesem kurzen medizinhistorischen Exkurs in die Ergebnisse der Untersuchungen der Pawlowschen Schule zum Thema „Psycho-Nervensystem und Immunsystem“ geht hervor, dass die Neuropsychoimmunologie eigentlich viel älter ist als sie in den USA Anfang der 80er Jahre des vergangenen Jahrhunderts offiziell begründet worden ist.
Candace Pert [2007] gibt dazu folgende offenherzige Einschätzung, in der sie Bezug auf den Immunologen Herb Spector nimmt und ihn als einen der wenigen Amerikaner bezeichnet, der sich für die Arbeiten der „Erben Pawlows“ in Russland interessiert: Herb Spector „wusste, dass sie uns um Lichtjahre voraus waren, was das Verständnis des ganzheitlichen Körpergleichgewichts anging. So hatten sie jahrzehntelang nachgewiesen, dass das Immunsystem auf klassische Konditionierung reagiert, woraus folgt, dass das Nervensystem an dem Prozess beteiligt ist, der über Gesundheit oder Krankheit des Körpers entscheidet.“
Diese Erkenntnisse sollten die deutsche Schulmedizin und vor allem die Immunologie und Onkologie nicht mehr länger ignorieren, sondern anerkennen und den Patienten zu Liebe in die Praxis umsetzen.

## ■ 26_ Emotioneller Eustress und Dysstress in der neuropsychoimmunologischen Regulation

Im vorausgegangenen Kapitel wurde festgestellt, dass Stress und Infektionserkrankungen aufgrund des Anstiegs des Cortisols und ACTHs ähnliche Symptome ausweisen, was auf die Zusammenhänge von Hirnfunktionen und Immunsystem hinweist.
Leider bestehen zum Stress viele unklare Vorstellungen. Deshalb möchte ich Klarheit schaffen. Es werden zwei Formen von Stress unterschieden: Der Eustress und der Dysstress.

Im vorangegangenen Kapitel war vom Dysstress die Rede, der durch chronische Änderungen im Hormon- und Neurotransmittersystem erhebliche Störungen, auch im Immunsystem, bewirken kann.
Der Eustress dagegen ist eine völlig normale Körperfunktion, ohne die kein Mensch lebensfähig ist [Selye 1956, 1974]. Jeder Mensch verfügt nämlich über ein Relaxations-Stress-Regulationssystem. Das Stresssystem aktiviert die psychophysiologischen Prozesse, z. B. zur Leistung, zur Adaptation an Umweltprozesse, an Anforderungen usw. Das Relaxationssystem deaktiviert, d. h. es bewirkt, dass nach einer Aktivierung wieder eine ausgeglichene Regulation, die Homöostase genannt wird (Abbildung 14), gewährleistet ist.

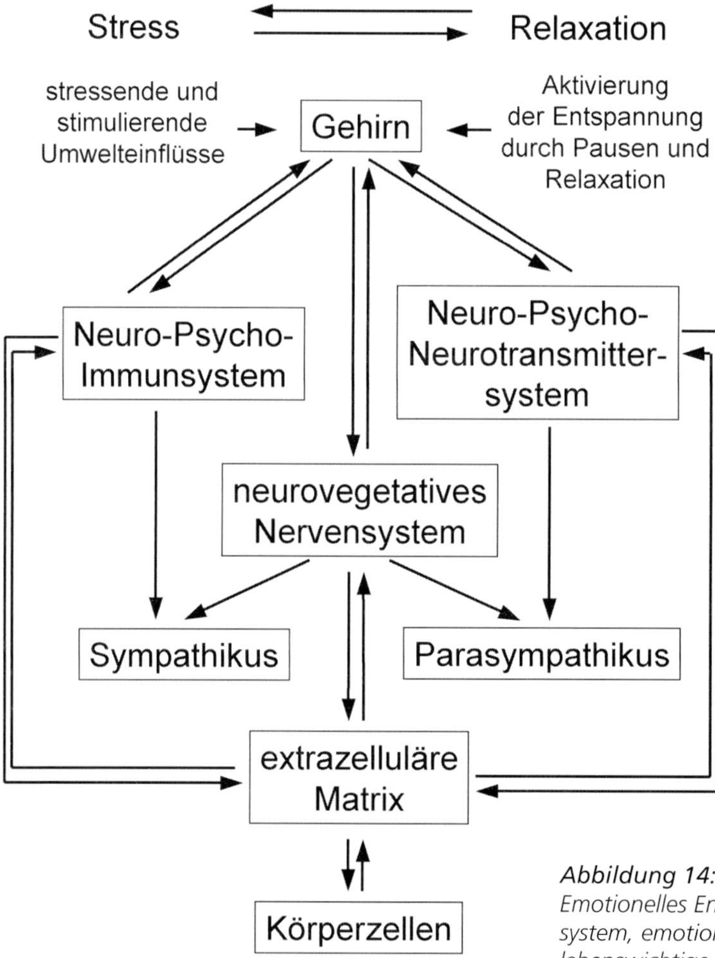


*Abbildung 14:*
*Emotionelles Entspannungs-Stresssystem, emotioneller Eustress – lebenswichtige Funktion im Adaptationsprozess mit der Umwelt*

Entscheidend für die Gesunderhaltung ist ein ausgeglichener Wechsel von Anspannung (Stress) und Entspannung (Relaxation). Dies wirkt sich auch positiv auf das Immunsystem aus. Es wird positiv aktiviert.

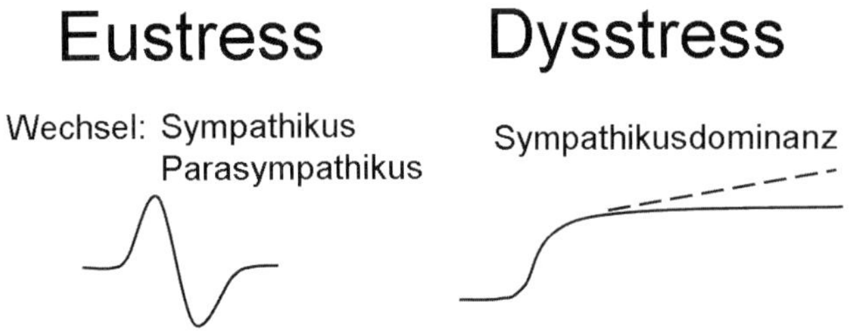


*Abbildung 15:*
*Schematische Darstellung für den Ablauf von Stress und Dysstress*

Wenn der Mensch sich nicht in diesem Gleichgewicht Anspannung-Entspannung befindet und nur im Anspannungszustand lebt, dann liegt Dysstress (wozu alle negativen Emotionen, vor allem Angst, gezählt werden müssen) vor. In diesem Fall wird die Funktion des Immunsystems durch übermäßige Cortisolausschüttung gehemmt.
Wichtig ist im allgemeinen Lebensablauf, dass man Lebensprozesse gelassen beurteilt (siehe Emotionelle Intelligenz, Kapitel 20). Je mehr ein Mensch eine Situation als Dysstress bewertet, z. B. durch Angst, um so mehr wird das Immunsystem gehemmt und damit das Risiko zur Erkrankung oder Krankheitsverschlechterung erhöht. Aber auch das aus Situationen Nicht-Ausweichen-Können und die Hilflosigkeit sind Faktoren, welche den Dysstress erheblich verstärken und das Immunsystem schwächen bzw. hemmen können. Hilflosigkeit stellt einen starken permanenten Stressor dar, weil sie das gesamte Neurotransmittersystem erheblich stört und wie Birbaumer und Schmidt [1996] gezeigt haben, das Gewebe (vor allem die extrazelluläre Matrix) mit Endorphinen überflutet und somit das Risiko an Krebs zu erkranken beträchtlich erhöht.

Nachfolgend werden Beispiele angeführt die zeigen, wie belastend Lebensereignisse, denen man nicht ausweichen kann, Immundefizite bewirken.
In zahlreichen Studien konnten funktionale Immundefizite im Zusammenhang mit belastenden Lebensereignissen nachgewiesen werden. Zu diesen zählen: Eheprobleme, Trennung, Scheidung, Tod eines Ehepartners, die mit Arbeitslosigkeit verbundene Unsicherheit sowie Naturkatastrophen mit Beschädigung und Verlust von Lebensgütern und Lebensbedrohung. Die funktionalen Immundefizite bestanden u. a. in einem erhöhten Antikörpertiter gegen EBV-VCA, der auf eine erniedrigte zelluläre Immunfunktion schließen lässt und einer verminderten Proliferationsfähigkeit der T-Lymphozyten nach Stimulation mit diversen mitogenen Stoffen.
Kiecolt-Glaser et al. [1987b] untersuchten Frauen und Männer, die ihre an Morbus Alzheimer erkrankten Ehepartner pflegten. Im Vergleich zu soziodemographisch abgestimmten Kontrollpersonen waren sie signifikant depressiver (nach BDE, Beck Depression Inventory) [Beck et al. 1961]. Außerdem zeigten sie einen geringeren prozentualen Anteil an T-Lymphozyten und T-Helferzellen. Die T-Helfer/T-Suppressor-Ratio war erniedrigt, der Antikörpertiter gegen EBV-VCA erhöht. Pflegende mit geringer sozialer Unterstützung wiesen 13 Monate nach der Eingangsuntersuchung schlechtere Immunwerte auf als Pflegende mit suffizienter sozialer Unterstützung.
Bei Patienten mit „major depression“ ist im Vergleich zu gesunden Kontrollpersonen eine erniedrigte zytotoxische Aktivität der natürlichen Killerzellen zu finden. Diese Einschrän-

kung der Immunaktivität wurde bei Pflegenden mit depressiven Symptomen, die im Zusammenhang mit der Pflege ihrer an Morbus Alzheimer erkrankten Angehörigen standen, gefunden [Irwin et al. 1991]
Pariante et al. [1997] zeigten in einer Studie immunsuppressive Effekte durch Pflegebelastung von Müttern von schwer geistig und körperlich behinderten Kindern.
Glaser et al. [1992] wiesen einen Einfluss sozialer Unterstützung auf die Immunantwort nach. Medizinstudenten und -studentinnen, die über weniger soziale Unterstützung verfügten, reagierten mit niedrigeren Antikörpertitern und geringeren T-Zellreaktionen auf eine zuvor stattgefundene Impfung mit Hepatitis-B-Antigen, als jene mit guter sozialer Unterstützung.
Herbert und Cohen [1993] kamen an Hand einer Metaanalyse zu folgendem Schluss: Die „Wirksamkeit" eines Lebensereignisses auf physiologische bzw. immunologische Parameter hängt von der emotionellen Reaktion auf das Lebensereignis ab. Bei belastenden Ereignissen spielt die depressive Reaktion eine mit entscheidende Rolle in der Vermittlung immunmodulierender Effekte. Diese Ergebnisse werden auch aus Erkenntnissen der Lebensereignisforschung [Brown und Harris 1989] bestätigt.
„Anhaltende negative Emotionen wie Angst und Ärger, Hoffnungs- und Hilflosigkeit, z. B. ausgelöst durch belastenden psychosozialen Stress (Arbeitslosigkeit), führen zu einem hormonellen und neuronalen Nonsense-Dialog, der bei immunkompetenten Zielzellen in Anergie, Zytoponie, Proliferations- und Differenzierungsinhibition, verminderter Zytotoxizität und Antikörperbildung sowie Allergie enden kann" [Zänker 2003].
In der Psychoneuroendokrinologie wird häufiger auf das Hilflosigkeitssyndrom Bezug genommen, welches sich negativ auf das Immunsystem in vielfältiger Weise auszuwirken vermag. [Schubert und Schüssler 2003, Birbaumer und Schmidt 1996; Dantzer und Kelley 1989; Murr et al. 2000; Schavit et al. 1985; Schavit und Martin 1987].
Hilflosigkeit, d. h. mangelnde Aussicht aus einer Situation herauszukommen, wehrlos Situationen ausgeliefert zu sein sowie Verzweiflung führt zu dem Hilflosigkeitssyndrom [Birbaumer und Schmidt 1996]. Besonders gravierend treten diese negativen Emotionen auch auf, wenn der Nachtschlaf durch Lärm gestört wird und der Mensch sich nicht dagegen zu wehren vermag [Maschke et al. 1997; Niemann und Maschke 2004].
Nach Birbaumer und Schmidt [1996] ist das Hilflosigkeitssyndrom einer der stärksten Stressoren (Stimuli) für die funktionelle Achse: Limbisches System – Hypothalamus – Hypophyse – Nebenniere. Hierbei spielt das Überschießen besonderer Neurohormone (Neurotransmitter) eine Rolle.
Im Zentrum dieser „Hilflosigkeitshormone" stehen das Überfluten des Gewebes mit Endorphinen, die so genannten Opioidpeptide, die die Opiatrezeptoren besetzen, den Prozess der Konditionierung bewirken bzw. beschleunigen [Ader und Cohen 1985] und durch übermäßiges Freisetzen von Wachstumsneurotransmittern, ACTH, Beta-Endorphin, Prolaktin, Corticosteroide, Katecholamine und Enzephaline sich negativ auf das Immunsystem auswirken und Tumoren bilden können [Shavit et al. 1985].

Diese Erkenntnisse sind für die Behandlung von Krebskranken außerordentlich bedeutsam. Da bei den meisten Patienten Krebsangst, Depression, Hilflosigkeit und Einsamkeit bestehen, können durch Konditionierungsvorgänge Wachstumsneurotransmitter ständig aktiviert werden. Daraus ergibt sich ein beschleunigtes Wachstum der Krebszellen.

**Würden dagegen diese pathogenen Konditionierungsprozesse dekonditioniert, z. B. durch Meditation [Gawler 2001/1985] oder durch Finden „des inneren Heilers" [Barasch 1996] oder durch Körper-Geist-Seele-Therapieprogramme [Ornish et al. 2005; Spiegel et al. 1981, 1983; Pace et al. 2006] oder durch Visualisierung [Simonton et al. 1994], dann kann die Heilung des Krebskranken bewirkt werden.** Auf der Basis dieser Erkenntnisse lassen sich auch die Spontanheilungen erklären.
**Die Rolle von Konditionierungsmechanismen im Krebserkrankungsgeschehen sollten die Onkologen im Interesse der leidenden Patienten schnellstens zur Kenntnis nehmen.**
Birbaumer und Schmidt [1996] unterscheiden einen Opioidstress und einen Nichtopioidstress. Letzterer tritt auf, wenn kurzzeitig Stressoreneinwirkung erfolgt. Ersterer ist die Folge von dauerhafter oder längerer Zeit bestehender Stressoreneinwirkung. Während nicht opioider Stress im Experiment Tumorenwachstum und Metastasenbildung verzögert oder verhindert, beschleunigt der Opioidstress diese Prozesse und hemmt dabei die Aktivität natürlicher Killerzellen (NK) und zytotoxischer Lymphozyten. Opiatverbindungen (exogene und endogene) scheinen in Konditionierungsprozessen offensichtlich eine besondere Rolle zu spielen.

Aus den Darlegungen ist klar ersichtlich, dass die Beschleunigung eines Krankheitsverlaufs oder eines Tumorwachstums vom psychischen Status, der sich als Dysstress ausweist, also negativen Emotionen, abhängig ist. Hierbei ist die Dysregulation der molekularen Regulation der Emotionen ein sehr wichtiger Faktor [Pert 2007].
Wenn das Hilflosigkeitssyndrom und zudem Einsamkeit besteht und Liebe und soziale Unterstützung fehlen, kann ein erhebliches Immundefizit durch Mangel an Noradrenalin und Überschuss an Opiatpeptiden entstehen, wodurch die Entwicklung des Tumorwachstums beschleunigt wird [Ader und Cohen 1991; Birbaumer und Schmidt 1996; Servan-Schreiber 2008].
Kurzzeitiges Auftreten von Eustress vermag das Immunsystem dagegen zu aktivieren und wenn dies wiederholt geschieht, auch zu konditionieren [Ader und Cohen 1985]. Nachfolgende Beispiele sollen die Aktivierung des Immunsystems durch Eustress demonstrieren.
Benshop et al. [1995] wiesen nach, dass eine Erhöhung der NK-Zellaktivität unter akutem emotionellem Stress durch Bindung von Adrenalin und Noradrenalin an Beta-Adrenorezeptoren ausgelöst werden konnte.
Landmann et al. [1984] fanden im Stroop-Colour-World-Conflict-Test, dass mit kurzzeitigem Anstieg der Herzfrequenz und des Blutdrucks auch ein Anstieg der NK- und B-Zell-Zahlen verbunden ist.
Von Bachen et al. [1992] wurden bei kurzzeitiger Applikation von mentalen Stressoren keine Veränderung der B-Zell-Zahlen beobachtet, jedoch ein Anstieg der NK-Zell-Zahlen um 35 % bei gleichzeitiger Erhöhung der Herzfrequenz und des Blutdrucks. Der vorübergehende Anstieg von Blutdruck und Herzfrequenz ist ein typisches Zeichen für das Vorliegen von Eustress.
Abschließend soll noch einmal nachdrücklich betont werden: Nur die gemessene Stressfunktion gibt uns Auskunft über die Auswirkung eines Stressors. Der Versuch mittels eines Stressors die Wirksamkeit des Stresses zu messen ist irreal, weil die Bewertung des Stressors, das

individuelle Erleben des Stressors, die Einstellung zum Stressor u. a. wesentliche Einflussfaktoren für die Wirkung eines Stressors sein können. Derselbe Stressor kann bei verschiedenen Menschen unterschiedliche Reaktionen auslösen.

**Dysstress rekrutiert sich größtenteils aus lang anhaltenden negativen Emotionen. Daher befindet sich ein Pessimist, aber auch der hilflose, ängstliche, verzagende, einsame, depressive Krebskranke, stets in einem mehr oder weniger ausgeprägten Dysstress, der sein Immunsystem permanent negativ beeinflusst.**

Die Regulation des Stress-Relaxationssystems, vor allem die natürliche Unterstützung der Sympathikusfunktion, sollte zu jedem onkologischen Therapieprogramm gehören.

## ■ 27_ Selbstbeherrschung stabilisiert die Selbstregulation (Selbstheilung) – Angst zerstört sie

120 jungen Männern im Alter von 21-25 Jahren wurde in folgender Weise Blut entnommen: Sie erhielten die Aufgabe liegend mit geschlossenen Augen und mit Konzentration auf die Atmung (gedankliches Mitschwingen mit der Atmfrequenz) zu relaxieren (siehe Kapitel 8). Ihnen war bekannt, dass nach 10 Minuten Relaxationszeit bei gleichzeitigem Aufpumpen einer Blutdruckmanschette am Oberarm in die Cubitalvene mit einer Kanüle eingestochen und Blut entnommen wird. Während der Untersuchungszeit wurde die elektrodermale Aktivität (auch als Hautleitwert bezeichnet) gemessen. Hohe Werte bedeuten Stress (negative Emotionen wie Angst), niedrige Werte Relaxation. Gleichzeitig wurde aus dem Blut Adrenalin, Cortisol, Betaendorphine und Substanz P bestimmt. Dabei kristallisierten sich aus 120 derartigen Untersuchungen folgende drei unterschiedliche „Reaktionstypen" heraus, die sich reproduzieren ließen (Abbildung 16).

**Typ 1: Stressregulierender Typ**

*Hautwiderstand:* Ausgeprägte Relaxation vor dem Einstich in die Vene und eine kurz dauernde heftige Reaktion als Folge der Venenpunktion sowie Rückkehr in den Bereich der Ausgangssituation.

*Bluthormone:* Anstieg des Adrenalins (bezogen auf Referenzwerte der Literatur). Diese Reaktion wurde in 23 % der Fälle nachgewiesen.

**Typ 2: Ängstlicher Typ**

*Hautwiderstand:* Keine Relaxation, sondern Ansteigen der emotionellen Erregung, die nach dem Einstich noch an Steilheit zunahm. Nur geringe Tendenz zur Rückkehr in die Ausgangslage.

*Bluthormone:* Anstieg von Cortisol und Betaendorphin, Abfallende Substanz-P-Konzentration im Plasma. Die Probanden gaben an, grundsätzlich Angst vor der Spritze zu haben. Es waren 62 % der Untersuchten, die auf diese Weise reagierten. Schon 10 Minuten Angst vor der Spritze können das Neurotransmittersystem aus dem Gleichgewicht bringen, wie in diesem Experiment gezeigt wurde.

**Typ 3: Typ mit Selbstbeherrschung**

*Hautwiderstand:* Geringer Abfall, d. h. geringe Relaxation (entspannte Abwehrhaltung). Keine emotionelle Reaktion auf den Einstich in die Vene.

*Bluthormone:* Keine Veränderung. Auf diese Art reagierten 15 %.
Diesen Ergebnissen ist zu entnehmen, erstens, dass die Probanden recht unterschiedlich auf den gleichen Stressor (Einstich in die Vene) reagierten, so wie es Rudolf Virchow bezüglich Krankheitserregern postulierte und Max Pettenkofer demonstrierte und zweitens, dass Selbstbeherrschung die Selbstregulation unanfällig, Angst dagegen anfällig macht. Folglich ist nicht die Stressorwirkung das entscheidende, sondern wie ein Mensch diese Stressorwirkung verarbeitet und bewertet.
Es gibt aber noch eine methodische Schlussfolgerung: **Der Einstich in die Vene bei Blutentnahme zur Bestimmung von Laborwerten kann je nach Einstellung des Untersuchten z. B. Selbstbeherrschung oder Angst, erheblich das Ergebnis beeinflussen und schnell einen Gesunden zu einem Kranken deklarieren. Non-invasive Methoden (z. B. elektrophysiologische) sind daher bei Stressmessungen invasiven vorzuziehen.**

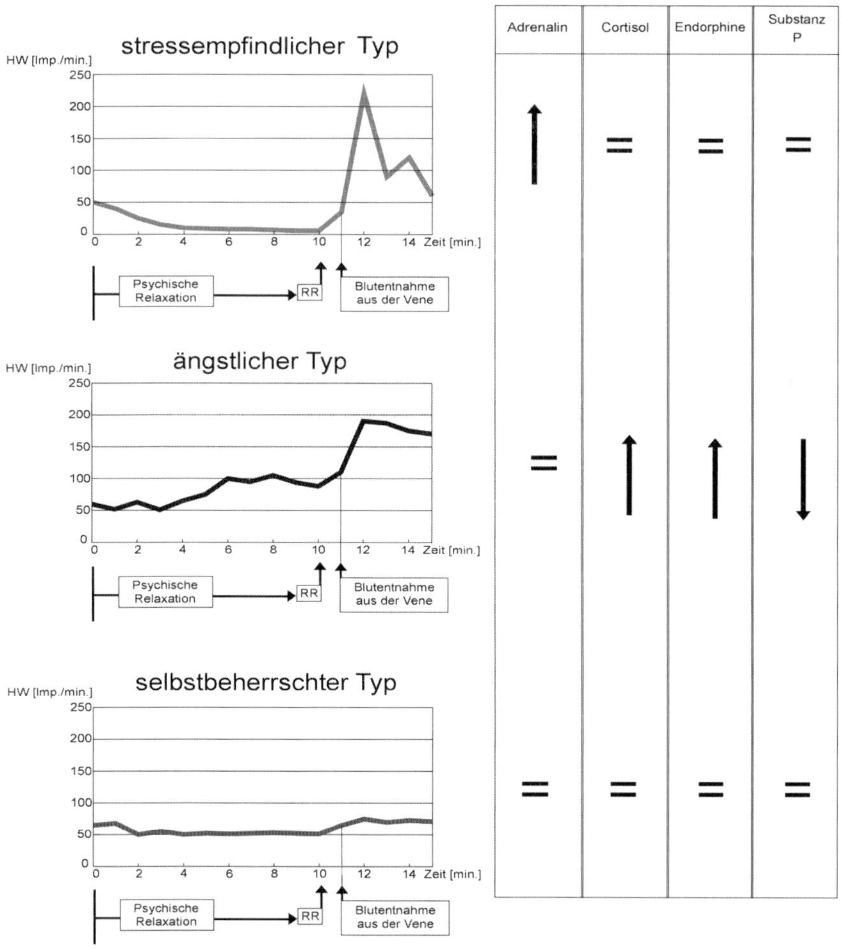


*Abbildung 16:*
*Untersuchungen zur Stressempfindlichkeit (n=120)*
*[Hecht und Hecht-Savoley 2008]*

## ■ 28_ Mit Resistenz und Resilienz widersteht man Erkrankungen

Auf der Konferenz der Militärärztlichen Akademie in Sankt Petersburg im Jahre 1885 formulierte, wie schon erwähnt, Nobelpreisträger Iwan Petrowic Pawlow, dass *„die außergewöhnlichen Stimuli, die sich in Form der krankheitserregenden Ursachen melden, gleichzeitig auch Reize für Schutzmechanismen des Organismus sind, die den Kampf mit den entsprechend pathologischen Erregern aufnehmen."*
Daraus geht hervor, dass die Möglichkeit besteht, dass bei Einwirkungen, z. B. von Viren, Bakterien und anderen Schadfaktoren, durchaus die Schutzfunktionen des Körpers Erkrankungen abzuwehren vermögen. Folglich sind z. B. für die Entstehung von Infektionskrankheiten und auch Tumorerkrankungen mehrere Faktoren verantwortlich und zwar mindestens zwei.
**1_ Der Krankheitserreger**
**2_ Die geschwächten Abwehrmechanismen (Immundefizit) eines Organismus.**

Ein resistenter Mensch kann trotz Vorhandenseins von Krankheitserregern gesund sein.
**Unter Resistenz wird der unspezifische Schutz des Organismus gegenüber Infektionen, Toxinen und anderen gesundheitsschädigenden Wirkungen verstanden.**
Aber ein Faktor wird gewöhnlich dabei vergessen, nämlich die typischen menschlichen Charakteristika, die geistigen und emotionellen (seelischen) Prozesse und Reaktionen. Wie wichtig diese für die Menschen bei der Erhaltung und Wiederherstellung der Gesundheit sind, zeigt folgendes Beispiel aus der Medizinhistorik.
Max Pettenkofer (1818-1901), Hygieniker und Umweltmediziner (unter heutigem Aspekt), war ein harter Widersacher von Robert Koch (1843-1910), der bekanntlich Bakterien als Krankheitsverursacher nachwies. Um das Gegenteil zu beweisen, trank er 1892 vor dem Auditorium im Hörsaal der Münchener Universität ein Reagenzglas Flüssigkeit aus, in dem sich Millionen von Cholerabakterien befanden. Seine physische und psychische Kraft waren so stark in der Auseinandersetzung mit den Bakterien, dass er sie besiegen konnte. Er blieb gesund und zeigte nicht das geringste Zeichen dieser gefürchteten Krankheit. Dabei spielte noch der dritte Faktor eine Rolle, nämlich die geistig-emotionellen Prozesse und vor allem der Wille, die Einflüsse auf die Prozesse der Selbstregulation und Selbstheilung nehmen können. Pettenkofer wollte ja seinen Gegnern beweisen, dass Bakterien nicht a priori krankmachen, sondern dass eben andere wichtige Faktoren mit eine Rolle spielen, nämlich neben der Resistenz jener Faktor, den Martin Seligman [1999] als Resilienz bezeichnete.

**Resilienz ist die Fähigkeit zur physischen und psychischen Widerstandsfähigkeit, zur Kraft und Stärke, Lebenskrisen, Konflikte, hohe Anforderungen, schlechte Lebensbedingungen (z. B. Armut), Schicksalsschläge, Trennungen, extreme Einwirkungen u. a. ohne längere Beeinträchtigung der Gesundheit und Persönlichkeitsstruktur zu überstehen [Seligman 1999].**
Das bedeutet Wege zu finden, um die entstandene Situation zu überwinden, wozu natürlich auch eine große Portion Willensstärke und Optimismus gehören. Seligman [1999] hat sein Buch, welches die Resilienz beschreibt, betitelt: „Kinder brauchen Optimismus. Optimismus ist ein wesentlicher Faktor, um Resilienz zu erlangen". Seligman hat schon zuvor mit seiner Forschergruppe [Visintainer et al. 1982] folgende Untersuchungen an Ratten durchgeführt.

Den Ratten wurden Krebszellen in einer LD50 appliziert. LD50 bedeutet, dass mit dieser Dosis in einem bestimmten Zeitraum (im vorliegenden Fall ein Monat) 50 % der Tiere sterben (LD = letale Dosis = tödliche Dosis).
Eine Gruppe dieser Tiere lebte wie üblich nach der Injektion von Krebszellen. Eine zweite Gruppe erhielt täglich einen Elektroschock, den sie aber durch einen Hebeldruck ausschalten konnten. Der Dritten wurde täglich der Elektroschock ohne Ausweichmöglichkeit appliziert, d. h. sie konnten ihre Situation nicht ändern. Die Ergebnisse: Von Gruppe 1 lebten nach einem Monat noch 50 % der Tiere, wie zu erwarten war. Von Gruppe 2 lebten noch 63 % und von der dritten Gruppe waren nur noch 23 % tumorfrei. Das bedeutet, dass durch das Ausweichen bzw. Ausschalten von Dysstress ein Tumorwachstum gehemmt werden kann, während das absolute Nicht-Ausweichen-Können in einer Situation zur Hilflosigkeit, zum Verzagen, zur Hoffnungslosigkeit, zur Ohnmacht und Verzweiflung führt, wodurch infolge des gestörten Transmittergleichgewichts das Krebswachstum beschleunigt werden kann.
Die zweite Gruppe der Ratten, die zu 63 % den Krebs überlebten, haben „Resilienz" entwickelt, weil bei ihnen durch wiederholtes Beherrschen der bedrohten Lebenssituation das Gleichgewicht der Transmitter, welches zur Stärkung des Immunsystems führt, konditioniert, also erlernt und somit fest ins Gedächtnis eingeprägt wurde.

**Dieses Beispiel zeigt ein weiteres Mal, dass es wichtig ist, Krisensituationen beherrschen zu lernen und bewusst Bewältigungsstrategien zu entwickeln, um einer Krankheit auszuweichen oder sie zu beseitigen. Hilfreich können dabei die das Immunsystem stimulierenden positiv-emotionellen neuropsychophysiologischen Techniken sein, wie Meditation, autogenes Training, meditatives Atmen, Willenskraft, Glaube und Hoffnung.**
**Ich empfehle dazu auch die körperlichen Prozesse zu stärken, z. B. durch Bewegung und durch die Einnahme von Mineralien, vor allem Klinoptilolith-Zeolith und andere Antioxidantien. Die Entgiftung des Körpers mit diesen Mitteln stärkt Resistenz und Resilienz eines Menschen.**

## ■ 29_ Die Krebsangst

(Die Angst bringt uns um [Lipton 2007])
Die Diagnose: „Sie haben Krebs" ruft bei dem größten Teil der Menschen, wie ich an Beispielen demonstrieren konnte, negativ emotionelle Reaktionen, meist in starker Intensität aus. Angst, Hoffnungslosigkeit, Verzweiflung, Wut, Depression, Hilflosigkeit, Panik und Verzagtheit, wobei die Angst von den emotionellen Belastungen gewöhnlich als die vordergründigste auftritt. Hauptursächlich ist es eine von der Gesellschaft induzierte Angst. Es ist die Macht der negativen Erwartung, die durch die weltweit verbreitete Auffassung und Einstellung gegenüber dem Krebs besteht. Die negative Erwartung nach der Diagnose Krebs ist quasi ein Voodoo-Urteil, ein Verwünschungsurteil, wie es bei Urvölkerstämmen noch heute besteht. Der starke Glaube des Verwünschten, dass er nach dem Verwünschungsurteil sterben müsse, führt in der Tat nach kurzer Zeit zu einem qualvollen Tod [Benson 1997; Goleman 1996].

**Bei Angehörigen von Urvölkerstämmen ist der Glaube so fest verwurzelt, dass nach Verkündigung des Verwünschungsurteils der Betroffene innerhalb von 24 Stunden stirbt.**
**Der fest verwurzelte Glaube des modernen Menschen, dass die Krebserkrankung den unausweichbaren Tod bringt, kann eher zum Tode führen als die Erkrankung selbst.**
**Die Angst kann den Menschen umbringen.** [Lipton 2007; Benson 1997]

Die Angst versetzt den Menschen in den Dauerzustand, in dem sich ein Sprinter in der Startposition „Auf die Plätze – fertig – los" befindet. Beim Sprinter wird die Aktionsbereitschaft mit dem Start in Aktivierung umgesetzt, was gleichbedeutend mit einer Entspannung ist. Menschen in Dauerangst leben ständig in Aktionsbereitschaft, setzen diese aber nicht in Aktivierung um, wodurch ein permanenter Spannungszustand besteht. Infolgedessen kommt es zu einer Überflutung des gesamten Körpers mit Stresshormonen (Cortisol, Endorphine), die schädliche Wirkungen ausüben [Lipton 2007].
Negative Erwartung werden bei Krebskranken, aber auch bei Gesunden nach Simonton et al. [1992] durch folgende, in der Bevölkerung verbreitete Ansichten ausgelöst:
1_ Krebs ist gleichbedeutend mit Tod.
2_ Krebs ist etwas von Außen in uns Eindringendes. Es besteht keine Hoffnung, ihn unter die Kontrolle zu bringen.
3_ Die Behandlung – ob Bestrahlung, Chemotherapie oder Operation – ist belstend und wenig wirksam und hat häufig viele unerwünschte Nebenwirkungen zur Folge.

Diese Auffassungen und Meinungen vom Krebs werden durch Zeitschriften, Zeitungen, elektronische Massenmedien künstlich hochgetrieben, teilweise mit sensationellen Berichten und Storys über Heldentum und Tapferkeit von krebserkrankten bekannten Persönlichkeiten, angesichts des bevorstehenden Tods oder einer anderen Erscheinung. Nicht selten wird Krebskranken ebenso wie Aussätzigen im Mittelalter begegnet. Wenn ein Mensch als Krebskranker „entdeckt" wird, ändert sich in der Unterhaltung der Ton, peinliche Stille tritt ein und die Blicke senken sich [Servan-Schreiber 2008]. Damit wird schweigend zum Ausdruck gebracht: Du wirst bald sterben. Du gehörst schon nicht mehr zu uns. Wir können Dir nicht mehr helfen. Nicht selten fehlen auch den Ärzten in solchen Situationen die Worte [Servan-Schreiber 2008]. Diese stillschweigende gesellschaftliche Ausgliederung führt neben der Angst zu einer weiteren schweren Belastung der Krebspatienten. Das ist die Einsamkeit. Der Berliner Physiologe Karl August Kirsch [Kirsch et al. 2001] wies nach, dass „soziale Isolierung" zur Einsamkeit führt und dass sich das Gefühl der Einsamkeit in allen Körperfunktionen negativ reflektieren kann. Besser wäre es, wenn man den Krebskranken mit Lachen, fröhlichen Blicken begrüßen würde, um auszudrücken: Du gehörst zu uns! Du wirst weiterleben!

Es ist bekannt, dass negative Erwartungen Stress bedeuten, z. B. ist der Weißkitteleffekt beim Blutdruckmessen in der ärztlichen Praxis oder in der Klinik bekannt. Weißkitteleffekt bedeutet, dass infolge der Erwartung des Patienten: Diagnose, schmerzhafte Therapie usw. der Blutdruck erheblich ansteigen kann. Das ist ein Signal für Stress, der sich bei längerem Anhalten zum Dysstress entwickeln kann.

Eine Doktorandin von mir, Cornelia Voigt-Spychalla [2001], hat bei Untersuchungen des Blutdrucks im Wartezimmer einer zahnärztlichen Praxis bei 114 Patienten einen mittleren Anstieg des systolischen Blutdrucks um über 30 mmHg festgestellt und Werte registriert, die über dem normalen Grenzwert im hypertonen Bereich lagen. Das ist zwar nur ein Situationsbluthochdruck, der aber zeigt, dass der Stressor „negative Erwartung" sehr stark wirkt. Bei diesen Untersuchungen handelte es sich um relativ kurzzeitige Anstiege des Blutdrucks. Wenn aber die negative Erwartung dauerhaft besteht, zeigt sich der Blutdruck als ein Charakteristikum für Dysstress. Dysstress sollte eben bei einem Krebskranken vermieden werden. Simonton et al. [1992] empfehlen, dass dem Patienten gleich nach der Diagnose Krebs positive Erwartungen vermittelt werden. Dazu geben sie die in folgender Tabelle dargestellten Verhaltensanregungen, die von mir etwas modifiziert wurden.

| | Negative Erwartungen | Positive Erwartungen |
|---|---|---|
| 1_ | Krebs ist gleichbedeutend mit Tod. | Krebs ist eine Erkrankung, die wie jede andere unter bestimmten Umständen zum Tod führen, aber auch geheilt werden kann. |
| 2_ | Krebs ist genetisch bedingt; es besteht keine Hoffnung, ihn unter Kontrolle zu bringen. | Der Todfeind des Krebses sind die körpereigenen Abwehrkräfte, was auch immer die Erkrankung verursacht haben mag. Diese müssen gestärkt werden. Die Stärkung kann durch Optimismus und durch eine positive Einstellung zur Erkrankung bewirkt werden. |
| 3_ | Die medizinische Behandlung ist belastend, unwirksam und hat häufig viele negative Nebenwirkungen zur Folge. | Die medizinische Behandlung ist ein mächtiger Verbündeter, „ein Freund in der Not"; sie unterstützt die körpereigene Abwehr und vermag heute durch die Entwicklung der Psychoonkologie auch die geistig-emotionelle Abwehr zu stärken und Resilienz entstehen zu lassen. |

**Die Krebsangst ist unter verschiedenen Aspekten zu sehen. Aus meiner Sicht sind folgende Aspekte zu beachten:**

1_ Die verbreitete Angst von Gesunden an Krebs zu erkranken.
2_ Die Schockangst, die nach der Diagnose auftritt und gewöhnlich mit negativen Erwartungen verbunden ist, wie das eben gezeigt wurde.
3_ Die Progredienzangst, d. h. die Angst vor dem Fortschreiten der Krebserkrankung bei Patienten während der Therapie und danach.
4_ Die Angst nach der Besserung oder Heilung wieder neu an Krebs zu erkranken.

**Was verstehen wir unter Angst?** Der Begriff Angst wird von Enge, Beengung abgeleitet. Angst als Emotion ist ein beunruhigender, bedrückender bis quälender Gefühlszustand als Reaktion

- auf tatsächliche,
- ungewisse oder
- vermeintliche Bedrohung.

Angst ist immer eine negative Grundemotion. Ausdrucksformen der Angst sind u. a. auch Furcht, Schrecken, Entsetzen, Panik, Grauen.

**Folgen der Ängste:**

- unbewältigter Dysstress
- Depression
- posttraumatisches Stresssyndrom
- psychosomatische Erkrankungen

**Symptome der Angst (ohne organische Ursachen)**

**Subjektiv**

- Atemnot
- Schweißausbrüche
- Bauchbeschwerden
- Benommenheit
- Taubheit
- Schmerzen
- Sterbensgefühl (bei Aids und Krebs)
- Schlafstörungen
- Zittern
- Übelkeit
- Herzklopfgefühl
- Verlust des Körpergefühls
- Schwindel, Kribbeln
- Hyperventilation
- Depression
- Tagesmüdigkeit

**Objektiv**

Tachykardie
EEG: Betawellen
Hautleitwert (EDA): Anstieg
Cortisol: Anstieg
Blutdruck: Anstieg
EMG-Muskelanspannung
Blutzucker: Anstieg

## Angst von Gesunden an Krebs zu erkranken

Öffentliche Befragungen von demografischen Institutionen und Medien zur Verbreitung von Angst unter der Bevölkerung besagen, dass die Krebsangst häufig einen vorderen oder mittleren Platz einnimmt. Im Bereich der Krebsprävention findet die Krebsangst kaum Aufmerksamkeit.

Nachfolgend möchte ich ein Fallbeispiel anführen, welches die Krebsangst in Einschlafstörungen reflektiert. Eine 24-jährige Frau wurde mir zu einer Kur in ein Naturheilzentrum mit schweren Schlafstörungen, die auf Ehekonflikte zurückzuführen sein sollten, überwiesen. Die Messung des Nachtschlafs mit einem ambulanten automatischen elektrophysiologischen Schlafanalysator ergab eine Einschlaflatenz von 118 Minuten (ca. 2 h) und eine totale Schlafdauer von 316 Minuten (ca. 5 h). Mehrmaliges nächtliches Aufwachen betrug insgesamt 27 Minuten. REM-Schlaf war leicht überschüssig mit 32,6 %. Der Tiefschlaf lag mit ca. 17 % im Referenzbereich.

Auf die Frage, was sie in diesen zwei Stunden mache, bevor sie einschlafe, antwortete sie: „Gar nichts. Sie liege eben so da.“ Ich sagte ihr, „dass dies nicht sein kann, sie müsse doch an irgendetwas denken.“ Meine weiteren Fragen bezogen sich zunächst auf die Eheprobleme, aber sie ergaben keine befriedigenden Antworten. Schließlich fragte ich sie, ob sie grübele. Nach einer Pause begann sie zu weinen und erzählte, dass ihre Freundin, gleichaltrig, vor einiger

Zeit an Leukämie gestorben sei und sie nun Angst habe, ebenfalls von Leukämie oder Krebs befallen zu werden und zu sterben. Ich empfahl ihr als erstes, das Kurprogramm diszipliniert durchzuführen. Das Kurprogramm bestand aus den Hauptelementen: Körperbewegung, chronobiologische Lebensweise zur Regulierung des Schlaf-Wach-Rhythmus, Thermalbaden, kontrolliertes meditatives Atmen, Boden- und Wassergymnastik, Massage und vegetarische Ernährung. Sie nahm keine Medikamente. Ich gab ihr die Aminosäure Glyzin zur Unterstützung des Hemmungs-Neurotransmitters Glyzin im Gehirn sublingual als natürliches Sympathikolytikum und Antistresssubstanz.
Täglich führte sie unter meiner Anleitung kontrolliertes meditatives Atmen durch. Außerdem nahm sie an aufklärenden Gesundheitsseminaren teil. Des Weiteren führte ich kurze aufklärende Gespräche zur Krebserkrankung, zur Stärkung des Immunsystems und zum gesunden Schlafen durch. Der gemessene Schlaf, vor allem das Einschlafen, unterlag zunächst von Tag zu Tag Schwankungen. Die letzte Kontrolle nach der 15-tägigen „Entstressungskur" zeigte aber im Schlafprofil bereits Verbesserungen.

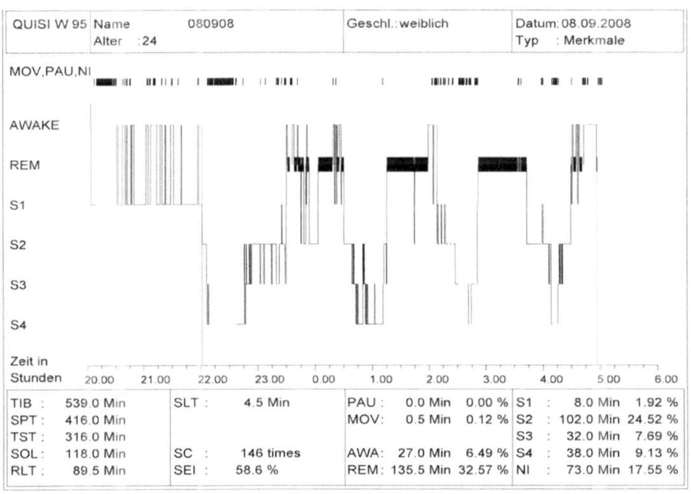


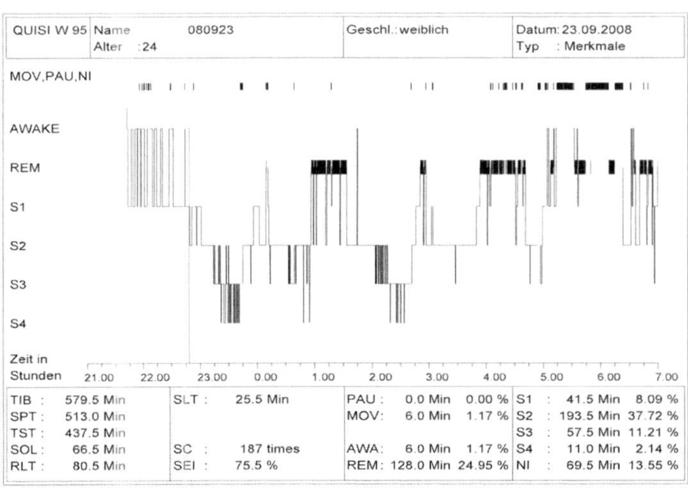


*Abbildung 17:*
*oben:*
*Schlafprofil einer Patientin mit Krebsangst. Auffällig ist die lange Einschlaflatenz.*
*unten:*
*Schlafprofil dieser Patientin nach einer naturheilkundlichen Ganzheits-Schlaftherapie-Entstressungskur. Bis auf die Einschlafdauer, die sich bereits verkürzt hat, liegt ein nahezu normales Schlafprofil vor.*

Die Einschlafdauer reduzierte sich auf 66 Minuten, also fast um die Hälfte der Ausgangssituation. Die totale Schlafdauer verminderte sich um zwei Stunden und das nächtliche Erwachen verminderte sich um 21 Minuten. Bis auf die Einschlafdauer hat sich der Schlaf nahezu normalisiert. Der Patientin wurde empfohlen, weiter das kontrollierte Atmen mittels einer CD-Anleitung zu üben. Ein Telefongespräch zwei Monate nach der Kur mit ihr bestätigte eine weitere wesentliche Besserung ihrer Krebsangst und ihrer Einschlafstörungen. Das ist ein Ausnahmefall von Krebsangst, der nahezu umfassend behandelt werden konnte. Nicht immer getrauen sich diese Menschen anderen ihre Krebsangst mitzuteilen, wie eben auch im vorliegenden Fall.
Schlafstörungen und besonders Einschlafstörungen mit Grübeln sind starke Stressoren, die auch dem Immunsystem Schaden zufügen. Das zeigen Ergebnisse der Somnoimmunologie [Brown et al. 1996]. (Siehe Kapitel 42: Somnoimmunologie.)
Schlafstörungen können ein Risikofaktor für Tumorerkrankungen sein [Niemann und Maschke 2004; Maschke et al. 2003].

Ein „Auswuchs" der Krebsangst ist der in einem Buch veröffentlichte Fall der 1975 geborenen Evylin Heeg aus Freiburg [Heeg und Heeg 2009]. Sie ließ sich aufgrund dessen, dass mehrere ihrer Familienangehörigen an Brustkrebs gestorben waren, darunter ihre Mutter, auf Anraten ihrer Ärztinnen, beide gesunde Brüste amputieren. Das ist aus meiner Sicht nicht nur eine körperliche „Verstümmelung der Weiblichkeit", sondern auch eine geistig-seelische, die von den Ärztinnen, die ihr diesen Schritt empfohlen haben, überhaupt nicht in Erwägung gezogen wurde. Im hinteren Einbandtext dieses Buchs kommt die ganze gegenwärtige dogmatische Auffassung der Onkologie und die medizinische Fragmentierung der Patientin zum Ausdruck, wodurch zusätzlich und allgemein die Krebsangst nur stimuliert werden kann. „Evylin Heeg ist Trägerin eines Gendefekts. Sie wird mit über achtzigprozentiger Wahrscheinlichkeit jung an Brustkrebs erkranken. Vier Frauen in ihrer Familie sind bereits daran gestorben – auch ihre Mutter. Sie trifft die Entscheidung zu leben ..." Aber was ist das für ein Leben? Kann sie nicht auch an einer anderen Krebsart erkranken? Wenn man das Ganzheitsprinzip betrachtet, ist das durchaus möglich. Ist die Krebsangst aber damit beseitigt worden? Krebsangstprävention im eigentlichen Sinne wurde mit Evylin, wie aus dem Buch ersichtlich wird, nicht durchgeführt. Der Gentest erwies sich wie das Voodoo-Urteil. Wissenschaftliche Studien [Schlitter 1995; Servan-Schreiber 2008; Sörensen et al. 1988] zeigen, dass nur 5-15 % der genetischen Faktoren bei der Krebsentwicklung eine Rolle spielen können. Umweltfaktoren, Psychotraumata in der Kindheit und Jugend sowie negative Emotionen wurden von den Ärztinnen, die Evylin berieten und behandelten, überhaupt nicht mit einbezogen.
Der Krebsangst der Gesunden ist unbedingt durch reale ethische präventive Maßnahmen entgegenzuwirken. Hier **muss** die gesamte Gesellschaft mitmachen.

### Progredienzangst

Über die **Progredienzangst** liegen Untersuchungen von Herschbach vor [Herschbach 2003]. Nach Herschbach rangiert die Angst an erster Stelle von 23 Belastungsfaktoren aus allen Lebensbereichen.
32 % der Tumorpatienten sollen häufig oder sehr häufig unter Progredienzangst, d. h. Angst vor dem Fortschreiten der Erkrankung leiden. Nach Herschbach [2003] ist die Progredienz-

angst bei Krebskranken mit leicht auszulösendem Grübeln über die Zukunft verbunden. Sie geht mit Niedergeschlagenheit, also depressiver Stimmung, einher und schränkt die Lebensqualität der Betroffenen nachhaltig ein. Mit einem spezifischen psychometrischen Test wird die Progredienz erfasst. In der folgenden Tabelle von Herschbach ist die Häufigkeit von Items der vorderen Ränge angeführt, die mit einem Progredienzangstfragebogen erfasst worden sind.

| | **Häufigkeit (0 = nie ... 5 = sehr oft)** |
|---|---|
| Vor Arztterminen oder Kontrolluntersuchungen bin ich ganz nervös. | 3,22 |
| Wenn ich an den weiteren Verlauf meiner Erkrankung denke, bekomme ich Angst… | 3,05 |
| Ich habe Angst vor drastischen medizinischen Maßnahmen im Verlauf der Erkrankung. | 3,13 |
| Mich beunruhigt, was aus meiner Familie wird, wenn mir etwas passieren sollte. | 3,08 |
| Ich habe Angst vor Schmerzen. | 3,03 |
| Es beunruhigt mich, dass ich im Alltag auf fremde Hilfe angewiesen sein könnte. | 2,84 |
| Ich mache mir Sorgen, dass meine Medikamente meinem Körper schaden könnten. | 2,84 |
| Die Frage, ob meine Kinder meine Krankheit auch bekommen könnten, beunruhigt mich. | 2.08 |

*Tabelle 4:*
*Häufigkeit von Einzelitems (vordere Ränge) bei Tumorpatienten in der Reha – gemessen mit dem Progredienzangstfragebogen (PA-F) [Herschbach et al. 2003]*

Die Behandlung der Progredienzangst erfolgt nach Herschbach [2003] mit den Prinzipien der kognitiven Verhaltenstherapie. Während dieser Therapie werden die Patienten angeleitet, ihre Progredienzängste differenziert wahrzunehmen, sich mit ihnen zu konfrontieren und sie „zu Ende zu denken“. Auch konkrete Angstbewältigungstechniken für die Anwendung im alltäglichen Leben werden eintrainiert.

## Zur Angst nach bestehender Besserung der Krebserkrankung

Der von mir wissenschaftlich betreute Doktorand Johannes Linke [Linke 2008] untersuchte in seiner Dissertation Brustkrebskranke, Gesunde und ältere nicht krebskranke Frauen mit der Hospital Anxiety and Depressionsscala (HADS).
Für diese Fall-Kontroll-Studie konnten 17 Mammakarzinom-Patientinnen und altersangepasste gesunde Frauen sowie eine aus 13 Frauen bestehende Seniorengruppe untersucht werden. Die in nahezu allen soziodemographischen Daten gut mit der Kontrollgruppe vergleichbaren Brustkrebspatientinnen weisen einen Alters-Mittelwert von 48,2 Jahren, eine mittlere

Erkrankungsdauer von 3,5 Jahren und einen Karnofsky-Index (KPI) von 91,8 % auf, wobei 16 der 17 Frauen im M0-Stadium sind. Trotz des guten KPI und einer mittleren Erkrankungsdauer von 3,5 Jahren haben die Mammakarzinom-Patientinnen einen unruhigen und weniger erholsamen Schlaf, vermehrte Fatigue und Dysstress sowie eine erniedrigte aR und ein vermindertes Kohärenzgefühl. Die CFS-D korreliert mit r=0,51 mit der IKS, mit r=0,55 und 0,63 mit der aR und r/a-aR sowie mit den Angst- und Depressions-Skalen und den nächtlichen Wachphasen (nicht erholsamer Schlaf) (r=0,37 - 0,60).

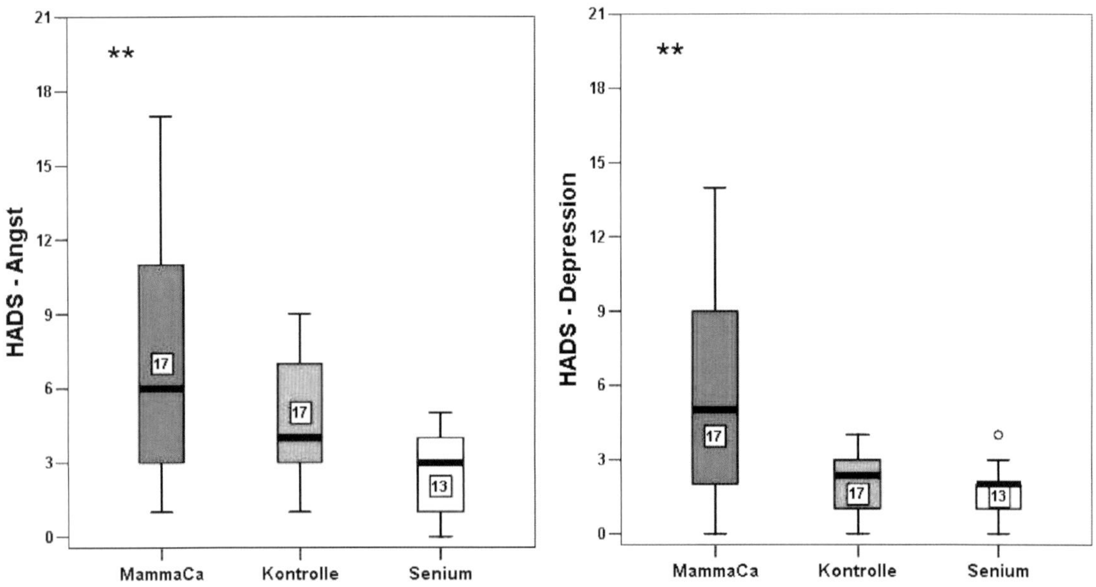


*Abbildung 18:*
*Box-Plots mit Darstellung der HADS-Werte für Angst und Depression für die Mammakarzinom-, Kontroll- und Seniumgruppe*
*Angst: M:K n.s.; M:S p=0,003; K:S p=0,025/Depression: M:K p=0,031; M:S p=0,005; K:S n.s.*
*[Linke 2008}*

Aus diesen Diagrammen wird ersichtlich, dass bei den Untersuchten, überwiegend symptomfreien, Mammakarzinom-Patientinnen auch 3,5 Jahre nach der Erstdiagnose Angst und Depression relevant erhöht sind, verbunden mit einem unruhigen nicht erholsamen Schlaf. Zusätzlich konnte bei diesen Patientinnen das Krebserschöpfungssyndrom (Cancer fatigue) festgestellt werden.

Die vorgestellten Ergebnisse zeigen, dass die Krebsangst schon bei Gesunden bestehen kann, nach der Diagnose Krebs mit großer Intensität einsetzt, während des Verlaufs der Krebskrankheit sich weiter steigernd besteht und selbst bei Patienten, die krebsfrei geworden sind, auch noch weiter erhalten bleibt. (Bei allen Patienten mit Krebsangst bestehen Schlafstörungen, die bisher kaum von den Therapeuten beachtet worden sind.) Es bahnen sich einige Bemühungen seitens der psychosomatischen Medizin an [Herrschbach 2003], sich um die Angst der Krebskranken zu kümmern. Eigentlich müsste es ein gesellschaftliches Anliegen sein, die Krebsangst auszurotten, also die Menschen darüber aufzuklären was die Krebserkrankung darstellt, dass der Krebskranke, wie jeder chronisch Kranke, zu heilen ist. Hierbei ist aber unbedingt den Schlafstörungen große Aufmerksamkeit zu schenken. Es muss aufgrund der bisherigen Darlegungen [Rüegg 2005; Hecht und Hüller 1984; Selye 1974, 1956, 1953; Issels 1972; Servan-Schreiber ; Paloucek et al. 1966; Solomon und Arnikraut 1972; Birbaumer und Schmidt 1996 u. a.) davon ausgegangen werden, dass die Angst der Krebskranken als ein starker Stressor und somit als stärkster emotioneller Belastungsfaktor [Herrschbach 2003] wirkt, der gravierend in die molekulare Regulationsebene der Emotionen [Pert 1998, 2007] störend einzugreifen vermag.

Die beiden folgenden Schemata sollen dies bildlich verdeutlichen.

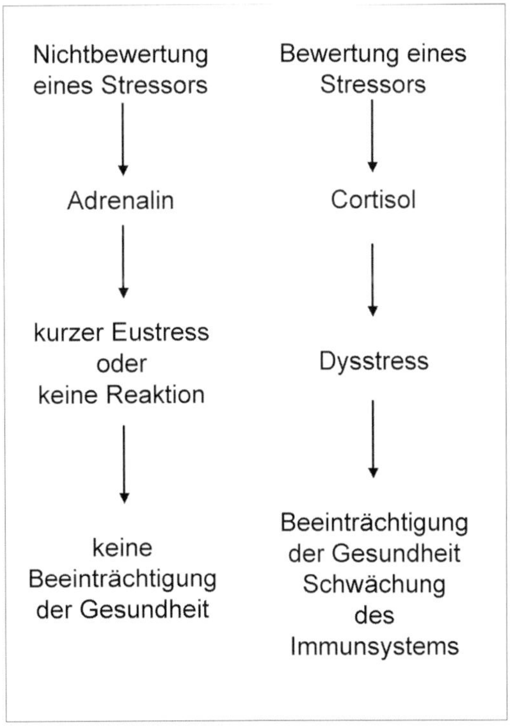


*Abbildung 19:*
*Schematische Darstellung der Eu- und Dysstressprozesse bei Bewertung und Nichtbewertung des Stressors*

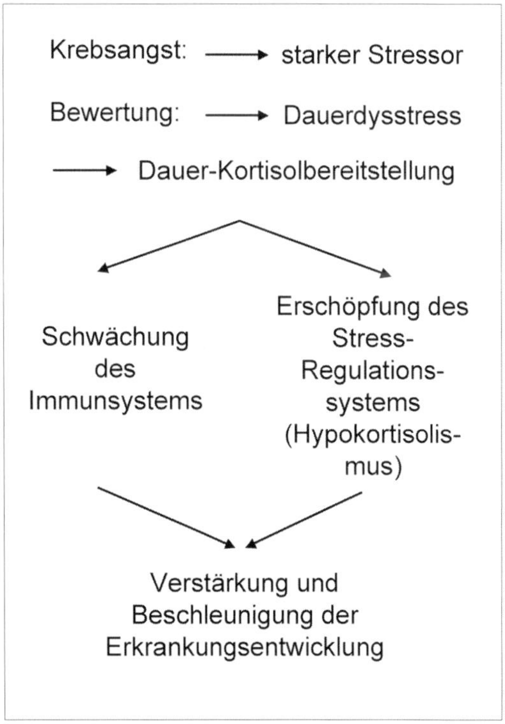


*Abbildung 20:*
*Schematische Darstellung des stark bewerteten Stressors Krebsangst mit den Dysstressfolgen für den weiteren Verlauf der Erkrankungsentwicklung*

Krebsangst gekoppelt mit Depression und gestörter Schlafqualität ist folglich ein Störfaktor für die Heilung der Krebserkrankung.
Wie schon erwähnt, lässt sich die Krebsangst durch kontrolliertes meditatives Atmen [Pert 2002; Servan-Schreiber 2006; Hecht 2002], durch Visualisierung [Simonton et al. 1982] sowie durch andere Techniken wie Yoga, autogenes Training, Meditation [Ornish et al. 2005;

Spiegel et al. 1981, 1983; Gawler 2001/1985] und kognitive Verhaltenstherapie [Herrschbach 2003] günstig beeinflussen.
Welche Methoden verwendet werden sollen, muss individuell entschieden werden. Am einfachsten ist das kontrollierte meditative Atmen (Kapitel 8) durchzuführen.

## 30_ Warum besteht in der Gesellschaft weit verbreitete Krebsangst? Warum wird der Krebskranke aus der Gesellschaft „ausgegliedert“?

Für die Krebsangst als gesellschaftliche Erscheinung gibt es zahlreiche Ursachen. Ich möchte nur einige Beispiele aus meiner Sicht aufgrund des heutigen wissenschaftlichen Erkenntnisstands darlegen.
Wie bereits erwähnt, hat das Nationale Gesundheitsinstitut der USA (NIH) im Jahr 2007 einen Bericht herausgegeben, aus dem hervorgeht, dass seit 40 Jahren keine Fortschritte bei den wesentlichen Krebsarten (Brust, Prostata, Lunge, Darm) erzielt worden sind. Gleichzeitig ist festzustellen, dass es 1970 in Deutschland vier verschiedene Medikamente für die Chemotherapie gab und im Jahr 2006 gab es mehr als vierzig [Naturarzt 2006]. Dieser Widerspruch, einerseits keine wesentlichen Fortschritte in der Krebstherapie (und solcher Unfug wie Amputation gesunder Brüste), andererseits eine Verzehnfachung des Angebots an Chemotherapeutika, muss doch Ursachen haben. Ich sehe unter anderem folgende Ursachen für diesen Widerspruch:

**1. Generell beherrscht ein falscher Ansatz die Krebsphilosophie und Krebstherapie, der drin besteht, dass**

- die Ganzheitlichkeit des menschlichen Organismus insbesondere die Einheit von Geist, Seele (Emotionen) und Körper ignoriert und z. B. Psychotrauma, Dysstress, posttraumatischer Stress nicht beachtet werden,
- mit dem Gendogma ein Fatalismus (Vorbestimmung des tödlichen Ausgangs bei Krebserkrankungen) betrieben wird, der jegliche aktive Mitwirkung des Patienten verhindert,
- Umweltfaktoren mit schleichender Vergiftung der Menschen und abnormer moderner Lebensweise wenig beachtet werden, obgleich allgemein bekannt ist, dass z. B. Lungenkrebs bei Männern zu 80 % und bei Frauen zu 70 % durch das Rauchen ausgelöst wird,
- Spontanheilungen ignoriert werden und teilweise in den Bereich der „Wunderheilung“ und „Esoterik“ verbannt werden,
- Ärzte und Familienangehörige ungenügendes Wissen und mangelnde Schulung über den Umgang mit Krebskranken haben,
- Dogmen die Krebsphilosophie beherrschen, die eine reale Therapie blockieren, z. B. das Krebszell- und Krebsstammzelldogma,
- offizielle Stellen des Gesundheitswesens die Anwendung von Naturheilverfahren unterdrücken oder sogar unsinnigerweise verbieten und bestrafen [Issel 1981],
- eine Konzeption für eine reale Krebsprävention offiziell nicht existiert.

Eugen Schlitter, der sich mit dieser Problematik auseinander gesetzt hat [Schlitter 1965, 1985a und b, 1992, 1993, 1994a und b] gibt dafür folgende Erklärungen:

**Eugen Schlitter [1995] Auffassung zum Abstraktum „Zelle“:**

„Medizinhistorisch hatten im Zeitalter der bakteriologischen Entdeckungen pathogener Mikroorganismen erst die Genetiker das Gesichtsfeld der Krebsforschung in abstrakter Weise auf eine einzelne Zelle eingeengt. Hierdurch und unter dem Einfluss neuer bakteriologischer Erkenntnisse wurde das körpereigene Wachstumsprodukt „Krebszelle“ wie eine neue „Zellrasse“ betrachtet und durch eine bakteriologische Denkrichtung einem pathogenen Mikroorganismus gleichgestellt.“

**Eugen Schlitter trifft des Weiteren die Feststellung, dass**

„im Ausgang des 19. Jahrhunderts Bakteriologen und Genetiker die wissenschaftliche Sicht der Karzinogenese bis heute auf eine Hypothese von einer abstrakt zellständigen Karzinogenese einschränkten, die schon 1896 durch Beatson [1896] widerlegt worden war. Weil diese Hypothese trotz gegensätzlicher Fakten dogmatisch wie eine Wahrheit behandelt wurde, entstand ein a priori unlösbares „Krebsproblem“.

**Beatson [1896] und Bauer [1963, 1949] fordern schon sehr früh für die Krebsforschung und Krebstherapie eine grundlegende Kursänderung:**

„Doch die Klinik vergaß, dass die Hypothese eine Hypothese war und machte die wissenschaftliche Annahme zu einer allgemeinen Wahrheit. Aber das klinische Wissen der alten Ärzte vom Menschen als lebendigem Wesen ging weit über das hinaus, was der an der Leiche sich orientierenden Medizin zugänglich war.“ [Schlitter 1995]

**2. Die Angst vor den Qualen der Chemotherapie**

Die Nebenwirkungen der Chemotherapie, die in der Applikation von Zellgiften besteht, sind stärker als die therapeutischen Wirkungen, wie es folgendes Beispiel zeigt. So kam eine Werbung in der Med. Review Nr. 11 und 12 2008, 9. Jahrgang, für das Präparat Nexavar® für fortgeschrittenes Nierenkarzinom in meine Hände. In dieser ganzseitigen Annonce auf der Rückseite des Titelblatts fielen mir zwei Schlagzeilen auf: „Nexavar® ist gut verträglich“. „Den Tumor in die Zange nehmen“. Dann nahm ich folgende Nebenwirkungen zur Kenntnis, die mich keinesfalls beruhigen konnten (versprochen wurde laut Studie: 24 Monate statt 12 Monate Überlebenszeit).

**Nebenwirkungen: „Sehr häufig:** Lymphopenie, Hypophosphatämie, Blutungen (inkl. Magen-Darm-, Atemwegs-, Hirnblutungen), Hypertonie, Durchfall, Übelkeit, Erbrechen, Hautausschlag, Alopezie, Hand-Fuß-Syndrom (palmar-plantares Erythrodysästhesie-Syndrom), Erythem, Pruritus, Müdigkeit, Schmerzen (inkl. Schmerzen im Mund, im Abdomen, Knochen-, Tumor-, Kopfschmerzen), erhöhte Amylase-/Lipase-Werte.

**Häufig:** Leukopenie, Neutropenie, Anämie, Thrombozytopenie, Appetitlosigkeit, Depression, periphere sensorische Neuropathie, Tinnitus, Heiserkeit, Verstopfung, Stomatitis (inkl. Mundtrockenheit, Glossodynie), Dyspepsie, Dysphagie, trockene Haut, exfoliative Dermatitis, Akne, Hautabschuppung, Arthralgie, Myalgie, erektile Dysfunktion, Asthenie, Fieber, grippeartige Erkrankung, Gewichtsabnahme, vorübergehender Anstieg der Transaminasen.

**Gelegentlich:** Follikulitis, Infektion, Überempfindlichkeitsreaktion (inkl. Hautreakt. Urtikaria), Hypothyreose, Hyponatriämie, Dehydratation, reversible posteriore Leukoenzephalopathie, myokardiale Ischämie, Myokardinfarkt, Herzinsuffizienz, hypertensive Krise, Rhinorrhoe, gastroösophagealer Reflux, Pankreatitis, Gastritis, gastrointestinale Perforation, Bilirubinanstieg, Gelbsucht, Cholezystitis, Cholangitis, Ekzem, Erythema multiforme minor, Keratoakanthom/Plattenepithelkarzinom der Haut, Gynäkomastie, vorübergehender Anstieg d. alkalischen Phosphatase im Blut, INR anormal, Prothrombinspiegel anormal. **Verschreibungspflichtig.“**

Das Chemotherapeutikum, das „heilen“ soll, kann folglich 18 Symptome sehr häufig, 25 häufig und 28 gelegentlich bei Krebskranken neu hervorrufen. Insgesamt 71 neue, teils schwerwiegende Symptome durch die Chemotherapie.
Im Eid des Hippokrates steht u. a.: „Ärztliche Verordnungen werde ich zum Nutzen der Kranken nach meiner Kraft und meinem Urteilsvermögen anwenden, vor Schaden und Unrecht werde ich sie bewahren.“
„Wenn ich diesen Eid erfülle und nicht verletze, so möge mir im Leben und in der Kunst Erfolg beschieden sein, dazu Achtung bei allen Menschen für alle Zeit; wenn ich ihn aber breche und meineidig werde, möge das Gegenteil eintreten.“

**3. Die Justiz mischt sich in die freie Ausübung der ärztlichen Heilkunst ein**
Um mehr darüber zu erfahren, empfehle ich das Buch von Dr. Josef Issels: Mein Kampf gegen den Krebs – Erinnerungen eines Arztes. Bertelsmann Verlag, München (1981) zu lesen. Sogar der Gebrauch des Begriffs „Selbstheilung“ musste durch Gerichtsbeschluss von Therapeuten erkämpft werden, wie folgendes Beispiel zeigt: „So hatte das Oberverwaltungsgericht Lüneburg bereits am 27. Mai 2004 gemäß Artikel 12 des Grundgesetzes den Synergetik-Therapeuten und -Profilern unwiderruflich den Berufsstatus erteilt und damit zugleich einen vorläufigen Rechtsschutz gewährt. Der Bayerische Verwaltungsgerichtshof definierte dann am 5. Juli 2005 die Synergetik-Therapie als eine „Methode der Selbsterkenntnis, Selbstveränderung und darauf beruhenden Selbstheilung … , die sich von einer psychiatrischen, psychotherapeutischen oder von Heilpraktikern durchgeführten psychischen Behandlung nicht grundsätzlich, sondern nur graduell unterscheidet. … als eine Art Homöopathie ähnliches psychotherapeutisches Verfahren“ [Rost 2008].

**4. Gibt es Interessengruppen an der Krebsangst?**
Offensichtlich ja, wenn man den glaubwürdigen Bericht von Prof. Dr. Peter Yoda in seinem Buch „Ein medizinischer Insider packt aus“ zur Kenntnis nimmt. Yoda [2007] berichtet über die Firma „Intercommunication“ Oahu (USA), Chef :William Benell. Diese Firma hat die Aufgabe, im Auftrag von Regierungen und Industrie (Pharma) mittels Verlagen, Marketingfirmen, TV- und Radiostationen Angst aller Art zu erzeugen, z. B. vor

- Krieg
- Terror
- Krankheiten
- Staaten
- Religionen

1970 erging ein Auftrag von bestimmten Interessengruppen an die Firma Intercommunication Oahu (USA). Chef William Benell mit dem Ziel Erzeugung von Angst in der Krebsszene.

Die Aktion wurde am 23.12.1971 mit einer Rede des USA-Präsidenten Richard Nixon: „Kriegserklärung an den Krebs" begonnen. Schwerpunkte dieser Konzeption waren:

- **Angst erzeugen:** Krebsfälle nehmen zu, Krebs ist unheilbar
- **Hoffnung wecken:** Neue Produkte der Chemotherapie können vielleicht den Krebs besiegen
- **Forschung:** Ohne wissenschaftliche Grundlage: Orientierung auf Genforschung [Yoda 2007]

Die Menschen wurden in der Folgezeit mit Pressemeldungen nach dem Prinzip der psychischen „Wechseldusche" informiert: Hoffnung auf gute Medikamente. Rückruf der Hoffnung, weil sich der Wunsch der Medikamentenwirkung nicht erfüllt hat. Nachfolgend sind wahllos aus der Fülle derartiger Berichterstattungen einige wenige Beispiele angeführt.

**Die neuen Strategien der Spezialisten: Krebskiller im Anmarsch**
Über 300 potentielle neue Krebsmedikamente werden derzeit getestet. Mehrere Milliarden Mark pumpen Pharmafirmen in ihre Entwicklung.

- Zellgifte
- Antikörper
- Hormonblocker
- Bestrahlungen
- Gentherapeutika

[Focus 45/1997]

**Krebskiller im Anmarsch – Die Zeit sinnloser Schlachten ist vorbei**

**ANTITUMORPILLEN:** Zellgifte und Hormonblocker bekommen Konkurrenz

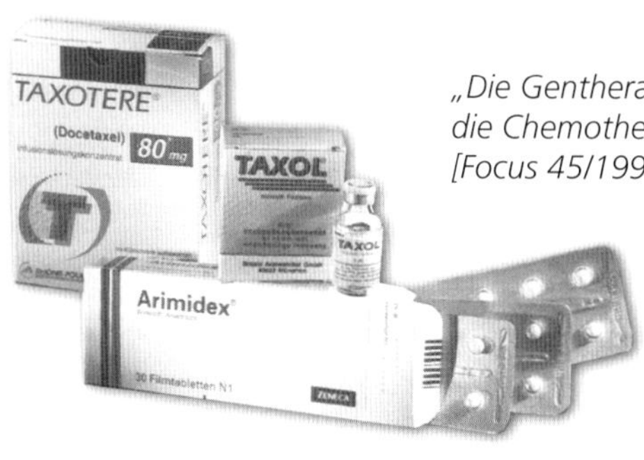


*„Die Gentherapie ist heute so weit wie die Chemotherapie in den 50er Jahren" [Focus 45/1997]*

TUMORE

**Hohe Dosis, wenig Erfolg**

**Neue Studien dämpfen die Hoffnung, die Ärzte in die Hochdosis-Chemotherapie gegen Brustkrebs gesetzt hatten**

Quelle: Focus 17/1994

**Kein »Durchbruch« bei Krebs**

Gentherapien sind vielversprechend, doch Heilung bringen sie noch nicht

ND 1997 20/2109

Wie die Realität wirklich aussieht, schildert die amerikanische weltbekannte Forscherin Candace B. Pert in ihrem Buch „Moleküle der Gefühle: Körper, Geist und Emotionen" wie folgt: **„Ganz gewiss war – und ist – ein neuer Ansatz zur Krebsbehandlung dringend erforderlich. Obwohl das Krebsestablishment seit Jahren versucht, der Krankheit Herr zu**

**werden, tötet sie jedes Jahr mehr Menschen. Häufig ist es ein langsamer und qualvoller Tod, der durch toxische Behandlungsformen noch erschwert wird. Die hochgiftigen Chemotherapeutika, die in den fünfziger Jahren entwickelt wurden, töten alle in rascher Teilung befindlichen Zellen des Körpers, also nicht nur Krebszellen, sondern auch viele gesunde Zellarten. Leider besteht auch das Immunsystem, die körpereigene Krebsabwehr, aus Zellen, die sich rasch teilen. So bleibt beides auf der Strecke – die Zellen, die die Krankheit in sich tragen und diejenigen, die vor ihr schützen.“** [Pert 2007]

Candace Pert entdeckte als 24-jährige Doktorandin den Opiatrezeptor und leitete eine neue Ära der Rezeptorbindung von Wirkstoffen, insbesondere körpereigenen Neuropeptiden, ein. Sie entdeckte mit ihren Forschergruppen noch zahlreiche weitere Neuropeptide. Unter anderem auch das Peptid Neurobombesin und dessen Rezeptoren, welches einen Wachstumsfaktor darstellt und auch bei dem Wachstum von Krebszellen nachgewiesen wurde [Pert et al. 1973, 1974, 1985, 1986, 1998, 2007]. Durch Intrigen wurde ihr der Nobelpreis verwehrt.

Die vorstehenden Fakten bedürfen keines weiteren Kommentars, zumindest für solche Menschen, die denken können, und diese möchte ich ansprechen und stimulieren.

## ■ 31_ Was fühlen und denken Ärzte, wenn bei ihnen selbst die Diagnose Krebs gestellt wird?

Ärzte sind genauso Menschen wie ihre Patienten. Sie unterscheiden sich vielleicht nur durch den weißen Kittel, den aber manche Ärzte auch nicht tragen. Wenn Ärzte also auch nur normale Menschen sind (was manche nicht sein wollen), können sie natürlich wie jeder andere Mensch an Krebs erkranken. Es ist interessant und lehrreich, denke ich, zu wissen wie Ärzte nach der Diagnose Krebs reagieren, wie sie den Schock überwinden und wie sie zur Heilung gelangen.
Ich möchte zwei Autoren von Büchern, in denen sie selbst schildern wie es ihnen ergangen ist, als Beispiele anführen. Diese Bücher möchte ich jedem, der an Krebs erkrankt ist bzw. nicht an Krebs erkranken möchte, empfehlen.

### Die Natur hat grundsätzlich Recht

Als ersten möchte ich Prof. Dr. Peter Yoda vorstellen, der das Buch „Ein medizinischer Insider packt aus“, Sensei Verlag Kernen (2007) geschrieben hat. Prof. Dr. Peter Yoda kam nach der bei ihm gestellten Diagnose „Krebs“ zu dem berühmten Frankfurter Club, in dem sich viele ehrliche, exzellente Wissenschaftler verschiedener Disziplinen vereinigt haben, die die Wahrheit über die Medizin und das Gesundheitswesen aller Länder ergründen und aufzeigen, wie Ärzte und Patienten durch Regierungen und Pharmafirmen belogen werden. Die Mitglieder des Clubs helfen auch Krebserkrankten, so auch Prof. Yoda, der von seinem Bronchialkarzinom überrascht wurde und mit Alternativmethoden geheilt werden konnte. Nun seine Geschichte:

Nachdem bei einer Reihenuntersuchung ein Bronchialkarzinom festgestellt wurde, konsultierte er einen Onkologen. Hier seine Erlebnisse: „Nachdem ich den ersten Schock etwas verdaut hatte, fragte ich ihn nach Therapiemöglichkeiten, falls es sich bestätigen würde, dass es sich um einen malignen Tumor handelt. Er erzählte mir etwas von neuen Behandlungsmöglichkeiten und dass wir zuerst einmal wissen müssen, ob es ein „Kleinzeller“ bzw. ein „Nicht-Kleinzeller“ wäre, um beurteilen zu können, wie erfolgreich welche Chemotherapie sein würde. Es war das erste Mal, dass es mich gestört hat, dass ein Arzt das Wort „wir“ benutzte, obwohl es doch einzig und allein um mich ging. Es war übrigens auch der letzte Tag in meinem Leben, an dem ich das Wort „wir“ benutzte, obwohl es um mein Gegenüber ging.“
Danach ging er nach Hause, überlegend, wie er die Diagnose Krebs seiner Frau mitteilen sollte. Yoda schreibt: „Noch bevor ich etwas sagen konnte, sah sie mich an und sagte: „Du siehst nicht gut aus, was ist los?“ In wenigen Worten schilderte ich ihr mein Trauma und wir saßen, jeder mit einer Tasse Kaffee in der Hand, in unserem Esszimmer am Tisch und überlegten die nächsten Schritte. Plötzlich stand meine Frau Jill auf und griff zum Telefonhörer: „Ich rufe Karl an, denn wir benötigen jetzt einen Menschen um uns herum, der klar und logisch denken kann.“

Karl war der beste Freund von Peter Yoda und Mitglied des Frankfurter Clubs, was Peter jedoch vorher nicht wusste. Yoda: „Wie immer blieb Karl gelassen und begann im gleichen warmen Ton weiterzureden. „Ich möchte es mal kurz auf einen Nenner bringen. Ich kenne Menschen, die in der Lage sind dich zu heilen, selbst wenn du Lungenkrebs hast. Glaubt mir bitte, Peter und Jill, ich habe es selbst schon mehrmals erlebt.“ Während ich langsam aber sicher am Verstand meines Freundes zu zweifeln begann, ergriff Jill das Wort: „Karl, du bist seit vielen Jahren unser bester Freund und du hast uns noch nie belogen. Deshalb glaube ich dir.“
Peter Yoda: „Am nächsten Tag ging ich noch einmal zurück in mein Büro, setzte mich an meinen großen Schreibtisch und versammelte alle onkologischen Bücher um mich herum, die ich in meinem Büro finden konnte. Es waren gerade mal sechs Stück. Besonders viel fand ich auch nicht darin, außer dass ich wohl innerhalb von 8-16 Monaten sterben würde, zumindest wenn ich zum statistischen Mittelmaß zählte. Selbst mit der besten Therapie schienen meine Tage gezählt zu sein, lag die Fünfjahres-Überlebensrate doch gerade mal bei wenigen Prozenten. Warum gerade ich? Ausgerechnet ich, der niemals rauchte und immer ein Verfechter des Nichtrauchens gewesen war, bekomme Lungenkrebs. Ich konnte schon meine rauchenden Kollegen hören, so im Sinne von: Das hat er jetzt davon, dass er immer so gesund gelebt und niemals geraucht und wenig Alkohol getrunken hat. Im gleichen Moment hörte ich mich jedoch sagen, dass ich mit dieser Art des Selbstmitleids aufhören sollte, stellte die Bücher ins Regal zurück und fuhr nach Hause zu Jill. Sie schaute mich nur an und umarmte mich minutenlang. Eigentlich hatte ich mir vorgenommen mit Jill darüber zu sprechen, wie wir uns die letzten Monate meines Lebens so angenehm wie möglich machen können.
Zu Hause war ich dann jedoch nicht mehr in der Lage an irgendetwas Angenehmes zu denken und genoss es nur noch, dass Jill sich an mich lehnte und wir gemeinsam die Stille ertrugen. Während wir so gemeinsam auf dem Sofa saßen, wurde mir klar, wie schön es ist, mit einer Frau wie Jill zusammenleben zu dürfen. Ich glaube, sie kennt mich manchmal besser

als ich mich selbst. Ich liebe sie auch heute noch mehr als alles andere im Leben, mein eigenes eingeschlossen. Später lagen wir eng aneinander gekuschelt im Bett und mir gingen immer und immer wieder Karls Worte durch den Kopf: **„Ich kenne Menschen, die in der Lage sind dich zu heilen, selbst wenn du Lungenkrebs hast. Glaubt mir bitte, Peter und Jill, ich habe es selbst schon mehrmals erlebt.“**

Im Frankfurter Club hatte Peter Yoda Gelegenheit, nachdem er als Mitglied aufgenommen worden war, Krankengeschichten von Krebskranken durchzugehen, die eine Spontanheilung erlebt hatten. Später wurde er mit einem Professor bekannt gemacht, den er Hermann nannte. Hermann erzählte von seiner Großmutter, die 89 Jahre alt ist, sich als Kräuterheilerin seit Jahrzehnten beschäftigt hatte und Hermann von seiner Krebserkrankung befreite, also heilte. Hermann setzte das Gespräch fort: „Meine Großmutter hörte sich nur kurz mein Jammern über die schlechte Prognose meiner Erkrankung an, dann rief sie ihre Freundin, die ich Tante Rosemarie nenne. Ohne mich zu fragen, erklärte sie in wenigen Worten Tante Rosemarie meine Problematik und bat sie, sich neben sie zu setzen, weil sie jetzt alle Kraft benötige und ihre Anwesenheit ihr zusätzliche Energie geben würde. Ich werde niemals ihre Worte vergessen, als sie zu Tante Rosemarie sagte, dass heute der Tag gekommen sei, warum sie seit über 70 Jahren die Kunst des Heilens lerne. Sie benutzte übrigens niemals das Wort Medizin, weil sie immer betonte, dass Mediziner nur Symptome behandele bzw. nur Teile des Ganzen und sie niemals mit einem Mediziner verglichen werden wolle. Yoda: Wie Recht sie mit diesen Worten hatte, verstand ich in der Gesamtheit erst viele Monate später.“
Yoda: „Ich wurde immer ungeduldiger und fragte deshalb einfach dazwischen. „Was haben Sie denn gemacht? Ich bin zwar kein Onkologe, aber dass man ein pleurales Mesotheliom (Rippenfellkrebs) nicht mit ein paar Kräutern heilen kann, so viel verstehe ich auch.“ Hermann lächelte und erwiderte: „Ich verstehe Ihre Ungeduld und komme jetzt auch gleich zum Kern der Sache. Meine Großmutter begann mir also zu erzählen, dass ich zuerst verstehen müsse, **dass die Natur, und damit auch die Evolution, grundsätzlich Recht hat.**

Jeder der sich an **diese Grundsätze hält kann alle Krankheiten überwinden.“** Jetzt mischte sich Jill ein: „Und was sind diese Grundsätze?“ Hermann schaute ihr in die Augen und antwortete: „Gleich, Frau Yoda, noch einen Moment. Ich möchte zuerst noch einmal wiederholen, dass die Natur grundsätzlich Recht hat, denn würde dies nicht stimmen, würden wir alle nicht hier sitzen. Dieser Satz ist die Basis einer jeden Therapie und ich möchte Sie beide bitten, sich in den nächsten Tagen intensiv mit diesem Satz auseinander zu setzen.“ Yoda: „Wir taten dies übrigens mehr als ausführlich und ich kann nur jedem Leser empfehlen, dies auch zu tun, denn wenn Sie diesen Satz einmal verinnerlicht haben, gelingt es keinem Arzt dieser Welt mehr, Ihnen Medikamente oder Therapien zu verordnen, die dieser Regel widersprechen.

Deshalb an dieser Stelle meine wichtigste Empfehlung an Sie:
**„Die Natur hat grundsätzlich Recht.“**
Prof. Dr. Yoda wurde von seinem Lungentumor mit dieser Methode befreit. Er ist gesund und erlebte auch keine Remission (Rückkehr) der Krebserkrankung.

**Arzt als Patient und der Nährboden**

Als nächsten möchte ich David Servan-Schreiber vorstellen. Er ist Professor Dr. med., Neurowissenschaftler und Psychiater. Er arbeitete lange Zeit im „Centre of Complementary Medicine" in Pittsbury (Pittsboro), USA.
Er ist Autor von zwei Büchern, die sich als Bestseller bewiesen. „Die neue Medizin der Emotionen. Stress, Angst, Depression: Gesundwerden ohne Medikamente" Goldmannverlag, München, 9. Auflage 2006.
„Das Antikrebsbuch. Was uns schützt: Vorbeugen und Nachsorgen mit natürlichen Mitteln." Verlag Antje Kunstmann, München, 2008.
Beide Bücher sollte jeder, der gesund sein oder gesund werden möchte, unbedingt lesen.
Er stellt u. a. auch positive Emotionen in den Mittelpunkt einer Krebstherapie, schildert aber auch sehr überzeugend, dass nicht die Gene für den Ausbruch von Krebs verantwortlich sind, sondern der „Nährboden", den die Krebszellen im menschlichen Körper vorfinden. Ein guter „Nährboden" für die Krebszellen ist nach David Servan-Schreiber die Ernährung, z. B. zu viel Omega-6-Fettsäuren, dann die Umweltgifte, die sich in unserem Körper ablagern und das Immunsystem schwächen, die mangelnde Bewegung, die Störung des Lebensrhythmus und nicht zuletzt die psychischen Faktoren Hektik, Stress, Ärger, Workaholic, Konflikte sowie nicht richtiges Atmen.

**Prof. Dr. Servan-Schreiber formulierte vier Ansätze, mit denen man es schaffen kann dem Krebs entgegen zu wirken, in fogenden Fragen:**

„**1**_ Wie schützen wir uns vor den Ungleichgewichten in unserer Umwelt, die sich seit 1940 entwickelt haben und den derzeitigen starken Anstieg der Krebserkrankungen, die Krebsepidemie, fördern?
**2**_ Wie können wir unsere Ernährung so umstellen, dass wir krebsfördernde Lebensmittel reduzieren und möglichst viele Pflanzenstoffe aufnehmen, die aktiv Tumoren bekämpfen?
**3**_ Wie verstehen und heilen wir die seelischen Wunden, die bei einer Krebserkrankung die biologischen Mechanismen verstärken?
**4**_ Wie schaffen wir eine Beziehung zu unserem Körper, die das Immunsystem anregt und krebsfördernde Entzündungsprozesse verringert?"

Bei David Servan-Schreiber wurde per Zufall ein Hirntumor festgestellt. Er war 31 Jahre alt. Dann kam ein Rückfall, der auf den Rückfall seiner abnormen Lebensweise zurückzuführen war, die nicht der Natur entsprach, also einen guten „Nährboden" für Krebsentwicklung darstellte. Im Jahr 2008 lebte er bereits sieben Jahre ohne Krebskrankheit.
Nachfolgend Ausschnitte aus seinem Antikrebsbuch über sein Erleben der Diagnose Krebs:
„Als ich erfuhr, dass ich einen Hirntumor hatte, geriet ich über Nacht in eine Welt, die mir zwar bekannt vorkam, von der ich tatsächlich aber kaum etwas wusste: Die Welt des Patienten.

Den Neurochirurgen, an den ich sofort überwiesen wurde, kannte ich flüchtig. Wir hatten gemeinsam Patienten und er interessierte sich für meine Forschungen am Gehirn. Doch nach der Entdeckung meines Tumors veränderten sich unsere Gespräche völlig. Von meinen wissenschaftlichen Experimenten war nicht mehr die Rede. Ich musste mich buchstäblich entblößen, die intimsten Details meines Lebens offenbaren, meine Symptome ausführlich

schildern: Wir sprachen über meine Kopfschmerzen, meine Übelkeit, die Möglichkeit epileptischer Anfälle. Meiner beruflichen Attribute beraubt, wurde ich zum gewöhnlichen Patienten. Ich hatte das Gefühl, mir würde der Boden unter den Füßen weggezogen.
Und ich klammerte mich an meinen Status als Mediziner. Zu meinen Arztterminen trug ich meinen weißen Kittel mit dem Schild, das meinen Namen und Titel angab – was ziemlich kläglich gewirkt haben muss. In meinem Krankenhaus legte man Wert auf Hierarchien, und die Schwestern und Pfleger nannten Ärzte respektvoll „Doktor". Doch auf der Untersuchungsliege und ohne meinen weißen Kittel wurde ich zu „Mr. Soundso" oder wurde sogar mit „Honey" angesprochen. Wie alle anderen saß ich im Wartezimmer, das ich als Arzt im Eilschritt durchmessen hatte, mit erhobenem Kopf, jeden Blickkontakt mit Patienten meidend, um nur nicht aufgehalten zu werden. Wie alle anderen wurde ich nun im Rollstuhl ins Untersuchungszimmer geschoben. Was zählte es jetzt, dass ich in der übrigen Zeit durch die Flure eilte? „Das ist nun einmal so üblich" sagten die Pfleger. Ich fügte mich und ließ mich behandeln wie jemand, dem man nicht einmal mehr zutraute, selbst zu laufen.

Ich geriet in eine graue Welt, in der die Patienten keinen Titel, keine Qualifikation, keinen Beruf hatten. Hier interessierte sich niemand dafür, was man im Leben machte oder was einem durch den Kopf ging. Das einzig Interessante an mir war oft nur die neueste Aufnahme meines Gehirns. Ich musste feststellen, dass die meisten Ärzte nicht wussten, wie sie mich als Patienten und Kollegen in einer Person behandeln sollten. Bei einer Einladung zum Abendessen traf ich zufällig meinen damaligen Onkologen, einen brillanten Spezialisten, den ich sehr schätzte. Er war der Situation offensichtlich nicht gewachsen, stand auf, wurde blass und ging unter einem fadenscheinigen Vorwand. Plötzlich hatte ich das Gefühl, dass es einen Club der Lebenden gab und man mir signalisierte, dass ich nicht mehr Mitglied war. Ich bekam es mit der Angst zu tun; Angst, dass man mich einer anderen Kategorie zuordnete, der Kategorie von Menschen, die sich durch ihre Krankheit definieren. Ich hatte Angst, allmählich unsichtbar zu werden. Angst, nicht mehr richtig zu existieren, obwohl ich noch gar nicht tot war. Vielleicht würde ich bald sterben, aber bis dahin wollte ich mein Leben wie ein ganz normaler Mensch leben."
„Einige Tage nach den Scanner-Aufnahmen mit Jonathan und Doug kam mein Bruder Edouard geschäftlich nach Pittsburgh. Ich hatte noch niemandem außer Anna von meiner Krankheit erzählt. Mit einem Kloß im Hals weihte ich Edouard ein, so gut ich konnte. Ich hatte Angst, ihm wehzutun und fürchtete seltsamerweise, damit das Verhängnis erst recht heraufzubeschwören. Edouards schöne blaue Augen füllten sich mit Tränen, aber er wurde nicht panisch. Er nahm mich einfach in den Arm. Wir weinten zusammen und sprachen dann über Behandlungsmöglichkeiten, Statistiken und das, was mir nun bevorstand. Und dann brachte er mich zum Lachen, wie er es so gut konnte, indem er mich daran erinnerte, dass ich mit kahl rasiertem Kopf doch noch wie ein Punk aussehen würde – damals, mit achtzehn, hatte ich es nicht gewagt ... Zumindest für ihn zählte ich noch zu den Lebenden.

Am nächsten Tag gingen Anna, Edouard und ich in der Nähe des Krankenhauses zusammen Mittag essen. Wir verließen das Restaurant in bester Laune, ich lachte so sehr über die alten Geschichten von früher, dass ich mich an einem Laternenpfahl festhalten musste. In dem Augenblick kam Doug über die Straße auf uns zu. Er wirkte düster und verblüfft und sogar

eine Spur Missbilligung lag in seinem Blick. Als ob er mich fragen wollte: Wie kannst du nur lachen, wo du gerade eine so schlechte Nachricht bekommen hast?
**Bestürzt begriff ich, dass die meisten Leute es offenbar für falsch hielten, fröhlich zu lachen, wenn man eine schwere Krankheit hat, und mir wurde klar, dass ich für den Rest meines Lebens als ein Mensch gelten würde, der nicht mehr lange zu leben hatte.“**
David Servan-Schreiber überwand die Krebserkrankung und somit auch den Tod. Aber wenige Jahre später kehrte der Tumor zurück, weil David dazu den Nährboden geboten hat, nämlich durch eine ungeordnete Lebensweise.

Das Rückfallereignis beschreibt er so:
„Zu erfahren, dass man Krebs hat, ist ein Schock. Man fühlt sich vom Leben und vom eigenen Körper betrogen. Doch zu erfahren, dass der Krebs zurückgekehrt ist, ist schrecklich: als würde man plötzlich entdecken, dass das Monster, von dem man glaubte, man habe es vertrieben, immer noch da ist, dass es einem im Schatten aufgelauert und schließlich wieder zugeschlagen hat. Würde das denn nie aufhören? Tief erschüttert von der Nachricht, sah ich blitzartig noch einmal meine Leiden und Ängste vom ersten Mal an mir vorbeiziehen, und ich sagte mir, dass ich nicht mehr die Kraft hätte, das alles noch einmal durchzustehen. Ich sagte meine Termine für den Nachmittag ab und machte einen Spaziergang. Ich war ganz durcheinander. Noch heute erinnere ich mich an den Aufruhr, der mich ergriffen hatte. Ich hätte gerne mit Gott gesprochen, aber ich glaubte nicht an ihn. **Schließlich schaffte ich es, mich auf meinen Atem zu konzentrieren, meine wild umherschweifenden Gedanken zu beruhigen und mich nach innen zu wenden – eine Haltung, die dann doch an ein Gebet erinnerte:** „Oh mein Körper, mein Sein, meine Lebenskraft, sprich zu mir! Lass mich spüren, was mit dir geschieht. Lass mich verstehen, warum du nicht damit fertig wurdest. Sag mir, was du brauchst. Sag mir, was dich nährt, was dich stärkt und beschützt. Sag mir, wie wir das gemeinsam schaffen werden, denn allein, mit meinem Verstand, habe ich es nicht geschafft und jetzt weiß ich nicht mehr weiter ...“ Nach einigen Stunden fühlte ich mich gestärkt und hatte genug Mut gefasst, noch einmal bei den Ärzten die Runde zu machen und medizinische Meinungen einzuholen.
Wie die meisten Patienten war ich umso verwirrter, je mehr Informationen ich erhielt. Jeder Arzt, der mich untersuchte, jeder wissenschaftliche Artikel, den ich las, jede Website, die ich mir ansah, bot seriöse, überzeugende Argumente für diese oder jene Therapie. „Wie sollte ich da eine Entscheidung treffen?“
David Servan-Schreiber entschied sich. Am Schluss seines Buchs nennt er die natürlichen Abwehrmechanismen, die Krebs beseitigen oder verhindern können:

- Die Bedeutung des Nährbodens
- Ein anderes Bewusstsein schaffen
- Die Synergie der Abwehrkräfte organisieren

Der **Nährboden** ist nach Servan-Schreiber die Bewegung und eine gesunde, giftfreie, ausgewogene Ernährung, aber auch medikamentfrei zu leben. Vor allem muss die Einheit von Körper und Geist begriffen werden, weil mit dem menschlichen Geist Heilung erreicht werden kann.

Das **Bewusstsein** ändern heißt die Persönlichkeit ändern, vor allem der Nachinnenkehrung größte Aufmerksamkeit zu schenken. Meditation, Visualisierung, meditatives Atmen sollten zum Alltagsleben gehören wie Zähneputzen und Frühstück.
Servan-Schreiber nimmt Bezug auf den Professor für Psychologie Alastair Cunningham [et al. 2003 und 2004], der seit 30 Jahren Krebspatienten Entspannungstechniken, Visualisierung, Meditation und Yoga lehrt. Cunningham hilft diesen Patienten, dass sie die Stärke finden, sie selbst zu werden und sich so gut wie möglich ihren inneren Wertvorstellungen zu nähern. Servan-Schreiber postuliert: **„Je näher wir bei unseren eigenen Werten sind und je empfänglicher für die faszinierende Schönheit des Daseins, desto mehr Chancen haben wir, vor der Krankheit geschützt zu sein und unsere Zeit auf Erden voll und ganz genießen zu können."**
Unter **Synergie** der Abwehrkräfte versteht er eine Lebensweise des Ausgeglichenseins und des ausgeglichenen Lebens. Weder Übertreibung bzw. Untertreibung des einen oder anderen ist gut. Die geistigen Naturkräfte müssen so geweckt werden, dass kein Nährboden für den Krebs entsteht. In diesem Zusammenhang nennt er auch Verzicht auf Genussmittel und zu viel oder zu einseitige Ernährung.
Zum Schluss postuliert Servan-Schreiber: **„Die moderne Medizin wird erst dann richtig wissenschaftlich sein, wenn Ärzte und Patienten es gelernt haben, die Kräfte ihres Körpers und Geistes in Übereinstimmung mit der Heilkraft der Natur zu nutzen."**

## ■ 32_ Patienten berichten über ihren Umgang mit der Krebserkrankung

Nachfolgend sollen drei Frauen und zwei Männer zu Wort kommen, die schildern, was sie nach der Diagnose „Krebs" erlebt haben und wie sie diese Erkrankung, gewöhnlich intuitiv, meistens ohne die „Hilfe" von Ärzten, psychisch bewältigt haben. Die Berichte zeigen einerseits die empfindlichen Lücken, die eigentlich der Arzt, der die Diagnose Krebs stellt, ausfüllen müsste. Andererseits ist den Berichten zu entnehmen, dass man selbst und mit vertrauten Personen, vor allem mit solchen, die Verständnis und Liebe aufbringen, die Krebskrankheit überwinden kann.

In den vorausgegangenen Kapiteln wurde angeführt, welche Macht der menschliche Geist hat und dass die Emotionen dabei eine sehr große Rolle spielen. Diesen Patientinnen und Patienten waren diese Erkenntnisse noch unbekannt. Ich entnahm nämlich diese Berichte dem Heft „Leben mit Krebs", 7. überarbeitete Auflage vom Dezember 1989. Diese Berichte wurden herausgegeben von der Bundeszentrale für gesundheitliche Aufklärung, Köln. Damals waren noch mehr als heute Operationen, Strahlen-, Chemo- und Hormontherapie „eiserner Standard" der Therapie von Krebskranken.
Anleitungen im Sinne einer geistig-emotionell-körperlichen Ganzheitstherapie gab es höchstens in Ansätzen. Meistens wurden sie belächelt oder bekämpft. Sie alle haben aber intuitiv gehandelt, obgleich manches Mal die Aufklärung erst spät kam und unmittelbar nach der Diagnose fehlte. Hilflosigkeit und Unsicherheit beherrschten daher zunächst die Patienten.

Die hier geschilderten Beispiele sind real. Die Namen sind aus Gründen des Datenschutzes und der ärztlichen Schweigepflicht geändert worden. Alle fünf Patienten geben zum Schluss eine wichtige Einschätzung, nämlich diese: „Die Krankheit hat meine Lebenseinstellung verändert". „Ich lebe bewusster und wurde toleranter". „Ich habe den Sinn des Lebens erkannt und meine Lebensweise darauf eingestellt". „Ich kämpfe weiter".
**Mein Buch soll dazu dienen, sich derartige und ähnliche Einstellungen so zusagen als Prophylaktikum grundsätzlich anzueignen, um nicht krank zu werden. Mit Optimismus, emotioneller Intelligenz, mit der Einstellung dem geistigen Leben vor dem materialistischen, konsumierenden den Vorzug zu geben, lassen sich derartige Erkrankungen sogar vermeiden.**
Diese Berichte zeigen aber auch, dass die Ärzteschaft und die Gesellschaft unreif sind mit Krebskrankheiten umzugehen. In drei der fünf Fälle, die hier angeführt werden, waren es die Ehepartner, die Stärke zeigten und intuitiv die richtige psychische Unterstützung gaben. Wehe aber, wenn man alleine gelassen wird oder nicht solche Kraft erhielt wie Karin Klein, der Unterstützung vom Ehemann fehlte und die von der Schwiegermutter noch psychisch geschockt wurde. Sie überlebte, aber ihre Krebsangst bestand dennoch nach zehn Jahren Überleben. Dabei hat ihr niemand geholfen. Diese Fallberichte zeigen auch, dass es zu einem Paradigmenwechsel in der Krebstherapie im Sinne von Platon allerhöchste Zeit ist: „Der größte Irrtum der Ärzte besteht darin, den Körper heilen zu wollen, ohne an den Geist zu denken."

### „Ich bildete mir ein, keine richtige Frau mehr zu sein"

„Ich heiße Erika Heinze. Ich bin 42 Jahre alt, Hausfrau, verheiratet und habe zwei Kinder. Meine Operation liegt drei Jahre zurück. Weil ich damals einen Knoten in meiner linken Brust fühlte, ging ich zu einem Frauenarzt. Der untersuchte mich und schickte mich in ein Röntgeninstitut, wo eine Mammographie (Röntgenuntersuchung der Brust) gemacht wurde. Es zeigte sich jedoch nichts Verdächtiges. Nach einem halben Jahr war der Knoten gewachsen. Es wurde mir eine Probeentnahme von Brustgewebe nahe gelegt.
Im Unterbewusstsein hatte ich schon Angst, es könnte Krebs sein, aber der Frauenarzt beruhigte mich, so dass ich diese Angst wieder vergaß. Über meinen Arzt setzte ich mich mit einem Krankenhaus in Verbindung, in dem der Knoten entfernt werden sollte. Mein Mann und ich hatten ein längeres Aufklärungsgespräch mit dem behandelnden Arzt der Klinik. Im Anschluss daran erklärten wir uns mit einer Brustamputation im Falle einer Krebserkrankung einverstanden. Ich dachte, wenn es die einzige Möglichkeit ist, um mit dieser Krankheit fertig zu werden, dann muss ich es wohl tun. Mir war die Tragweite des Eingriffs in dem Moment noch gar nicht richtig klar.

Bei der Untersuchung des Knotens stellte sich dann heraus, dass er bösartig war und noch am gleichen Morgen wurde die Brust amputiert. Als man mir nach der Operation mitteilte, dass bereits die Lymphdrüsen von Krebszellen befallen seien, wurde mir zum ersten Mal der Ernst meiner Lage bewusst. Vielleicht hatte ich schon an anderen Stellen im Körper Metastasen (Absiedlungen von Krebszellen in anderen Organen). Ich bekam furchtbare Angst, dass es bereits zu spät sei und ich die Krankheit nicht überleben würde. Ich war am Boden zerstört.

Ich wollte vom Arzt wissen, was weiter mit mir passieren würde. Er erklärte mir, dass eine Chemotherapie (Behandlung mit Medikamenten, die das Wachstum und die Vermehrung der Zellen hemmen bzw. Krebszellen vernichten) notwendig sei, unter der ich mir jedoch nichts Genaueres vorstellen konnte. Leider bekam ich im Krankenhaus keine Erstprothese. So musste ich meinen BH am Entlassungstag mit Watte ausstopfen. Das war für mich schrecklich, denn ich hatte das Gefühl: Jeder auf der Straße sieht, dass da etwas fehlt. Ich fühlte mich entstellt und sehr unsicher.

Das erste Mal beim Wechseln des Verbands konnte ich auch die Narbe nicht ansehen. Ich hatte Angst davor, wie „es“ aussehen würde. Beim zweiten Verbandwechsel habe ich mich dann gezwungen, hinzugucken. Um meine Hemmungen zu überwinden, zeigte ich die Narbe auch meinem Mann und meiner ältesten Tochter. ich wollte mir selbst beweisen, dass ich es aushalte, mich so anderen zu zeigen, und ich wollte vermeiden, dass in unserer Familie eine Heimlichtuerei um mich begann. Beide versuchten, mich sehr lieb zu trösten und meinten, es sei ihnen lieber, es fehle eine Brust, als dass ich nicht mehr am Leben sei. Ich merkte dann doch, dass ich meinem Mann gegenüber nicht mehr so frei war wie sonst, z. B. vermied ich es, mich in seinem Beisein auszuziehen. Ich hatte Minderwertigkeitsgefühle und bildete mir ein, keine „richtige“ Frau mehr zu sein. Obwohl mein Mann mir sagte, er fände mein Aussehen gar nicht so schlimm, blieb ich voller Zweifel. Wir haben über meine Schwierigkeiten viel miteinander geredet. Erst als ich feststellte, dass er beim sexuellen Zusammensein nicht vor mir zurückschreckte, glaubte ich ihm und war in der Lage, langsam meine Hemmungen abzubauen. Eine richtige, gut sitzende Prothese, mit der ich auch wieder einen Badeanzug tragen konnte, half mir, auch meine Unsicherheit gegenüber fremden Leuten zu überwinden.
Kurz nach meiner Entlassung aus dem Krankenhaus begann die chemotherapeutische Behandlung. Nach drei Wochen fielen mir alle Haare aus. Das war ein Schock, den ich ganz schlecht überwunden habe. Durch Schwierigkeiten mit der Krankenkasse dauerte es ziemlich lange, bis ich eine Perücke bekam. Diese Zeit ohne Perücke war für mich furchtbar deprimierend.
Durch den Verlust meiner Haare fühlte ich mich fast noch stärker entstellt als durch den Verlust meiner Brust. Die Chemotherapie habe ich nicht sehr gut vertragen. Es wurde mir zeitweise unheimlich übel, und ich musste mich oft übergeben. Es ging mir damals körperlich und seelisch sehr schlecht.
In einer Therapiepause machte ich mit meinem Mann Urlaub, in dem ich mich recht gut erholte. Aber kurz danach kam ein neuer Schock. Es waren Verhärtungen in der anderen Brust tastbar. Ich war fix und fertig und habe nur noch geweint. Nachts wachte ich auf und dachte: „Vielleicht bist du in einem halben Jahr schon tot. Lohnen sich die Strapazen, die du auf dich nimmst, überhaupt?“ Ich habe mich damals auch oft gefragt: „Warum muss gerade ich Krebs bekommen? Warum nicht jemand anderes?“ Ich haderte mit Gott und sah alles nur noch schwarz. Aber dann erreichte ich den Punkt, an dem ich zu mir selbst sagte: „Höre auf, dich zu bedauern und mache das Beste aus deiner Krankheit“. Glücklicherweise stellte sich bald heraus, dass die andere Brust nicht betroffen war. Ein halbes Jahr nach der Chemotherapie wuchs auch mein Haar wieder.
In der ganzen schweren Zeit hat meine Familie mich wesentlich unterstützt. Ich habe einen fröhlichen, optimistischen Mann, an dem ich mich immer wieder hochhalten konnte. Wenn

es mir schlecht ging, habe ich mich oft zusammennehmen müssen. Ich versuchte, etwas zu unternehmen und mich dadurch abzulenken. Im Sprechzimmer eines Arztes lernte ich eine andere brustamputierte Frau kennen, mit der ich über meine Ängste, meine körperlichen Beschwerden und anderes sprechen konnte. Es hat mir sehr geholfen, dass da jemand war, der das gleiche erlebt hatte wie ich und der mich so gut verstand.
Unsere Gespräche gaben mir wieder Mut. Durch sie lernte ich auch, mit Freunden und Bekannten offen über meine Krankheit zu sprechen. Weil ich meistens verständnisvolle Reaktionen erlebte, wurde ich immer freier und sicherer.
Körperlich fühlte ich mich auch nach der Chemotherapie ziemlich schlecht. Ich habe dann eine Kur beantragt, obwohl ich zunächst Angst davor hatte, dass in dem Kurheim nur über Krebs geredet würde. Die Erfahrungen, die ich machte, waren jedoch positiv. Die Kur hat mir sehr gut getan. Von da an ging es mir immer besser, so dass ich 12 Monate später sogar schon eine Halbtagsbeschäftigung aufnehmen konnte.
Heute, nach drei Jahren, kann ich sagen: „Es war eine schwere Zeit, und in meinem Leben hat sich durch die Krebserkrankung einiges verändert." Ich habe angefangen, jeden Tag bewusster zu erleben und mich an der Sonne und den schönen Dingen zu freuen. Seelisch und körperlich fühle ich mich jetzt vollkommen auf der Höhe. Außerdem habe ich gelernt, dass Gesundheit nicht etwas so Selbstverständliches ist, wie man immer annimmt."

### „Der feste Wille, zurück zu meiner Familie zu kommen, war eine große Hilfe für mich"

„Ich heiße Ursula Hergert. Ich bin heute 50 Jahre alt, verheiratet und habe drei erwachsene Kinder. Zum Zeitpunkt der Operation war ich 42 Jahre alt.
Es begann damit, dass ich Blut im Stuhl hatte. Das beunruhigte mich zwar etwas, aber wie wohl die meisten Menschen dachte ich zunächst an Hämorrhoiden. Nach vier Wochen war ich aber doch so besorgt, dass ich zum Arzt ging. Dieser versuchte meine Bedenken zu zerstreuen, indem er sagte, in meinem Alter sei es unwahrscheinlich, an Darmkrebs zu erkranken. Bei den Röntgenaufnahmen aber wurde am Enddarm eine Geschwulst entdeckt. Ich sollte sofort ins Krankenhaus – das war für mich ein wahnsinniger Schock. Bei dem Wort Krankenhaus dachte ich gleich an eine Operation – davor hatte ich fruchtbare Angst. Als ich nach Hause kam, war ich total fertig. Wir haben dann einen Familienrat einberufen und zusammen mit den Kindern über die Situation gesprochen. Die Anteilnahme der Kinder, ihre gemeinsame Sorge um mich, hat mich sehr gerührt. Ich ging mit der Einstellung ins Krankenhaus: Egal was kommt, Hauptsache ich überlebe. Der feste Wille, zurück zu meiner Familie zu kommen, war eine große Hilfe für mich.

Der Chirurg sagte mir, dass ich bei einer bösartigen Geschwulst damit rechnen müsste, einen Anus praeter (künstlicher Darmausgang) zu bekommen. Mit unsicherer Hoffnung erwartete ich die Operation. Als ich aus der Narkose erwachte, stand mein Mann neben mir. Meine erste Frage war: „Habe ich einen künstlichen Darmausgang?" Er nickte, und in diesem Moment wusste ich: „Du hast Krebs." Es war furchtbar. Wir haben beide um die Wette geheult, denn wir hatten Angst um mein Leben.
Der Arzt konnte mich jedoch beruhigen. Er sagte, die Geschwulst sei früh entdeckt worden, und ich hätte deshalb gute Chancen, die Krankheit zu überleben. Ich habe während des ganzen Kran-

kenhausaufenthalts sehr viel nachgedacht und mich immer wieder an den Abend mit meiner Familie erinnert. Auch gebetet habe ich viel in dieser Zeit, und langsam entwickelte ich einen eisernen Willen, wieder gesund zu werden. Dazu musste ich selbst eine Menge beitragen. Das Wichtigste war, mich damit abzufinden, dass ich Krebs hatte; an zweiter Stelle machte ich mir Gedanken wegen des künstlichen Darmausgangs. Ich hatte Pech, weil ich auf einem kleinen Zimmer mit drei Betten lag. Die Nähe der anderen war mir unangenehm, obwohl mich eine Krankenschwester recht gut versorgte. Das schnelle Verheilen der Wunde gab mir enormen Auftrieb. Die Versorgung des künstlichen Darmausgangs im Krankenhaus war damals noch recht mangelhaft. Man gebrauchte keine geruchsfesten Beutel. Ich fühlte mich deshalb furchtbar unsicher beim Umgang mit anderen Leuten.
Ich bin mit diesen schlechten Versorgungsmitteln nach Hause entlassen worden. Den schlimmsten Tiefschlag erlebte ich, als man mir in einem Sanitätshaus einen Gürtel mit einer Pelotte geben wollte. Wie sollte ich mit diesem Instrument schwimmen oder Sport treiben? Glücklicherweise verwiesen mich Bekannte an ein anderes Sanitätshaus, wo mir die neuesten Versorgungsmittel gezeigt wurden, die völlig geruchssicher waren. Mit ihnen konnte ich unbesorgt unter Leute gehen und sogar wieder Sport treiben
Obwohl viele die Meinung vertreten: „Wer Krebs hat, verkriecht sich am besten und spricht nicht darüber", habe ich nie ein Geheimnis aus meiner Krankheit gemacht. Und je offener ich wurde, desto sicherer wurde ich auch. Mit den anderen Schwierigkeiten, z. B. Haut- und Diätproblemen, bin ich im Laufe der Zeit selbst fertig geworden.
Weil die Haut um den künstlichen Darmausgang herum durch den Klebebeutel sehr strapaziert wird und zu Entzündungen neigt, pflege ich sie mit einer speziellen Creme. Beim Essen probierte ich einfach aus, was ich vertragen konnte, denn allgemeingültige Regeln gibt es nicht.

Zu Hause wurde ich zunächst überfordert, weil alle glaubten, ich könnte so weiter wie bisher. Ich war körperlich jedoch so schwach, dass ich schnell müde wurde. Die ganze Familie musste umlernen und mir bei den Hausarbeiten helfen.
Im Krankenhaus hatte ich mir auch Gedanken über die Beziehung zu meinem Mann gemacht. Würde ihn das Loch in meinem Bauch stören? Ich überlegte, wie ich den Anus praeter verdecken könnte. Nachts konnte ich mit einer Stomakappe (Verschlusskappe, die auf den künstlichen Darmausgang geklebt wird) auskommen, so dass am nackten Körper nichts Störendes war. Da ich mit meinem Mann offen über meine Sorgen reden konnte, hatten wir in der Liebe keine Schwierigkeiten. Er verstand mich und akzeptierte mich so, wie ich war. Das war sehr wichtig für mich. Weil wir beide eine positive Grundeinstellung zum Leben haben, fiel uns der Umgang mit der Krankheit leichter. Schon ein paar Monate nach der Operation machte ich wieder alles, was mir sonst auch Spaß gemacht hatte: Ich ging wandern und schwimmen. Ich wollte es schaffen, und deshalb schaffte ich es auch."

**„Meine große Sorge war, dass mein Mann sich vor mir ekeln könnte"**
„Ich heiße Karin Klein. Ich bin jetzt 39 Jahre alt und habe zwei Kinder im Alter von 19 und 16 Jahren. Früher war ich von Beruf Näherin.
Wegen unregelmäßiger Blutungen ging ich vor 10 Jahren zum Frauenarzt. Dieser schickte mich zur Probeentnahme ins Krankenhaus. Der Befund ergab: bösartige Geschwulst am

Gebärmutterhals. Von da an lebte ich in der Angst, dass ich sterben würde. Die meisten Sorgen machte ich mir um meine Kinder, die ja noch klein waren. In der Nacht, bevor ich ins Krankenhaus sollte, konnte ich nicht schlafen. Ich war zu nervös und aufgeregt. Morgens um fünf Uhr stand ich auf, ging in die Küche und heulte wie ein Schlosshund. Es war ein richtiger Zusammenbruch. Nebenan im Zimmer hörte ich, dass mein Mann ebenfalls fürchterlich weinte. Aber er kam nicht zu mir. Wir konnten uns unseren Schmerz nicht zeigen. Ich habe mich damals sehr allein gefühlt und von allem Abschied genommen. Als ich am Morgen in die Klinik ging, war alles in mir wie abgestorben. Es war so, als ob der Ausbruch alle meine Gefühle verbraucht hätte, jetzt war nur noch Leere in mir.
In den folgenden Wochen ertrug ich alles, was mit mir geschah, mit einer unerklärlichen Fassung. Vor der Operation erklärte mir ein Arzt, dass auch die Eierstöcke und die Lymphknoten im Beckenbereich entfernt werden müssten. Seine Zuversicht gab mir zum ersten Mal wieder etwas Hoffnung, und so stimmte ich allem zu.

Als mich mein Mann vor der Operation besuchte, wirkte er sehr deprimiert. Er weinte, und ich musste ihn trösten. Ich glaubte, ich war über die Trauer hinweggekommen, als ich von allen Abschied genommen hatte. Mir war klar, dass ich mit meinem Mann nicht über meine ständig wiederkehrenden Todesgedanken sprechen konnte. Deshalb musste ich meine wahren Gefühle für mich behalten. Nach der Operation fühlte ich mich erst elend. Aber dann wurde mein Wille zu leben wieder wach. Schon nach drei Wochen wurde ich aus dem Krankenhaus entlassen. Bis dahin hatte ich mir über den Eingriff und die Folgen, die dieser für meinen Körper haben würde, noch keine Gedanken gemacht. Ich bekam einen Schock, als meine Schwiegermutter mich mit dieser Tatsache recht gefühllos konfrontierte. Sie bedauerte ihren Sohn, der so jung keine richtige und vollwertige Frau mehr habe. Ich kann gar nicht beschreiben, wie entsetzt ich war. Ich hatte geglaubt, meine Schwiegermutter würde sich freuen, mich lebend wiederzuhaben. Stattdessen bedauerte sie ihren Sohn. Von den Ärzten wusste ich, dass ich durch die Entfernung der Eierstöcke vorzeitig ins Klimakterium kommen würde, aber war ich deshalb keine vollwertige Frau mehr?
Diese Frage machte mir zu schaffen. Würde mein Mann mich noch als Frau akzeptieren? Ich fühlte mich damals zu gehemmt, um mit ihm offen darüber sprechen zu können.
Nach einiger Zeit musste ich zur Nachbehandlung ins Krankenhaus, worüber ich sehr beunruhigt war, denn ich glaubte: „Wer Bestrahlungen bekommt, für den gibt es nicht mehr viel Hoffnung." Heute weiß ich, dass das nicht stimmt.

Die Bestrahlungen fand ich sehr beängstigend. Ich hatte oft Angst, keine Luft mehr zu bekommen und fühlte mich müde und schlapp. Erst nach einiger Zeit ging es mir wieder besser. Mit anderen Menschen vermied ich Gespräche über meine Krankheit, weil ich befürchtete, wie eine Aussätzige behandelt zu werden. Vielleicht dachten manche, ich sei ansteckend. Mir selbst war eine Zeitlang durch den Kopf gegangen, ob ich von meinem Mann beim Geschlechtsverkehr angesteckt worden sei. Durch ein Gespräch mit meinem Arzt erfuhr ich, dass dies unmöglich ist. Ich brauchte auch keine Angst zu haben, dass mein Mann sich bei mir anstecken konnte. Der Arzt sagte mir, dass wir, nachdem die Wunden verheilt wären, auch wieder miteinander schlafen könnten. Weder mein Mann noch ich trauten uns jedoch, darüber zu sprechen. Ich selber hatte große Schwierigkeiten, weil ich mich verstümmelt fühl-

te, denn die Operation und die Bestrahlungen hatten meinem Körper sehr zugesetzt. Ich hatte viele Narben, die Haut auf Bauch und Po hatte sich zu Runzeln zusammengezogen. Meine große Sorge war, mein Mann könnte sich bei meinem Anblick ekeln und sich dann von mir abwenden. Als er merkte, dass ich meinen Körper immer vor ihm versteckte, sagte er mir, dass er mich liebe und dass es ihm nichts ausmache, dass mein Körper eben jetzt anders sei. Ich glaubte ihm, und mit der Zeit stellte ich fest, dass er mich genauso begehrte wie früher. Es dauerte lange, bis es mir körperlich und seelisch wieder besser ging. Heute weiß ich, dass nach so einer Operation auch wieder ein Sexualleben möglich ist.
Bestimmt wäre für mich und meinen Mann vieles einfacher gewesen, wenn wir von Anfang an offener über alle Probleme gesprochen hätten. Dass mein Mann in der ganzen schweren Zeit zu mir gestanden hat, war für meine Genesung äußerst wichtig.
Obwohl meine Erkrankung inzwischen zehn Jahre zurückliegt, ist die Angst vor dem Krebs immer noch nicht weg. Bei Beschwerden denke ich gleich an Metastasen (Absiedelungen von Krebszellen in anderen Organen) Aber ich überstehe diese Phasen und die Nachsorge- und Früherkennungsuntersuchungen beruhigen mich wieder.“

**„Ich ahnte zwar, dass ich Krebs haben könnte, aber ich hatte zuviel Angst, um zu fragen.“**

„Ich heiße Ernst Friedrichs. Ich bin 40 Jahre alt, verheiratet und habe ein elfjähriges Kind. Von Beruf bin ich Landwirt. Mit 32 Jahren stellte ich selbst eine Vergrößerung und Verhärtung des linken Hodens fest. Ich wartete erst einige Wochen, bis ich zum Hausarzt ging. Der meinte, es handele sich um eine Nebenhodenentzündung, verschrieb mir ein paar Medikamente und schickte mich wieder nach Hause. Als es nicht besser wurde, überwies mich mein Hausarzt zu einem Urologen. Dieser tastete mich ab und erklärte mir, dass ich operiert werden müsse. Er sagte mir nicht warum, sondern nur, dass ich mit der Operation nicht warten dürfe. Da weder ich noch meine Frau je etwas von Hodenkrebs gehört hatten, machten wir uns auch keine Sorgen.
Die Operation erfolgte dann sehr schnell. Kurz bevor mir der Hoden abgenommen wurde, fragte ich den Urologen schließlich doch, ob die Erkrankung auch Krebs sein könnte. Er meinte, theoretisch sei das möglich, aber der Hoden würde sowieso untersucht. Vorher hatte er mich darüber aufgeklärt, dass der Eingriff keine Folgen für meine Zeugungsfähigkeit und meine Potenz haben würde. Es sollte alles so bleiben wie bisher, nur der eine Hoden würde fehlen.

Ich habe die Sache damals leichter genommen, als sie in Wirklichkeit war. Durch Späße mit meinen Zimmergenossen versuchte ich mich von meinen Problemen abzulenken. Nach der Operation hatte der Arzt ein Gespräch mit meiner Frau, von dem ich nichts erfuhr. Er sagte ihr, dass ich Krebs hätte. Meine Frau wollte diese Tatsache nicht wahrhaben. Wie so viele dachte auch sie: „Das kann nicht wahr sein. Krebs haben die anderen, aber wir doch nicht.“ Sie hat mir damals nichts von dem Gespräch erzählt. Mich selbst ließ der Arzt im Ungewissen. Er erklärte mir nur, dass ich in ein anderes Krankenhaus zur Lymphographie (Röntgenuntersuchung der Lymphgefäße und -knoten) müsste. Dort wollte man mich gleich dabehalten und mit Bestrahlungen anfangen. Mir war das alles unheimlich, aber ich ließ mich durch den Hinweis beruhigen, dass die Lymphdrüsen in Ordnung seien.

Ich ahnte zwar, dass ich Krebs haben könnte, doch keiner klärte mich auf und ich selbst hatte zuviel Angst, um zu fragen. Zur weiteren Behandlung kam ich dann in eine Universitätsklinik. Ich kann nicht richtig sagen, wie ich mich zu dieser Zeit gefühlt habe, aber irgendwie hatte ich Vertrauen zu dem Urologen. Ich glaubte fest daran, dass mir geholfen würde. Außerdem hatte ich viel Gottvertrauen.
In der Universitätsklinik bereitete man mich auf eine schwere Operation vor. Man sagte mir offen, dass ich Krebs hätte. Sicherheitshalber wollte man mir auch die Lymphknoten im Bauch- und Rückenbereich herausnehmen, denn es bestünde die Gefahr, dass sich dort bereits Krebszellen festgesetzt hätten. Ich hatte große Angst, aber ich durfte sie mir nicht anmerken lassen, denn meine Frau war am Boden zerstört und musste von mir getröstet werden. Ohne Tabletten kam sie nicht über die Runden. Sie hatte Angst, ich würde sterben und sie mit unserem damals vierjährigen Sohn und dem großen Bauernhof allein zurücklassen. Sie konnte sich einfach nicht damit abfinden, dass ich schwer krank war und haderte mit dem Schicksal. Mir selbst ging auch vieles durch den Kopf: Was wird nach der Operation? Was wird man noch finden? Werde ich wirklich geheilt? Geholfen hat mir der unbedingte Glaube an die Ärzte. Ich wurde darin bestärkt, da sie in der Universitätsklinik so ehrlich zu mir waren. Vor der Operation sagte man mir, dass ich danach keine Kinder mehr zeugen könnte, meine Potenz jedoch erhalten bliebe.

Da wir schon ein Kind hatten, nahm ich den Verlust meiner Zeugungsfähigkeit als das kleinere Übel hin. Meine Potenz würde ich ja behalten. Am wichtigsten war für mich, dass ich die lange und schwere Operation überstehen würde.
Was mich allerdings stark belastete, war, dass meine Frau und mein Kind im Falle meines Todes finanziell nicht versorgt waren. Wie sollten die beiden ohne mich klarkommen?
Gott sei Dank überlebte ich die Operation. In der ersten Zeit danach ging es mir sehr schlecht. Ich brauchte viel länger, um wieder hochzukommen, als einige Mitpatienten. Ich war so schwach, dass ich mich kaum im Bett umdrehen konnte. Nur ganz langsam ging es mit mir aufwärts. Meine Frau und ich haben damals bange Stunden durchlebt.

Einige Wochen später wurde ich aus dem Krankenhaus entlassen. Man erklärte mir, dass jetzt eine zweijährige chemotherapeutische Behandlung (Behandlung mit Medikamenten, die das Wachstum und die Vermehrung der Zellen hemmen bzw. Krebszellen vernichten) angeschlossen würde. Alle drei Wochen musste ich fünf Tage ins Krankenhaus. Dort bekam ich Medikamente und wurde an den Tropf gehängt. Im Vergleich zu anderen vertrug ich die Zytostatika (Medikamente für die Chemotherapie) noch ganz gut. Mir war zwar ziemlich übel, aber ich musste mich nicht übergeben. Nach der Verabreichung war ich allerdings jedes Mal vierzehn Tage lang k. o. Die ersten Male, als ich zur Klinik musste, war es schlimm. Ich hatte Angst, dass bei den vielen Untersuchungen wieder etwas entdeckt würde. Je öfter ich jedoch hin musste, desto ruhiger wurde ich. Arbeiten konnte ich nicht viel in dieser Zeit. Ich machte mir deshalb große Sorgen, wie die Arbeit auf dem Bauernhof geschafft werden sollte. Glücklicherweise wurde mir dann von der Kreisbauernschaft eine Arbeitskraft zur Verfügung gestellt. Inzwischen hatte ich auch die chemotherapeutische Behandlung hinter mich gebracht.

Vergessen werde ich das alles bis zu meinem Lebensende nicht. Wenn man so eine Krankheit überstanden und alle Tiefen durchgemacht hat, lebt man viel bewusster. Man wird toleranter und bekommt auch mehr Sinn für die angenehmen Dinge des Lebens."

### „Ich kämpfte um mein Leben, und ich glaube, das ist wichtiger als alle Medikamente."

„Ich heiße Franz Zabrowski. Ich bin 38 Jahre alt, verheiratet und habe drei Kinder im Alter von 16, 14 und 10 Jahren. Von Beruf bin ich Kraftfahrer.
Vor fünf Jahren fing der Leberfleck, den ich von Geburt an auf der linken Brust habe, eines Tages zu bluten an. Abends nach der Arbeit war mein ganzes Unterhemd voll Blut. Etwa 3-4 Monate beachtete ich das gar nicht. Erst auf das Drängen meiner Frau hin ging ich zum Hautarzt. Der meinte: „Um Himmels willen, jetzt wird es aber höchste Zeit. Wenn Ihnen noch einer helfen kann, dann ist es der liebe Gott." Ich sollte sofort in die Klinik. Das war für mich wie ein Schlag ins Gesicht. Ich wusste überhaupt nicht, was ich denken sollte. Ich hatte plötzlich furchtbare Angst und wollte nicht ins Krankenhaus. Schließlich gelang es meiner Frau jedoch, mich zu überreden.

In der Klinik wurde ich von mehreren Ärzten untersucht. Ich verstand kein Wort von dem, was sie über mich redeten. nach einer halbstündigen Bestrahlung wurde der Leberfleck dann herausoperiert. Man sagte mir, das Gewebe würde untersucht, ob es gutartig oder bösartig sei. Nach einer Woche erfuhr ich den Befund: bösartiges Gewebe.
Ich akzeptierte zwar, dass ich eine bösartige Geschwulst hatte, aber ich verdrängte völlig, dass es sich um eine Krebserkrankung handelte. Man beruhigte mich auch, indem man mir erklärte, ich könnte ambulant weiterbehandelt werden. Ich sollte Spritzen zur Stärkung der körpereigenen Abwehrkräfte bekommen. Mit diesen Auskünften gab ich mich zufrieden. Ich glaube, ich hatte zuviel Angst, um weiterzufragen. Bei der ersten Spritze hatte ich viel Bammel, aber die ganze Prozedur tat nicht weh und ging sehr schnell. Um mich selbst zu beruhigen, sagte ich mir: „Es kann kein Krebs sein, sonst würden sie dich doch bestrahlen".
Nach fünf bis sechs Monaten Behandlung schwollen auf einmal meine Lymphdrüsen unter dem linken Arm so dick wie Hühnereier an. Da ich inzwischen wieder arbeitete, musste ich direkt vom Arbeitsplatz in die Klinik. Bei der Untersuchung eines Lymphknotens stellte man dann fest, dass dieser ebenfalls bösartig war. Deshalb sollten mir gleich am nächsten Tag die Lymphdrüsen in einer Operation entfernt werden. Zu fragen traute ich mich nicht. Aber mich überkam auf einmal panikartige Angst. Ich lief aus dem Krankenhaus weg nach Hause, wo ich zu meiner Frau sagte: „Jetzt ist Schluss. An mich kommt keiner mehr ran." Ich hatte die Schnauze voll. Nach stundenlangen Gesprächen mit meiner Frau, in denen sie mich zu beruhigen versuchte, ging ich ins Krankenhaus zurück. Heute glaube ich, dass meine Angst vor der Operation echte Angst vor dem Sterben war. Ich war davon überzeugt, keine Chance mehr zu haben.

Nach der Operation ging es mir viel besser. Meine Schmerzen und meine Angst waren wie weggeblasen. Weil in meinem Zimmer noch mehr an Krebs erkrankte Patienten lagen, hätte ich eigentlich schalten müssen, was mit mir los war. Aber ich wollte mir meine Krankheit nicht eingestehen. Lieber blieb ich im Ungewissen.

Seit der Operation habe ich im linken Arm kein Gefühl mehr; wahrscheinlich sind bei dem Eingriff einige Nerven durchtrennt worden. Nach der Entlassung aus dem Krankenhaus erhielt ich wieder Spritzen. Weil es mir gesundheitlich schlecht ging und ich außerdem den gefühllosen Arm hatte, konnte ich nicht mehr arbeiten. Der Arzt riet mir, einen Rentenantrag zu stellen, da das Krankengeld in einiger Zeit auslaufen würde.
Ein paar Wochen später sagte man mir, dass man noch etwas Neues ausprobieren wollte: „Die so genannte Chemotherapie" (Behandlung mit Medikamenten, die das Wachstum und die Vermehrung der Zellen hemmen bzw. Krebszellen vernichten). Der Ärzte klärte mich über die Nebenwirkungen auf und erläuterte mir das Therapieschema. Dieses sollte wie folgt aussehen: Eine Woche Klinikaufenthalt, anschließend drei Wochen zu Hause, dann wieder eine Woche in der Klinik usw. Insgesamt waren drei Monate angesetzt. Ich war damit einverstanden. Während der Behandlung hatte ich die üblichen Beschwerden. Erst als man die Therapie immer wieder verlängerte, wurde ich ungeduldig.
Eines Tages nahm ich meinen ganzen Mut zusammen und fragte den Arzt, der mir die Spritzen gab: „Was habe ich? Ich möchte, dass wir mit offenen Karten spielen." Er antwortete: „Herr Zabrowski, Sie haben Krebs." Auf meine Frage, wie schlimm mein Zustand sei, sagte er: „In Ihnen steckt ein Bombe. Sie kann morgen hochgehen oder erst viel später. Wir wissen es nicht."

Jetzt hatte ich endlich Gewissheit. Es war das erste mal, dass ich die Wahrheit ertragen konnte. Irgendwie war ich erleichtert. Ich habe dann mit meiner Frau gesprochen, die richtig gut reagierte. „Wenn du Krebs hast", meinte sie, „müssen wir eben damit fertig werden." Sie stand voll zu mir. Wichtig war auch, dass sie nicht anfing, mich zu bemitleiden. Es gelang mir jetzt auch, mit anderen Menschen über meine Krankheit zu reden.

In der folgenden Zeit kamen jedoch große Probleme auf mich zu. Die Krankengeldzahlungen hörten auf, als die Rente noch nicht durch war. Wir hatten kein Geld mehr. Auf Zureden meiner Bekannten ging ich zum Sozialamt. Dort bekam ich einen Stoß Papiere in die Hand gedrückt und wurde derart abgekanzelt, dass ich kein zweites Mal mehr hinging.
Durch die immer noch andauernde Chemotherapie war ich ziemlich geschwächt. Ich kam an den Punkt, an dem ich nicht mehr leben wollte. Die Sorgen wuchsen mir über den Kopf, ich hatte schwere Depressionen und dachte an Selbstmord. In dieser Situation stellte mir der Arzt frei, ob ich die Behandlung weitermachen wollte oder nicht. Nach der achten Anwendung entschied ich mich dafür, aufzuhören. Durch ein langes Gespräch mit meinem Arzt, in dem er mir gut zuredete, bekam ich wieder etwas Hoffnung und Selbstvertrauen. Meine Frau ging eine Zeitlang, bis ich die Rente erhielt, arbeiten und so kamen wir knapp über die Runden.
Ich fühlte mich sehr ungerecht behandelt. Denn zusätzlich zu der Krankheit wird man noch durch einen sozialen Abstieg bestraft. Über mein Tief haben mir vor allem die vielen Gespräche mit einem Sozialarbeiter und meinem Arzt hinweggeholfen.
Vor einem Jahr wurde die medizinische Behandlung beendet. Ich kann nicht mehr arbeiten gehen und bin Rentner. Obwohl ich mein Hobby ausgebaut habe und im Haushalt helfe, fällt es mir unheimlich schwer, mich an mein Rentnerdasein zu gewöhnen. Am meisten belastet mich, dass ich nicht weiß, wie lange ich noch leben werde.

Ich habe festgestellt, dass es eine große Hilfe ist, wenn man offen über die Krankheit spricht. Seitdem ich das tue, bin ich viel freier geworden. Außerdem gehe ich gegen den Krebs an. Ich wehre mich körperlich und seelisch dagegen. Ich kämpfte um mein Leben, und ich glaube, das ist wichtiger als alle Medikamente. Ich weiß nicht, ob es mich morgen erwischt. Mit dieser Ungewissheit muss ich leben, aber ich gebe mich selbst nicht auf."

## ■ 33_ Nahtoderfahrung verändert das Bewusstsein der Betroffenen

Den fünf vorangestellten Patientenberichten ist zu entnehmen, dass die Angst vor dem Tod nach der Diagnose Krebs und die nachfolgende Auseinandersetzung mit der Todesnähe zu erheblichen Bewusstseins- und Verhaltensänderungen geführt hat. Das zeigen folgende Sätze von zwei Patienten:
„Vergessen werde ich das alles bis zu meinem Lebensende nicht. Wenn man so eine Krankheit überstanden und alle Tiefen durchgemacht hat, lebt man viel bewusster. Man wird toleranter und bekommt auch mehr Sinn für die angenehmen Dinge des Lebens„ (Ernst F.)
„Ich bin überzeugt, dass mir durch die Krebserkrankung, durch die Konfrontation mit dem Tod und die Überwindung der Krankheit ein neues Leben geschenkt worden ist. Ich lebe heute viel bewusster und intensiver." (Ursula H.)

Aus der einschlägigen Literatur und aus persönlichen Patientenberichten ist mir bekannt, dass das Nahtoderlebnis, offiziell als Nahtoderfahrung (NTE) bezeichnet, bei den Betroffenen positive Spuren hinterlässt, die zu neuen Lebensweisen und Lebenseinstellungen führen. Menschen mit NTE werden als Experiencer bezeichnet.
Professor Kenneth Ring: Notiz von einem Experiencer: „Ich wusste, dass ich entweder schon tot war oder gleich sterben würde. Aber dann passierte etwas. Es war so ungeheuerlich, so mächtig, dass ich mein Leben vergaß, um zu sehen, was es war. Ich wollte dabeisein, dazugehören, und ich merkte, wie ich schwebte, auf etwas zuschwebte, das aussah wie ein langer Lichttunnel. Aber es war nicht nur Licht, es war auch Energie und am Ende war es sehr hell. Ich wollte es sehen, es berühren. Es gab keine irdischen Geräusche. Nur Feierlichkeit, fremdartige Musik, wie ich sie noch nie gehört hatte. Eine Symphonie von unbeschreiblicher Schönheit, die sich mit dem Licht verband, dem ich mich näherte. Ich gab mein Leben auf, ließ es hinter mir zurück, um dahin zu kommen. Es war so wunderbar. Ich wollte nicht zurück ins Leben. Denn das, was dort vor mir lag, war so herrlich und schön, dass mich nichts davon abhalten konnte, dorthin zu gelangen."

Zahlreiche Experiencer berichten in diesem Stadium der NTE von Begleitern oder Schutzengeln erwartet worden zu sein, die sie trösten und geleiten wollten. Hierzu berichtete ein Experiencer, den Moody erwähnt: „Als ich tot war und mich in jener Leere befand, da sprach ich mit anderen Menschen – aber ich könnte dennoch nicht behaupten, dass ich mit Körperwesen gesprochen hätte. Trotzdem hatte ich das Gefühl, dass sich rings um mich Menschen befanden. Ich konnte ihre Gegenwart spüren und fühlen, dass sie sich bewegten,

obwohl ich niemals jemanden „gesehen" habe. Ich sprach immer wieder einmal mit einem von ihnen, jedoch ohne sie dabei je zu Gesicht zu bekommen. Und jedes Mal wenn ich fragte, was eigentlich vorgehe, sandte mir einer von ihnen getreulich einen Antwortgedanken zurück: Es sei alles in Ordnung, ich stürbe, es würde mir jedoch gut gehen. Deshalb machte ich mir nie Sorgen um meinen Zustand. Auf jede Frage, die ich stellte, bekam ich ausnahmslos eine Antwort. Sie ließen mich nie im Unklaren."
Die Nahtoderfahrung ist ein Phänomen des unmittelbar bevorstehenden, drohenden Tods, das manche Menschen in Grenzsituationen erleben. Mit dieser Problematik haben sich Ärzte, Psychologen und Sozialwissenschaftler beschäftigt. Vor allem Moody [1975], Kübler-Ross [1994], Ring [1986, 1982] und Elsaesser Valarino [1995]. Mit der Erforschung der Nahtoderfahrung begannen Wissenschaftler nach Erscheinen des Buchs von Raymond und Moody [1975]: „Leben nach dem Tod". Dieses Buch war eine Sammlung von Erfahrungsberichten von Betroffenen (als Experiencer bezeichnet), wie etwa folgender, wie sie auch von anderen Wissenschaftlern vorliegen. Bericht von Moody von einem Experiencer: „Als erstes – es ging alles unglaublich schnell – jagte ich mit Supergeschwindigkeit durch ein finsteres, schwarzes Vakuum. Man könnte es wohl mit einem Tunnel vergleichen, nehme ich an. Es kam mir vor wie auf dem Jahrmarkt Achterbahn fahren, so mit enormer Geschwindigkeit durch diesen Tunnel zu fegen."

Der typische Ablauf einer Nahtoderfahrung (NTE) wird von Evelyn Elsaesser Valarino [1995] wie folgt beschreiben:

**1_** Verlassen des physischen Leibes (Entkörperlichung): Der betroffene Mensch verlässt seinen Körper, den er dann aus einer gewissen Höhe von außen sieht. Bei einem geringen Prozentsatz ist diese Phase von einem Gefühl der Desorientierung oder einem kurzen Augenblick der Angst gekennzeichnet.
**2_** Tunnelerlebnis: Dieses ist manchmal von einem harmonischen, angenehmen oder aber von einem störenden Geräusch begleitet. Hinzu kommt der Eindruck von Leichtigkeit und rasender Geschwindigkeit.
**3_** Strahlendes Licht erscheint am Ende des Tunnels und zieht den Betroffenen unwiderstehlich an.
**4_** Begegnung mit einem Lichtwesen, das die absolute Liebe personifiziert.
**5_** Empfindung unendlichen Glücks, einer unsagbaren Freude, eines tiefen Friedens.
**6_** Begegnung mit nahe stehenden Verstorbenen oder mit unbekannten Wegbegleitern.
**7_** Vision einer Lichtstadt.
**8_** Rückblick auf das eigene Leben (dreidimensionale Sicht außerhalb des Zeitbegriffs auf bedeutende Ereignisse im Leben des Betroffenen: Lebensfilm).
**9_** Erkenntnis des absoluten Wissens, das bei der Rückkehr ins Leben teilweise oder gänzlich verloren geht.
**10_** Gewissheit, Teil eines harmonischen universalen Ganzen zu sein, darin seinen Platz zu haben, einer kosmischen Einheit anzugehören und deren Funktionsweise und Bedeutung zu begreifen.
**11_** Verschiedene Wahrnehmungen, die eine Grenze symbolisieren, deren Überschreitung die Rückkehr ins Leben unmöglich machen würde.
**12_** Gewollte oder erzwungene Rückkehr ins Leben.

Es kommt selten vor, dass nach einer Nahtoderfahrung über sämtliche dieser Komponenten berichtet wird. Gewöhnlich sind es einige. Dominant sind Erlebnisse mit der Begegnung von Lichtwesen, das Tunnelerlebnis und Verlassen des Körpers. Kenneth Ring vertrat die Auffassung, dass die Anzahl der USA-Amerikaner, die eine Nahtoderfahrungen gemacht haben, ca. 8 Millionen betrüge. Aufgrund einer Gallup-Studie [1994] sollen es sogar 13 Millionen sein. Diese Zahlen können real sein oder nicht. Man muss jedoch davon ausgehen, dass jede Nahtoderfahrung, da sie subjektives Erleben darstellt, einzigartig ist.
Evelyn Elsaesser Valarino stellt fest, dass bei den Millionen Betroffenen eine erstaunliche Einheit in den Berichten vorliegt. Einheitlich wurde aber auch festgestellt, dass sich bei den Betroffenen (Experiencer) nach diesen Erlebnissen tiefgreifende und dauerhafte positive Wandlungen vollzogen haben [Elsaesser Valarino 1994]. Diese Menschen sollen danach von dem Wunsch beseelt sein, ihren Mitmenschen zu helfen, ihrem Leben also eine neue mehr soziale Orientierung zu geben. Diese ausgeprägte Verhaltensänderung ist bei vielen Experiencers beobachtet worden.
Patientinnen, die eine Nahtoderfahrung erlebt hatten, berichteten mir das gleiche. Ihre Orientierung war nach der NTE mehr auf das Geistig-Ethische ausgerichtet, als auf das materiell-konsumierende Leben. Diese Patientinnen berichteten mir auch, dass sie keine Angst mehr vor dem Sterben hätten. Sie hätten erlebt, dass Sterben ein angenehmes Erlebnis sein kann.
Evelyn Elsaesser Valarino [1995] versucht mit Bezug auf Nobelpreisträger Ilja Prigogne die Entropie und Negentropie zu erklären. Sie meint, dass Ordnung (Negentropie) durch Unordnung (Entropie), die in sämtlichen Funktionen im Zustand der Nahtoderfahrung besteht (Schock, Koma) wieder herbeigeführt wird. Sie formulierte ihre Ideen wie folgt: „Bewirkt man in einem lebendigen System tiefgreifende Veränderungen, dann hat dies gewöhnlich zur Folge, dass sich das System in die Richtung einer höheren, autonomeren, leistungsfähigeren Funktionsweise entwickelt. Diese Unordnung – die im Augenblick des Todes eines Menschen entsteht – könnte demnach ein zweckgerichteter Prozess und dazu bestimmt sein, das menschliche Bewusstsein, seine Essenz, zu einer Zustandsänderung zu führen.
Da die Natur sich beständig zu größerer Komplexität entwickelt – diese Feststellung bewahrheitet sich auf allen Ebenen – scheint es logischerweise absurd, dass ein so kompliziertes Geschöpf wie der Mensch, der ein höchst leistungsfähiges Bewusstsein besitzt, im Augenblick des Todes dem totalen Nichts anheim fallen sollte. Ausgehend von der allgemeinen Funktion des Lebendigen könnte man postulieren, dass sich der Mensch durch eine Zustandsänderung zu höherer Reife entwickelt. Dann ließe er die Materie, deren Schicksal die Auflösung ist, hinter sich, aber sein eigentliches Wesen würde einer ganz anderen Bestimmung zugeführt."

Nun wurde dem Phänomen der Nahtoderfahrung auch mit naturwissenschaftlichen und neurophysiologischen Methoden nachgegangen. Martin Bauer führte an der Berliner Charité im Rahmen seiner Doktorarbeit „Phänomenologie induzierter Synkopen" Untersuchungen an 59 Probanden im Alter von 20-30 Jahren durch. Synkope bedeutet Bewusstlosigkeit, Ohnmacht. In der Medizin gibt es zwei Belastungstests, die für kurze Zeit zuwenig Blut und somit zu wenig Sauerstoff ins Gehirn führen.

**Valsalva-Test**
Aktives exspiratorisches Pressen bei geschlossener Stimmritze führt zur Druckerhöhung im Thorax und zur Drosselung des venösen Rückflusses zum Herzen mit Verringerung von Schlagfrequenz, Schlag- und Minutenvolumen sowie Senkung des Blutdrucks.

**Bürger-Presstest** (Max Bürger, Internist an der Universität in Leipzig, 1885-1966)
Nach maximaler Inspiration führt starkes Pressen bei geschlossener Stimmritze zur Druckerhöhung im Thorax mit Drosselung des venösen Rückstaus zum Herzen. Dabei nehmen Blutdruck und Schlagvolumen ab.

Martin Bauer und sein Mitarbeiter Thomas Lampert führten den Valsalva-Test durch. Die Probanden mussten in der Hocke schnell atmen (hyperventilieren). Dann schnell aufstehen und den Valsalva-Presstest durchführen. Dabei trat infolge Sauerstoffmangel Bewusstlosigkeit auf. Während dieses Ablaufs wurde das EEG gemessen. Danach berichtet die Versuchsperson über die gleichen Phänomene wie sie von Moody [1975] und anderen nach der Nahtoderfahrung beschrieben worden sind (siehe Tabelle 5 und Abbildung 21). Diese Untersuchungen von Bauer und Lampert können als ein Modell der Nahtoderfahrung aufgefasst werden, wobei natürlich beim Ernstfall weitere Faktoren wie Schock, Schmerz, Angst usw. mit im Spiel sind und möglicherweise eine stärkere Emotionsmoleküleausschüttung [Pert 2006] erfolgt als im Laborversuch, z. B. Endomorphine, Oxitocin, Endopsychedelika, Endovalium.

Fakt ist aber, dass an der Grenze der Lebensfähigkeit im Gehirn emotionelle Prozesse (Halluzinationen) ablaufen, die offensichtlich den Menschen das Sterben erleichtern sollen. Die Entropiehypothese von Evelyn Elsaesser Valarino, die für die Laboruntersuchungen von Bauer und Lampert vielleicht weniger zutreffen, könnten aber für den Ernstfall der Nahtoderlebnisse zu akzeptieren sein. Dies würde auch erklären, dass Krebskranke, die mit dem Tod konfrontiert worden sind, ihr Verhalten teilweise gravierend veränderten und auch infolgedessen Kraft geschöpft haben, den „Krebs zu besiegen".
Da der Mensch ein vernunftbegabtes Lebewesen sein soll, das sich sogar emotionelle Intelligenz aneignen kann, wäre es vielleicht leichter und sinnvoller, diese menschliche Eigenschaft, das ganze Leben ausschöpfend, zu praktizieren. Es könnte auf diese Weise sogar die Krebserkrankung verhindert werden. Deshalb lohnt es sich immer, über den Sinn des Lebens nachzudenken und die richtige lebenswerte Orientierung zu finden, wodurch auch die Gesundheit erhalten bleiben kann. Vielleicht muss man Lebenskrisen oder Krankheiten als Unordnung im System erleben, um danach die richtige Ordnung, d. h. ein sinnvolles Leben zu führen. Die Untersuchung über NTE und die Laboruntersuchungen von Bauer und Lampert zeigen uns, dass wir eigentlich viel zu wenig wissen, um ein schönes Leben, auch mit einem angenehmen Sterben, führen zu können. Aber wer interesssiert sich heute schon für derartige Forschungsprojekte.

Eigentlich wissen wir, dass der Tod für jeden Menschen gewiss ist, ungewiss ist nur der Zeitpunkt, wann er eintritt. Deshalb wäre es gut zu jeder Zeit sagen zu können: Mein Leben war menschenfreundlich und infolgedessen lebenswert.

| Erlebnisse Häufigkeit in Prozent: | R. Moody | M. Bauer |
|---|---|---|
| Verlassen des Körpers | 26 | 10 |
| Visuelle Wahrnehmungen | 23 | 24 |
| Hörbare Geräusche/Stimmen | 17 | 36 |
| Gefühl von Frieden und Schmerzfreiheit | 32 | 21 |
| Lichterscheinungen | 14 | 10 |
| Lebensrückblick | 32 | 0 |
| Eintritt in eine andere Welt | 32 | 28 |
| Begegnung mit unbekannten Wesen | 23 | 12 |
| Tunnelerlebnis | 9 | 5 |
| Vorauswissen | 6 | 0 |

*Tabelle 5:*
*Vergleich der Erlebnisse bei den Laborvalsalva-Tests von M. Bauer [1994] und der realen Nahtoderfahrungen von R. Moody [1976]. Die relative Übereinstimmung der Erlebnisse ist beeindruckend [Quelle: Focus 40, 1994, S. 74]*

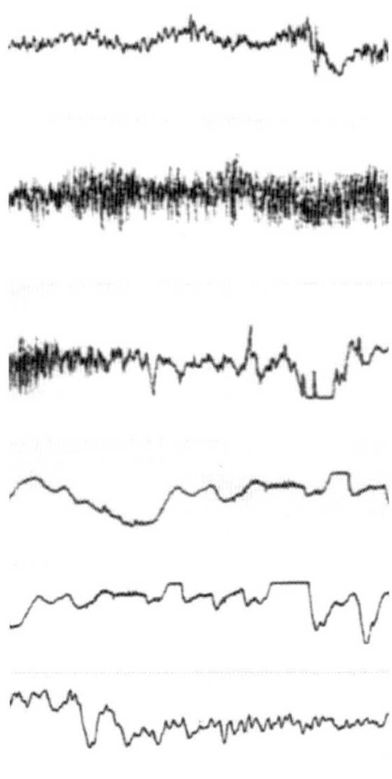


*Abbildung 21:*
*Hirnstrombild während der durch den Valsalva-Atempresstest ausgelösten Synkope (Ohnmacht) nach Martin Bauer [1994]. Dauer des ganzen Vorgangs ca. 20 Sekunden [Quelle: Focus 40, 1994, S. 74]*

## ■ 34_ Emotionelles Gehemmtsein und unterdrückte Emotionen – bisher unterschätzte Faktoren bei der Krebserkrankung

Es gibt nicht wenige Menschen, häufig schon im Kindesalter beginnend, die als „emotionell gehemmt" bezeichnet werden. Sie wirken scheu und ängstlich, haben für neue Umgebungseinflüsse hohe Empfindlichkeiten, die sich z. B. in verstärkter Schreckreaktion und erhöhter Muskelspannung ausdrücken [Traue 1998; Gross und John 1995]. Bei ihnen sind auch die Neurotransmittersysteme schnell erregbar, wodurch auch Störungen in diesem emotionell-molekularen System auftreten können [Traue 1998].
Im statuszentrierten und hierarchischen System unserer Gesellschaft befinden sich diese Menschen meistens auf der untersten Stufe, indem sie sich „ducken", ihre Emotionen unterdrükken, z. B. den Ärger „schlucken". Sie sind meistens bestrebt jeden Konflikt, jede soziale Auseinandersetzung zu vermeiden, um keine Unannehmlichkeiten zu haben. Dabei geraten sie aber häufig in so genannte ambivalente Konflikte. Diese bestehen aus dem gleichzeitigen Auftreten von einander widersprechenden Gedanken, Vorstellungen, Emotionen (Gefühlen) und Willensregungen:

| | | |
|---|---|---|
| Hass/Neid | – | Liebe |
| Aggression | – | Unterwerfung |
| innere Wut | – | Abhängigkeit |
| Gewährung | – | Ablehnung |
| Wollen | – | Nichtkönnen |

Auch Entscheidungskonflikte und Selbstwert-Erlebenskonflikte, z. B. Selbstverachtung des eigenen Körpers (häufig bei Frauen anzutreffen), sind Merkmale der emotionell Gehemmten. Diese Menschen haben nach Traue [1998] etwa folgende Einstellungen:

- „Gefühle von Besitzenden, Vorgesetzten, im Status höheren Personen sind wichtiger als die eigenen Gefühle. Die Gefühle dieses Personenkreises müssen sorgfältig beobachtet, analysiert und anerkannt werden. Auf diese Gefühle des oder der anderen muss Rücksicht genommen werden.
- Die eigenen Gefühle sind weniger wichtig und müssen kontrolliert werden. Ihr ungebremster Ausdruck ist schädlich und mit Risiken für die Sicherheit der eigenen Situation verbunden."

Traue [1998] gibt dazu folgende ergänzenden Erläuterungen. „Übrigens gelten solche Regeln auch in Institutionen, die sich im Hinblick auf die Freiheit des Denkens und Handelns einiges zugute halten. Man braucht nur an beruflichen Besprechungen teilzunehmen, um diese These mit eigenen Beobachtungen zu untermauern. Es grenzt oft an Selbstmissbrauch, in welchem Ausmaß sich manchmal Mitarbeiter in ihrer Persönlichkeit deformieren, um das emotionelle Verhalten von ranghöheren Personen zu ertragen und ihre eigenen Gefühle der Frustration und des Ärgers zu unterdrücken. Ohne dafür mit Zahlen aufwarten zu können, halte ich diese Gefühlsarbeit für einen beträchtlichen Teil der Belastungen des Arbeitslebens". „Ein anderer Aspekt der Kontrolle von Gefühlen, nämlich deren Kommerzialisierung, soll hier ebenfalls erwähnt werden. Arlie Hochschild [1990] untersuchte Gefühlsarbeit in verschiedenen privaten und beruflichen Lebenssphären, insbesondere bei den Berufsgruppen der Flugbegleiterinnen und Angestellten von Inkassobüros. Die Arbeit in beiden Berufs-

gruppen ist in auffälliger Weise von einem gezielten Einsatz von Gefühlen und Gefühlsarbeit geprägt. In den Ausbildungsgängen dieser Berufe werden die Auszubildenden systematisch im Einsatz ihrer Gefühle geschult. Als soziologischen Terminus definiert Hochschild Gefühlsarbeit (emotional labor) im Sinne von Management der Gefühle, das darauf zielt, bestimmtes körperliches und mimisches Verhalten zu zeigen und einen unerwünschten Gesichtsausdruck zu unterdrücken.
Gefühlsarbeit ‚verlangt das Zeigen oder Unterdrücken von Gefühlen, damit die äußere Haltung gewahrt bleibt, die bei anderen die erwünschte Wirkung hat' [Hochschild 1990]." Ein solches Verhalten führt zur Entfremdung der Persönlichkeit des Menschen, zu erheblichen emotionellen Störungen bis in die molekulare Ebene [Pert 2007] und somit zur Entstehung von Erkrankungen. Emotionell gehemmte, meistens untertänige Menschen, häufig auch mit melancholischen oder depressiven Verhaltensmustern behaftet, sind nicht selten Opfer von Mobbing mit psychotraumatischen Folgen. Deshalb sind emotionell gehemmte Menschen und solche, die ihre Emotionen unterdrücken, z. B. auch erlebte und nicht aufgearbeitete Psychotraumata in der Kindheit und Jugendzeit, besonders für Krebserkrankungen anfällig. Traue [1998] beschreibt diesbezüglich den Typus Carcinomiatosus, mit Bezug auf den gehemmten und Emotionen unterdrückenden Menschen.
Mit einem kritisch erstellten Untersuchungsprogramm beschäftigten sich Steven Greer und Tina Morris [1975] unter dem Aspekt des Umgangs mit den Gefühlen von Brustkrebspatientinnen. Sie untersuchten 160 Frauen, bei denen eine Biopsie wegen Verdacht auf Brustkrebs durchgeführt wurde. Vor der Biopsie führten diese Wissenschaftler einen umfangreichen psychologischen Test durch, d. h. von der Diagnose erfuhren sie erst nach der Biopsie.

Die Patientinnen wurden nach dem psychologischen Test in vier Gruppen unterteilt.
1_ Patientinnen mit extremer Unterdrückung der Gefühle.
2_ Patientinnen mit normalem Umgang ihrer Gefühle.
3_ Patientinnen, die extrem expressiv waren, das heißt mit geringer Gefühlskontrolle, die ihren Gefühlen ungehemmt freien Lauf ließen.
4_ Patientinnen, die nicht einzustufen waren.

Von den 160 Frauen wurde durch die Biopsie bei 69 Brustkrebs festgestellt. Die Verteilung der Patientinnen in den vier Gruppen war wie folgt:

| | Unterdrücken | Normal | Expressiv | Unklar |
|---|---|---|---|---|
| Gruppe | 1 | 2 | 3 | 4 |
| Brustkrebs | 47,8 % | 29,1 % | 20,3 % | 2,9 % |
| kein Brustkrebs | 15,4 % | 72,5 % | 9,9 % | 2,2 % |

*Tabelle 6:*
*Häufigkeitsverteilung des Ärgerausdrucks von Patientinnen mit und ohne Brustkrebs nach Greer und Morris [1975] und Traue [1998]*

Aus dieser Tabelle geht hervor, dass nahezu die Hälfte der Brustkrebspatientinnen extrem ihre Gefühle unterdrückten, dass aber auch jene, die ihre Gefühle wenig unter der Kontrolle haben für die Krebserkrankung anfällig sein können. Ähnliche Befunde erhob Greer [1974] auch bei Patientinnen mit einem verleugneten Bewältigungsstil, das heißt jene, die Tatsachen nicht wahr haben wollten. Traue [1998] analysierte das Leben seiner Mutter, die 1977 an Krebs erkrankte. Er beurteilte sie als Frau, die alle belastenden Kriegs- und Nachkriegszeiten durchgemacht hatte, aber das ausschlaggebende war offensichtlich die Unterdrückung ihrer Gefühle. Traue [1998] beschreibt das wie folgt: „Emotionale Ausbrüche waren gewiss selten und bezogen sich am ehesten noch auf ruhestörenden Lärm, den wir Kinder meistens dann machten, wenn Mutter gerade den Mittagsschlaf beginnen wollte. Sie konnte bei solchen Kleinigkeiten schon mal schimpfen, aber sobald die Konflikte ernster wurden und die Probleme tiefer lagen, war ihr eine resignative und verschlossene Haltung eigen. Sie hätte sicher gerne ihre Heimat im Osten wiedergesehen, aber dieses Ansinnen wurde vom Vater schon im Keim erstickt. Nichts sollte die verklärte Erinnerung an die Zeit vor dem Krieg beschädigen oder die Fassade ankratzen, die vor der offenkundigen Mitverantwortung an den Auswirkungen des Dritten Reichs aufgebaut worden war. Da er sehr autoritär war, beherrschte die Unterdrückung kritischer Meinungen, das Verdrängen von eigener Verstrickung in die Geschichte und das Totschweigen der Möglichkeit von Versöhnung die Haltung zur Vergangenheit. Nach und nach übertrug sich diese Haltung auch auf aktuelle Konflikte in der Familie, so dass schließlich emotionale Offenheit selten wurde und meine Mutter trotz großer Familie zunehmend isoliert war."

So entstand eine Kette: **Unterdrückte Emotionen → sozialer Rückzug → Einsamkeit.** Letztere Erscheinung kann, wie Karl August Kirsch zeigte [Kirsch et al. 2001], gravierend in die funktionellen Prozesse des Menschen eingreifen und Erkrankungen auslösen oder verstärken.

Unterdrückte Emotionen und kindliche Psychotraumata konnte ich auch bei meiner an Brustkrebs erkrankten und daran gestorbenen Cousine eruieren. Sie war Einzelkind, 1938 geboren, der Vater war ab 1939 im Krieg. Daher ausschließlich von der damals schon 40-jährigen herrschsüchtigen Mutter, die keinen Widerspruch duldete, aufgezogen. Um sie in schützende Umgebung zu geben, wurde sie als Lehrling in die Obhut ihres Großonkels gegeben, der sie sexuell im Alter von 14 Jahren missbrauchte und ihr unter Androhung von Strafen Schweigen gebot. Als Mutter von vier Kindern wohnte sie immer bei ihrer Mutter, von der sie nach wie vor herrschsüchtig wie ein Kind, ohne Widerspruch äußern zu dürfen, gedemütigt wurde. Nach außen war meine Cousine eine stets ausgleichende, sehr hilfsbereite, eigentlich sogar scheinbar starke Persönlichkeit. Aber das muss sie viel Kraft gekostet haben.

Nachdem ihre Mutter im Alter von 90 Jahren starb, erkrankte meine Cousine an Krebs in der rechten Brust mit rascher Metastasierung vor allem im Gehirn und der Wirbelsäule. Durch Strahlentherapie erblindete sie und starb schwer leidend zwei Jahre nach der Diagnose, den ganzen Körper voller Metastasen. Der Wegfall des schweren Lebensdrucks durch den Tod ihrer Mutter war für sie offensichtlich eine schwere psychische Belastung. Ihre Lebensgeschichte, die ich teilweise aus der verwandtschaftlichen Beobachterposition miterlebt hatte, erzählte sie mir etwa ein halbes Jahr vor ihrem Tod. Dieses Gespräch gab ihr Erleichterung, aber es war zu spät ihr noch zu helfen. Das Entlastungsphänomen, z. B. bei einem stark gestressten Menschen in den ersten Urlaubstagen auftretend, hat nicht selten schwere pathologische Prozesse zur Folge, z. B. den „Ruheherzinfarkt". Im Fall meiner Cousine war es die Erkrankung an Krebs infolge des abrupten Entlastungsphänomens.

Greer et al. [1979] haben die oben schon erwähnten 69 Brustkrebserkrankten Frauen drei Monate nach der Brustentfernung mit einem psychologischen Test befragt, der „viele Facetten" aus deren Lebenssituation erfasste und mit dem der Bewältigungsstil dieser Patientinnen bezüglich ihrer Erkrankung untersucht wurde. Sie teilten diese Patientinnen nach dem gefundenen „Bewältigungsstil" in vier Gruppen ein:

1_ **Kampfgeist:** Optimistische Grundhaltung, akzeptieren die Diagnose. Sie haben mit entsprechenden Informationen den Kampf gegen den Krebs aufgenommen. Einstellung: Ich lasse mich vom Krebs nicht unterkriegen [Traue 1998]
2_ **Verleumdung:** Bestreiten der Diagnose. Einstellung: Die Brust ist nur aus Sicherheit entfernt worden.
3_ **Stoizismus:** Diagnose wurde nicht angenommen, an keinen weiteren Informationen interessiert. Fatalistische Haltung. Einstellung: Ich weiß, es handelt sich um Krebs, aber ich kann sowieso nichts dagegen tun.
4_ **Hilf- und Hoffnungslosigkeit:** Im Alltagsleben völlig aus den Fugen geraten. Nur an Krebs und Sterben denkend. Einstellung: Man kann nichts mehr tun, ich bin am Ende meines Lebens.

**Die Überlebensrate nach fünf Jahren zeigte sich wie folgt:**

- Kampfgeistpatientinnen hatten zu 80 % die 5-Jahresgrenze überlebt.
- Die Verleumdungspatientinnen überlebten zu 70 % die 5-Jahresgrenze.
- Von den Stoizismuspatientinnen überlebten 37 % die 5-Jahresgrenze und von den Hoffnungs- und Hilflosen waren es nur 20 %.

Diese Ergebnisse von Greer [1974], Greer und Morris [1975, 1979, 1985] und Greer et al. [1990] zeigen, dass kämpferische Patientinnen und jene, die die Krankheit verleugnen, die höchste Überlebenschance bei Erkrankungen an Krebs haben.
DiClemente und Temoshok [1985] konnten bei Melanompatienten feststellen, dass jene die geringsten Überlebensraten hatten, die gehemmtes emotionelles Verhalten und Hoffnungslosigkeit äußerten. Tschunke et al. [1994] konnten bei Leukämie-Patienten, die mit Knochenmarktransplantation behandelt worden waren, ebenfalls feststellen, dass Patienten mit passiver Hinnahme oder Resignation die geringste Überlebensrate auswiesen.
Weitere derartige Beispiele sind in dem lesenswerten Buch von Harald C. Traue: Emotion und Gesundheit. Spektrum Psychologie, Heidelberg, Berlin, 1998 zu finden. Eine zusammenfassende Betrachtung von Schwarz [1989] gibt weitere Aufschlüsse zur Bedeutung der Emotionen im Krebsgeschehen. Schwarz [1989] hat in deutschen psychosozialen Nachfolgeeinrichtungen verschiedene Studien über besondere Verhaltensweisen von Krebspatienten bzw. Persönlichkeitsmerkmale analysiert. Er kam zu der Schlussfolgerung, dass „ungeachtet der jeweiligen Untersuchungsmethode der Datengewinnung und der Tumorlokalisation, sehr ähnliche Charakteristika gefunden wurden und zwar folgende:

- Verleugnung und Verdrängung
- verminderte Selbstwahrnehmung und Kapazität zur Introspektion

- verminderte Gefühlsabfuhr
- verminderter Ausdruck von Ärger und Wut
- Selbstaufopferung und Selbstbeschuldigung, Altruismus
- starrer, konformer Lebensstil
- Autoritätsgläubigkeit, Religiosität und Moralität
- flache, verwundbare menschliche Beziehungen
- gehemmte Sexualität
- Neigung zur Hoffnungslosigkeit und Verzweiflung
- reduzierte Symptomaufmerksamkeit, ungünstiges Gesundheitsverhalten
- Verlust signifikanter Objektbeziehungen und pathologische Trauer“

Wenn Schwarz [1989] auch einschränkt, dass die Gemeinsamkeiten „nicht über die Widersprüchlichkeit der empirischen Grundlagen hinwegtäuschen“ sollte, in der derartige Merkmale nicht auftreten, so sollte der Fakt als solcher doch in der Diagnostik von Krebskranken, schöpferisch angewendet, einbezogen werden.
Ich bin auch der Meinung, dass man nicht nach der „Krebspersönlichkeit“ suchen sollte, sondern nach dem Umgang mit den Emotionen im Laufe des bisherigen Lebens der Patienten, die an Krebs erkrankt sind. Diesbezüglich bestehen „erhebliche gesellschaftliche Lücken“ (fehlende Schulung der Emotionen von Kindheitsalter an) und ebenfalls erhebliche Lücken in der Medizin, speziell der Onkologie (Ignorierung der geistig-emotionellen Eigenschaften in Bezug auf Erkrankungen), eine Einstellung, welche Platon vor über 1.000 Jahren schon an Ärzten seiner Zeit kritisierte.

### In der Medizingeschichte wurde den Emotionen bei der Krebserkrankung schon beachtliche Bedeutung beigemessen

Wer sich der Mühe unterziehen würde das Buch von dem Ehepaar Simonton und Jane Creighton „Wieder gesund werden“ zu lesen, würde im Literaturverzeichnis über 100 Quellennachweise der letzen 200 Jahre zu den Problemen Stress und Krebs, psychosoziale Faktoren und Krebs, Gemüt bzw. Emotionen und Krebs, Depression und Krebs finden.
Es ist unverständlich, dass man an einem lokal-körperlichen Dogma der Krebserkrankung festhält, obgleich es in der Medizingeschichte Hinweise darauf gibt, dass zwischen Emotionen und Krebserkrankungen Korrelationen bestehen.
Der bekannte Arzt Galen der Antike beobachtete, dass fröhliche Frauen seltener an Krebs erkrankten als schwermütige [siehe Lit. 1913]. 1701 veröffentlichte D. Gendron eine Abhandlung in französischer Sprache, in der er als Ursache von Krebs Missgeschicke, viele Mühen und Sorgen aufzählte. Er berichtet über folgenden Fall: „Nach dem Tode ihrer Tochter wurde Mrs. Emerson von großer Betrübnis befallen und bemerkte, dass ihre Brust anschwoll, was ihr bald große Schmerzen bereitete. Schließlich brach ein unheilbarer Krebs aus, der in kurzer Zeit einen großen Teil ihrer Brust verzehrte. Stets hatte sie sich vollkommener Gesundheit erfreut.“ J. Burrow beschreibt in einem Artikel „A practical essay on cancer“ („Eine praktische Geschichte des Krebses“) 1783 (London), dass die Krebskrankheit aus „unruhigen Leidenschaften des Gemüts, die den Patienten seit langem befallen“ entstehe.
In seiner Abhandlung „Cancer of the breast“ (Brustkrebs) stellte T. H. Nunn 1822 fest, dass emotionelle Faktoren das Wachstum von Tumoren beeinflussen.

In dem 1846 von Dr. Walter Hyle Walshe veröffentlichten Buch „The Nature and Treatment of Cancer“ (Die Natur und Behandlung des Krebses) ist folgendes zu lesen: „Über den Einfluss seelischen Schmerzes, unerwarteter Schicksalsschläge oder eines schwermütigen Temperaments auf die Übertragung karzinomatöser Substanzen ist schon viel geschrieben worden. Sofern man den systematisch vorgehenden Verfassern glauben darf, bilden jene Erscheinungen die einflussreichste Ursache für Krebs … Es konnten sehr überzeugende Beobachtungen hinsichtlich der Einwirkung des Geistes auf die Entstehung dieses Leidens angestellt werden. **Ich selbst habe mit Fällen zu tun gehabt, bei denen der Zusammenhang so offensichtlich war, dass … ihn in Frage zu stellen bedeutet hätte, sich gegen die Einsicht der Vernunft zu sträuben.“**
Sir James Paget äußerte in seinem Buch „Surgical Pathology“ (Chirurgische Pathologie) 1870 die volle Überzeugung, dass Depressionen an der Entstehung von Krebs einen entscheidenden Anteil haben. „Fälle, in denen auf tiefe Sorge, vergebliche Hoffnungen und Enttäuschungen bald der Ausbruch einer Krebserkrankung folgte, sind so häufig, dass es kaum noch Zweifel gibt: Seelische Depressionen sind neben anderen die Krebsbildung begünstigenden Einflüssen ein sehr gewichtiges Additiv.“ In der ersten statistischen Studie über Korrelation zwischen Gefühlszustand und Krebserkrankungen 1893 von H. Snow in seiner Monographie „Cancers and the Cancer Process“ (Krebs und die Krebsprozesse) kommt der Autor zu folgender Schlussfolgerung: „Von allen Ursachen der Krebsentwicklung in jeglicher Form erweisen sich neurotische Agenzien als die mächtigsten.“

Diese wenigen Beispiele sollen genügen, um nochmals anzuregen in die Krebsentstehung auch den emotionellen Faktor mit einzubeziehen und die Therapie darauf auszurichten. Die psychische Führung des Patienten kann effektiver sein als die Chemo- oder Strahlentherapie. Nach der Diagnose Krebs müssten als erstes eine psychische Betreuung erfolgen und objektive Schlafuntersuchungen durchgeführt werden. Das Grübeln über ihre Krankheit beim Einschlafen führt dazu, dass sie eine schlechte Schlafqualität und ein Schlafdefizit ausweisen, wodurch eine Schwächung des Immunsystems erfolgt, die zur Verschlechterung der onkologischen Erkrankung führen kann. Der Patient braucht in dieser Situation Vermittlung von positiven Emotionen wie Hoffnung, Zuversicht, Glaube als therapeutische Grundlage. **Jeder Arzt sollte wissen: Der Mensch ist kein physikalischer Festkörper oder kein chemisches Labor, sondern ein biopsychosoziales Wesen mit einem Steuerungs- und Regulationssystem, das den Geist und die Emotionen gewährleistet und dem Menschen die menschlichen Charakteristika verleiht.**

## ■ 35_ Systemische integrative Regulationsmedizin statt statische monoforme Symptommedizin

Selbstorganisationsprozesse sind die spezifische Eigenart bestimmter Klassen dynamischer Systeme [Nobelpreisträger Prigogine 1992, 1977]. Alle lebenden Organismen auf unserer Erde unterliegen ganzheitlich dem Prinzip der Selbstorganisation. Die Selbstorganisation setzt das Vorhandensein eines offenen Systems voraus.

**Physikalisch gesehen wird ein offenes System als solches betrachtet, wenn mit der Umgebung eine Verbindung über Energie- und Materienaustausch erfolgt. Im Rahmen dieser Terminologie sind alle Lebewesen als offene Systeme zu charakterisieren.**

Die Selbstorganisation setzt die Selbstregulation als raumzeitlichen Funktionsprozess voraus, die von Menschen bewusst gesteuert, aber auch durch seine Lebensweise bewusst oder unbewusst fehlgesteuert werden kann. Prof Ronald Grossarth-Maticek von der Heidelberger Universität, der die Selbstregulation des Menschen in der Gesundheits-Krankheitsbeziehung ausführlich und wissenschaftlich begründet in seinen beiden Büchern „Selbstregulation, Anatomomie und Gesundheit" sowie „Synergetische Präventivmedizin" ausführlich beschrieben hat, definiert die Selbstregulation wie folgt: „Selbstregulation" ist „als jene individuelle Fähigkeit des Menschen, durch seine Eigenaktivität im Körper, in der sozialen Kommunikation, in der Kommunikation mit der physischen Umwelt und Natur sowie mit dem erlebten Gottesbild Bedingungen und Zustände zu erreichen, die zu Bedürfnisbefriedigung, Wohlbefinden, Lust, Sicherheit, Hoffnungen und Sinnerfüllung führen und zwar derart, dass sie in Einklang mit der eigenen Person, der Natur und humanen sozialen Zielen stehen. Selbstregulation bzw. Selbstregulationsfähigkeit ist ein dynamsicher Organisationsfaktor, der unterschiedliche Positivfaktoren zur Aufrechterhaltung der Gesundheit interaktiv bündelt und die Wirkung von Risikofaktoren neutralisiert. Dabei kommt es zur Mehrung von Positiv- und zur Minderung von Risikofaktoren. Eine schlechte Selbstregulation verstärkt physische Risikofaktoren und organisiert ihre Wechselwirkungen hin zur Entstehung chronischer Erkrankungen." [Grossarth-Maticek 2003]

Der sich ebenfalls mit der Selbstregulation beschäftigende russische Physiologe Pjotor Anochin [1935, 1967] formulierte die „Goldene Regel der Norm" (Homöostase).
Sie besagt, dass der in einem gesunden Organismus vorhandene Schutzmechanismus stets stärker ist, als die maximale Abweichung von der Homöostase. Das heißt: Die Umkehrbarkeit von Veränderungen der Homöostase (des inneren Milieus, wie Blutdruck, Körpertemperatur, pH-Wert) ist stets gegeben, solange die Grenze der Anpassungsfähigkeit eines Organismus nicht überschritten wird. Stark vereinfacht heißt das, die „Elastizität" der inneren Regelkreise bleibt erhalten, solange keine „Überdehnung" erfolgt. Wird diese Grenze überschritten, z. B. bei permanentem Stress oder Schockzuständen, dann können sich krankhafte Prozesse entwickeln.

Gesundheit und Krankheit (korrekter wäre es, Gesundsein und Kranksein zu formulieren) vollziehen sich im Prozess der Selbstregulation und niemals monokausal. Unter diesem Aspekt ist auch die Krebspathogenese zu sehen, die eine ganzheitliche funktionelle Dysregulation darstellt. Der russische Physiologe und Nobelpreisträger für Medizin Iwan P. Pawlow (1849-1936) [1885] beschrieb die Gesundheit als „das dynamische Gleichgewicht zwischen Organismus und Umwelt. Krankheit ist die Störung dieses Gleichgewichts." Diese einfache Formulierung der Gesundheit weist uns darauf hin, dass die Umwelt einschließlich der Gesellschaft für unser gesundes Leben maßgeblich ist. In einer gestören sozialen, natürlichen und technologischen Umwelt ist es nicht einfach, das harmonische Gleichgewicht aufrecht zu erhalten, also gesund zu bleiben.

Dennoch ist dies möglich, wenn man seine eigenen psychophysiologischen und psychosozialen Regulationsvorgänge gut kennt, wenn man weiß, wie man seinen Stress beherrschen und richtig nutzen kann, wenn man die Fähigkeit besitzt, sich an extreme Lebensbedingungen optimal anzupassen. Hierzu gab uns der deutsche Arzt und Pathologe Rudolf Virchow (1821-1902) einen sehr wichtigen Hinweis: „Die bekannte wunderbare Akkomodationsfähigkeit der Körper; sie gibt zugleich den Maßstab an, wo die Grenze der Krankheit ist. Die Krankheit beginnt in dem Augenblick, wo die regulatorische Einrichtung des Körpers nicht ausreicht, die Störungen zu beseitigen. Nicht das Leben unter abnormen Bedingungen als solches erzeugt Krankheit, sondern die Krankheit beginnt mit der Insuffiziens der regulatorischen Apparate“ [Virchow 1868]. Die regulatorischen Apparate, das sind die ganzheitlichen Abläufe aller geistigen und körperlichen Prozesse.
Gesundheit und Krankheit gehen nicht jählings von einem Zustand in den anderen über. Gewöhnlich verläuft der Prozess von der Gesundheit zur Krankheit über das Vorfeld der Krankheit (prämorbide Phase) hin zum Frühstadium. Erst dann gelangen wir in die Phase der Krankheit. Diese kann sich wieder zurückbilden (reversibel sein) oder Beständigkeit annehmen (irreversibel sein). Die Rückbildung der Krankheit vollzieht sich im allgemeinen Rekonvaleszenzstadium und über die Rehabilitationsphase.

*Abbildung 22:*
*Modell der Gesundheits-Krankheits-Beziehungen [nach Hecht und Baumann 1974]*

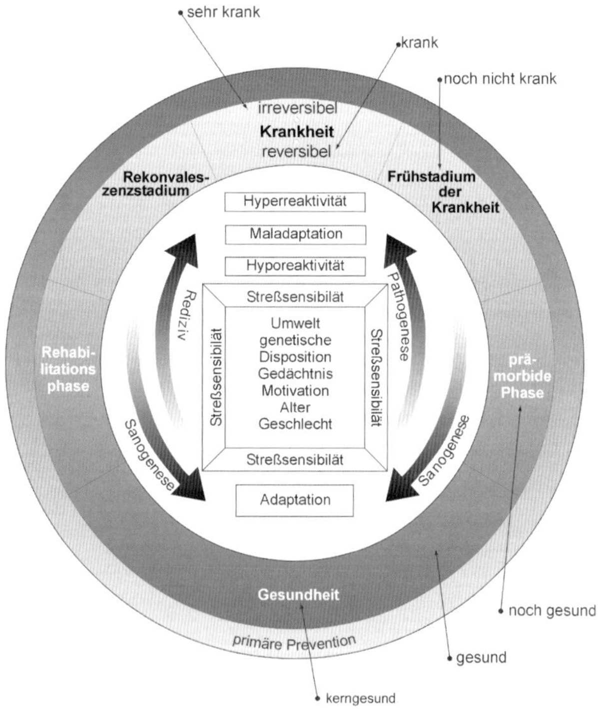


Bei Infektionskrankheiten vollziehen sich die Prozesse der Krankheitsentstehung bereits in wenigen Tagen, bei chronischen Krankheiten – auch bei den stressbedingten chronischen psychosomatischen Krankheiten und bei Krebs – in Jahren oder sogar in Jahrzehnten. Dieses unmerkbare langsame Hineinschleichen in die Krankheit wird vielen Menschen zum Verhängnis, wenn sie nicht gesundheitsbewusst leben.

Erwähnenswert ist noch, dass die Gesundheit steigerungsfähig ist. Deshalb spricht man von gesund, sehr gesund, kerngesund usw. Real besteht zwischen den beiden Prozessen Gesundheit und Krankheit eine ständige Dynamik. Diese wird durch zwei Vorgänge gesteuert: Die Sanogenese (gesundheitserzeugende Prozesse) und die Pathogenese (krankheitserzeugende Prozesse). Überwiegen die sanogenetischen Prozesse, liegt Gesundheit in verschiedenen Stadien vor. Dominieren die pathogenetischen Vorgänge, dann bewegen wir uns über die beschriebenen Phasen in Richtung Krankheit [Hecht 1984].
Das Konzept der monokausalen Medizin geht davon aus, die pathogenetischen Prozesse, die sie in Symptome zerstückelt, zu „beseitigen". Die Selbstregulations- und Integrationsmedizin orientiert auf die Stärkung und Unterstützung der Sanogenese, also Selbstheilungs-Regulation. Das ist meines Erachtens der einzige Weg, den Krebskranken zu heilen, wie in den vorhergehenden Kapiteln gezeigt werden konnte.

## ■ 36_ Sind Ärzte für ein Gespräch mit einem Krebskranken ausgebildet und vorbereitet?

Die USA-Psychologin Kathryn Pollak und ihre Mitarbeiter [Pollak et al. 2007] haben das Einfühlungsvermögen von Ärzten und Ärztinnen im Gespräch mit Krebskranken untersucht. Dabei analysierten sie 398 aufgezeichnete Gespräche zwischen 51 Onkologen und 270 Krebskranken, männlichen und weiblichen Geschlechts im fortgeschrittenen Stadium der Erkrankung. Als Kriterien wählten sie negative Gefühle der Patienten wie Angst, depressive Stimmung, hilflosen Ärger u. a. Sie registrierten dabei, wie der Onkologe auf diese starken Emotionen reagierte.
Ergebnis: Nur in 22 % der Gespräche ließen die Ärzte Empathie und Einfühlungsvermögen erkennen. Sie ermutigten die Patienten mit den Bemerkungen: „Ich kann mir vorstellen, wie schwer und belastend es für Sie ist, in Ihrer Situation Ihr Herz auszuschütten." 48 % der Ärzte und 20 % der Ärztinnen haben Probleme mit dem Einfühlungsvermögen, wenn von den Patienten explosive Hilferufende oder Emotionen ausbrachen. Viele Ärzte übergingen diese verzweifelten Gefühls-SOS-Signale oder sie schnitten das Gespräch ab, mit lapidaren Bemerkungen wie z. B. „Geben Sie uns Zeit, wir kriegen das schon hin." Kathryn Pollak et al. [2007] berichteten, dass vielen Ärzten das Gespür fehlte, zu erkennen, was ihnen die Krebskranken quasi „zwischen den Zeilen" mitzuteilen beabsichtigten. Wenn der oder die Krebskranke fragte, wie groß der Tumor sei, wurde in cm-Angaben geantwortet. In der Realität wollten die Patienten mit dieser Frage wissen, wie der Arzt ihren Zustand beurteilt und ob dieser Zustand sich verschlimmert hat. Die hinter dieser Frage stehende Angst wurde von vielen Ärzten nicht erkannt. Pollak et al. [2007] vertraten die Auffassung, dass es in Arztgesprächen mit Krebskranken häufig zu sehr „technisch" zugehe.

Auffallend war in diesen Untersuchungen der Psychologen von der Duke-Universiät in Durhain, dass viele Patienten(innen) in diesen Gesprächen mit ihren Gefühlsäußerungen sehr zurückhaltend waren. Nur 37 % der untersuchten Krebskranken brachten ihre Gefühle stärker in den Gesprächen zum Ausdruck. Die Mehrheit unterdrückte die Gefühle. Pollak

et al. [2007] vertraten die Ansicht, dass dies darauf zurückzuführen sei, dass die Patienten erfahrungsgemäß gar keine emotionelle Unterstützung von ihren Ärzten zu erwarten haben. Diese Forschergruppe konstatierte: Oft genügen seitens des Onkologen nur kurze einfühlsame Rückkopplungen, damit die Ängste der Patienten gelindert und die Zuversicht gestärkt wird, womit eine Erhöhung des Therapieeffekts gegeben werden kann.
Diese Erscheinung, dass die Krebskranken a priori nicht über ihre Ängste sprechen möchten ging auch aus den vorstehenden Fallberichten der Krebskranken hervor und auch aus den Untersuchungen von Spiegel und Blom [1983], Spiegel et al. [1981], McCorcle et al. [2000] und Linn et al. [1982]. Diese Autoren berichten, dass zur Überwindung dieser Hemmung die Arbeit in der Gruppe durch Offenbarung und Vertrauen wichtig ist, womit negative Emotionen in positive Emotionen umgestimmt werden könnten. Diese Umstimmung half den Patienten ihre Lebensqualität zu erhöhen und ihr Leben erheblich zu verlängern. Diesbezüglich besteht aber nicht nur bei den Onkologen in den USA eine Ausbildungslücke, wie Pollak et al. [2007] berichteten, sondern auch bei den Deutschen Ärzten, wie wir aus den Patientenberichten entnehmen konnten (siehe Kapitel 32).

**Wie soll ein ärztliches Gespräch mit einem Kranken geführt werden?**
Die Psychologin Mariane Stuart und der Psychiater Joseph Liebermann [Stuart und Liebermann 1993] führten ebenfalls Untersuchungen durch, um zu ergründen, wie Ärzte geschickte bzw. ungeschickte Gespräche mit ihren Patienten(innen) führen. Sie setzten dabei auch das Filmen ein, um nicht nur zu dokumentieren, sondern die Situation mehrmals überprüfen zu können. Die Autoren unterteilten dann in Gespräche von Ärzten, die von den Patienten hoch eingeschätzt wurden und in solche, in denen Unzufriedenheit mit dem ärztlichen Gespräch bestand.
Sie leiteten davon eine einfache Technik ab, die nicht nur für das ärztliche Gespräch von Bedeutung ist, sondern für Gespräche in allen Lebensbereichen. Servan-Schreiber [2006] eignete sich diese Methode an und beschreibt sie etwa folgendermaßen (ich habe mir erlaubt, einige Positionen mit meinen Erfahrungen zu ergänzen). Wichtig ist, das Gespräch in einer Zeit von 10-15 Minuten so zu führen, dass der Patient das Gefühl erhält, nicht mehr allein zu sein, dass er jemanden gefunden hat, der Verständnis für ihn hat und zufrieden den Arzt verlässt.
Das Gespräch sollte beginnen mit der Frage: Was ist passiert? und danach sollte man den Patienten, ohne ihn zu unterbrechen, drei Minuten reden lassen. Der Arzt muss dabei aufmerksam zuhören. Drei Minuten sind nicht viel, gewiss, das stimmt. nach den Untersuchungen von Stuart und Liebermann [1993] zufolge unterbricht ein praktizierender Arzt den Patienten gewöhnlich schon nach 13 Sekunden Zuhören. Wenn der Patient länger als drei Minuten redet, verliert er sich in für die ärztliche Hilfe unwesentliche Einzelheiten. Nach Servan-Schreiber [2006] sind nicht die Fakten das Wesentliche, sondern die Emotionen. Aufgrund dessen sollte nach drei Minuten die nächste Frage kommen. Diese sollte die Emotionen direkt betreffen. Sie sollte lauten: Was haben Sie (bei dem was passiert ist, d. h. was den Patienten bewegt hat zum Arzt zu gehen) gefühlt, erlebt? Bei Krebskranken kann dann die Antwort kommen, ich hatte riesige Angst, häufig geschieht die Antwort unter Tränen. Als ich herausfinden wollte, warum eine junge Patientin im Schlafprofil eine lange Einschlafdauer von ca. zwei Stunden auswies, fragte ich zuerst, welche Gedanken bei ihr kommen, wenn sie

zwei Stunden wach liegt und nicht schlafen kann. Sie sagte, dass sie einfach daliegt. Als ich dann fragte, was sie dabei fühlt kam alles heraus: Die Angst an Krebs zu erkranken, weil ihre Freundin vor einiger Zeit an Leukämie gestorben war und schon brach sie in Tränen aus. In diesen Fällen soll man ausweinen lassen, möglichst wenige Worte anwenden. Es genügt, wenn man die Hand auf die Hand des Patienten legt. Wenn Beruhigung eingetreten ist, soll die nächste Frage kommen.

Lass mich das Schwierigste wissen? Diese Frage kann die Verwirrung, die durch Angst und Leiden entstanden ist, auflösen. Die Antwort bezieht sich gewöhnlich konzentriert auf einen Punkt, der Einsamkeit, Traurigkeit, Verletztheit, Enttäuschung, Hilflosigkeit u. a. darstellen kann. Wenn die Antwort auf diese Frage kommt, ist wieder mit einem emotionellen Ausbruch mit Weinen zu rechnen. Das Weinen bringt vielen Erleichterung. Weinen fällt Frauen leichter, weil Männer wegen ihrer „Männlichkeit“ nicht weinen dürfen. Aber das ist eben nicht richtig! Wenn ein Mann in kritischen Situationen seinen Gefühlen freien Lauf lässt und weint, kann er sich mit Sicherheit vor einem Herzinfarkt und auch vor Krebs schützen.
Nach dem Ausagieren der Gefühle muss nun ergründet werden „Was hilft Ihnen am meisten standhaft zu sein?“ Damit sollten die Energiequellen, die Kraftreserven erschlossen und auf das Wesentliche konzentriert werden. Das Entscheidende ist hierbei zu erkennen, dass eigentlich jeder Mensch stärker und widerstandsfähiger ist als er es selbst glaubt. Diese Überzeugung ist unbedingt zu wecken. Viele Menschen haben es einfach nicht gelernt ihre Gefühle wahrzunehmen, mit ihnen richtig umzugehen. In positiven Gefühlen (Glaube, Hoffnung, Zuversicht), kurzum im Optimismus, schlummert eine unermessliche Kraft, die jeder Mensch für sich erschließen sollte und sich dieser Kraft, besonders in Krisensituationen, bewusst werden. Dieses Bewusstwerden der eigenen Energie und Kraftreserven sollte ein Gespräch mit dem Patienten als Ziel angestrebt und erreicht werden. Servan-Schreiber [2006] gibt folgenden weisen Ratschlag: „Wenn uns jemand von seinen Gefühlen und Schmerzen erzählt, sollen wir nicht denken: ‚Steh nicht einfach da, mach etwas!‘ sondern vielmehr ‚Mach nichts! Bleib einfach da stehen.‘“
Denn es ist das Beste was wir tun können, einfach da zu sein und den anderen zu begleiten, satt eine Lösung nach der anderen vorzuschlagen, die den Patienten womöglich mehr reizt als beruhigt. Der Patient sollte dabei erkennen, dass es Menschen gibt, an die er sich wenden kann, mit denen er sprechen kann. Das gibt Kraft und Energie. Genau das haben Spiegel und Blom [1983] und Spiegel et al. [1981] mit ihren Gruppenleben der Krebspatienten angestrebt und erreicht, dass sich die Lebensqualität der Patienten verbesserte und die Krebserkrankung somit überlebt wurde. Ärzte müssen auch immer daran denken, dass die Einsamkeit, die die Krebskranken häufig fühlen, mit das Schlimmste ist, was ein Mensch erleben kann. Der Berliner Physiologe Karl August Kirsch, weltbekannter Weltraummediziner von der Berliner Charité, hat die „Physiologie der Einsamkeit“ eingehend beschrieben. In Isolationsuntersuchungen, die er im Rahmen von Weltraummedizinischen Forschungsprojekten vornahm, konnten er und seine Mitarbeiter [Kirsch et al. 2001] nachweisen, dass sich physiologische Funktionen bei dem Gefühl der Einsamkeit gravierend verändern können, z. B. der Wasser- und Elektrolythaushalt des Menschen. Bei den gesunden jungen Versuchspersonen, die an Isolationsstudien von 30-240 Tagen teilnahmen, waren die gestörten physiologischen Funktionen nach Rückkehr ins normale soziale Leben reversibel. Kirsch et al. [2001]

verweisen aber darauf, dass die soziale Isolation (Einsamkeit), welche in unserer Gesellschaft relativ weit verbreitet ist, gewöhnlich chronischen Charakter hat. Sie verweisen vor allem auf diese Erscheinung bei sozial isolierten alten, kranken Menschen, die, wenn sie z. B. in die Klinik eingewiesen werden, durch Bewegungsmangel dekonditioniert sind, wegen falscher Ernährung über- oder untergewichtig sind und zudem noch Dehydratation des Gewebes ausweisen. Diese Erscheinungen sind Ausdruck bzw. Folge der Einsamkeit.
Kirsch et al. [2001] stellen fest: „Das fatale an der Situation ist, dass die Tatsache der Einsamkeit (soziale Isolation) als krankmachende Elemente im Denken der klinischen Medizin noch keinen Stellenwert haben. Die Einsamkeit als psychosoziales Element wird seitens der Medizin größtenteils nicht wahrgenommen und entzieht sich somit der jeweilig angewendeten Therapie."
Die soziale Ausgliederung des Krebskranken aus der Gesellschaft, wie das der Arzt Dr. Servan-Schreiber (Kapitel 31) als Krebspatient selbst erlebt hat und eindruckvoll schilderte, führt, wenn sie vorher nicht schon vorhanden war, zu Einsamkeit und häufig auch zur Hilflosigkeit. Beides sind Phänomene, die, wenn sie in der Therapie vernachlässigt werden, den Krankheitsverlauf keinesfalls günstig beeinflussen.
Die Patienten aus der Einsamkeit, mit Aufzeigen der psychophysiologisch emotionellen Reserven, herauszuholen, setzt voraus, dass man von ihr im Gespräch erfährt und sie beseitigen hilft.

Servan-Schreiber [2006] empfiehlt, das Gespräch mit Empathie abzuschließen, d. h. mit ehrlichen Worten soll der Arzt dem Patienten mitteilen, was er beim Gespräch selbst erlebt und gefühlt hat. Der Patient soll dabei das Gefühl haben, dass ihn der Arzt während des Gesprächs von einem Teil seiner Bürde entlastet hat und volles Verständnis für sein Leiden ausdrückt. Schon kurze Sätze wie: „Ich kann mich in Ihre Lage versetzen und fühle mit, wie sie leiden" oder „Ihr Bericht hat mich sehr bewegt, das muss ein schreckliches Erlebnis für Sie gewesen sein" (oder schreckliche Schmerzen). Wenn der Patient die Empathie seines Arztes wahrnimmt, geht er optimistisch und auch nicht sich alleinfühlend nach Hause.

Diese fünf Fragen können als Gedächtnisstütze mit dem konstruierten Wort **WELSE** bei jedem Gespräch angewendet werden.

**W** → Was ist passiert? (Was ist der Grund Ihres Besuchs?)
**E** → Emotionen: Was haben Sie dabei gefühlt?
**L** → Lass mich das Schwerste wissen? Was war bzw. ist das Schlimmste?
**S** → Standhalten = Energiereserven = positive Emotionen = Optimismus auslösen, um z. B. die Einsamkeit zu überwinden
**E** → Empathie. Das Mitgefühl am Schluss des Gesprächs zeigen

Nobelpreisträger Iwan Petrowitsch Pawlow soll seinen Studenten immer Folgendes gesagt haben: „Nur der ist ein guter Arzt, wenn der Patient ihn bereits halb geheilt verlässt." [persönliche Mitteilung seiner Schülerin, Prof. Dr. Valentina Balakschina 1955]. Pawlow meinte natürlich ohne Arznei, sondern mit der Gewissheit Verständnis, Menschlichkeit und Vertrauen seitens des Arztes erhalten zu haben.

Wir Ärzte nennen uns ja Humanmediziner und nicht Arzneimediziner! Das Humanistische sollte auch in der Therapie zur Wirkung gelangen.
Die Patienten wären auch zufriedener, wie das folgende Zitat von Franz Z. (siehe Kapitel 32) zeigt. „Ich habe festgestellt, dass es eine große Hilfe ist, wenn man offen über die Krankheit spricht. Seitdem ich das tue, bin ich viel freier geworden. Außerdem gehe ich gegen den Krebs an. Ich wehre mich körperlich und seelisch dagegen. Ich kämpfe um mein Leben, und ich glaube, das ist wichtiger als alle Medikamente."

## ■ 37_ Tierexperimentelles Modell beweist die Möglichkeit der Spontanheilung bei der Krebserkrankung

Prof. Dr. Zheng Cui, Biologie-Professor an der Wake Forest University in North Carolina, USA [Cui 2003] injizierte Mäusen 200.000 S-180-Krebszellen (Sarkom 180) um Tumoren und das dabei entstehende Bauchwasser (Aszites) hervorzurufen. Gewöhnlich lebte keine Maus länger als einen Monat. Eigentlich hatte Cui die Absicht, das Bauchwasser zur Antigenforschung zu verwenden. Der Tumor interessierte ihn zunächst kaum. Aber wie häufig in der Wissenschaft, führen nicht erwartete Ergebnisse zu völlig neuen Erkenntnissen und Änderung der Forschungsrichtung. So erging es z. B. dem weltbekannten Stressforscher Hans Selye. Er sollte eigentlich Hormonforschung betreiben. Seine Beobachtungsgabe führte aber zur Entdeckung des Stressphänomens. Diese Entdeckung war die Grundlage der heute noch gültigen Stresskonzeption. Ähnlich erging es auch Prof. Cui. Er stellte nämlich eines Tages fest, dass eine männliche Maus nach der Injektion von 200.000 S-180-Krebszellen keine Reaktion zeigte. Sie blieb gesund! Eine Wiederholung der Injektion mit derselben Dosis erbrachte das gleiche Ergebnis. Cui glaubte an einen methodischen Fehler seiner Assistentin und injizierte selbst und zwar gleich die doppelte Dosis = 400.000 S-180-Krebszellen. Wieder keine Reaktion! Nun injizierte er die 100-fache Dosis = 20 Millionen S-180-Krebszellen und weil die Maus keine Reaktion zeigte, erhöhte er die Dosis auf 200 Millionen S-180-Krebszellen. Aber nichts geschah bei dieser Maus. Sie lebte bereits acht Monate ohne jegliche Reaktion auf diese astronomisch hohen Dosen von Krebszellen. Die als „Supermaus" proklamierte Versuchsmaus Nr. 6 ließ Prof. Dr. Cui schlussfolgern, dass offensichtlich dank der Kraft des Immunsystems bei der Maus Krebsresistenz bestehe. Da es nur eine Supermaus gab, war es erforderlich, Züchtungen mit nicht resistenten Weibchen vorzunehmen. Um den Nachwuchs in brauchbaren Mengen zu sichern, wurde erst die zweite Generation, d. h. die Enkel der Supermaus, mit der Injektion von S-180-Krebszellen getestet. Ergebnis: Die Hälfte der „Supermausenkel" hatte die Eigenschaft des „Großvaters" geerbt und war auch krebsresistent. Sie überlebten sogar, wenn sie so viel S-180-Krebszellen injiziert bekamen die 10 % ihres Körpergewichts betrugen.
Nun geschah aber wieder etwas Unerwartetes. Es wurden ungewollt älteren Mäusen (älter als sechs Monate) Krebszellen S-180 injiziert. Diese zeigten nach kurzer Zeit Tumoren und Aszites (Bauchwasser). Cui war enttäuscht und seine Hoffnung, die Krebsresistenz entdeckt zu haben schwand. Er war so stark enttäuscht, dass er nicht mehr ins Labor ging. Doch nach einiger Zeit trieb ihn die wissenschaftliche Neugierde wieder ins Labor. Er erlebte eine gro-

ße Überraschung. Alle Mäuse lebten. Sie hatten keinen Tumor mehr, kein Aszites mehr und waren vermehrungsfähig.

**Damit war das erste Modell einer Spontanheilung bei einer Krebserkrankung entstanden. Diese Spontanheilung konnte in der Folgezeit beliebig reproduziert werden [Cui 2003; Hicks et al. 2006].**

Warum erkrankten die Mäuse doch vorübergehend an Krebs? Warum verschwand der Krebs durch Spontanheilung? Antwort: Bei den älteren Tieren war das Immunsystem schwächer als bei den jüngeren Tieren, die absolute Krebsresistenz zeigten. Da aber ihr Immunsystem noch funktionsfähig war, erholten sie sich und damit wurde der Krebs zum Verschwinden gebracht. **Natürliche Killerzellen bewirkten „Krebsresistenz" und „Spontanheilungen".**

Weitere Untersuchungen des Forschungsteams von Cui [Cui 2003] mit tumorresistenten Mäusen bzw. solchen, die Spontanheilungen der Tumorerkrankung zeigten, ergaben, dass die Krebszellen keine haarähnlichen Fortsätze mehr hatten und Dellen (Einbuchtungen) an ihren Wänden auswiesen. Diese „Verletzungen" der Krebszellen haben weiße Blutkörperchen (Leukozyten), auch als „natürliche Killerzellen" (NK-Zellen) bezeichnet, verursacht. Videomikroskopisch konnte beobachtet werden, wie diese NK-Zellen die Krebszellen verletzten und vernichteten [Cui 2003; Hicks et al. 2006]. Schlussfolgerung: 1. Das Immunsystem, insbesondere die Aktivität der NK-Zellen, kann bei der Krebsprophylaxe und Therapie eine bedeutende Rolle spielen. Die Aktivität kann sogar eine Messgröße für die Bestimmung der Stärke des Immunsystems darstellen [Hicks et al. 2006]. 2. Im Vererbungsprozess, d. h. in der genetischen Anlage, scheint aufgrund dieser Ergebnisse die Stärke des Immunsystems der entscheidende Faktor zu sein und nicht krebsstimulierende Gene. Nun erhebt sich die Frage: Ist das, was bei den Mäusen festgestellt wurde, auch für den Menschen zutreffend?

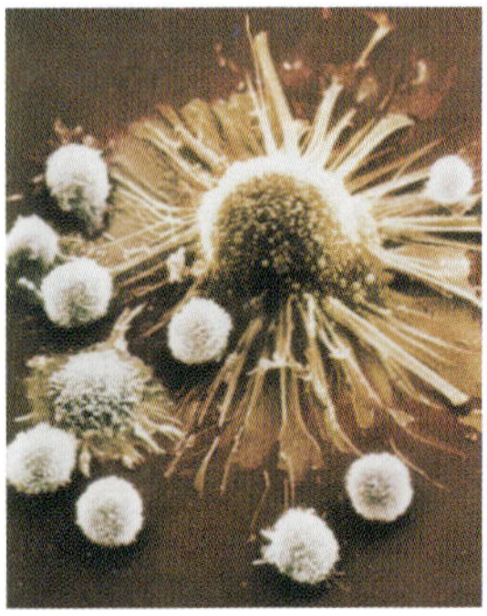

*Abbildung 23:*
*NK-Zellen bekämpfen eine Krebszelle [Servan-Schreiber 2006]*

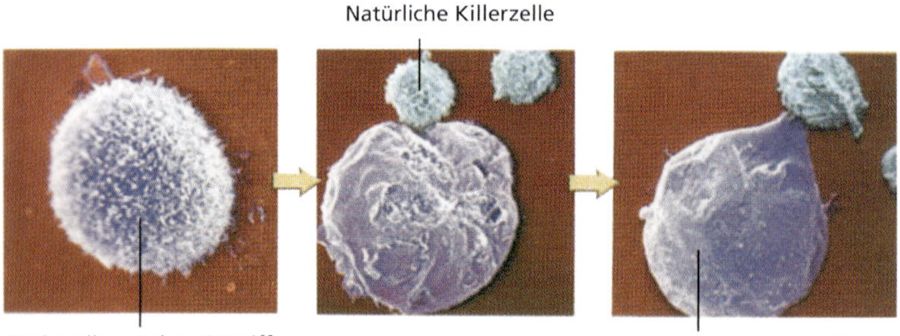


*Abbildung 24:*
*Krebszelle S-180; Vernichtung durch NK-Zellen [Servan-Schreiber 2008]*

## ■ 38_ Mit positiven Emotionen stimulierte Naturkillerzellenaktivität verlängert das Leben von Krebskranken beträchtlich

Verschiedene Studien zeigen, dass aktive NK-Zellen das Leben von Tumorerkrankten verlängern und deren Lebensqualität erheblich verbessern können [Ornish et al. 2005; Spiegel et al. 1981, 1983].
Haed et al. [1993], eine Forschergruppe aus den USA, untersuchte 77 Frauen mit Brustkrebs über einen Zeitraum von 12 Jahren. Den Frauen wurden Gewebeproben (Biopsie) ihres Tumors entnommen, künstlich weiter gezüchtet und danach mit den der Frauen eigenen NK-Zellen besetzt. Die NK-Zellen waren in vielen Fällen aktiv, in manchen Fällen zeigten sie aber keine Reaktionen.
Nach 12 Jahren waren 47 % der Patientinnen, deren NK-Zellen nicht reagiert hatten, gestorben. Von den Patientinnen, deren NK-Zellen aktiv reagiert hatten, lebten nach 12 Jahren noch über 90 %.
Ähnliche Ergebnisse erzielte auch Prof. Dr. Ron Herberman vom National Cancer Institut der USA. Er fand, dass bei Brustkrebspatientinnen die Aktivität ihrer NK-Zellen mit der langfristigen Überlebenschance korrelierte [Herberman 2001; Levy et al. 1991, 1985].
Eine japanische Forschergruppe um Imai et al. [2000, 2001] reproduzierte diese Ergebnisse an großen Patientengruppen, immer mit dem gleichen Ergebnis: Je aktiver die NK-Zellen bei den Krebspatientinnen waren, desto größer war die Chance langfristig in guter Lebensqualität die Krebserkrankung zu überstehen.

Dr. Susan Lutgendorf [Lutgendorf et al. 2005] fand, **dass die Patienten, die mit ihrer Krankheit psychisch besser zurecht kamen, die geliebt und sozial unterstützt wurden viel mehr aktive NK-Zellen auswiesen, als jene, um die sich niemand kümmerte, die ungeliebt und quasi von der Gesellschaft ausgegrenzt waren. Über gleiche Ergebnisse berichtet Herberman [2001] von Brustkrebspatientinnen. Diejenigen, die eine optimistische Einstellung hatten, mit ihrer Krankheit leben konnten, produzierten mehr aktive NK-Zellen, als diejenigen, die in Depression und Hilflosigkeit verfielen.**
Warum ist das so? Dazu muss man die Forschungsergebnisse von Frau Professor Candace Pert [Pert et al. 1998; Pert 2001] kennen, die nachwies, dass die NK-Zellen Rezeptoren haben, an die sich Moleküle, also Neurotransmitter bzw. Neuropeptide, binden können. Auf diese Weise ist es möglich, die Aktivität der NK-Zellen zu stimulieren oder zu hemmen, je nachdem, welcher Neurotransmitter bei dem jeweiligen emotionellen Zustand freigesetzt und an den Rezeptor gebunden wird. Oxitocin aktiviert die NK-Zellen und Cortisol (Stresshormon) im Übermaß hemmt deren Aktivität. Deshalb hängt die Aktivität der NK-Zellen von unserem emotionellen Zustand ab. Depressive, hilflose, ungeliebte Menschen produzieren z. B. Cortisol und Endorphine im Übermaß und überfluten damit das Bindegewebe (extrazelluläre Matrix). Infolgedessen werden die NK-Zellen inaktiviert. Optimistische Menschen produzieren eine Vielfalt an NK-zellenaktivierenden Neurotransmittern. Da die Transmitterausschüttung auch von bestimmten psychisch wirkenden Techniken (Visualisierung, kontrolliertes meditatives Atmen, Meditation usw.) stimuliert werden kann, erfolgt nach der Rezeptorbindung eine Aktivierung der NK-Zellen durch bewussten mentalen Einfluss (siehe Kapitel 22-24).

### Wie töten NK-Zellen die Krebszellen?

Die NK-Zellen zirkulieren im Blut des Menschen. Sie sind jederzeit bereit gegen „Feinde" eingesetzt zu werden. Sie haben, ähnlich wie die Synapsen der Nervenzellen (Verbindungsstellen zwischen zwei Nervenzellen), kleine Bläschen (Vesikel), die mit Perforin und Granenzymen gefüllt sind. Diese Stoffe werden von den NK-Zellen in den Kern der Krebszelle „eingespritzt". Darauf erfolgt deren programmierte Selbstzerstörung [Trapani et al. 2005; Voskoboinik und Trapani 2006]. Die NK-Zellen haben eine große Bedeutung indem sie das Tumorwachstum und die Metastasenbildung zu hemmen vermögen [Schantz et al. 1987; Herberman 2001].
Schlussfolgerung: Auch die menschlichen NK-Zellen sind fähig Krebszellen, z. B. von Sarkomen, Brust-, Lungen- und Darmkrebs, zu töten [Whiteside und Herberman 1990]. Folglich kann die Aktivität der NK-Zellen eines Menschen ein Maß dafür sein, wie er seine Tumorerkrankung bewältigt hat bzw. bewältigen wird. Die Aktivierung der NK-Zellen ist mit Methoden wie Meditation, kontrolliertes meditatives Atmen, autogenes Training, Yoga, Visualisierung auszulösen [Ornish et al. 2005; Gawler 2001/1985; Spiegel et al. 1981, 1993; Pert 2006; Servan-Schreiber 2007; Simonton et al. 1994 usw.]. **Dies bedeutet, dass die Achtsamkeit, die Inneneinkehr des Menschen und Abwendung von der Nachaußenorientierung ein wichtiger Faktor ist, die NK-Zellen zu aktivieren und somit das Immunsystem zu stärken und die Krebszellen zu vernichten.**

Den Schlüssel zur Erkenntniserweiterung und Vertiefung bietet die Neuropsychoimmunologie. Sie hat uns gezeigt, dass zwischen Immunsystem und Gehirnfunktionen, vermittelt durch Neurotransmitter = Informationsstoffe, vorwiegend Neuropeptide, so enge Beziehungen bestehen, dass das Dogma der Geist-Körper-Trennung ad absurdum geführt werden muss [Pert 2007].

## ■ 39_ Schöpferische Visualisierung: Was ist das?

Unter Visualisierung verstehen wir die Fähigkeit, Vorstellungsbilder zu entwickeln, die über das emotionelle System bis in die verschiedenen Organsysteme, ganz besonders bis in das Immunsystem, das vegetative System und das hormonelle System reflektieren und dort funktionelle und strukturelle Veränderungen bewirken können.
Der Mensch hat die Fähigkeit zur Einbildungskraft. Er kann sich bildhaft Ereignisse, Personen und Gegenstände, Landschaften und auch seine inneren Organe plastisch und lebendig vorstellen. Neben der Sprache und dem logischen Denken besitzt der Mensch das „bildhafte" Denken und die „bildhafte" Sprache. Kinder lernen diese zuerst und können ihre Phantasie gut in gemalten Bildern darstellen, die meisten Erwachsenen haben diese Eigenschaft verlernt und vergessen. Diese Funktion wird vor allem durch die rechte Hirnhälfte (bei Rechtshändern) gewährleistet. Das bildhafte Denken kann uns mit dem Unbewussten verbinden. Durch Training kann erreicht werden, die eigenen Körperfunktionen und Organe, Zellen und ihre Funktionen bildhaft wahrzunehmen und sie so zu beeinflussen, dass sie sich funktionell und strukturell verändern können.

Diese Methode ist zwischenzeitlich weit verbreitet [Simonton, O. C., S. T. Simonton und J. Creighton 1994]. Mit Hilfe der Visualisierung ist es möglich, die eigenen Selbstheilungskräfte zu mobilisieren und selbst solche Krankheiten wie Krebs zu beseitigen. Solche Erscheinungen werden häufig als Wunderheilung bezeichnet. Dabei müssen wir wissen, dass jede Heilung ein Wunder ist. Wir verletzen uns häufig im Alltagsleben. Unmerklich ist diese Verletzung verschwunden, ohne dass wir nicht mehr dazu getan haben, als ein Schutzpflaster über die Wunde zu legen. Der Mensch ist ein Wunderwesen. Er besitzt ein Selbstheilungssystem.

Die Visualisierung ist eine Ganzheitsmethode für Prävention und Heilung mit Einsatz der Gedanken, der Vorstellungskraft, der Emotionen, des Glaubens und anderen geistig-seelischen Prozessen. Die schöpferische Visualisierung kann die Selbstheilungskräfte stimulieren und erlaubt es uns auch zu verstehen:

- Wie wir uns zu uns selbst finden.
- Wie wir uns selbst erkennen und uns selbst lieben können.
- Wie wir Krankheiten und Leiden wegprogrammieren können.
- Wie wir die Gesundheit der Emotionen und Gedanken erhalten und optimieren können.
- Wie wir zu unserem Glück finden.
- Wie wir mit dem Bewusstsein, Phantasie und Vorstellungskraft unsere Körperprozesse beeinflussen und beherrschen und verändern können.
- Was uns der Glaube bedeutet.

Die bildliche Vorstellungskraft (das Wort, Sprache und die Gedanken) stimulieren die Emotionen und das Verhalten des Menschen. Wenn wir uns Bilder vorstellen, werden stets Emotionen ausgelöst, obgleich wir die Bilder nur in Gedanken und nicht konkret sehen.

**Wir wollen das einmal gemeinsam üben:** Schließen Sie bitte die Augen und stellen sie sich eine Minute lang Wärme vor. Wenn sie das konzentriert tun, spüren sie bald in ihren Armen und Beinen Wärme, weil mit dem vorgestellten Bild der Wärme die Blutgefäße erweitert werden. Dies erfolgt durch den Nervus vagus, der auch Parasympathikus genannt wird. Die NK-Zellen wurden stimuliert.

**Nun die nächste Übung.** Schließen Sie bitte ein weiteres Mal die Augen und denken Sie an das Kuscheln, z. B. mit einem Plüschtier oder mit dem geliebten Partner. Wenn Sie das konzentriert tun, werden sie bald ein Glücksgefühl verspüren. Sie haben mit diesem Vorstellungsbild den Neurotransmitter Oxitocin ausgeschüttet und der hat sich an die verschiedenen Rezeptoren angebunden. Die NK-Zellen wurden aktiviert.

**Nach den positiven Emotionen soll nachfolgend eine negative zum Vergleich erzeugt werden.** Nun schließen Sie abermals die Augen und stellen sich einen übel riechenden Kadaver eines Tieres vor, auf dem sich Fliegen und Würmer befinden. Wenn Sie das intensiv tun, werden Sie bald Ekel und Übelkeit verspüren. Mit diesem Bild haben Sie erheblich das Oxitocin reduziert und einen Überschuss von Adrenalin produziert. Die NK-Zellen wurden gehemmt.

**Als nächstes üben wir Depression.** Wenn Sie sich nun noch in einen schwermütigen, depressiven, traurigen Zustand gedanklich-bildlich versetzen, dann stimulieren Sie Melatonin, Serotonin und GABA (Gammaaminobuttersäure). Auch auf diese Weise werden die NK-Zellen gehemmt.

**Um die negativen Gefühle zu vertreiben versetzen Sie sich mit geschlossenen Augen in einen fröhlichen Zustand,** z. B. holen Sie aus der Erinnerung ein glückliches Erlebnis hervor, z. B. das erste Zusammentreffen mit einer heiß geliebten angebeteten Freundin (Freund) in Ihrer Jugendzeit. Sie fühlen Freude, Glück, Erotik und Liebe. Schon werden Dopamin, Noradrenalin, Endorphine, Acetylcholin, Oxitocin und männliche bzw. weibliche Sexualhormone freigesetzt, die die NK-Zellen stimulieren.

Angenommen, Sie haben eine Tumorerkrankung, dann stellen Sie sich vor, wie Sie die NK-Zellen stimulieren, wie diese kämpferisch aggressiv gegen die Krebszellen vorgehen (siehe Abbildung 23 und 24). So aktivieren Sie die NK-Zellen, indem Sie eine Mischung von verschiedenen Neurotransmittern erzeugen, die stimulierenden Charakter für die NK-Zellen und Stärkung für das gesamte Immunsystem haben. (Siehe auch Zehentbauer [2000], Pert [2007], Whiteside und Herberman [1990], Simonton et al. [1994], Lutgendorf et al. [2005], Imai et al. [2000, 2001] sowie Kapitel 21-25).
Die bildhafte Vorstellung wird durch Wörter oder gedachte Wörter ausgelöst. Das Wort, die Sprache hat für den Menschen bezüglich seines emotionellen Zustands große Bedeutung. Das ist schon seit langem bekannt.
Die Macht des Worts (Sprache): Das Wort hat eine mächtige Kraft. Mit ihm kann man undenkbare Wirkungen erzielen. Wenn ich den Begriff Wort verwenden, dann meine ich es im weitesten Sinne, nämlich als gesprochene Sprache, als Schrift und als Gedanken. Das Wort in diesem Sinne ist für den Menschen der Stimulus oder Reiz, der die intensivsten und stärksten Reaktionen oder Leistungen auslösen kann. Anfeuerungsrufe im Sportstadion vermögen den Athleten eine ungeheure Kraft zu verleihen. Buhrufe können aber seine Leistungen hemmen.
Wer gut zu beobachten vermag, weiß um diese energieentwickelnde oder -hemmende Wirkung des Wortes. Ein lobendes Wort z. B. löst ein Erfolgserlebnis aus und versetzt uns in freudige Stimmung und lässt unser Herz höher schlagen (Erhöhung der Pulsfrequenz durch freudige Erregung). Ein Wort anderer Bedeutung oder mit anderer Intonation kann verletzen, Ärger und Wut stimulieren und dabei die „Galle zum Überlaufen" bringen, d. h. Gallenschmerzen, aber auch Bauchschmerzen verursachen. Durch ein verletzendes Wort kann auch Scham die Folge sein, verbunden mit Errötung des Gesichtes und der Halspartie. Hierbei erweitern sich die Blutgefäße eines Halsmuskels. Beim Lesen spannender Bücher bekommen manche Menschen, besonders Kinder, einen hochroten Kopf, weil der Blutdruck durch das Schriftwort zum Ansteigen veranlasst wurde.

Das Wort als Sprache, Schrift und Gedanken hat auf unsere gesamten Körperprozesse einerseits eine heilende und gesundheitsfördernde, andererseits aber auch krankheitsverursachende und krankheitsverstärkende Wirkung. Eine freundlich aufmunternde Bemerkung des Arztes an den Patienten ist häufig bereits die halbe Heilung. Ein unbedacht ausgesprochenes Wort dagegen vermag ungeahnte Folgen auszulösen, wie es folgendes Beispiel zeigen wird:
*Während einer Chefvisite in einem Krankenhaus wurde einem jungen Arzt die Aufgabe gestellt, die Milz eines Patienten zu untersuchen. Der junge Arzt tat es und teilte sein Untersuchungsergebnis in Gegenwart des Patienten dem Chefarzt mit: „Keine Milz". Das bedeutet in der ärztlichen Umgangssprache soviel wie „normal", sie ist nicht vergrößert, sie ist nicht zu tasten. Der Pa-*

*tient hatte aber den Verlust seiner Milz verstanden. Wenige Stunden später traten bei diesem Patienten starke psychische und körperliche Veränderungen auf. Er sah bleich aus, hatte eine erhöhte Körpertemperatur. Pulsfrequenz und Blutdruck waren angestiegen. Der Patient war depressiv, lehnte jegliche Nahrung ab und verweigerte Antworten auf die an ihn gerichteten Fragen.*

Die folgende Nacht schlief er nicht und lief unruhig herum. Am nächsten Morgen beauftragte er eine Krankenschwester, seine Angehörigen an sein Krankenbett kommen zu lassen, damit er sich von diesen verabschieden kann, denn er müsste bald sterben. Die erstaunten Krankenschwestern benachrichtigten den Arzt. Im ärztlichen Gespräch stellte es sich heraus, dass die Worte „keine Milz" diese starken geistigen und körperlichen Veränderungen verursacht haben. Der Patient litt unter der starken Vorstellung, die er entsprechend visualisierte, dass ein Mensch ohne Milz nicht leben kann. Das war eine Vorstellung, die jeder Grundlage entbehrt, die aber einen Menschen in sehr kurzer Zeit in den Zustand eines Sterbenden versetzen konnte. (Ähnliches vollzieht sich auch bei den durch Voodoourteil Sterbenden.) Die sachliche und einfühlsame Aufklärung des Patienten durch den Arzt beseitigte in wenigen Tagen alle seine körperlichen und geistigen Veränderungen, welche die Worte „keine Milz" ausgelöst hatten. Analoge Prozesse können sich vollziehen, wenn der Arzt die Diagnose Krebs stellt und sie nüchtern und gefühllos übermittelt.
Eine bedeutende Rolle spielt beim Menschen das gedachte Wort, d. h. die Gedanken. Gedanken sind durch äußere oder innere Energiezufuhr ablaufende Prozesse.

## Was ist bei der Visualisierung zu berücksichtigen?

### Verinnerlichung des Visualisierungserlebens

Informationen, die wir aus der Umwelt aufnehmen, aber auch Signale aus dem Inneren unseres Körpers, können ins Gedächtnis einprogrammiert werden. Das Gedächtnis dient aber nicht nur der reinen Wissensaufnahme, sondern ist vor allem die Grundlage für die gesamte Persönlichkeits- und Bewusstseinsentwicklung, aber auch für die Entstehung von Krankheiten und deren Beseitigung. Eindrücke, tiefe Erlebnisse, Überzeugungen, Einstellungen, Hoffnungen und Glauben, aber auch psychische Traumen und psychischer Schock können in das Gedächtnis eingeprägt werden. Derartige Prägungen, auch als Konditionierungen bezeichnet, bestimmen unser tägliches Verhalten und unsere Handlungen genauso, wie auch das Entstehen und Heilen von Krankheiten. Letzteres ist häufig ein Umlernen bzw. eine Umkonditionierung. Gedächtnis und Emotionen sind zwei sich harmonisch ergänzende Geschwister. Auch im Gehirn sind sie in bestimmten Regionen vereint.
Um die Verinnerlichung des Textes der Visualisierung zu gewährleisten, ist es erforderlich, sich voll und ganz damit zu identifizieren. Oberflächliches Wahrnehmungs- oder Auswendiglernen des Textes hat keine Wirkung. Regelmäßigkeit, Zielstrebigkeit, emotionelles Engagement, tiefes Begreifen und Visualisierung des Inhaltes sind Voraussetzungen für die Verinnerlichung der Überzeugung, ein gesunder Mensch zu sein oder zu werden.
Die Verinnerlichung der Visualisierung ist quasi ein „Gesundheitserlernen". Es ist wissenschaftlich erwiesen, dass viele Krankheitsprozesse, z. B. Allergien, psychosomatische Krankheiten, neurotische Erscheinungen, durch Fehlverhalten und Fehlleistungen im täglichen Leben konditioniert, also quasi erlernt werden können. Die Visualisierung kann ein „Um-

lernen" von Kranksein in Gesundsein bewirken. In diesem Fall wird von positiver Dekonditionierung gesprochen.

### Überzeugung und Glaube

Heute wissen wir, dass der Glaube nicht nur an die Kunst des Arztes, sondern auch der Glaube an Arzneimittel, an Heilverfahren, an Gott und nicht zuletzt der Glaube an sich selbst, ein wichtiger Heilfaktor sein kann [Benson 1997]. Genauso steht es mit der Überzeugung, denn Glaube und Überzeugung sind oft nicht voneinander zu trennen. Wenn ich die verinnerlichte, feste Überzeugung in mir trage, nicht zu erkranken, dann bleibe ich auch gesund [Benson 1997].

Durch die feste Überzeugung von seiner eigenen Gesundheit und von der Unwirksamkeit der Bakterien kann man sein Immunsystem stärken. Die neue Fachrichtung Psycho-Neuro-Immunologie erbrachte dafür viele Beweise [Pert 2007; Pettenkofer 1818-1907] (siehe Kapitel 28).

Glaube und Überzeugung sind mit die Hauptträger der Erhaltung und Wiederherstellung des Gesundseins.

### Gesundheitsidentität

Die Texte der Visualisierung sind so abgefasst, dass sie auf die Identität mit sich selbst als gesunder Persönlichkeit einstimmen. Bezüge, Worte oder Formulierungen zum Krankseingeschehen werden sparsam gehalten, weil positive Assoziationen (gedankliche Verbindungen des Positiven) und nicht negative Assoziationen (gedankliche Verbindungen des Negativen) konditioniert werden sollen. An etwas glauben und von etwas überzeugt sein heißt gleichzeitig, sich damit zu identifizieren.

Das Umstimmen von Zweifel in Überzeugung und Glauben, von Hoffnungslosigkeit in Hoffnung, von Angst in Lebensmut, von Pessimismus in Optimismus usw. durch die Visualisierung der Worte, widerspiegelt sich in biologischen Strukturen und Funktionen, selbst in molekular-biologischen Prozessen. Das zeigt ich auch beim Umstimmen von Persönlichkeitsidentität in Patientenidentität und umgekehrt. Die Visualisierung hat daher auch das Ziel, die Patientenidentität in die einer gesunden Persönlichkeit zu überführen.

### Auf die Rhythmen kommt es an

Die Lebensprozesse des Menschen verlaufen rhythmisch in verschiedenen Periodenlängen. Es gibt Monats-, Wochen-, Tages-, Stunden-, Minuten-, Sekunden- und Millisekunden Rhythmen, die im Lebewesen Mensch nachgewiesen worden sind. Es wird von einer Zeithierarchie bzw. einer Rhythmushierarchie gesprochen, der unsere psychobiologischen Funktionen unterliegen. Störungen der Rhythmen führen zur Desynchronisation und Störung der Gesundheit. Regelmäßige Erholungszeiten, z. B. alle ca. 2 Stunden, ein regelmäßiger Schlaf-Wach-Zyklus mit relativ festen Aufsteh- und Zubettgehzeiten, regelmäßige Wochenenderholung, regelmäßige Nahrungsaufnahme und rhythmisches Atmen gehören zu einer gesunden Lebensweise des Kranken und des Gesunden.

Deshalb ist es erforderlich, die Visualisierung regelmäßig durchzuführen. Die Zeit morgens vor dem Frühstück ist eine sehr günstige Zeit. Auch am frühen Nachmittag ist es möglich, zu visualisieren. Es ist sehr nützlich am Nachmittag zuvor einen Minischlaf von 10 bis 15 Minuten durchzuführen, damit man frisch und ausgeruht ist. Zum Visualisieren benötigt man nämlich Energie und Kraft, vor allem in den ersten Übungsstunden.

### Richtig atmen heißt rhythmisch atmen

An den Atemrhythmus sind zahlreiche Rhythmen anderer Körperprozesse gekoppelt. Deshalb bewirkt das richtige rhythmische Atmen eine Synchronisation, die subjektiv als Wohlbefinden und innere Harmonie erlebt wird. Negative Emotionen können infolge starker Erregung (Angst, Enttäuschung, Wut usw.) ein grobes Atmen, also Schnaufen bewirken. Andererseits kann ruhiges, tiefes Atmen negative Emotionen (z. B. Wut, Zorn, Ärger, Angst) beseitigen und kontrollierte meditative Ruhe und Gelassenheit auslösen. Es sollte möglichst immer durch die Nase mit geschlossenem Mund geatmet werden. Der Ausatemzug soll immer länger als der Einatemzug sein (siehe Kapitel 8).

### Relaxation

Muskeln, Seele und Geist sollen während der Visualisierung entspannt sein bzw. durch Übung in die Entspannung überführt werden.

Voraussetzung und Vorbereitung für die Visualisierung

- Ein ruhiger, störungsfreier, Licht gedämpfter Raum.
- Ein bequemer Sessel.
- Regelmäßigkeit des Übens (Es muss täglich 1- bis 2-Mal geübt werden.).
- Bequem im Sessel Platz nehmen.
- Sitzend, mit den Fußsohlen den Boden berühren.

Während des Visualisierens sollten keine anderen, vor allem keine negativen Gedanken, zugelassen werden. Nichts darf stören. Auch die Kleidung sollte gelockert werden oder lockere Kleidung getragen werden. Die Visualisierung ist mit geschlossenen Augen durchzuführen.

**Es empfiehlt sich:**

- Tagebuch über die Visualisierung zu führen.
- Erlebte Bilder zu malen.
- Den Text nachzulesen oder nach eigenen Bedürfnissen zu variieren.

**Das Visualisierungsprogramm besteht gewöhnlich aus folgenden Teilabschnitten:**

- Rhythmisches kontrolliertes, meditatives Atmen
- Relaxation (Entspannung)
- Mobilisierung positiver Emotionen
- Mobilisierung der Abwehrkräfte des Immunsystems, im Falle des Krebses, die Mobilisierung der Naturkillerzellen (Leukozyten, NK-Zellen) gegen die unreifen, schwachen Krebszellen (Teenagerzellen)
- Bildhaftes Erleben des Erfolges bei der Bekämpfung des kranken und bei der Herbeiführung des gesunden Zustandes
- Überzeugung von eigener Gesundheit und von der eigenen Persönlichkeitsidentität
- Optimistische Zukunftsorientierung
- Zurückrufen in die Realität
- Beenden der Visualisierungssitzung

- Aufnehmen der beabsichtigten oder gewohnten Tätigkeit in zuversichtlicher optimistischer Stimmung

Wer sich durch Visualisierung (wenn sie richtig und regelmäßig durchgeführt wird) die richtige Überzeugung verschafft, dass sein Immunsystem stark ist, dass sein Selbstheilungssystem unerschütterlich ist, Vertrauen zu sich selbst hat und einen starken Glauben besitzt, kann vielen gesundheitsschädigenden Einflüssen trotzen. Außerdem verstärkt er die Zuwendung zu seinem Innenleben, vor allem zu seinen Gedanken und Emotionen und somit zu sich selbst. Auf diese Weise entwickelt sich ein neues Bewusstsein und eine Neuorientierung des Sinns des Lebens, wie es in Kapitel 32 von den fünf Patienten geschildert wurde.

## ■ 40_ Mit schöpferischer Visualisierung die Krebserkrankung besiegen

Anleitung zur schöpferischen Visualisierung für Krebskranke und für Gesunde, die sich gegen Tumorkrankheiten schützen möchten.
Wenn Hippokrates (460 bis 370 v. Chr.) schrieb:
**„Ein Patient, der schon vom Tode gezeichnet ist, kann dennoch durch den Glauben an die Kunst seines Arztes genesen“,**
so können wir heute ergänzen:
**„Er kann durch den Glauben an sich selbst, durch das Vertrauen in sich selbst und auf seine Selbstheilungskräfte stützend gesund werden bzw. gesund bleiben.“**
Auch davon wusste Hippokrates bereits, indem er feststellte:
**„Der Verlauf einer Krankheit wird weitgehend davon bestimmt, wie der Patient psychisch auf die Krankheit reagiert.“**

Glauben an sich selbst und an seinen Arzt, Einstellung, Willen, Überzeugung und Optimismus sind wichtige Faktoren bei der Heilung von Krankheiten und bei der Gesunderhaltung [Benson 1997]. Die Medizingeschichte ist reich an diesen Beispielen. Nachfolgend soll eine Anleitung zur Visualisierung, in diesem Fall speziell für Patienten, die Krebsleiden haben oder hatten, bzw. Krebsleiden verhindern wollen, gegeben werden.
Wichtig ist: Wesentliche Voraussetzung für die Visualisierung ist die Fähigkeit zum Entspannen, die Fähigkeit zum Entwickeln starker positiver Emotionen, die Fähigkeit zum bildhaften Denken und zur Einbildungskraft. Alles das ist aber zu lernen. Die Visualisierung soll bei Tumorkranken täglich 2- bis 3-Mal zur Anwendung kommen: Morgens 1 Stunde nach dem Aufstehen und am frühen Nachmittag, möglichst 10 Minuten nach einem Minischlaf. Die Dauer soll etwa 30 Minuten betragen. Am Abend kann noch einmal visualisiert werden. Man sollte 3 x 30 Minuten visualisieren.
Die Visualisierung bei Krebsleiden kann parallel zu allen anderen Therapien (Chemo- und Strahlentherapie, Mineraltherapie, Vitamintherapie u. a.), aber auch nur allein durchgeführt werden. Am günstigsten ist es, die Visualisierung in die systemische integrative Krebstherapie „einzuprogrammieren“. In diesem Zusammenhang gilt es festzustellen, dass jeder Mensch im Laufe seines Lebens mit seinem Immunsystem (natürliche Killerzellen) tausende von kreb-

sigen Zellen vernichtet und ausscheidet (siehe Kapitel 37, die „Supermaus“). Das ist ein normaler Vorgang. Deshalb eignet sich das Visualisierungsprogramm auch für Gesunde zur Prävention gegen Krebsleiden.
Studien und viele praktische Erfahrungen zeigen, dass mit der Visualisierung sehr gute Heilungsergebnisse erreicht werden können. **Als Beleg soll folgendes Beispiel dienen. Heilung von Krebs durch Visualisierung:** Garret Porter, 11 Jahre (USA), Hirntumor (Astrozytom), 1985 als unheilbar = therapieresistent. erklärt, 1985/1986 Visualisierung. Anleitung durch die Psychologin Dr. Patricia Noris. Täglich 2x Visualisierung.
**Aufgabe:** Visualisieren, dass die Polizisten des Körpers (weiße Blutkörperchen, natürliche Killerzellen) Krebszellen fressen. Der Gesundheitszustand von Garret verbesserte sich von Tag zu Tag.
Computertomografiebefund nach einem Jahr: Tumor völlig zurückgebildet. Heute ist Garret ein gesunder junger Mann. [Quelle: P. Noris, G. Porter 1987: Chose Life (Ich wählte das Leben).]

Die Pioniere der Einführung der Visualisierung in die Krebstherapie sind Carl Simonton, Stephanie Matthes Simonton und James Creighton [Simonton et al. 1994]. Dr. O. Carl Simonton ist Onkologe und Spezialist für Strahlentherapie. Nachdem er jahrelang die medizinische Leitung des Krebsberatungs- und Forschungszentrums in Fort Worth (Texas) innehatte, gründete er sein eigenes Krebszentrum in Kalifornien. Die Psychologin Stephanie Matthews Simonton leitet die Beratungsstelle des Krebsberatungs- und Forschungszentrums in Fort Worth (Texas). James Creighton hat als Berater und Betreuer von Krebskranken viele Jahre mit den Simontons zusammengearbeitet.
Wie haben die Simontons et al. [1994] praktisch gearbeitet? Dies möchte ich mit Bezug auf das Buch „Wieder gesund werden“ kurz skizzieren, wobei ich mir gestatte, Ergänzungen aufgrund meiner eigenen Erfahrungen einzufügen.

**Um erfolgreich mit der Visualisierung zu sein, um gesund zu werden, sind folgende entscheidende Aspekte zu berücksichtigen:**

- aktive Mitwirkung des Patienten
- keine Unterbrechung des Therapieprogramms
- die in diesem Buch vorstehenden Kapitel zu lesen, um die Überzeugung zu erlangen, dass Wechselbeziehungen zwischen Körper, Geist und Emotionen als Naturgesetzmäßigkeit bestehen und dass man mit der Steuerung der Emotionen und des rhythmischen Atmens natürliche Killerzellen stimulieren kann, indem man bestimmte Neurotransmitter freisetzt
- von Freunden, Psychologen und Ärzten seelische Unterstützung geben lassen
- Tagebuch führen oder/und Visualisierungserlebnisse (Bildvorstellungen) aufzeichnen
- täglich mindestens 60 Minuten in frischer Luft spazieren gehen, wandern u. a.

**1. Woche:**
Lesen des Buchs von Simonton et al. [1994], dieses Buchs und weiterer Bücher, die im Anhang als weiterführende Literatur angegeben sind.
Beginnen Sie mit den Übungen des richtigen rhythmischen kontrollierten meditativen Atmens. Erste Übungen des Visualisierens 3 x täglich 20 Minuten oder 2 x 30 Minuten.

**2. Woche:**
Die in Kapitel 39 angeführten Teilelemente des Visualisierens mit Untersuchungen des Ihnen zur Verfügung stehenden Textes oder einer sprachlichen Anleitung mittels einer CD 3 x 20 Minuten oder 2 x 30 Minuten täglich üben.

- Darüber hinaus ergründen Sie welche Stressfaktoren oder andere psychischen Belastungen oder Psychotraumata bei Ihrer Erkrankung eine Rolle gespielt haben können. Überprüfen Sie auch, wie es mit Ihrer Krebsangst steht.
- Täglich 60 Minuten Bewegung, möglichst in frischer Luft.

**3. Woche:**
Weiterhin mit Verinnerlichung des Textes die Überzeugung und den Glauben stärken. 2 x 30 Minuten oder 3 x 20 Minuten Visualisieren und Benutzung der in Kapitel 39 angeführten Teilabschnitte (siehe auch nachfolgende Anleitung).
Weiteres Bewegungstraining, täglich eine Stunde, natürlich dem körperlichen Zustand angemessen. Nehmen Sie weiter psychische Führung in Anspruch und besprechen Sie Ihre Ergebnisse, z. B anhand von Aufzeichnungen mit Menschen, die von der Visualisierung etwas verstehen und zu denen Sie Vertrauen haben.
Beenden Sie jede Visualisierung sprechend mit den Worten: „Ich werde (bin) gesund, ich bin glücklich, ich bin stark, ich bin jung, ich bin schön".

**4. Woche:**
Weitere Durchführung der Visualisierung in der Reihenfolge der in Kapitel 39 angeführten Teilabschnitte. Achten Sie besonders auf ihren Atemrhythmus und darauf, dass Sie nie mit den Gedanken woanders hin „fliegen". 2 x 30 Minuten oder 3 x 20 Minuten. Weitere Verinnerlichung aller mit der Visualisierung zusammenhängenden Prozesse.
Orientierung auf positive Emotionen. Versuchen Sie soziale Beziehungen aufzubauen und sich einer Gruppe anzuschließen. Verstärken Sie Ihre Zukunftsorientierung. Schließen Sie jede Visualisierung ab, indem Sie laut sprechen: „Ich werde (bin) gesund, ich bin glücklich, ich bin stark, ich bin jung, ich bin schön".

**5. Woche:**
Weiterführung und Intensivierung der Visualisierung, 2 x 30 Minuten oder 3 x 20 Minuten täglich, unter besonders starker Berücksichtigung des rhythmisch kontrollierten meditativen Atmens. Bemühen Sie sich den Atemrhythmus intensiv wahrzunehmen, so dass Ihre Gedanken rhythmisch mitschwingen, als wären Sie auf einer Schaukel.
Überprüfen Sie Ihre Konzentrationsfähigkeit während der Visualisierung. Sie sollten jetzt schon so intensiv verinnerlicht sein, dass Sie mit hoher Konzentration visualisieren.
Bewegen Sie sich weiter täglich eine Stunde. Besprechen Sie weiter Ihre Ergebnisse, z. B. anhand Ihrer Aufzeichnungen, mit entsprechenden Experten. Orientieren Sie sich weiter auf die Zukunft und setzen Sie sich Ziele für den kommenden Zeitraum, z. B. was Sie in drei Wochen, sechs Wochen, drei Monaten, sechs Monaten und in einem Jahr erreichen und tun wollen.
Schließen Sie jede Visualisierung ab, indem Sie laut sprechen: „Ich werde (bin) gesund, ich bin glücklich, ich bin stark, ich bin jung, ich bin schön".

**6. Woche:**
Weiterführung der Visualisierung 2x 30 Minuten oder 3x 20 Minuten täglich.

- Überprüfen Sie die Verinnerlichung des gesamten Visualisierungskomplexes.
- Überprüfen Sie das rhythmische gedankliche Mitschwingen der Atmung.
- Überprüfen Sie die Konzentrationsfähigkeit während der Visualisierung

Weiterführung der Bewegung täglich 60 Minuten. Beraten Sie die Ergebnisse über Ihre Visualisierung, z. B. anhand Ihrer Protokolle oder Aufzeichnungen und lassen Sie sich weitere Ratschläge für die weitere Zukunft zur Realisierung der Visualisierung geben.
Beenden Sie jede Visualisierung mit den Worten: „Ich werde (bin) gesund, ich bin glücklich, ich bin stark, ich bin jung, ich bin schön" und verinnerlichen Sie diese Worte.
Stecken Sie sich weitere Ziele. Von der 6. Woche an sollten Sie erreicht haben, die Visualisierung in Ihr Lebensprogramm eingebaut zu haben. Bleiben Sie weiter mit Beratern in Kontakt, besprechen Sie mit ihnen die Ergebnisse Ihrer Visualisierung und lassen Sie Ihre Befunde kontrollieren.
Um eine Anleitung zu geben, wie man seine Visualisierung aufzeichnen kann, also bildlich darstellt, führe ich nachfolgend aus dem Buch von Simonton et al. [1994] einige von Patienten gezeichnete Vorstellungsbilder an.

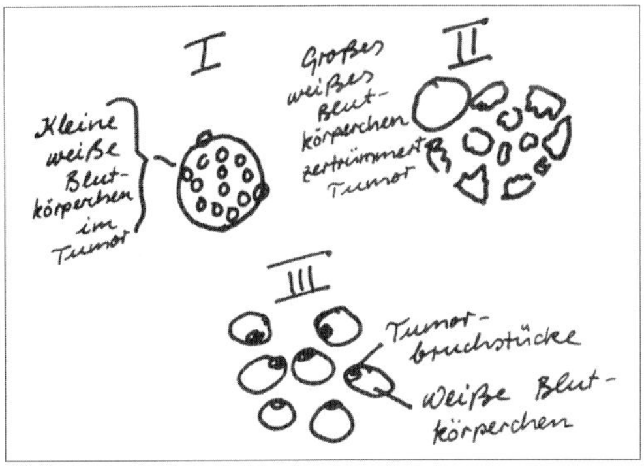


*Abbildung 25:*
*Glenn, 50 Jahre, Psychologe. Nierenkrebs, Lungenmetastasen. Chemotheraphie ohne Erfolg. Visualisierung, 6 Wochen: Tumor wird durch Eindringen von weißen Blutkörperchen zur Explosion gebracht und die Bruchstücke von weißen Blutkörperchen gefressen. Guter Allgemeinzustand [Simonton et al. 1994]*

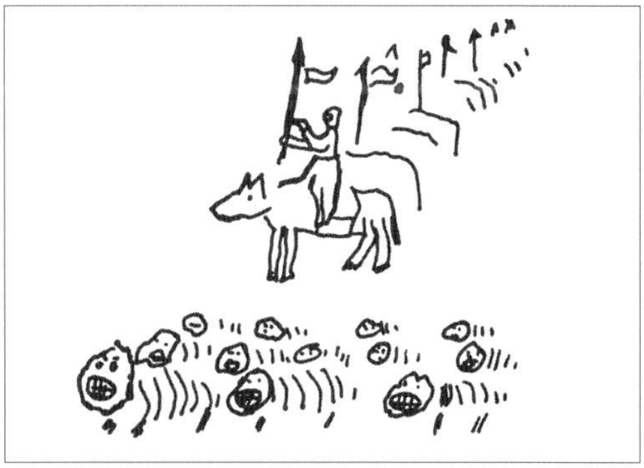

*Abbildung 26:*
*John, 42 Jahre, Wissenschaftler, Darmtumor. Chemotherapie ohne Erfolg. Visualisierung: Weiße Ritter (weiße Blutkörperchen) gegen Krebszellen: Heilungsprozess schwankend. Das drückt sich in den gemalten Bildern aus: guter Zustand große Pferde; schlechter Zustand kleine Pferde [Simonton et al. 1994]*

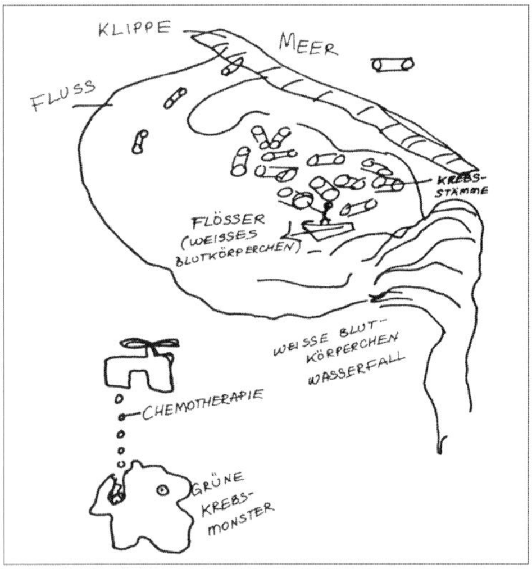


*Abbildung 26:*
*Jenifer 30 Jahre, Eierstocktumor. Chemotherapie ohne Erfolg. Visualisierung: 2. Sitzung: Krebszellen als Stämme, die in einem Fluss Stau bewirken. Wasserfall (weiße Blutkörperchen) beseitigt Stau. links unten: geringe Wirkung der Chemotheraphie (nach 1. Tag der Visualisierung) [Simonton et al. 1994]*

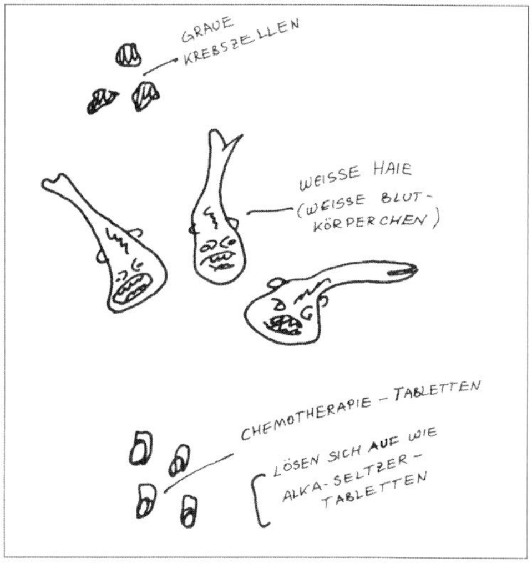


*Abbildung 27:*
*Jenifer, 30 Jahre, Eierstocktumor. Chemotherapie ohne Erfolg. 6 Wochen nach Visualisierung. Weiße Haie (weiße Blutkörperchen) haben fast alle Krebszellen gefressen. Nun richten sich weiße Haie gegen die Chemotherapie (Tabletten) [Simonton et al. 1994]*

## Text zur Anleitung der Visualisierungsübung

**1**_ Sie haben sich alle Voraussetzungen geschaffen, um die Visualisierung ungestört durchzuführen. Sie haben das Telefon abgeschaltet, Familie oder Kollegen akzeptieren Ihre „heilige Zeit“ der schöpferischen Visualisierung. Sie haben eine dieser Übung angepasste Sitzgelegenheit vorbereitet. Ihre Kleidung sitzt locker und drückt nicht. Der Bauch ist nicht überfüllt. Sie können locker atmen.

**2**_ Setzen Sie sich bitte bequem in einen Sessel oder auf einen bequemen Stuhl. Überprüfen Sie bitte, dass Sie nicht verspannt sind, sondern Arm-, Rumpf- und Beinmuskeln sich im lockeren Zustand befinden.

**3**_ Schließen Sie bitte die Augen und versuchen Sie tief zu atmen. Verwenden Sie bitte die verbundene Atmung. D. h.: Langsam tief einatmen und dabei von 1 bis 5 zählen, danach langsam ausatmen und von 1 bis 7 zählen. Folgen Sie nun diesem Atemrhythmus:
Einatmen und zählen: 1, 2, 3, 4, 5; Ausatmen und zählen: 1, 2, 3, 4, 5, 6, 7;
Einatmen und zählen: 1, 2, 3, 4, 5; Ausatmen und zählen: 1, 2, 3, 4, 5, 6, 7;
In diesem Rhythmus verbleiben Sie bitte 2 bis 3 Minuten. Schwingen Sie sich so auf diesen Rhythmus ein, dass Ihre Gedanken, Ihre Emotionen und Ihr ganzer Körper mitschwingen. Fühlen Sie sich dabei wie auf einer Gartenschaukel, auf der Sie in völliger Entspannung rhythmisch hin und her wiegen.

**4**_ Sie sind nun ganz entspannt und die Schwingungen des Atemrhythmus erfüllen Sie mit Wärme, innerer Harmonie, Glück und Wohlbefinden.

5_ Sie sind voller innerer Freude und Glück. Erinnern Sie sich bitte an glückliche Stunden in Ihrem Leben. Rufen Sie die glücklichen Stunden ins Gedächtnis und verharren Sie in diesem Glück und Wohlsein. Überprüfen Sie bitte, welche Gedanken und Gefühle Sie mit dem Wort Glück verbinden können.

6_ Nun stellen Sie sich die Sonne als Wärme- und Energiespender für Ihren Geist, Körper und für Ihre Seele vor. Mit jedem Atemzug werden Ihnen über die gleißenden Sonnenstrahlen Wohlbefinden und Energie zugeführt. Sie baden regelrecht in den gleißenden Energie spendenden Sonnenstrahlen. Sie sind darüber voller Lebensfreude und Lebensglück.

7_ In Ihrer gesamten Vorstellungskraft erleben Sie, wie die gleißenden Sonnenstrahlen in ihren Körper und in jedes Organ Lebensenergie, Wärme, positive Emotionen, also Freude, Glück, Zufriedenheit, Wohlbefinden hineinbringen.

8_ Baden Sie dabei in Ihren vielen positiven Emotionen, im Glück, im Wohlbefinden, in einem völlig entspannten Zustand. Verweilen Sie 1 bis 2 Minuten in diesem Zustand und prägen Sie sich dieses Erleben von Glück, Lebensenergie, Wärme, Freude, Zufriedenheit und Wohlbefinden, welches Ihnen die gleißenden, Energie spendenden Sonnenstrahlen spenden, tief in Ihr Gedächtnis ein.
**1 Minute festhalten an diesem Zustand und Einprägen, mit der positiven Emotion und intensiver Vorstellungskraft!**
Jetzt sind Ihr Gehirn und Ihre Gedanken nur von positiven Gefühlen angefüllt. Sie sind optimistisch und sind sich der Kraft Ihres Immunsystems, Ihrer Selbstheilungskräfte bewusst. Sie sind völlig entspannt.

9_ Mobilisieren Sie nun die Kämpfer Ihres Immunsystems, Ihre starken, kräftigen, flexiblen Naturkillerzellen. Führen Sie die Naturkillerzellen gegen die Krebszellen, die noch in Ihrem Körper sein können. Stellen Sie sich noch einmal Ihr gesamtes starkes Immunsystem vor, welches durch die positiven Emotionen unermesslich stark geworden ist und schon viele Krebszellen getötet hat. Stellen Sie sich die vielen kräftigen, gewandten, flexiblen, erfahrenen Naturkillerzellen vor, über die Ihr Immunsystem verfügt. Formieren Sie diese Naturkillerzellen nun gegen die eigentlich schwachen Krebszellen. Die Krebszellen sind unreife Zellen, quasi ungezügelte aber schwache Teenagerzellen. Sie sind aber den Naturkillerzellen Ihres starken Immunsystems weit unterlegen.

10_ Als ein starker, optimistischer, kluger Mensch, führen Sie nun Ihre starken Naturkillerzellen in den Kampf gegen die schwachen, unreifen Teenagerzellen. Sie kennen die Schwächen der Teenagerzellen, nämlich deren Unreife und Unerfahrenheit. Sie kennen die Stärke Ihrer weißen Blutzellen, die angefüllt sind mit allen notwendigen Mineralien, die Lebensenergie geben. Die Überlegenheit Ihres Immunsystems mit den starken Naturkillerzellen liegt klar auf der Hand. Sie können optimistisch in den Kampf gehen. Stellen Sie sich diese Überlegenheit bildlich vor. **Denken Sie daran, dass jeder gesunde Mensch im Laufe seines Lebens mit seinem Immunsystem, speziell mit den Naturkillerzellen, krebsige Zellen zu Tausenden vernichtet. Diese Aufgabe verrichten die Naturkillerzellen.**
Aktivieren Sie mit Ihren Gedanken die Naturkillerzellen gegen die Krebszellen (siehe Abbildung 23 und 24).

**11_** Jetzt mobilisieren Sie das große Heer Ihrer Naturkillerzellen und führen Sie dieses Heer geschlossen gegen alle Krebszellen. Stellen Sie sich bildhaft vor, wie die weißen Blutkörperchen gegen die unreifen Schwächlinge den Kampf aufnehmen und einen nach dem anderen vernichten. Stellen Sie sich vor, wie die unreifen, noch unerfahrenen und dümmlichen Krebszellen, den hochintelligenten, kampferfahrenen Naturkillerzellen weichen, wie eine Krebszelle nach der anderen vernichtet wird. Genießen Sie Ihre Stärke, Ihre Überlegenheit in optimistischer Stimmung. Selbstbewusst sind Sie sich Ihres Sieges sicher. Stellen Sie sich bildlich vor, wie sich Ihre weißen Blutkörperchen in jeden Bereich Ihres Körpers begeben und die Krebszellen vernichten.

**12_** Stellen Sie sich vor, wie alle Körperregionen und die gesamte Blutbahn von den ungezügelten schwachen Teenagerzellen durch die Naturkillerzellen gesäubert werden. Stellen Sie sich vor, wie die Naturkillerzellen mit ihrer Angriffslust, Aktivität, Gewandtheit und überlegender Kraft die Krebszellen vernichten. Alle vernichteten Krebszellen werden aus dem Körper über Urin und Stuhl ausgeschieden. Stellen Sie sich vor, wie die Naturkillerzellen die toten Krebszellen in die Nieren tragen und via Harnleiter in die Blase und von dort über die Harnröhre nach außen bringen. Stellen Sie sich vor, wie Nieren und Blase eine Krebszelle nach der anderen ausspülen. Fühlen Sie, wie es immer weniger Krebszellen werden, immer weniger, immer weniger.

**13_** Nun erleben Sie mit Ihrer Vorstellungskraft, wie die gleißende Sonnenenergie als gleißende Strahlen in die Zellen eindringt und diese Zellen mit Glückshormonen, immunstärkenden und Energie spendenden Hormonen aus Ihrer körpereigenen Apotheke anfüllen.

**14_** Erleben Sie dieses Anfüllen Ihres ganzen Körpers mit positiven Emotionen. Fühlen Sie Freude, Glück, Frieden, Zufriedenheit, Wohlbefinden und innere Harmonie.

**15_** Genießen Sie bitte dieses Fließen von positiven Emotionen und Lebensenergie, die Ihnen durch die gleißenden Sonnenstrahlen zugeführt werden. Schwimmen Sie bitte im Rhythmus der Atmung im Meer der positiven Emotionen und der unermesslichen Lebensenergie. Nehmen Sie bewusst eine Welle nach der anderen von der neuen Lebensenergie und den positiven Emotionen wahr, die bei jedem Atemzug einströmen. Erleben und genießen Sie Freude, Glück und Wohlbefinden, die jede Welle der gleißenden Sonnenstrahlen als Lebensenergie und positive Emotionen in Ihren Körper einfließen lässt. Fühlen Sie diese sanften Wellen der Lebensenergie, der Freude, des Glücks und des Wohlbehagens.

**16_** Nach Belieben können Sie den Sonnenball mit Ihrer Vorstellungskraft vergrößern und die Zahl der von ihm ausgehenden gleißenden Energiestrahlen erhöhen. Sie fühlen sich dabei lebensfroh, energiegeladen, glücklich und voller innerer Harmonie.

**17_** Genießen Sie die zuströmende Lebensenergie und das Anfüllen mit positiven Emotionen. Baden Sie im Glück, welches Ihnen die gleißenden Strahlen des Lichtes der Sonne mit jedem Atemzug zuführen.

**18_** Prägen Sie dieses Erleben fest in Ihr Gedächtnis ein. Fühlen Sie wie Ihr ganzes Glück, Ihre Lebensfreude, Lebensenergie und Lebenskraft im Gedächtnis für immer festgehalten werden. Prägen Sie sich dieses Erlebnis sehr stark ein. Genießen Sie bitte diesen angenehmen Zustand 1 bis 2 Minuten und prägen Sie diesen fest in Ihr Gedächtnis ein.

19_ Nun wenden Sie sich wieder Ihrer Ganzheit und Ihren eigenen positiven Gefühlen zu. Fühlen Sie sich von Ihrem Leiden befreit. Sie sind gesund. Messen Sie Ihre Gesundheit an Ihrer Leistungsfähigkeit und Ihrem Wohlbefindens. Sie arbeiten wie ein Gesunder. Sie fahren Auto wie ein Gesunder. Sie führen Gespräche wie ein Gesunder.

20_ Jetzt öffnen Sie langsam die Augen. Merken Sie, wie Sie sich verändert haben, wie Sie ein ganz anderer Mensch geworden sind als Sie es zuvor waren? Stellen Sie sich nun wieder auf die tiefe Atmung ein
Einatmen und zählen: 1, 2, 3, 4, 5; Ausatmen und zählen: 1, 2, 3, 4, 5, 6, 7;
Einatmen und zählen: 1, 2, 3, 4, 5; Ausatmen und zählen: 1, 2, 3, 4, 5, 6, 7;

21_ Nun erheben Sie sich und wiederholen noch einmal die tiefe Atmung:
Einatmen und zählen: 1, 2, 3, 4, 5; Ausatmen und zählen: 1, 2, 3, 4, 5, 6, 7;
Einatmen und zählen: 1, 2, 3, 4, 5; Ausatmen und zählen: 1, 2, 3, 4, 5, 6, 7;

22_ Mit gestärkter Lebenskraft, mit positiven Emotionen, locker, entspannt und gelassen wenden Sie sich nun mit hohem Selbstbewusstsein dem Alltagsleben zu. Wünschen Sie sich einen schönen, erfolgreichen, sonnigen, frohen und harmonievollen Tag, an dem Sie mit Gelassenheit und Überlegenheit allen Schwierigkeiten trotzen und sprechen Sie: Ich bin gesund, ich bin glücklich, ich bin stark, ich bin jung, ich bin schön.

Abschließend sollen noch Ergebnisse angeführt werden, die Simonton et al. [1994] in ihrem Buch nach dem Stand von 1978 angeführt haben. In den vergangenen vier Jahren (von 1978) wurden 159 Patienten mit unheilbaren Tumoren behandelt, davon lebten zu dem Berichtstermin noch 63. Die Überlebensdauer seit der Diagnose betrug im Mittelwert 24,4 Monate. Die überlebenden Patienten lebten zu dem Berichtszeitpunkt doppelt so lange wie die ausschließlich schulmedizinisch behandelten und die während der Studie verstorbenen Patienten lebten 1 1/2 Mal länger.

**Von den 63 Patienten wiesen zum Berichtszeitpunkt die einzelnen folgende Befunde aus:**

| | |
|---|---|
| keine Krankheitszeichen | 14 = 22,2 % |
| Tumorrückbildung | 12 = 19,1 % |
| Zustand gleich bleibend | 17 = 27,1 % |
| erneutes Wachstum (Rückfall) | 20 = 31,8 % |

Das alles waren Patienten, die von der Schulmedizin als unheilbar erklärt worden waren bzw. als therapieresistent eingestuft worden sind. **51 % der Patienten wiesen die gleiche Lebensqualität aus, wie vor der Erkrankung. Die Lebensqualität ist ein wichtiger Faktor für Patienten mit Tumorerkrankungen.**

Abschließend möchte ich noch von einem Einzelfall berichten: Während eines Gesundheitsseminars in der Buchinger Klinik Überlingen hatte ich über die Visualisierung gesprochen und damals (1998) ein Tonband mit dem Visualisierungstext vorgespielt. Nach dem Seminar kam eine Frau von 45 Jahren zu mir und sagte, dass sie Brustkrebs hätte, die Chemotherapie zu belastend sei und sie es mit der Visualisierung versuchen wollte. Sie bat um das Tonband, dass ich ihr mit entsprechenden Erklärungen schenkte. Obgleich ich gebeten hatte, sie sollte sich öfters melden, erhielt ich keine Nachricht von ihr.

Als ich ein Jahr später wieder in der Buchinger Klinik Gesundheitsseminare durchführte, kam plötzlich eine Frau auf mich zu, umarmte mich, küsste mich und dankte von ganzem Herzen für die Visualisierung, durch die sie krebsfrei geworden war.

## ■ 41_ Schöpferische Visualisierung kann Schmerzen lindern

In nicht wenigen Fällen leiden die Tumorkranken unter starken Schmerzen. Häufig ist die Angst vor Schmerzen nicht viel geringer als die Angst vor dem Tod durch Krebs, wie mir Patienten berichteten. Deshalb möchte ich auch eine Anleitung zur Verminderung der Schmerzen durch Visualisierung geben.
Zunächst seien aber einige kurze Bemerkungen zum Schmerz gestattet.
Was ist Schmerz? Schmerzen sind unangenehme Sinnes- oder Gefühlserlebnisse. Physiologisch: normale Funktion: Schadenfrühwarnsystem. Schmerz – „der bellende Wachhund der Gesundheit".
Dauernde Schmerzen können durch Bildung eines Schmerzgedächtnisses zur chronischen Erkrankung, zum so genannten Schmerzsyndrom, werden. Die bewusste Schmerzwahrnehmung ist ein Erleben unangenehmer Sinnes- und Gefühlsprozesse mit vielen Dimensionen, z. B.:

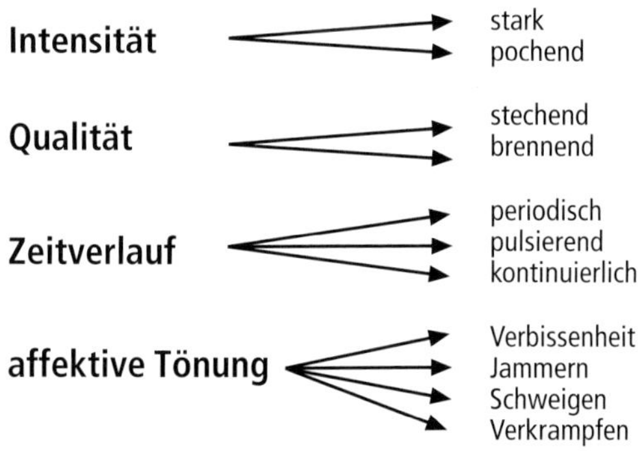


Schmerzstoffe = Schmerztransmitter (Neurotransmitter, die sich an die Schmerzrezeptoren binden) regulieren bzw. stimulieren die Schmerzen.
**Neurotransmitter:**

| Schmerz auslösend | Schmerz hemmend |
|---|---|
| Bradikinin | Endorphine |
| Cytokinin | Glyzin |
| Prostaglandin | Oxitocin |
| Substanz P* | Substanz P* |
| Serotonin | |
| Histamin | |

Substanz P kann, je nach Erfordernis, Doppelfunktion auslösen [Oehme et al. 1981]

**Übertragene Schmerzen:** Ort der Schmerzwahrnehmung ist nicht immer mit dem Ursachenherd identisch. Zum Beispiel:
erstens Phantomschmerz und zweitens Herzanfall → Schmerzen im linken Arm
Übertragene Schmerzen treten auf, wenn zwei verschiedene Körperregionen die gleiche Nervenbahn benutzen. Das Gehirn empfängt nur oder zusätzliche Signale aus **„sehr empfindlichen Bereichen"** des Körpers.

## Schmerzsensibilisierende Faktoren

**1. Sensibilisierendes Körpermilieu**

- Änderung der Elektrolyt- (Mineralien-)Konzentration (Mangel $SiO_2$, Mg)
- Hypoxie: $O_2$-Mangel
- Absinken des pH-Werts
- Medikamente

verstärkt die Schmerzen

**2. Psychische Faktoren**

- Angst
- Hilflosigkeit
- Verzagtheit
- Pessimismus
- Einsamkeit

verstärken die Schmerzen

**„Angst macht Schmerzen schmerzhafter"**

Die Wahrnehmung der Schmerzen ist bei verschiedenen Völkergruppen unterschiedlich. Das soll am folgenden Beispiel gezeigt werden. Untersuchungen akuter Schmerzen an Hausfrauen: Alteingesessene Amerikaner sowie Personen irländischer, jüdischer und italienischer Herkunft, in den USA lebend [Sternbach und Tursky 1965].

**Schmerzempfindlichkeit**

| | |
|---|---|
| Italienerinnen | sehr stark |
| Jüdinnen | stark und Befürchtungen, dass Folgen bleiben |
| Irländerinnen | mittelstark, vermögen mit Anstrengung Schmerzen zu verkraften |
| alteingesessene Amerikanerinnen | gering, verkraften Schmerzen ohne Anstrengungen |

Die subjektive Schmerzwahrnehmung ist bei gleicher Schmerzintensität, ausgewiesen durch biologische Parameter, sehr unterschiedlich. Schmerzen können von vielen Faktoren abhängig sein, wie aus folgendem Schema hervorgeht.

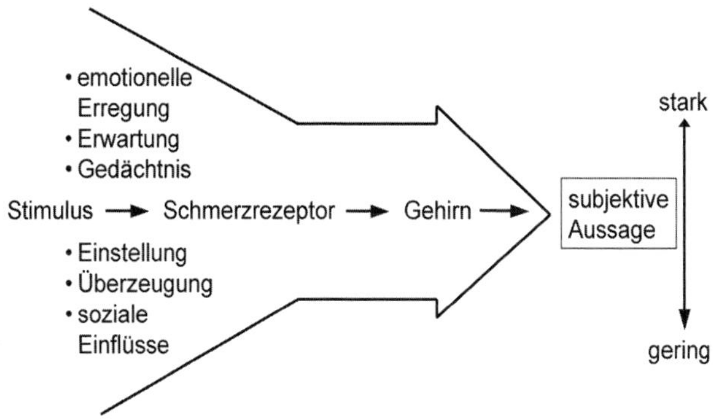

Empfehlungen zur Schmerzbekämpfung durch Auslösen von positiven Emotionen (nach Prof. Peter Staab, John Hopkins-University):

- auf jede positive emotionelle Kleinigkeit achten, über jede Kleinigkeit freuen
- sich selber loben, sich selbst Erfolgerlebnisse verschaffen
- Glücksbegriffe, Glückserlebnisse ins Gedächtnis bringen und das Glücksgefühl ausagieren
- Freude, Humor, frohe Stimmung, Lachen
- optimistische Einstellung
- körperliche und geistig-seelische Entspannung
- Kommunikation in fröhlicher Umgebung
- Kunst- und Kulturgenuss
- Sport treiben (im Rahmen des Möglichen), Freisetzen von Endorphinen!
- Vermeiden von Selbstbemitleidung und Bemitleidung sowie von depressiven Verstimmungen, Angst u. a.

### Anleitung zur Durchführung der Visualisierung

**Mit positiven Emotionen und neuer Lebensenergie gegen Schmerzen.**

Sie wissen, dass Schmerz durch negative Emotionen, z. B. Angst, Pessimismus und Verzagtheit schmerzhafter wird. Sie wissen auch, dass Schmerz durch Lebensfreude, Fröhlichkeit, Heiterkeit und Lachen gemildert oder sogar beseitigt werden kann, weil damit schmerzhemmende Stoffe (Neurotransmitter) freigesetzt werden. Unter diesem Aspekt werden Sie nun eine Visualisierung durchführen.

**Anleitung zur Visualisierung:**

**1_** Sie haben sich alle Voraussetzungen geschaffen, um die Visualisierung ungestört durchzuführen. Sie haben das Telefon abgeschaltet, Familie oder Kollegen akzeptieren Ihre „heilige Zeit" der schöpferischen Visualisierung. Sie haben eine dieser Übung angepassten Sitzgelegenheit vorbereitet. Ihre Kleidung sitzt locker und drückt nicht. Der Bauch ist nicht überfüllt. Sie können locker atmen.

**2_** Setzen Sie sich bitte bequem in einen Sessel oder auf einen bequemen Stuhl. Überprüfen Sie bitte, dass Sie nicht verspannt sind, sondern Arm-, Rumpf- und Beinmuskeln sich im lockeren Zustand befinden.

**3_** Schließen Sie bitte die Augen und versuchen Sie tief zu atmen. Verwenden Sie bitte die verbundene Atmung. D. h.: Langsam tief einatmen und dabei von 1 bis 5 zählen, danach langsam ausatmen und wieder von 1 bis 7 zählen. Folgen Sie nun diesem Atemrhythmus:
Einatmen und zählen: 1, 2, 3, 4, 5; Ausatmen und zählen: 1, 2, 3, 4, 5, 6, 7;
Einatmen und zählen: 1, 2, 3, 4, 5; Ausatmen und zählen: 1, 2, 3, 4, 5, 6, 7;
In diesem Rhythmus verbleiben Sie bitte 2 bis 3 Minuten. Schwingen Sie sich so auf diesen Rhythmus ein, dass Ihre Gedanken, Ihre Emotionen und Ihr ganzer Körper mitschwingen. Fühlen Sie sich dabei wie auf einer Gartenschaukel, auf der Sie in völliger Entspannung rhythmisch hin und her wiegen.

**4_** Sie sind nun ganz entspannt und die Schwingungen des Atemrhythmus erfüllen Sie mit Wärme, innerer Harmonie, Glück und Wohlbefinden.

5_ Sie sind voller innerer Freude und Glück. Erinnern Sie sich bitte an glückliche Stunden in Ihrem Leben. Rufen Sie die glücklichen Stunden ins Gedächtnis und verharren Sie in diesem Glück und Wohlsein. Überprüfen Sie bitte, welche Gedanken und Gefühle Sie mit dem Wort Glück verbinden können.

6_ Nun stellen Sie sich die Sonne als Wärme- und Energiespender für Ihren Geist, Körper und für Ihre Seele vor. Mit jedem Atemzug werden Ihnen über die gleißenden Sonnenstrahlen Wohlbefinden und Energie zugeführt. Sie baden regelrecht in den gleißenden Energie spendenden Sonnenstrahlen. Die Schmerzen sind völlig verschwunden. Sie sind darüber voller Lebensfreude und Lebensglück.

7_ In Ihrer gesamten Vorstellungskraft erleben Sie, wie die gleißenden Sonnenstrahlen in Ihren Körper und in jedes Organ Lebensenergie, Wärme, positive Emotionen, also Freude, Glück, Zufriedenheit, Wohlbefinden hineinbringen. Die Schmerzen sind völlig verschwunden. Nichts plagt Sie mehr. Genießen Sie in vollen Zügen dieses entlastende befreiende Gefühl.

8_ Nun erleben Sie mit Ihrer Vorstellungskraft, wie die Sonnenenergie als gleißende Strahlen in Ihre Zellen eindringt und dabei die Schmerzstoffe und Schmerzhormone ausspült und neue gleißende Strahlen der Sonnenenergie diese Zellen mit Glückshormonen und Antischmerzneurotransmittern aus Ihrer körpereigenen „Apotheke" anfüllen (Endorphine, Oxitocin, Endovalium).

9_ Erleben Sie dieses Anfüllen Ihres ganzen Körpers mit positiven Emotionen. Fühlen Sie Freude, Glück, Frieden, Zufriedenheit, Wohlbefinden und innere Harmonie.

10_ Genießen Sie bitte dieses Fließen von positiven Emotionen und Lebensenergie, die Ihnen durch die gleißenden Sonnenstrahlen zugeführt werden. Schwimmen Sie bitte im Rhythmus der Atmung im Meer der positiven Emotionen und der unermesslichen Lebensenergie. Nehmen Sie bewusst eine Welle nach der anderen von der neuen Lebensenergie und der positiven Emotionen wahr, die bei jedem Atemzug einströmen. Erleben und genießen Sie Freude, Glück und Wohlbefinden, die jede Welle der gleißenden Sonnenstrahlen als Lebensenergie und positive Emotionen in Ihren Körper einfließen lässt. Fühlen Sie diese sanften Wellen der Lebensenergie, der Freude, des Glücks und des Wohlbehagens.

11_ Nach Belieben können Sie den Sonnenball mit Ihrer Vorstellungskraft vergrößern und die Zahl der von ihr ausgehenden gleißenden Energiestrahlen erhöhen. Sie fühlen sich dabei lebensfroh, energiegeladen, glücklich und voller innerer Harmonie.

12_ Genießen Sie die zuströmende Lebensenergie und das Anfüllen mit positiven Emotionen. Baden Sie im Glück, welches Ihnen die gleißenden Strahlen des Lichtes der Sonne mit jedem Atemzug zuführen.

13_ Prägen Sie dieses Erleben fest in Ihr Gedächtnis ein. Fühlen Sie wie Ihr ganzes Glück, Ihre Lebensfreude, Lebensenergie und Lebenskraft im Gedächtnis für immer festgehalten wird. Prägen Sie sich dieses Erlebnis sehr stark ein. Genießen Sie bitte diesen angenehmen Zustand 1 bis 2 Minuten und prägen Sie diesen fest in Ihr Gedächtnis ein.

14_Jetzt öffnen Sie langsam die Augen. Merken Sie, wie Sie sich verändert haben, wie Sie ein ganz anderer Mensch geworden sind als Sie es zuvor waren? Stellen Sie sich nun wieder auf die tiefe Atmung ein:
Einatmen und zählen: 1, 2, 3, 4, 5; Ausatmen und zählen: 1, 2, 3, 4, 5, 6, 7;
Einatmen und zählen: 1, 2, 3, 4, 5; Ausatmen und zählen: 1, 2, 3, 4, 5, 6, 7;

15_Nun erheben Sie sich und wiederholen noch einmal die tiefe Atmung:
Einatmen und zählen: 1, 2, 3, 4, 5; Ausatmen und zählen: 1, 2, 3, 4, 5, 6, 7;
Einatmen und zählen: 1, 2, 3, 4, 5; Ausatmen und zählen: 1, 2, 3, 4, 5, 6, 7;

16_Mit gestärkter Lebenskraft, mit positiven Emotionen, locker, entspannt und gelassen wenden Sie sich nun mit hohem Selbstbewusstsein dem Alltagsleben zu. Wünschen Sie sich einen schönen, erfolgreichen, sonnigen, frohen und harmonievollen Tag, an dem Sie mit Gelassenheit und Überlegenheit allen Schwierigkeiten trotzen und sprechen Sie: Ich bin gesund, ich bin glücklich, ich bin stark, ich bin jung, ich bin schön.

## ■ 42_ Somnoimmunologie: Die Funktionen des Immunsystems während des Schlafs

Wenn man davon ausgeht, dass gestörter Schlaf Stress auslöst (siehe Maschke und Hecht [2005]), dann liegt in Anlehnung an Selye [1936, 1953] die Überlegung nahe, dass es zwischen Schlaf- und Immunsystem bzw. zwischen Schlafstörungen und veränderter Immunologie Beziehungen geben muss.
Vom heutigen Erkenntnisstand lässt sich einschätzen, dass im Schlaf die Neurotransmitter und Neurohormone eine wichtige regulierende Rolle spielen. Neurohormone der HHN-Achse müssen, wenn ihre Sekretion gesteigert wird, als Schlafstörer betrachtet werden. Vor allem muss die Erkenntnis beachtet werden, dass Cortisol, ACTH u. a. den REM-Schlaf reduzieren vermögen, und das kann für die Gesundheit schädlich sein [Horne 1984, 1988, 1985] (HHN = Hypothalamus-Hypophysen-Nebennierenachse).

Somnoimmunologische Körperprozesse sind schon seit ca. 100 Jahren bekannt. [Brown et al. 1996] formulierte den Begriff „Somnoimmunologie“ erst 1996.
Als Protagonist der Somnoimmunologie nennt Brown [et al. 1996] Manaceine aus St. Petersburg. Dieser führte am Ende des 19. Jahrhunderts viele Studien mit Schlafentzug an jungen Hunden durch. Er stellte fest, dass nach einigen Tagen der Schlafdeprivation die Zahl der Erythrozyten und Leukozyten drastisch abnahm und dass am Ende jeder Schlafentzugsphase der nahende Exitus der Tiere durch einen rapiden Abfall der Körpertemperatur angekündigt wurde. Dabei zeigten die verschiedenen Körperfunktionen Veränderungen. Er zog daraus die Schlussfolgerung, dass der Schlafentzug das Immunsystem so stark geschwächt hatte, dass es nicht mehr fähig war, mit einer gesteigerten Immunreaktion die Körpertemperatur (Fieber) zu erhöhen.
Kleitman [1963], der Mitentdecker des REM-Schlafs, replizierte die wissenschaftliche Arbeit von Manaceine. Kleitman [1963] stellte, wie Manaceine, fest, dass die Hunde nach einer Wo-

che mit Anstieg der roten Blutkörperchen ad exitum kamen, aber ohne Senkung der Körpertemperatur und ohne Anstieg der Leukozytenzahl.
Legrendere und Pieron [1913] vertrat die Auffassung, dass am Tage ein Energiedefizit auftritt, welches in der Nacht wieder aufgefüllt werden muss. Wenn Schlafentzug erfolgt, wird **„Hypnotoxin"** gebildet, welches den menschlichen Körper vergiftet. Von Pieron und Legendere an Hunden durchgeführte Untersuchungen zeigten, dass dieses „Hypnotoxin" in nervalem Gewebe und in der cerebrospinalen Flüssigkeit vermehrt angereichert war. Entnahm man schlafdeprivierten Hunden Liquor und injizierte diesen anderen Hunden, dann rollten sich diese zusammen und schliefen.
Diese Erscheinung wurde „Pieron-Phänomen" genannt. Toth et al. [1993] stellten im Tierexperiment fest, dass Kaninchen, die mit Virusgruppen, Staphylococcus aurus und Candida albicans injiziert wurden, einen verlängerten Schlaf auswiesen, womit die Tiere die Fähigkeit entwickelten, die induzierte Infektion zu bekämpfen. Besonders war der SWS-(Delta-) schlaf verlängert.

Derartige Beobachtungen wurden in den verschiedenen Ländern bei entsprechenden Tierexperimenten beschrieben. Krueger et al. [1982] fanden das Pieron'sche **„Hypnotoxin"**, konnten es als Polysaccharid-Peptidkomplex verifizieren und bezeichneten es als Muramyl-Peptid (MP) bzw. Faktor S (S = Schlaf). Wurde dieses MP Tieren injiziert, dann trat stets SWS NONREM Stadium 3 und 4 = Tiefschlaf vermehrt auf.
Wer sich mit Psychoneuroimmunologie beschäftigt hat, weiß, dass neuroendokrine Hormone und besonders die Neuropeptide Faktoren mit immunologischer Kompetenz sind. Dazu gehören Prolaktin, Wachstumshormone, Betaendorphin, Substanz P, VIP (vasoaktives Intestinales Peptid), CRH (Cortikotropin-Relaesing Hormon), Enzephaline, Neuropeptid Y. In diesem Zusammenhang ist zu erwähnen, dass Hecht et al. [1990] am schlafgestörten Menschen und an schlafgestörten Tieren mittels „Substanz P"-Applikation eine wiederherstellende Rhythmisierung des deformierten Schlafprofils nachgewiesen haben. In anderen Untersuchungen zeigten Oehme et al. [1987] eine das Immunsystem verstärkende Wirkung nach Applikation von Substanz P.
Krueger et al. [1994] wiesen nach, dass Interferon-Alpha, Interleukin-Alpha und andere Zytokine Schlaf induzieren können. Zwischenzeitlich konnten zahlreiche Forscher Beziehungen zwischen Schlaf, Schlafstörungen und Funktionen des Immunsystems nachweisen [Brown et al. 1990; Brown et al. 1992; Dinges et al. 1994], wobei häufig die Ergebnisse zwischen Untersuchungen von Menschen und Tieren divergierten. Dabei ist natürlich zu berücksichtigen, dass Tiere, vor allem Labortiere, andere Schlafzyklen während des Tages haben, als in der Nacht.

Brown [et al. 1996] vertritt die Auffassung, dass funktionelle Zusammenhänge zwischen der Schlaffunktion und den immunologischen Funktionen im Tierexperiment mit folgenden Punkten belegt sind:
- Schlafinduzierte Eigenschaften mikrobieller Fragmente
- Schlafinduzierte Eigenschaften von Zytokinen (Interleukin-1, Interleukin-2, Tumor-Nekrose Faktor Alpha, Interferon-Alpha)
- gesteigerte Schlafdauer während einer Infektion

- positive Korrelation zwischen Schlafdauer und Immunantwort
- Beziehungen zwischen SWS-Aktivität und immunologischen Funktionen

Brown [et al. 1996] postuliert auf Grundlage des Erkenntnisstands der Neuropsychoimmunologie, dass das Zentralnervensystem über das vegetative Nervensystem mit dem Immunsystem kommuniziert, wozu vor allem die verminderten exogenen Reize die Voraussetzung schaffen. Seiner Auffassung nach benötigt die bidirektionale Kommunikation zwischen Nervensystem und Immunsystem eine längere ungestörte Periode des Informationsaustausches. Dieser Informationsaustausch zwischen Nervensystem und Immunsystem wird vor allem in der Phase der dominierenden Funktion des Parasympathikus gewährleistet. Die Aktivierungsveränderungen der Sympathikusfunktion, auch als Arousal bezeichnet, stören diesen Informationsaustausch. Daraus lässt sich ableiten, dass Stress, wozu auch Angst, Einsamkeit, Grübeln, Hilflosigkeit zählen, besonders während des Schlafs, die notwendige Zeit eines ungestörten Informationsaustausches zwischen dem Nervensystemen und dem Immunsystem reduziert. Chronische Schlafstörungen können daher unweigerlich zur Immunsuppression führen, wodurch sich auch die Assoziation zwischen chronischen Schlafstörungen und chronischen Erkrankungen (einschließlich Krebs) der LARES-Studie erklären ließe.

Die LARES-Studie [Niemann und Maschke 2004] wies aus, dass länger dauernde Schlafstörungen mit verschiedenen chronischen Krankheiten assoziieren, z. B. Herz-Kreislauf-Erkrankungen, Asthma, Bronchitis, maligne Tumoren, Migräne, Allergien, Magengeschwüre usw. Die LARES-Studie wurde in acht europäischen Ländern an über 800 Personen über einen Zeitraum von zwei Jahren durchgeführt.
Auch im Spandauer Gesundheits-Survey [Maschke et al. 2004] wurden Assoziationen zwischen lärmgestörten Schlafstörungen und arterieller Hypertonie sowie anderen chronischen Krankheiten, darunter auch onkologischer Natur, nachgewiesen.
Ising et al. [2005] fanden, dass bei Kindern, die an nachtlärmenden Autostraßen wohnen, vermehrt Allergien auftraten, die bei Kindern in ruhigen Gegenden nicht in dieser Weise nachgewiesen werden konnten.
Unseres Erachtens ist es daher nicht erforderlich, dass der Mensch unbedingt wach werden muss, um die Kommunikation zwischen Nervensystem und Immunsystem zu stören, sondern schon eine unnatürliche Veränderung der Balance von Parasympathikotonus zu Sympathikotonus, wie sie z. B. bei der Arousalreaktion auftritt, vermag die ungestörte Periode dieser Kommunikation zu stören. Unter diesem Aspekt kommt besonders dem Stadienwechsel und dem Rhythmus des Schlafprofils große Bedeutung zu.

Einen vereinfachten Zugriff auf die neurohormonelle Regulation ermöglichen Erkenntnisse aus der medizinischen Schlafforschung. So kann ein erhöhter Cortisoltiefpunkt als eine essentielle Markersubstanz von chronischem Stress angesehen werden [Born und Fehm 2000]. Der Cortisoltiefpunkt (Nadir) liegt aufgrund des circadianen Rhythmus im ersten Teil der Nacht und die Cortisolfreisetzung im Plasma ist am Morgen um den Faktor 10 höher [Born und Fehm 2000]. Deshalb besteht die größte Wahrscheinlichkeit zum Nachweis von neurohormonellen Arousals in der ersten Nachthälfte.
Im Schlaf-Wachrhythmus sind neben circadianen Sekretionsrhythmen der Hormone [Weitzmann 1980, Veldhuis et al. 1990] auch solche mit ultradianen Frequenzen nachgewiesen wor-

den [Brandenberger et al. 1985; Born et al. 1988a und b; Fehm et al. 1991; Follenius et al. 1988]. Im nächtlichen Schlaf wirken besonders das Wachstumshormon (Growth Hormone = GH), das luteinisierende Hormon (LH), Renin und Cortisol als Determinanten [Born et al. 1993] (LH und GH sind Neuropeptide). Nach Born et al. [1988a und b] nimmt die GH-Sekretion nach dem Einschlafen ausgeprägt zu, um in zeitlicher Assoziation mit den Deltaphasen des ersten NREM-REM-Zyklus das Maximum zu erreichen. Schlafdeprivations-Untersuchungen ergaben, dass der Anstieg von GH nicht mit dem Beginn der Nacht, sondern durch den Einschlafzeitpunkt bzw. mit dem Beginn des ersten NREM-REM-Zyklus determiniert ist [Born et a. 1993, 1988a und b].

Der Plasmacortisolspiegel im Blut ist nach dem Einschlafen (wie schon gezeigt) extrem niedrig und hat seinen Anstieg ca. 180 Min. nach dem Einschlafen zu verzeichnen. Danach können 2-3 weitere Anstiege folgen. Anstiege von GH und Cortisol treten gewöhnlich in der Phase des NREM Schlafs auf [Born et al. 1993].
Das Cortisol bindet sich an zwei Typen der zentralnervalen Rezeptoren. Typ I – Mineralokortikoidrezeptoren (MR); Typ II – Glukokortikoidrezeptoren (GR). DeKloet und Reul [1987], McEven et al. [1986] und Gillin et al. [1972] fanden, dass synthetisches Glukokortikoid bei gesunden Menschen in Abhängigkeit von der Dosis den REM Schlaf reduziert.
Die orale Applikation von Cortisol und Dexamethason – synthetisches Corticosteroid, führen zu einer deutlichen Reduzierung des REM-Schlafs. Das Cortisol bewirkte aber eine Zunahme des S4-Deltaschlafs in der ersten Nachthälfte um 50 %. Während nach Desamethason (Dex) der REM-Schlaf reduziert wurde. Born et al. [1993], die diese Untersuchungen durchführten, kamen zu der Schlussfolgerung, dass die gleichgewichtige Wirkung von Cortisol und Dex bezüglich der Reduzierung von REM-Schlaf für die Bindung an klassischen Typ II GR sei. Cortisol scheint sich darüber hinaus auch an den zentralnervalen Typ MR zu binden, weil es den Deltaschlaf in der ersten Nachthälfte zu induzieren vermag.

Wenn die physiologischen Auswirkungen einer Aktivierung der HHN-Achse zu beurteilen sind, sind auch die Peptidhormone nach Born et al [1993] zu prüfen und zwar ACTH, CRH und VP (Vasopressin). Entsprechende Untersuchungen ergaben, dass CRH (30 mg/h Infusion) keine Schlaf modulierende Wirkung hatte, ACTH- und Vasopressin-Infusionen zogen direkte Veränderungen des Schlafmusters nach sich und zwar die Reduzierung des REM-Schlafs. Eine Zunahme des Deltaschlafs wurde nur durch Cortisol, nicht durch ACTH bewirkt. Die Applikation von Arginin-Vasopressin führte zu einer maximalen Reduzierung des REM-Schlafs bei einer Dosis von 0,66 I.E./h [Born et al. 1993]. Diese Untersuchungen zeigen, dass außer dem CRH alle anderen Hormone der HHN-Achse das Schlafmuster zu stören vermögen, wobei besonders der REM-Schlaf betroffen ist. Wenn diese Hormone durch Stressreaktionen während des Schlafs z. B. infolge von Angst, Einsamkeit, Grübeln, Hilflosigkeit usw. stimuliert werden, führen sie zu Störungen des Schlafs. Derartige Stressoren können bei den Krebskranken die Krebsangst und Schmerzen sein, aber auch Störungen des Neurotransmittersystems, die wiederum auf das Immunsystem negativen Einfluss nehmen.
Die „Somnoimmunologie“ blickt zwar auf eine über 100-jährige Geschichte zurück [Legrendere und Pieron 1912], sie wird aber von der Onkologie bei dem Stiefkind der Medizin, dem Schlaf, noch stiefkindlicher behandelt. Dass man sich in akuten Erkrankungsfällen „gesund

schlafen" kann, wusste schon Hippokrates und das müssten heute eigentlich alle Mediziner wissen. Gesundschlafen ist aber nicht mit herkömmlichen Schlafmitteln zu erreichen. Diese stören eher das Immunsystem.
Hippokrates und seine Schüler führten bei der Aufnahme der Patienten mit chronischen Erkrankungen in das Asklepioeion als erste Maßnahme eine Schlaftherapie durch, damit sich die Seele beruhigte. Dazu gab es spezielle Räume. Über dem Bett befand sich ein Pendel mit einem Magneten, der sich etwa im Atemrhythmus des Patienten bewegt.
**Anmerkung:** Für den Tiefschlaf werden verschiedene Synonyme verwendet. S4 = NON-REM 4 = SWS = slow waves sleep = langsamer Wellen-Schlaf.
Nach der neuesten Diagnostik-Nomenklatur werden die NON-REM-Stadien 3 und 4 als NON-REM 3 zusammengefasst und als Tiefschlaf oder SWS bezeichnet.

## ■ 43_ Schlafverhalten von Krebskranken

Schlafstörungen gelten als häufige und belastende Störung des Ruhe/Aktivitätsrhythmus bei Krebspatienten mit erheblichem Einfluss auf die gesundheitsbezogene Lebensqualität [Roscoe et al. 2007]. Dies konnte wiederholt für Krebspatienten mit unterschiedlichen Diagnosen, vor allem für Brustkrebspatientinnen, gezeigt werden [Bower et al. 2000; Broeckel et al. 1998; Lis et al. 2007]. Bei Brustkrebspatientinnen wird in Abhängigkeit vom Erkrankungs- und Therapiestatus eine Insomnieprävalenz von 50-80 % angenommen [Ancoli-Israel et al. 2001; Davidson et al. 2002; Fortner et al. 2002; Koopman et al. 2002; Palesh et al. 2007]. Dabei stellen Schlafstörungen für 75-95 % der Betroffenen ein überwiegend chronisches Problem dar [Davidson et al. 2002; Savard et al. 2001]. Die vermehrten nächtlichen Wachphasen erwiesen sich in einer an etwa 1000 Krebspatienten durchgeführten Untersuchung mit 76 % als häufigste Schlafstörungen [Davidson et al. 2002]. Daraus resultiert ein nicht erholsamer Schlaf [Peter et al. 1995].

Des Weiteren konnte gezeigt werden, dass Hypnotika bei Krebspatienten die am häufigsten verschriebene Medikamentengruppe in den USA darstellen [Derogatis et al. 1979]. Ähnliche Ergebnisse wurden auch für Deutschland bestätigt: Über 40 % der für Krebspatienten verschriebenen Medikamente waren Hypnotika [Stiefel et al. 1990]. Die Daten von Derogatis et al. und Stiefel et al. deuten darauf hin, dass Schlafstörungen ein bedeutsames Problem für Krebspatienten darstellen. Dies konnte durch eine Reihe von Studien belegt werden [Berger und Farr 1999; Bower et al. 2000; Davidson et al. 2002; Engstrom et al. 1999; Fortner et al. 2002; Koopman et al. 2002; Kurtz et al. 1993; Savard et al. 2001; Silberfarb et al. 1993]. Besonders häufig scheinen Schlafstörungen bei Patienten mit fortgeschrittener Erkrankung oder während laufender Chemo- oder Radiotherapie aufzutreten.
Die von Kurtz et al. prospektiv während und nach chemotherapeutischer Intervention untersuchten Patienten berichten über ein hohes Maß von insomnischen Problemen [Kurtz et al. 1993]. Mit zunehmendem Abstand von der Tumortherapie wurde die Häufigkeit insomnischer Probleme zum zweiten Befragungszeitpunkt geringer [Kurtz et al. 1993]. Besonders bei schwer erkrankten Brustkrebspatientinnen scheinen Schlafstörungen häufig zu sein. So

klagen etwa 60 % der von Koopman et al. untersuchten Frauen mit metastasiertem Mammakarzinom über Schlafstörungen [Koopman et al. 2002]. Aber auch während oder kurz nach adjuvanter Therapie berichten bis zu 61 % der Brustkrebspatientinnen über Schlafbeeinträchtigungen [Berger und Farr 1999; Fortner et al. 2002]. Selbst einige Jahre nach Diagnose weisen Mammakarzinom-Patientinnen noch erhöhte Raten insomnischer Probleme auf [Engstrom et al. 1999], welche die Häufigkeit für Schlafstörungen in der Allgemeinbevölkerung übersteigen [Ohayon et al. 1998]. Durch Savard et al. wurde gezeigt, dass Schlafstörungen bei Brustkrebspatientinnen ein chronisches Problem darstellen [Savard et al. 2001].

Des Weiteren wurde öfter die Frage gestellt, ob eine langfristige Störung des Schlafs, einhergehend mit Störungen des Tag/Nacht-Rhythmus, mögliche Tumor begünstigende Auswirkungen zugeschrieben werden kann. Für den Stellenwert des Schlafs für die allgemeine Gesundheit findet sich heute eine Vielzahl von Belegen. Hierbei ist der Zusammenhang von Schlafverhalten und Krebsrisiko von besonderem Interesse. Erste epidemiologische Daten identifizieren gestörten Schlaf als Risikofaktor für viele chronische Erkrankungen und legen eine erhöhte Assoziation von Schlafstörungen und Tumorerkrankungen nahe [Niemann und Maschke 2005, Maschke et al. 2003]. Auch wenn eine erhöhte Mortalität für Schlafstörungen bisher nicht eindeutig nachgewiesen werden konnte, scheint sich durch eine erhöhte Schlafdauer sowie durch den dauerhaften Gebrauch von Schlafmedikation die Mortalität zu erhöhen [Kripke et al. 2002]. In diesem Zusammenhang muss festgestellt werden, dass dem Schlaf, insbesondere dem gemessenen Schlaf, in der Onkologie wenig Bedeutung beigemessen wird. Diese Erkenntnislücke sollte baldmöglichst geschlossen werden. Youngstedt und Kripke geben in einem Review einen Überblick über die wissenschaftlichen Hinweise für eine Assoziation erniedrigter wie erhöhter habitueller Schlafdauer (< 5 und > 9 Stunden) und erhöhter Mortalität ohne explizit auf Krebsmortalität einzugehen [Youngstedt und Kripke 2004]. Dabei waren die Bezüge zwischen Schlafdauer und Mortalität für längere Schlafzeiten ausgeprägter. Für Brustkrebs liegen derzeit widersprüchliche Daten zur Risikoerhöhung und habituellem Schlafverhalten vor. In einer finnischen Studie an über 12.000 Frauen berichten Verkasalo et al. über ein vermindertes Risiko für Brustkrebs bei Frauen die eine regelmäßige, überdurchschnittlich lange Schlafdauer angeben [Verkasalo et al. 2005]. Die Autoren diskutieren eine möglicherweise erhöhte Melatoninsekretion als Ursache für die Brutkrebsrisikoreduktion bei längerer Schlafdauer [Verkasalo et al. 2005]. Mit der von Youngstedt und Kripke berichteten Mortalitätszunahme bei verlängerter Schlafdauer gehen die Daten aus einer Fall-Kontrollstudie an etwa 4.000 Brustkrebspatientinnen und über 5.000 gesunden Kontrollen kongruent, in der eine Dosis-Wirkungs-Beziehung zwischen zunehmender Schlafdauer und dem Risiko an Brustkrebs zu erkranken feststellbar war [McElroy et al. 2006].

Linke [2008], ein von mir wissenschaftlich betreuter Doktorand, untersuchte bei Mammakarzinom-Patientinnen mit Cancer-Fatique (Krebserschöpfung) den Schlaf und das Schlaf-Wach-Verhalten. Die Untersuchungen wurden als Fall-Kontrollstudie an 17 Mammakarzinom-Patientinnen und altersangepassten gesunden Frauen durchgeführt. Der Altersmittelwert betrug 48,2 Jahre. Die Erkrankungsdauer betrug im Mittel 3,5 Jahre. 16 der untersuchten 17 Frauen waren in dieser Zeit krebsfrei. Subjektiv berichteten diese Frauen über einen unruhigen Schlaf. Übereinstimmend mit der aktuellen Literatur zeigen die Mammakarzinom-Patientinnen im Schlafprotokoll vermehrte Schlafstörungen wie unruhiger Schlaf mit vermehrten Wachphasen sowie nicht erholsamer Schlaf [Davidson et al. 2002]. Der im Schlafprotokoll ermittelte relative Erholungswert des Schlafs der Mammakarzinomgruppe ist signifikant geringer als der Schlaferholungswert der Kontrollprobandinnen. Die durch die elektrophysiologische Schlafscreening-Untersuchung mittels eines ambulanten automatischen elektrophysiologischen Schlafanalysators klassifizierten Schlafstadien ergaben keine signifikanten Unterschiede zwischen der Mammakarzinom- und Kontrollgruppe. Bei der visuellen Auswertung der Schlafprofile finden sich in der Mammakarzinomgruppe mit 58,8 % (n=10) deutlich mehr auf Schlafstörungen hinweisende Veränderungen der Schlafarchitektur als in der Kontrollgruppe (31,3 %). Leider wurde die Untersuchung durch die Ethikkommission unverständlicherweise auf eine Untersuchung pro Patient limitiert, so dass eine beschränkte Aussagekraft besteht. Der ambulante automatische elektrophysiologische Schlafanalysator ist wenig belastend. Da er mit künstlicher Intelligenz arbeitet, sind nur drei Elektroden an der Stirn erforderlich. Die im Vergleich zur Polysomnographie geringen Kosten sowie der unkomplizierte ambulante Einsatz für Schlafscreening-Untersuchungen stellen wichtige Vorteile dieser Untersuchungsmethode dar und machen sie so gerade auch für Langzeit-Schlafuntersuchungen bei Krebspatienten interessant.

Als offene Frage wird häufig diskutiert, ob die für viele Krebspatienten langfristig bedeutsamen Schlafstörungen bereits vor Therapiebeginn oder sogar schon in der prämorbiden Phase auftreten und mit anderen Ruhe/Aktivitätsstörungen und Fatigue einhergehen. Die von Linke [2009] gezeigte reduzierte TaR-Ruhe/Aktivitäts-Regulation in der Mammakarzinomgruppe könnte auf eine solche mögliche konstitutionelle Beeinträchtigung des Wach- und Schlafrhythmus hinweisen. Retrospektiven Erhebungen nach stellen Schlafstörungen schon lange vor der Krebsdiagnose ein relevantes, häufig aber durch die Diagnosestellung wachsendes Problem dar [Davidson et al. 2002; Savard et al. 2001]. Erste Untersuchungen vor Beginn der Chemotherapie bestätigen auch zu diesem Zeitpunkt eine reduzierte Schlafqualität bei Brustkrebspatientinnen [Ancoli-Israel et al. 2006; Berger et al. 2007]. Allerdings ist eine Beeinträchtigung des Schlafs durch die nach Diagnosestellung und Operation untersuchten Patientinnen wahrscheinlich.

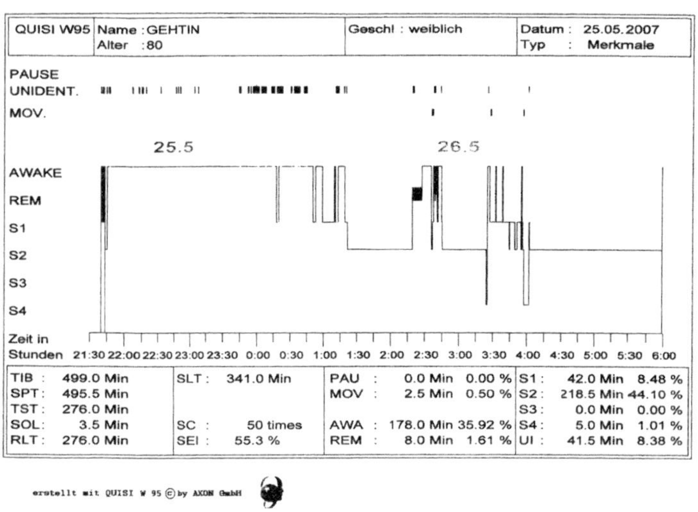


Wenig untersucht ist auch der direkte und nachhaltige Einfluss der Chemotherapie auf den Schlaf. Untersuchungen, die ich in einigen Fällen mit dem ambulanten automatischen elektrophysiologischen Schlafanalysator vorgenommen habe, zeigen bei allen folgendes Bild. In diesem Fall handelt es sich um eine 80-jährige Patientin mit Brustkrebs.

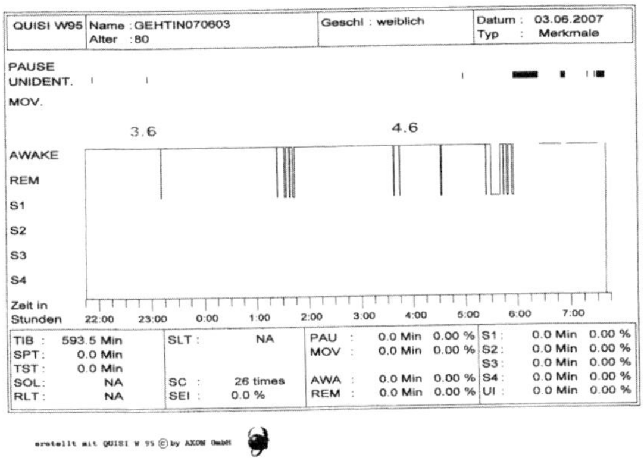


*Abbildung 29 (s. vorige Seite):* *Schlafprofile einer Tumorkranken eine oben) und zwei (unten) Wochen nach Beginn einer Chemotherapie*

Bereits eine Woche nach Beginn der Chemotherapie weist die Patientin Wachzeiten aus, die 35 % der gesamten ca. 8-stündigen Liegedauer betragen. Zwei Wochen Chemotherapie lassen die Patientin überhaupt nicht mehr schlafen, obgleich sie eine Liegedauer von nahezu 10 Stunden ausweist. Eine zweite 64-jährige Patientin wurde zwei Jahre nach OP und Chemotherapie in krebsfreiem Zustand mit dem ambulanten automatischen elektrophysiologischen Schlafanalysator an sechs verschiedenen Tagen untersucht. Im Vergleich zu einer 57-jährigen gesunden Frau, von der wir vier Nächte registriert haben, zeigt schon das äußere Bild bei der Krebspatientin einen sehr unruhigen Schlaf. Die Schlafprofile der gesunden Frau entsprechen einem altersgemäßen normalen Schlafprofil.

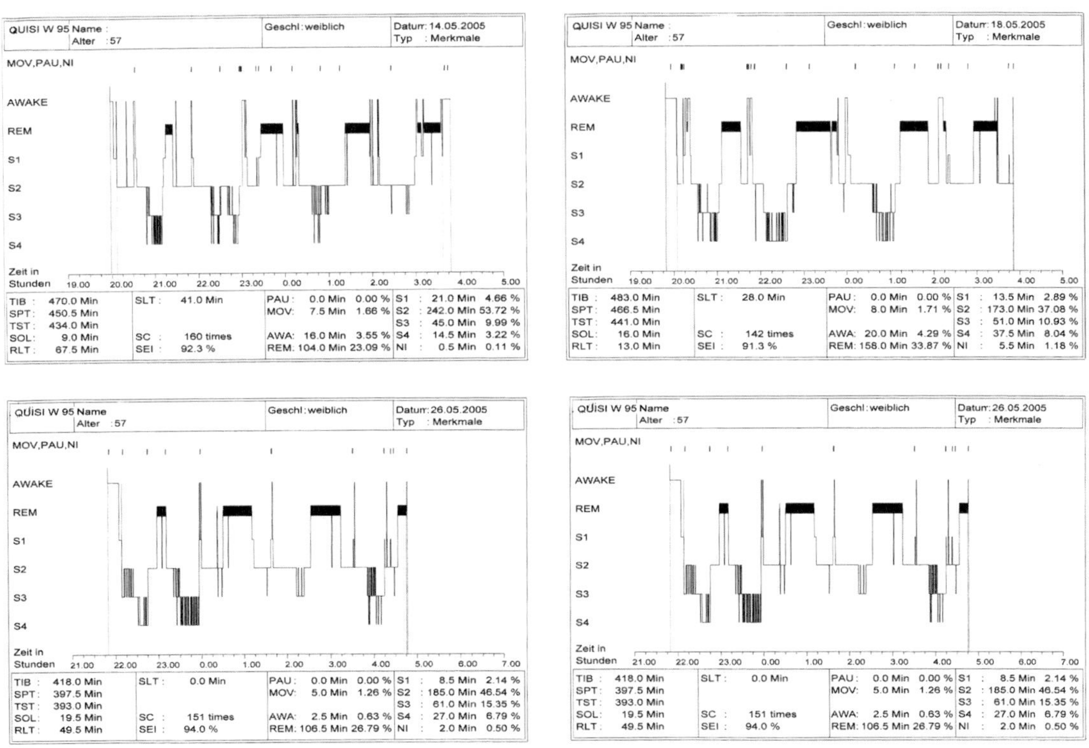


***Abbildung 30:*** *Schlafprofile einer 57-jährigen gesunden Frau*

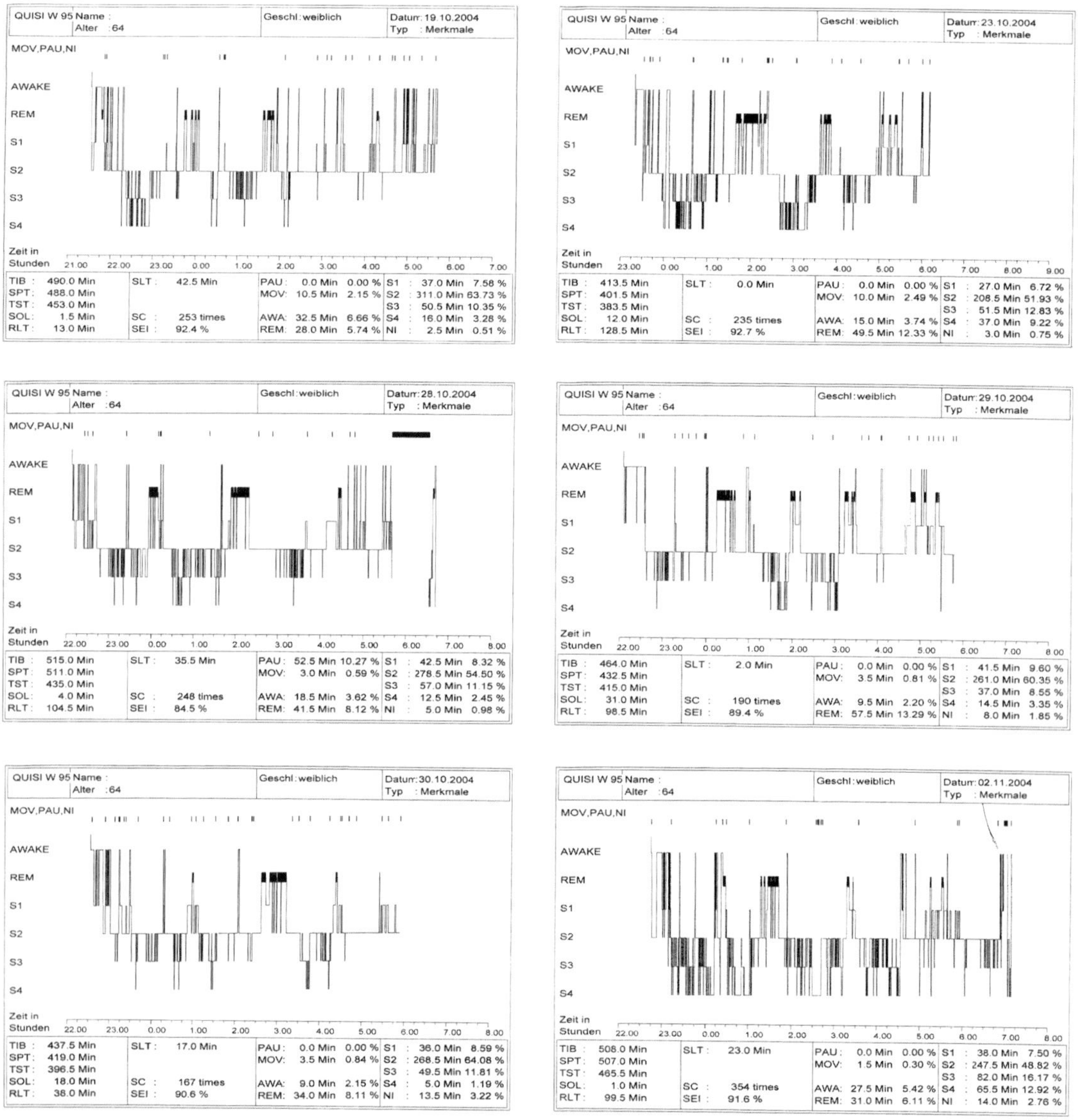


*Abbildung 31:*
*Schlafprofile einer Brustkrebspatientin zwei Jahre nach Operation und Chemotherapie, krebsfrei, ohne Medikamente*

Es gibt bei der Beurteilung des Schlafs von Patienten(innen) allgemein und bei Krebskranken speziell noch ein methodisches Problem. Bei den oben angeführten Arbeiten zum Schlaf bei Krebspatienten(innen) kann der Fachmann ganz verschiedene Methoden entnehmen: Schlaflabor (selten) Fragebögen (sehr häufig), Schlafprotokolle (häufig) und aktometrische Registrierung (häufig), Wach-Schlaf-Rhythmus-Untersuchungen (selten). Ein Vergleich der einzelnen Arbeiten ist daher nicht leicht anzustellen. Die Befragungen sind gewöhnlich die unsicherste Methode, Schlaflaboruntersuchungen sind sehr belastend.

Aktometrische Registrierungen und Schlafprotokolle gestatten eine gewisse Aussage, wenn die Anwendung über längere Zeit erfolgt (Wochen, Monate).
Nach meinen Erfahrungen ist der ambulante, automatische, elektrophysiologische Schlafanalysator derzeitig die Methode der Wahl: Registrierungssicherheit, wenig belastend, leicht handhabbar, langzeitig einsetzbar (Wochen, Monate), aussagekräftig. Mit diesem Schlafanalysator lassen sich schon bei Krebsvorsorgeuntersuchungen Erkenntnisse gewinnen. Die Frage, die gestellt wurde, ob die Schlafstörung vor der Diagnose oder nach der Diagnose vorhanden ist, könnte mit dieser Methode leicht beantwortet werden. In dem Kapitel Krebsangst (29) habe ich eine Patientin vorgestellt, die erhebliche Einschlafstörungen wegen bestehender Krebsangst hatte.
Ich denke, dass es wichtig ist, den Schlaf bei den Krebskranken elektrophysiologisch zu messen, ganz gleich, ob er seine Ursache in der Krebsangst, in der Krebskrankheit, in der „Cancer Fatigue", der Chemotherapie oder anderen Faktoren hat.

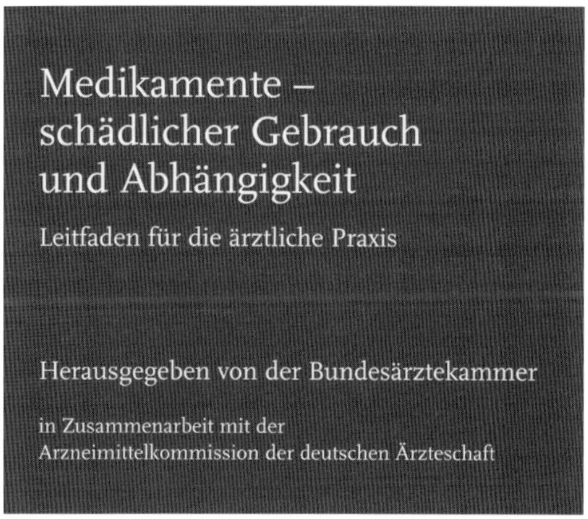


*Abbildung 32:*
*Deckblatt des von der Bundesärztekammer Deutschland herausgegebenen Leitfadens*

Erschütternd sind doch die Angaben von Derogatis et al. [1979] und Stiefel et al. [1990], wonach 40 % der für Krebskranke verschriebenen Medikamente Hypnotika sind. Bei dieser nicht nachvollziehbaren Praxis verweise ich auf einen Leitfaden für die ärztliche Praxis „Medikamente – schädlicher Gebrauch und Abhängigkeit", herausgegeben von der Bundesärztekammer Deutschland (Abbildung 32). In diesem 54 Seiten umfassenden Leitfaden wird vor allem zu der schädlichen Wirkung der Hypnotika mit teilweiser Einbeziehung der Analgetika Stellung genommen. Dabei geht es um die medikamentöse Therapie von Schlafstörungen generell. In diesem Leitfaden ist zu lesen, dass es in Deutschland bis zu 1,9 Millionen permanent Medikamentenabhängige gibt. Weitere 1,7 Millionen Patienten sind durch ärztlich verschriebene Medikamente mittel- bis hochgradig suchtgefährdet. Hinzu kommen noch verschiedene Nebenwirkungen. Wenn man davon ausgeht, dass die Krebserkrankung häufig mit Angst und Schlafstörungen einhergeht und dadurch Störungen in der emotionellen Regulation, insbesondere in der molekularen Ebene der Emotionen, entstehen, dann können Hypnotika eher schädlich als nützlich sein. Es ist ja bekannt, dass Hypnotika keinen natürlichen Schlaf auslösen, sondern einen narkotischen Zustand, wie ihn der Alkohol auch bewirkt. Langzeitige Verordnung von Hypnotika an Krebskranke führt zur Vergrößerung des durch ärztliche Verordnung verursachten Heers der Arzneimittelsüchtigen.

Es gibt noch eine weitere unangenehme Wirkung von bestimmten Hypnotika. Die „anterograde Amnesie“. „Sie stellt eine Erinnerungslücke für einen bestimmten Zeitraum nach einem auslösenden Ereignis oder nach Einnahme eines Medikaments dar. Sie kann durch Benzodiazepin-Rezeptoragonisten induziert und durch Alkohol potenziert werden. Häufiger als nach anderen Benzodiazepin-Rezeptoragonisten wurden anterograde Amnesien vor allem nach Substanzen mit ultrakurzer Halbwertzeit wie Triazolam, Brotizolam oder Midazolam und hier wiederum vor allem bei intravenöser Gabe, beobachtet. Betroffen scheint vor allem die Übertragung von Kurz- in das Langzeitgedächtnis, die sog. Konsolidierung, zu sein. Die anterograde Amnesie kann durch Benzodiazepin-Rezeptorantagonisten (z. B. Flumazenil) aufgehoben werden, inverse Agonisten wie die Beta-Carboline wirken dagegen promnetisch.“
Dieses Zitat ist aus „Schering Lexikon Schlafmedizin“, MMV Medizinverlag, München. Im Klartext bedeutet dieses Zitat, dass ein Medikament durch Schaffung einer Erinnerungslücke den Patienten vergessen lässt, dass er **nicht geschlafen** hat. Ich selbst habe derartige Untersuchungen mit dem ambulanten, automatischen, elektrophysiologischen Schlafanalysator bei Patienten mit schweren Unfallverletzungen durchgeführt (nicht veröffentlicht). Obgleich die Patienten laut Schlafprofil zwei Drittel der Liegezeit wach waren, behaupteten sie, gut geschlafen zu haben. Dabei glich das Schlafprofil des Vortags ohne Medikament und der Behauptung der Patienten, dass sie sehr schlecht geschlafen haben, dem mit Benzodiazepanwirkung vollständig.

**Meines Erachtens sollte**

1_ die Krebsforschung und die praktische Onkologie endlich den Schlaf mit einbeziehen, auch in Korrelation zur Krebsangst.
2_ die Onkologie sich den Schlaf unter diagnostischen, therapeutischen und prophylaktischen Aspekten zu Eigen machen.
3_ der Wechselbeziehung zwischen Progredienz der Krebserkrankung und der Krebsangst sowie den Schlafbeschwerden Aufmerksamkeit geschenkt werden.
4_ die Wirkung von Chemotherapeutika auf den Schlaf gründlich und umfassend untersucht und nicht wie bisher ignoriert werden.
5_ in ärztlicher Verantwortung der Krebskranke durch Schlafmittel auch nicht noch süchtig gemacht werden.
6_ zur Kenntnis genommen werden, dass Schlafmittel Narkotika, also Schlaferzwinger sind, wodurch kein natürlicher normaler Schlaf entsteht.

Was ist zu tun, wenn die Krebspatienten nicht schlafen können?

- rhythmisches, kontrolliertes meditatives Atmen [Hecht 2002]
- Visualisierung [Hecht 2002]
- angemessene Körperbewegung
- rhythmischen, regelmäßigen Tagesablauf sichern
- Aufklärung (Gesundheitsseminare) über die Natur des Schlafs
- in bestimmten Fällen Phytopharmaka applizieren; hierzu eignen sich Hopfen-Präparate
- Applikation des Hemmungsneurotransmitters Glyzin (sublingual). Die Aminosäure Glyzin erwies sich als ein Schlafregulator [Hecht und Hecht-Savoley 2005, 2007]
- Mineralhaushalt sollte in Ordnung gebracht werden. Hierzu eignet sich z. B. Klinoptilolith-Zeolith [Hecht und Hecht-Savoley 2005, 2007, 2008].

- bei Vorliegen der Schlafangst diese mit psychologischen Therapien behandeln (siehe Kapitel 24)

Immanuel Kant (1724-1804, deutscher Philosoph): „Der Himmel hat den Menschen als Gegengewicht gegen die vielen Mühseligkeiten des Lebens drei Dinge gegeben:

**Die Hoffnung, den Schlaf und das Lachen".**

Ein natürlicher guter Schlaf von hoher Qualität ist gleichzeitig eine gute Voraussetzung für das Lachen und die Hoffnung (ich möchte den Glauben noch hinzufügen). Alles das benötigt der Krebskranke dringend. Das sollte jeder Therapeut wissen und berücksichtigen.

## 44_ Alles im Leben ist Rhythmus

Dieser Satz soll von Albert Einstein stammen. Vor ihm hat sich der deutsche Astronom Johannes Kepler im „Mysterium Cosmographicum" (1596) in gleicher Weise geäußert. „Gott habe Körper den Kreisen und Kreise den Körpern so lange eingeschrieben, bis kein Körper mehr da war, der nicht innerhalb und außerhalb mit beweglichen Kreisen ausgestattet war."

Und noch früher soll auch Platon (427-347 v. Chr.) ähnlich gedacht haben.

Es gilt heute als bewiesen, dass alle in der Natur vorkommenden Systeme mit relativ stabilen Strukturen und Formen sich durch Netze von Regelkreisen mit Rückkopplungs-, Informations- und Energiemechanismen auszeichnen, wodurch ihre Selbstregulation gewährleistet wird. Der zeitliche Verlauf dieser Mechanismen reflektiert sich in Periodizitäten (Synonyme: Rhythmen, Schwingungen, Perioden, Frequenzen).

### Biologische Rhythmen

Die von uns wahrgenommene relativ stabile Struktur und Form des Menschen wird durch unzählige, sich immer wieder erneuernde, vernetzte Regelkreise aufrechterhalten. Die räumliche Gestalt des Menschen ist zeitlich-funktionell aus den verschiedensten komplexen dynamischen und flexiblen Regelkreisläufen zusammengefügt, z. B. Herzkreislauf, Neuronennetze des Gehirns, Hormon- und Fortpflanzungssystem, die Körperbewegung und der Stoffwechsel. Die gesamten funktionellen Prozesse des Menschen verlaufen schwingend, also periodisch. Diese periodischen Funktionen, die im gesamten Organismus zu finden sind, werden als biologische Rhythmen bezeichnet. Es wurden bisher biologische Rhythmen in Periodenlängen von $10^{-12}$ bis $10^{8}$ Sekunden nachgewiesen.

### Chronobiologie

Die Chronobiologie ist die Lehre von den zeitlichen, d. h. periodischen Abläufen der verschiedensten Körperfunktionen. Von der Chronobiologie wurden Subdisziplinen, wie Chronomedizin, Chronopsychophysiologie, Chronopharmakologie, Chronotherapie, Chronodiagnostik, Chronoprävention u. a. abgeleitet, womit Anwendungsbereiche der Chronobiologie beschrieben werden. Auch psychische Prozesse wie z. B. Konzentrationsfähigkeit, Gedächtnis und Denken [Diedrich et al. 1989, Sinz 1980] laufen periodisch ab.

### Chronomik und Chronom

Halberg et al. [2003] führten jüngstens die Begriffe Chronom und Chronomik ein. „Das zeitliche Schwingungs- und Schwankungsmuster einer Variablen in der Biosphäre wie auch in der physikalischen Umwelt" wird von Halberg et al. [2003] als Chronom bezeichnet. Die Chronomik (abgeleitet von chronos = Zeit und nomos = Regel) ist nach Halberg et al. [2003] eine quantitative Beschreibung, eine Kartographie von den objektiv fassbaren Zeitgestalten, den Chronomen. Sie vertreten des Weiteren die Auffassung, dass „Wechselwirkungen von rhythmischer und chaotischer Dynamik um uns und in uns" durch Chronome messbar gemacht werden.

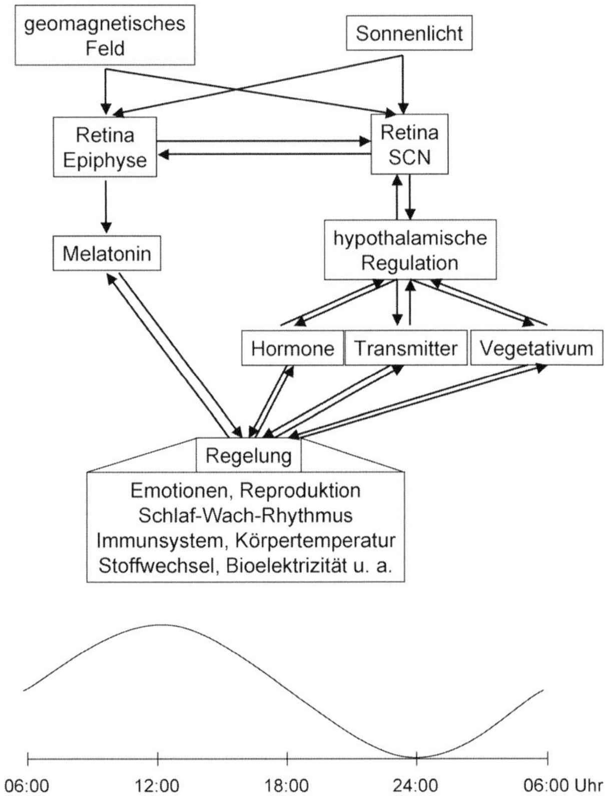


*Abbildung 33: Vereinfachtes Schema zur Steuerung des circadianen Rhythmus verschiedener Funktionssysteme des menschlichen Körpers*

In seinem Buch „Makrobiotik oder die Kunst das Leben zu verlängern" [Hufeland 1817] beschrieb Christoph Wilhelm Hufeland (1762-1838) die 24-Stundenrhythmik von Körperfunktion und die medizinische Bedeutung der jeweiligen Phasenlage dieses Zyklus wie folgt: „Die 24-stündige Periode, welche durch die regelmäßige Umdrehung unseres Erdkörpers auch allen seinen Bewohnern mitgeteilt wird, zeichnet sich besonders in der physischen Ökonomie des Menschen aus. …und alle anderen so wunderbar pünktlichen Termine in unserer physischen Geschichte werden im Grunde durch die einzelne 24-stündige Periode bestimmt… Nun bemerken wir, je mehr sich diese Periode mit dem Schluss des Tages ihrem Ende nä-

hert, desto mehr beschleunigt sich der Pulsschlag und es entsteht ein wirklich fieberhafter Zustand, das so genannte Abendfieber, welches jeder Mensch hat."
Mit dieser genialen Beobachtung erkannte Hufeland bereits den Phasengang der verschiedensten Körperfunktionen, die morgens andere Funktionsabläufe präsentieren als abends. Er nimmt die Morgentemperatur nach dem erholsamen Schlaf am Morgen als Referenzwert und stellt ihr folglich eine Erhöhung der Körpertemperatur am Abend als Abendfieber gegenüber. Dies ist aus unserer heutigen Sichtweise eine plausible Interpretation. Diese Erkenntnis war auch Anlass, das Pulsen und das Temperaturmessen morgens und abends in den Kliniken einzuführen, um die Morgen-Abend-Funktions- und Zustandsänderungen in die medizinische Diagnostik einzubeziehen. Dies müsste eigentlich für die gesamte medizinische Diagnostik Gültigkeit haben (Abbildung 33).
Diese Abend- und Morgenfunktionen äußern sich nicht nur in körperlichen Prozessen, sondern auch in Emotionen. Morgens ist die Stimmung beim Gesunden aufgehellt und abends kann sie gedrückt oder sogar depressiv sein.

Der Tagesrhythmus wird durch den Nucleus suprachiasmaticus, einen paarig angelegten kleinen Kern (Nucleus) im Hypothalamus, reguliert. Er stellt eine wichtige Schaltstelle im Gehirn dar, die vor allem durch das visuelle System stimuliert wird. Hierbei bestehen außerdem Verbindungen zur Epiphyse (Zirbeldrüse), die mittels des Melatonins den Schlaf-Wach-Rhythmus reguliert. Beide, der Nucleus suprachiasmaticus (SCN) und die Zirbeldrüse, empfangen Signale vom Sonnenlicht und vom geomagnetischen Feld, ohne das der Mensch nicht lebensfähig wäre.
Der SCN stellt ein funktionelles Neuronennetz dar, an dem mindestens 10.000 Nervenzellen beteiligt sind. In der funktionellen Hierarchie der Transmitter und Hormone nimmt das Melatonin eine bisher von der Medizin unterschätzte zentrale funktionelle Stellung ein [Warnke 1994; Blask 1984; Reiter 1988; Arendt 1988, Ferrier et al. 1982; Lewy 1983; Vollrath 1981]. Melatonin reguliert z. B. solche Hormone, die für positive Emotionen, Motivationen und Lebensqualität (Serotonin, Dopamin, Noradrenalin, Oxitocin, Prolaktin u. a.) und für einen erholsamen Schlaf (Somatotropine, Vasotocin u. a.) wichtig sind.
**Des Weiteren hat Melatonin**
- gerinnungshemmende Wirkung (analog zu „Blutverdünnern")
- Antioxidantien Wirkung
- stimulierende Effekte auf das Immunsystem
- hemmende Wirkungen beim biologischen Altern, z. B. des degenerativen Abbaus (Arteriosklerose, Morbus Parkinson, Morbus Alzheimer)

Melatonin kommuniziert als Epiphysenhormon mit nahezu allen anderen Neuropeptiden und Neurotransmittern.

Im Kontext positiv emotioneller, depressionsvermeidender und somnoimmunologischer Funktionen spielt das Melatonin auch eine Rolle bei der Verhütung von Krebserkrankungen, z. B. von Brustkrebs [Cohen et al. 1988]; Prostatakarzinom [Philo und Berkowitz 1988]; Eierstockkrebs [Leone et al. 1988]; Melanom [Narita und Kudo 1985].
Die Stimulation der Epiphyse zur Regulation des Melatonins soll sich über die Retina durch Sonnenlichtimpulse und Impulse des geomagnetischen Felds vollziehen. Die Retina ist nach

Warnke [1997] Teil eines Magnetrezeptors, wenn sie durch schwache Lichtimpulse angesteuert wird. Dabei wird die Melatoninproduktion durch Enzyme von Proteincharakter durch schwache Magnetfelder gehemmt, wenn gleichzeitig rotes Licht auf die Retina trifft. Das ist z. B. in der Morgendämmerung bei geschlossenen Augen der Fall, weil bei geschlossenen Augen weißes Licht als rötliches Licht die Retina erreicht.
Für die ursächliche Lichtmagnetrezeption der Epiphyse im Zusammenhang mit der Regulation der Melatoninfunktion gibt Warnke [1997] das folgende plausible Erklärungsmodell: „Die ursächlichen Mechanismen für die Enzymhemmung (Enzyme sind mehrheitlich Proteine) können mit bestimmten Resonanzen (Elektron-Spin-Resonanz, Zyklotron-Resonanz, elektromagnetische Elektron-Resonanz, Nuklear-Magnetic-Resonanz) erklärt werden. Bei diesen Resonanzen spielten das statische Erdmagnetfeld zusammen mit den Frequenzen des Lichts und den Frequenzen des elektrischen bzw. magnetischen Wechselfelds in unserer Umgebung die entscheidende Rolle."
In der Medizin sollte man sich in Zukunft daran gewöhnen, 1. dass nicht alles Chemie ist, mit der Limitierung an der molekularen Regulationsebene, sondern vielmehr Biophysik bis in die atomaren Regulationsprozesse hinein, 2. dass der menschliche Organismus nichts Statisches ist, sondern ein funktionelles System, das auf der Basis von Schwingungen (Perioden, Frequenzen) realisiert wird und daher permanent Veränderungen unterliegt.

### Melatonin und Cortisol

Das Melatonin der Epiphyse (Zirbeldrüse) wird in der Nacht (Dunkelheit) ausgeschüttet und durch das Licht (Tageslicht) gehemmt. Es wird in seinem circadianen Verlauf von dem Nucleus Suprachiasmaticus, dem wichtigsten Oszillar des circadianen Rhythmus, gesteuert [McEven und Schul 1993]. Beim Menschen soll das Melatonin über die Hemmung der Schilddrüsenfunktion die Reproduktions- und Stoffwechselfunktionen reduzieren. Der Schlaf wird durch Melatonin bedingt. D. h. wenn Melatonin einen hohen Level ausweist, ist der von Cortisol als ein Aktivierungs- und Stresshormon relativ niedrig und umgekehrt. Deshalb wird dem Melatonin auch eine Stress reduzierende Wirkung zugesprochen, besonders beim Einschlafen. Mangel an Melatonin führt auf jeden Fall zu Schlafstörungen und affektiven Stressreaktionen [Hellhammer 2001; Reiter 1993]. Mangel und Fehlen von Melatonin im menschlichen Körper, was häufig mit dem gestörten circadianen Rhythmus zusammenhängt, führen:

- zur Störung des circadianen und Schlaf-Wach-Rhythmus [Warnke 1997]
- zu depressiven Zuständen [Ferrier et al. 1982]
- zum dauerhaften Zustand des Jetlag-Syndroms [Arendt 1988]
- zur Suppression des Immunsystems [Mestroni et al. 1986]
- zur Erhöhung des Risikos an Krebs zu erkranken [Reiter 1988; Blask 1984]

Da Melatonin, ähnlich wie Benzodiazepine, allosterisch die Effekte verstärken kann, wurde die therapeutische Brauchbarkeit des Melatonins bei Angst- und Schlafstörungen geprüft. Chronotherapeutische Effekte des Melatonins werden beim Jetlag Syndrom und bei jahreszeitlich auftretender Depression und Epilepsie erzielt [Schubert und Schüssler 2003]. In Deutschland ist Melatonin als Wirkstoff nicht zugelassen. Die durch endogenes Melatonin nachgewiesenen Effekte konnten durch exogen zugeführtes Melatonin nicht immer erreicht werden.

Aus Abbildung 34 wird der antagonistische 24 h-Verlauf von Melatonin und Cortisol deutlich.

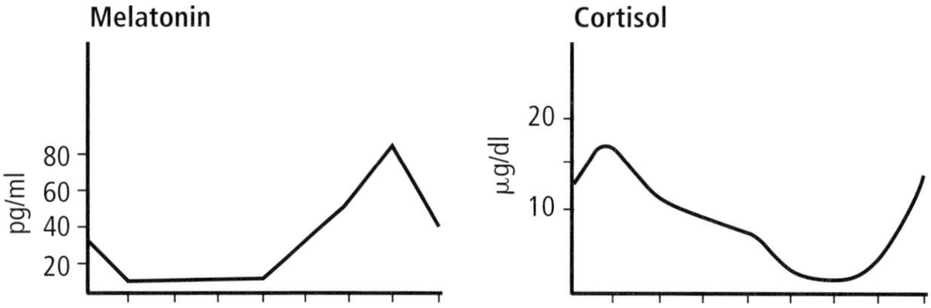


*Abbildung 34:*
*Gegenläufiger 24h-Verlauf von Melatonin und Cortisol*

Gestresste Menschen können dann nicht schlafen, wenn eine Überschussproduktion an Cortisol und ein Defizit an Melatonin besteht. Vereinfacht wird von einer Cortisol-Melatonin-Schaukel gesprochen.

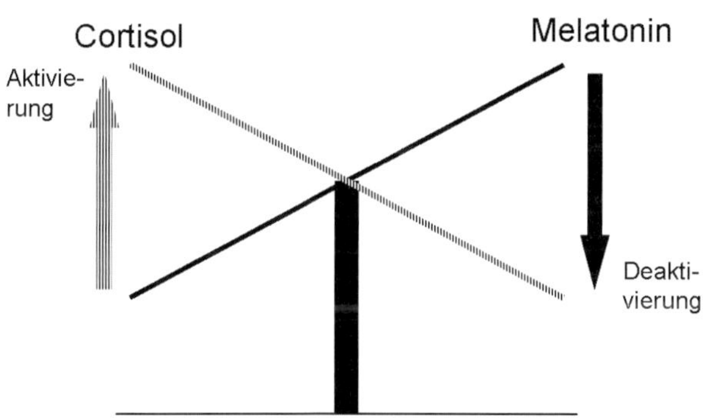


*Abbildung 35:*
*Vereinfachtes Modell der Cortisol-Melatonin-Schaukel*

Bei gestressten oder mit unregelmäßigem Lebensstil lebenden Menschen ist gewöhnlich die Dominanz von Cortisol nachzuweisen (Stress). Wer dagegen regelmäßig zu Bett geht und regelmäßig aufsteht und einen gesunden Lebensstil pflegt, bei dem steigt der Melatoninspiegel sofort nach dem Ausschalten des Lichts an und vermindert sich unmittelbar nach dem Hellwerden (Dämmerung), wobei in der letzten Schlafstunde bereits ein allmählicher Abfall vonstatten gehen kann. Bei einem gesunden Schläfer erreicht das Cortisol sein niedrigstes Niveau in der 3.-4. Schlafstunde. Dieses niedrige Nachtniveau wird Cortisolnadir im Schlaf genannt [Born und Fehm 2000]. Am Morgen beim Aufstehen ist die Cortisolfreisetzung um den Faktor 10 höher als zum Zeitpunkt des Nadirs.

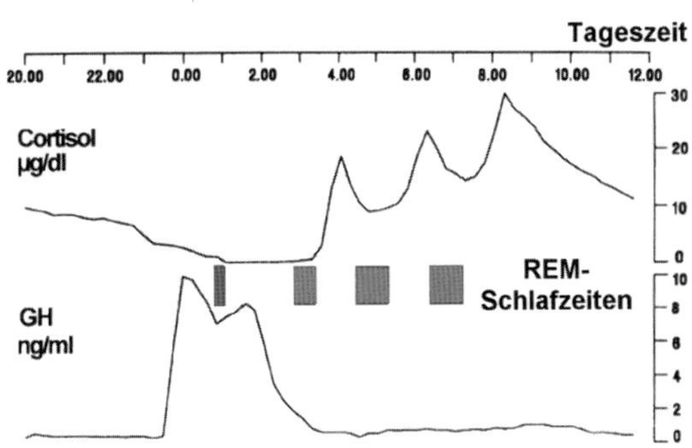


*Abbildung 36:*
*Typisches Schlafzyklogramm eines jungen, gesunden Schläfers und nächtlicher Verlauf der Plasma-Cortisolkonzentration, sowie der Wachstumshormone (BG). Die gestrichelten Kästchen markieren die REM-Schlafzeiten (nach [Born und Fehm 2000])*

Diese Wechselbeziehung von Melatonin und Cortisol während des Schlafs weist darauf hin, dass ein regelmäßiger Lebensstil im Sinne des circadianen Rhythmus eine hohe Schlafqualität garantiert. Erreicht der Cortisolnadir in den ersten Schlafstunden nicht ein Zehntel des Morgencortisolwerts, dann ist mit einer schlechten Schlafqualität zu rechnen. Menschen, bei denen das Melatonin dominiert und die Cortisolfreisetzung nicht den Faktor 10 am Morgen gegenüber dem Nadir erreicht, sind durch schweres Aufstehen und Startschwierigkeiten am Morgen gekennzeichnet. Hiervon sind vor allem Menschen mit niedrigem Blutdruck betroffen. Zu langes Schlafen wirkt sich negativ aus. Bei chronisch Kranken oder/und alten Menschen kommt es durch Verlust der Zeitstruktur, also des natürlichen Schlaf-Wach-Rhythmus, zur Verstärkung des Erkrankungsprozesses und zur Beschleunigung des Alterungsprozesses [Schulz 1997; Steiger 1997; Zulley 1997; Hecht 2002].

In diesen Alters-Erkrankungsprozessen wird vor allem eine Verschiebung der Melatonin-Cortisol-Schaukel zugunsten des Cortisols beobachtet. Außerdem wird das Wachstumshormon stark reduziert [Steiger 1997; Zulley 1997]. Des Weiteren wird ein Mangel an Azetylcholin beobachtet. Infolge des Verlusts der Zeitstruktur, insbesondere des Verlusts an der funktionellen Struktur des Schlaf-Wach-Rhythmus, werden die physiologischen Abläufe negativ beeinflusst und die pathologischen Abläufe verstärkt und beschleunigt. Außerdem stellen sich ein fragmentierter, nicht erholsamer Schlaf ein und schließlich chronische Schlafstörungen, die sich wiederum negativ auf den Krankheitsprozess auswirken können.

Bei jedem älteren Menschen und chronisch Kranken sollte die Aufmerksamkeit daher besonders auf einen regulierten Tagesablauf, entsprechend der rhythmischen Natur, gerichtet werden. Dazu gehören

- straffe Struktur des Tageszeitregimes und des Schlaf-Wach-Rhythmus
- Tagesaktivitätsaufbau
  - Wanderungen, Spaziergänge
  - meditatives Atmen (siehe Kapitel 8)
  - aktive kulturelle Tätigkeiten (Singen, Musizieren)
  - starke Reduzierung des Fernsehens
  - viel Lesen

Gesunde Langlebigkeit ist an den Umgang mit der physiologischen Zeitstruktur gebunden. Auf diese Tatsache verwies vor über 200 Jahren im Göttinger Taschenkalender Georg Christoph Lichtenberg (1742-1799, Physiker und Schriftsteller): „Die so genannten Leute nach der Uhr werden gewöhnlich alt. Das Handeln nach der Uhr aber setzt innere uhrmäßige Anlagen voraus".
Folglich vermutete er damals etwas, was wir heute kennen: die innere Uhr des Menschen. Er selbst hat offensichtlich nicht danach gelebt, denn er ist nur 57 Jahre alt geworden.

**Das auf den vorstehenden Seiten Geschriebene ist ganz besonders wichtig für Patienten, die an Krebs erkrankt sind oder sich gegen die Krebserkrankung schützen möchten.**

Im folgenden Schema soll dieser Prozess kurz dargestellt werden.

**Verlust der Zeitstruktur
im Alter bei chronisch Kranken
oder/und inaktiven Menschen**

mangelnde Aktivität am Tage
↓
Motivationsarmut
↓
zu frühe Beendigung der Tagesaktivität
↓
zu lange Liegezeiten im Bett
↓
zu viel Tagesschlaf,
reduzierter Nachtschlaf
↓
Zerstörung der Zeitstruktur,
der Melatoninregulation und
der Neurotransmitterregulation
↓
Erhöhung des Erkrankungsrisikos
↓
Beschleunigung des Alterungs- und
Erkrankungsprozesses

### Charakteristik des circadianen Rhythmus

Der circadiane Rhythmus spielt im Leben eines Menschen eine dominierende Rolle und wird daher als die Grundlage der inneren Uhr bezeichnet. Die circadianen Rhythmen, die eigentlich in allen Körperfunktionen von der molekularen Regulationsebene bis zur ganzheitlichen Regulation vorkommen, stehen in Verbindung mit der Erdumdrehung von 24 Stunden. Früher gab es andere Bedingungen!

Das konnte J. Aschoff [Aschoff 1973, 1971a und b, 1966, 1963] in seinen Bunkeruntersuchungen in Andechs bei München zeigen. Sobald sich die Menschen im Bunker ohne Zeitbeziehung, d. h. ohne Sonnenlicht, ohne Uhr, ohne irgendwelche Taktgeber von außen befanden, konnte mit objektiven Messungen, z. B. der Körpertemperatur, und auch subjektiv (Protokollierungen) ein 25-Stundenrhythmus nachgewiesen werden. Wenn diese Menschen wieder den natürlichen Bedingungen außerhalb des Bunkers ausgesetzt waren, stellte sich wieder ein 24-Stundenrhythmus ein. Dieses Phänomen wurde zwischenzeitlich an ca. 1.000 Menschen nachgewiesen [Zulley, Knab 2000].

Es wird dazu folgendes Erklärungsmodell gegeben. Vor ca. 350 Millionen Jahren, als das Leben auf der Erde entstand, hatte das Jahr 400 Tage und der Tag 25 Stunden. In dieser Zeit wurde der Rhythmus der Erdumdrehung in die Funktion des entstehenden Lebens „eingraviert", also eingeprägt. Seit dieser Zeit hat sich die Erdumdrehung und somit das Jahr und der Tag zeitlich verändert, d. h. verkürzt. Deshalb tragen wir in uns noch das Engramm des 25-Stundenrhythmus, der immerzu auf den 24-Stundenrhythmus der heutigen Erdumdrehung neu justiert werden muss.

Dies geschieht durch die Zeitgeber

- Sonnenlicht bzw. Hell-Dunkel-Wechsel
- Uhrzeit
- Magnetfeld der Erde
- soziale rhythmische Tagesabläufe.

Diese Zeitgeber-Justierungsfunktion ist ein Vorteil für alle Lebewesen, ein Geschenk der Natur, weil wir flexibler in der Adaptation an Veränderungen der Umwelt geworden sind. Der circadiane (24-Stunden) Rhythmus ist immer an die Ortszeit gebunden, in welcher der Mensch sein Leben verbringt.

Bei der endogenen Regulation der circadianen Rhythmik sind steuernd zentral- und peripher-nervöse, endokrine, humorale und immunologische Funktionen beteiligt. Die endogenen circadianen Rhythmen werden vor allem durch den Parasympathikus-Sympathikus in Konvergenz mit den endokrinen Funktionen geregelt. Chronischer Stress, der permanent das sympathische Nervensystem stimuliert und den Cortisolspiegel im Blut erhöht, führt zu Deformation der circadianen Rhythmik, z. B. durch Phasenverschiebung oder Periodenverkürzung [Waterhouse et al. 1992]. Viele circadiane Rhythmen sind sehr stabil, vor allem die der Körpertemperatur. Die circadianen Rhythmen verschiedener Körperfunktionen sind untereinander entweder phasengleich oder phasenverschoben oder phasenkonträr gekoppelt, um die Regulation zum Zwecke der Adaptation zu entsprechenden Zeiten und für entsprechende Aktivitäten zu gewährleisten.
Viele Funktionen des menschlichen Organismus haben eine ähnliche Phasenlage des 24-Stundenrhythmus, der mit einem Anstieg am Morgen beginnt, gewöhnlich ein zweistufiges Gipfelniveau hat (Vormittags- und Nachmittagsplateau) und dann wieder abfällt, um am Abend und in der Nacht ein kontroverses Plateau zum Tage hin einzunehmen.

### Circadiane Rhythmen mit ähnlicher Phasenlage

Einige Parameter an Körperfunktionen, die dieser Phasenlage Folge leisten, werden nachfolgend als Beispiel angeführt:

- Hormone [Haus et al. 1998, Halberg 1960, 1959]
- Testosteron [Nieschlag 1974]
- Pulsfrequenz [Vauti et al. 1985]
- Blutdruckamplitude [Vauti et al. 1985, Weckenmann 1973]
- systolischer Blutdruck [Halberg et al. 2002, Vauti et al. 1985]
- diastolischer Blutdruck [Halberg et al. 2002, Vauti et al. 1985]
- Atemfrequenz [Buck 1984]
- Vitalkapazität [Knoerchen 1974]
- Gallenblasenvolumen [Gutenbrunner und Hildebrandt 1994]
- elektrische Hautleitfähigkeit [Atwood et al. 1991]
- Aktivierung [Wever und Persinger 1974]
- Vigilanz [Jovanovič 1978]
- Aldosteron [Ehlenz et al. 1993]
- Cortisol und Wachstumshormon [Born und Fehm 2000]
- Glukose [Halberg, Watanabe 1992]
- Insulin und Glukosetoleranz [Jarrett 1974]

Gewöhnlich haben die einzelnen Funktionen während des 24h-Verlaufs ein Maximum und ein Minimum. Von der Körpertemperatur ist bekannt, dass sie morgens zwischen 05.00-06.00 Uhr den niedrigsten Wert zeigt und zwischen 17.00-18.00 Uhr den höchsten Wert. Die folgenden Tabellen zeigen Beispiele von Tagesmaxima und -minima.

| Funktion | Maximum | Minimum |
|---|---|---|
| Cortisol | 06.00-10.00 Uhr | 22.00-02.00 Uhr |
| Dopamin | 06.00-10.00 Uhr | 24.00-02.00 Uhr |
| Testosteron | 08.00-09.00 Uhr | 22.00-23.00 Uhr |
| ACTH | 06.00-10.00 Uhr | 24.00-02.00 Uhr |
| Insulin im Plasma | 05.00-07.00 Uhr | 17.00-19.00 Uhr |
| Magensäuresekretion | 24.00-02.00 Uhr | 18.00 Uhr |
| Gallenblasenvolumen | 09.00 Uhr | 21.00 Uhr |
| Gallenblasensekretion | 12.00-14.00 Uhr | 01.00-02.00 Uhr |
| spontaner Speichelfluss | 16.00 Uhr | 03.00 Uhr |
| Entgiftungsvermögen der Leber | 24.00-02.00 Uhr | 16.00-19.00 Uhr |

*Tabelle 7:*
*Tagesmaxima und Tagesminima von Köperfunktionen des Menschen (Auswahl aus der einschlägigen Literatur), Mittelwerte*

| Funktion | Maximum | Minimum |
|---|---|---|
| Aufmerksamkeit | 11.00-13.00 Uhr | 03.00-06.00 Uhr |
| Konzentration | 11.00-13.00 Uhr | 03.00-06.00 Uhr |
| Wachheitsgrad | 11.00-13.00 Uhr | 03.00-06.00 Uhr |
| Kopfrechnen | 11.00-13.00 Uhr | 02.00-06.00 Uhr |
| akustische Reaktionszeit | 03.00 Uhr | 14.00-16.00 Uhr |
| Stimmung | 12.00-14.00 Uhr | 03.00 Uhr |
| Motivation | 12.00-14.00 Uhr | 03.00 Uhr |
| Nervosität | 15.00-16.00 Uhr | 01.00-06.00 Uhr |
| Zeitschätzung | nachts zu lang | nachmittags zu kurz |
| Kurzzeitgedächtnis | vormittags | 01.00-05.00 Uhr |
| Kreativität | 11.00-13.00 Uhr | 01.00-05.00 Uhr |
| Augen-Hand-Koordination | 11.00-13.00 Uhr | 01.00-05.00 Uhr |
| Urteilsfähigkeit | 11.00-13.00 Uhr | 01.00-05.00 Uhr |
| psychische Entspannung | erste Tageshälfte | abends |

*Tabelle 8:*
*Tagesmaxima und Tagesminima von Funktionen des Nervensystems (Auswahl aus der einschlägigen Literatur), Mittelwerte*

### Gestörte innere Uhr (circadianer Rhythmus) bedeutet Stress und Risiko für Fehlleistung und chronische Erkrankungen

Durch dieses „Geschenk der Natur“ sind wir aber auch sehr „naturverbunden“ programmiert, vor allem mit dem natürlichen Hell-Dunkel-Rhythmus, in dem das Sonnenlicht und das Magnetfeld der Erde dominierende Faktoren sind. Wir sind daher auch gegen künstliche Störungen sehr empfindlich. Wenn wir wider diese Naturzeitgeberfunktion leben, kommt es zu Störungen in der gesamten Regulation. Das spürt schon jeder, der einige Zeitzonen überfliegt und am Jetlag-Syndrom mit folgenden Symptomen leidet:

- Schlafstörungen
- Befindensstörungen
- Müdigkeit am Tage
- Leistungseinbußen
- Appetitlosigkeit oder Heißhunger
- Muskelschmerzen u. a.

Wenn die Anpassung an die Ortszeit erfolgt ist, dann verschwinden diese Symptome wieder.

Des Weiteren ist bekannt, dass unregelmäßige Lebensweise z. B. bezüglich

- der Nahrungsaufnahme
- des Schlaf-Wach-Zyklus
- des Arbeitsrhythmus
- des Lebensrhythmus
- des Pausensystems

sowie Schichtarbeit Risikofaktoren für verschiedene Krankheiten (Herz-Kreislauf, Burn-out, Stress-Syndrom, Erschöpfung usw.) darstellen [Moore-Ede 1993].

**Die modernen technischen Kommunikationsmittel (Mobiltelefon, Internet), durch die jeder zu jeder Zeit an jedem Ort erreichbar ist, sind heute ernste Störfaktoren für unser natürliches rhythmisches Funktionsgeschehen, welches nicht zu Unrecht als „innere Uhr“ bezeichnet wird.**

**Moore-Ede beschrieb in diesem Zusammenhang das Schichtfehlanpassungssyndrom [Moore-Ede 1993], welches nicht nur für die regulären Schichtarbeiter zutrifft, sondern vielmehr auch für die Menschen, die nicht in Resonanz mit dem natürlichen circadianen Rhythmus stehen.**

Nachtarbeit oder ein Arbeits- und Lebensstil gegen die innere Uhr ist gravierend unphysiologisch und kann auf die Dauer mit beträchtlichen Beeinträchtigungen der Gesundheit einhergehen. Schlafstörungen und Tagesmüdigkeit sind die ersten Symptome die auftreten [Zulley et al. 2008; Hildebrandt 1987; Rutenfranz und Knauth 1982].

Vor allem findet während der Nachtarbeit eine gezwungene Umkehr der Melatonin-Cortisol-Wechselbeziehung statt. Der Mensch wird in eine unnatürliche, zeitliche „Zwangsjacke“ gesteckt. Das heißt: zu der Zeit, in der die Reproduktion der geistigen und körperlichen Prozesse stattfinden soll, wird von Nachtarbeitern Hochleistung gefordert, und zu dem Zeitpunkt, da alle Aktivierungshormone ansteigen und Melatonin sehr niedrig ist, soll er schlafen.

Gefährdet sind vor allem die vegetativen Funktionen, weil diese nachts auf eine parasympathische (tropotrophe) Reaktionslage eingestellt sind und sich am Tage auf einer sympathikotonen (ergotrophe = Energieverbrauch) Reaktionslage befinden, z. B. sind Herzschlag und Atmung nachts auf eine niedrige Frequenz eingestellt. Der Nachtschichtarbeiter muss zu dieser Zeit eine hohe Frequenz provozieren, um seine Aktivität zu gewährleisten [Hildebrandt und Moog 1993; Peter 1991].

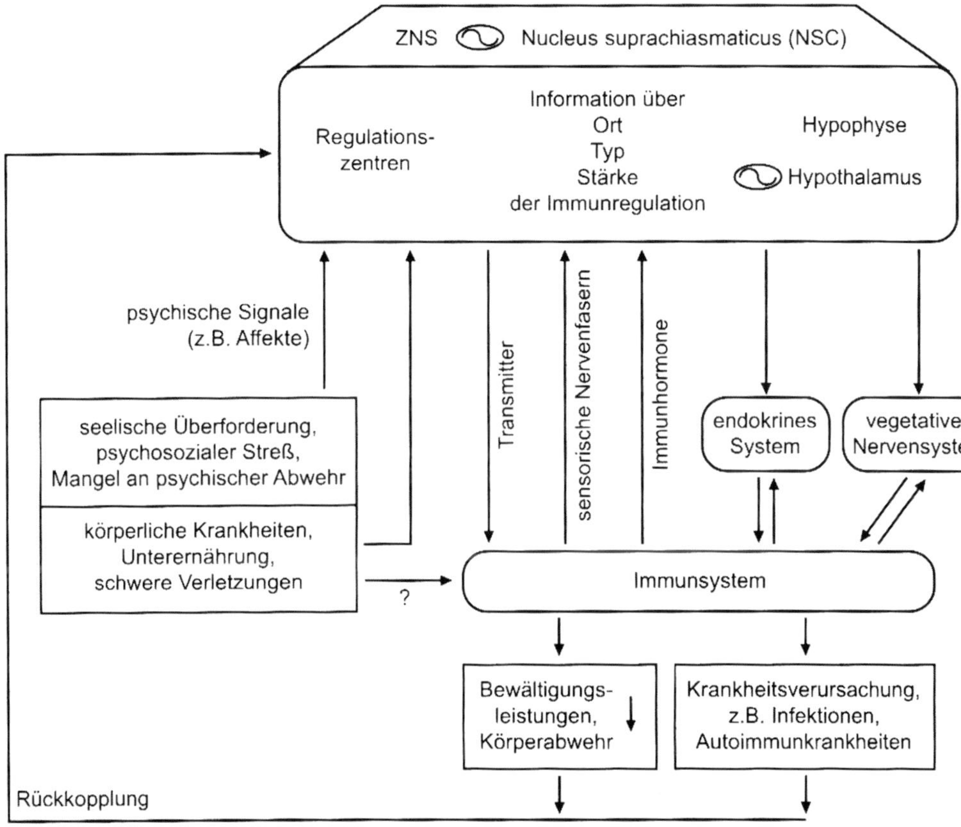


*Abbildung 37:*
*Schema des Funktionsprinzips der neuropsychoimmunologischen Vernetzungen unter chronophysiologischen, chronopathologischen und chronotherapeutischen Aspekten [modifiziert nach Lexikon der Neurowissenschaften]*

## Fehlhandlungen von Vielfliegern als Folge des Jetlag-Syndroms

Bei häufiger Reisetätigkeit über Zeitzonen besteht ein hohes Risiko für Leistungsabfall und für die Gesundheit. Für Politiker, Diplomaten und Wirtschaftsexperten kann dies erhebliche Folgen haben [Scheppach 1996].

- Test bei amerikanischen Geschäftsleuten. Vor dem Start wurde ein Test durchgeführt. Es mussten zweistellige Zahlen voneinander subtrahiert bzw. miteinander multipliziert werden. Nach dem Flug von New York über Rom nach Manila (Philippinen) wurde erneut getestet. Keiner der sonst cleveren Manager war fähig, zweistellige Zahlen im Kopf zusammenzuzählen. Sie hatten aber den Auftrag, unmittelbar nach der Ankunft schwerwiegende Finanzverhandlungen zu führen.

- 1982 musste der Außenminister der USA Alexander Haig Vermittlungen in der Falklandkrise realisieren. Nicht weniger als 22-Mal überflog er die Zeitzonen. Schließlich musste er noch in einem 18-stündigen Flug von Argentinien nach England fliegen, um dort elf Stunden zu verhandeln, wozu er nicht mehr fähig war. Er war erschöpft.
- Ein anderer Außenminister der USA, John Foster Dulles, war ebenfalls sehr empfindlich gegenüber dem Jetlag-Syndrom. Er war nach derartigen Flugreisen ebenfalls erschöpft, müde, gereizt und litt an einem Mangel an Konzentrationsfähigkeit. In den fünfziger Jahren wurde von den USA und der Sowjetunion um das Assuanstaudammprojekt in Ägypten rivalisiert, welches finanziell lukrativ und politisch wichtig war. Müdigkeit und Unkonzentriertheit des USA-Außenministers führte dazu, dass die Ägypter der Sowjetunion den Zuschlag gaben [Scheppach 1996].

Diese wenigen Beispiele zeigen, dass Eingriffe der Technik in die innere Uhr des Menschen gravierende Folgen haben. Dauerstress, das Burn-out-Stresssyndrom und nicht zuletzt onkologische Erkrankungen können die Folge davon sein.
Bei Krebskranken ist der Schlaf-Wach-Rhythmus größtenteils gestört. Dieser Störfaktor kann den Verlauf der Genesung erheblich negativ beeinflussen. Chronophysiologie, Chronopathologie und Chronotherapie müssen daher zum „Standardwerkzeug" des Onkologen gehören.

## ■ 45_ Rhythmusstörungen vor und während der Krebserkrankung

Von den Darlegungen in Kapitel 44 lässt sich folgerichtig ableiten, dass ein unregelmäßiger Lebensstil und Tagesrhythmus sowie ein gestörter Schlaf-Wach-Rhythmus starke Feinde der Krebskranken [Moser et al. 2006] und sogar des Gesunden oder bei denen sich diese Krankheit entwickelt, sein können. Das soll im Folgenden kurz demonstriert werden.
In epidemiologischen Beobachtungsstudien wurden Zusammenhänge von Körperrhythmusstörungen durch Schichtarbeit und Krebs aufgezeigt [Schernhammer et al. 2001; Stevens 2006]. Teilnehmerinnen der Nurses Health Study, die in der Vergangenheit mehr als zehn Jahre Schichtarbeit und der damit zusammenhängenden, konsekutiv erhöhten nächtlichen Lichtexposition ausgesetzt waren, wiesen eine relative Risikoerhöhung von 36 % für Brustkrebs und ein ebenfalls um 35 % erhöhtes Risiko an Darmkrebs zu erkranken auf [Schernhammer et al. 2001]. Auch chronische Belastungen durch schnelles und häufiges Wechseln von Zeitzonen (Jetlag) erhöht die Wahrscheinlichkeit an Brustkrebs zu erkranken [Pukkala et al. 1995].
Die gezeigten Zusammenhänge zwischen Rhythmusstörung und Krebsentstehung werden auch durch tierexperimentelle Daten bestätigt. Mäuse, denen experimentell ein für die Regulation der Zellteilung wichtiges „Clock-Gen" und somit ein grundlegender Bestandteil der „inneren Uhr" entfernt wurde, verloren ihre endogene Rhythmizität und entwickelten häufiger und schneller maligne Lymphome als die Kontrollgruppe mit Wildtyp-Mäusen [Fu et al. 2002, 2003]. Bestrahlung der Mäuse führte zu einer Amplifizierung des geschilderten

Effekts. Etwa zwei Drittel der mPer2-knock-out-Mäuse entwickelten innerhalb von 16 Monaten maligne Lymphome im Vergleich zu 5 % der Wildtyp-Mäuse. Auch die Tumorprogression scheint im Zusammenhang mit dem gestörten Circadianrhythmus tumortragender Versuchstiere zu stehen. Experimentell verursachter Rhythmusverlust durch Ablation des supra chiasmatischen Nucleus (SCN) oder durch ein Modell chronischen Jetlags führte zu einer Zunahme der Tumorwachstumsgeschwindigkeit bei tumortragenden Versuchstieren [Filipski et al. 2003, 2006]. So konnte im Tiermodell gezeigt werden, dass endogen sowie exogen verursachter Rhythmusverlust die Tumorentwicklung begünstigt.

Andererseits haben maligne Tumoren auch negative Auswirkungen auf die circadian-rhythmische Funktion von Patienten. Eine gestörte Rhythmizität unterschiedlicher Körperfunktionen bis hin zu globalen Alterationen des Tages- oder Ruhe-Aktivitätsrhythmus bei Krebspatienten konnten gezeigt werden [Mormont und Levi 1997]. Besonders Krebspatienten mit fortgeschrittener Erkrankung haben ausgeprägte Veränderungen bis hin zum völligen Verlust der circadianrhythmischen Gliederung von Körperfunktionen und eine Zunahme ultradianer Rhythmen. Dies konnte für die Körperkerntemperatur, für Cortisol, Leukozyten und andere Laborparameter [Mormont und Levi 1997], für die kardiorespiratorische Koordination in der Nacht [Bettermann et al. 2001] sowie für den Ruhe-Aktivitätsrhythmus [Mormont et al. 2000] gezeigt werden. Darüber hinaus waren die von Mormont et al. bei Patienten mit metastasiertem Kolonkarzinom festgestellten Ruhe-Aktivitäts-Rhythmusstörungen prognostisch und für die Lebensqualität relevant. So hatten Patienten mit stärkerer Rhythmusalteration bei vergleichbarem Metastasierungsgrad eine geringere Lebensqualität und eine kürzere Überlebenszeit [Mormont et al. 2000].
Das im Rahmen schwerer Erkrankung wie z. B. bei Krebs beobachtete Zurückfallen auf ontogenetisch ältere ultradiane Zeitstrukturen (d. h. eine Teilung des circadianen Rhythmus in kürzere Periodenlängen) verweist möglicherweise auf eine im Rahmen des Krankheitsprozesses eintretende Minderung der Adaptationsleistung.
Nach dem von Hildebrandt entwickelten Konzept der auf Reize folgenden reaktiven Periodik könnte eine herabgesetzte Adaptationsfähigkeit das unphysiologische Auftreten ultradianer Rhythmen erklären [Heckmann 1994; Hildebrandt 1998]. So reagieren Organismen auf Reize, die zur Auslenkung von der Regulationsnorm führen, zunächst mit einer Phasenverschiebung. Bei stärkerer Auslenkung hingegen resultiert als Reizantwort eine Frequenzmultiplikation der aus dem Gleichgewicht gebrachten Körperrhythmusfunktion. Diese Prozesse werden in der Balneologie genutzt, um die körpereigenen Reaktions- und Adaptationsfähigkeit anzuregen, sind aber auch, im Gegensatz zu den im besser überschaubaren Kurverlauf planbaren Reiz-Reaktions-Abläufen, Bestandteil alltäglicher auf den Organismus einwirkende Reize. Eine noch als physiologisch zu bezeichnende Reaktionsweise auf einwirkende Reize wird durch unterschiedliche Faktoren begrenzt. Hierbei sind insbesondere die Überschreitung der jeweiligen Beanspruchungsgrenzen oder die Adaptationsfähigkeit von Bedeutung [Gutenbrunner und Hildebrandt 1994]. Die möglicherweise mit schwerer Erkrankung einhergehende Minderung der individuellen Adaptationsfähigkeit könnte diesem Konzept zur Folge das vermehrte Auftreten von als Frequenzmultiplikation in Erscheinung tretenden ultradianen Rhythmen erklären. Inwieweit die bei Krebspatienten beobachteten Alterationen physiologischer Rhythmen möglicherweise durch eine chronische, im Ver-

hältnis zur Adaptationsfähigkeit auftretende Überlastung entsteht und so im Sinne eines circulus vitiosus die Anpassung an exogene Zeitstrukturen erschwert, sollte durch chronobiologische Beobachtungen während der Therapie von Krebskranken beachtet werden.
Der von mir wissenschaftlich betreute Doktorand Johannes Linke [2008] untersuchte die gestörte Ruhe (Aktivitätsregulation) bei Patientinnen mit Mammakarzinom im Zustand der „cancer fatigue" (Erschöpfung). In einer Fallkontrollstudie mit 17 Mammakarzinompatientinnen und einer altersangepassten Gruppe von 17 gesunden Frauen wurde unter anderem der Verlauf des Tagesrhythmus der Herzfrequenz untersucht. Die mittlere Erkrankungsdauer betrug 3,5 Jahre, das mittlere Alter 48,2 Jahre. 16 der 17 Frauen befanden sich im Stadium M0 – also tumorfrei. Sie klagten aber dennoch über nicht erholsamen Schlaf, über Erschöpfung (Fatigue) sowie über Dysstress. Die vergleichende visuelle Auswertung der Herzfrequenz-Tagesrhythmuskurven der Mammakarzinom- und der Kontrollgruppe gibt Hinweise für ein verstärktes Auftreten ultradianer Muster (Frequenzmultiplikations-Muster) des Tagesgangs der Herzfrequenz in der Mammakarzinomgruppe. Dieser Befund verweist auf eine eingeschränkte allgemeine Adaptationsfähigkeit, die auch im Zusammenhang mit den Schlafstörungen, der Erschöpfung und der noch vorhandenen Krebsangst steht.

Dem Zusammenhang zwischen biologischen Rhythmen und den Krebserkrankungen wird in letzter Zeit immer größere Aufmerksamkeit geschenkt. So fand im Oktober 2004 in Graz (Österreich) ein internationales Symposium „Rhythms and Cancer" (Rhythmus und Krebs) statt, auf dem mehr als 40 wissenschaftliche Beiträge zu diesem Thema zur Diskussion gestellt worden sind. Als Beispiele sollen einige dieser Beiträge angeführt werden, die wie alle anderen, die Beachtung des circadianen Rhythmus in der Onkologie, wie ich dies hier schon dargelegt habe, unterstreichen.
Wiliam Hrushesky vom Medical Center Columbia (USA) sprach über die objektive Messung des Cancer Fatigue bei Krebspatienten durch Messung der circadianen Schlaf-Aktivitätsmuster. Damit konnte z. B. die Lebensqualität, die Ansprechbarkeit auf die Therapie objektiv beurteilt werden. Christian und Hella Bartsch von der Universität Tübingen berichteten über die Antitumoraktivität der Epiphysen- und Melatoninfunktion.Scott Davis vom Krebsforschungszentrum Seattle USA sprach über das Krebsrisiko der Schichtarbeit. Zum gleichen Thema legte auch Eva S. Schernhammer vom Frauenhospital und der Harvard Medizinischen Schule aus Boston, USA überzeugende Ergebnisse vor. Diese klinischen Studien wurden durch zahlreiche Laboruntersuchungen, vor allem auf molekularer Regulationsebene, untermauert.

Nicht zuletzt ist zu erwähnen, dass seit 1998, also seit 10 Jahren, jedes Jahr im November im Forschungsinstitut Havelhöhe in Berlin Arbeitskolloquien zum Thema „Chronobiologie von Krebs und Altern" stattfinden. Auf diesen zweitägigen Veranstaltungen werden beachtenswerte Forschungsergebnisse vorgetragen, die für die Onkologie verallgemeinernde Bedeutung haben und mehr Beachtung als bisher finden sollten und zwar unter dem Aspekt den Krebskranken bessere Hilfe und effektivere Therapie zuteil werden zu lassen.
Schließlich möchte ich in diesem Zusammenhang meinen russischen Freund Michael Beryoskin erwähnen, der 2006 leider viel zu früh verstorben ist und sich mehr als 20 Jahre mit der Problematik Chronopathologie und Chronotherapie der Krebserkrankung beschäftigt hatte. Seine Ergebnisse fanden internationale Beachtung. So z. B. auch sein Vortrag „24-Stun-

den Rhythmus der Toxizität von Zytostatika", der in dem Band „Chronobiologie – Chronomedizin", Akademie Verlag, Berlin, 1981 auf den Seiten 549-560 in deutscher Sprache publiziert worden ist.
Der bekannte, leider auch zu früh verstorbene deutsche Chronophysiologe der Marburger Universität, Gunter Hildebrandt, stellte kurz vor seinem Tod folgendes Postulat auf, welches sich alle Mediziner der Welt zu Herzen nehmen sollten: „Die Entdeckung der naturwissenschaftlichen Biologie und Medizin hat lange Zeit der Erforschung der raumgestaltlichen und stofflichen Eigenschaften des Lebens den Vorzug gegeben und eine gleichrangige Wissenschaft von den zeitlichen Dimensionen der Lebensvorgänge vernachlässigt. Die junge Wissenschaft der Chronobiologie stellt eine Vielzahl von Rhythmen fest, die die Abläufe des Lebens gliedern. Der Umgang mit den rhythmischen Funktionen soll zu einer Schulung des systemischen Denkens und letztendlich zu einer ganzheitlichen Sicht führen." [Hildebrandt et al. 1998]

## ■ 46_ Der Mensch – ein elektrisches, elektrolytisches und magnetisches Lebewesen

Der ehemalige Direktor des Max-Planck-Instituts für Experimentelle Medizin, lange Zeit in der Genforschung arbeitend, schätzte die elektrischen Prozesse im menschlichen Körper sehr vorteilhaft für die medizinische Tätigkeit ein. Er unterstrich deren große Nützlichkeit. Mit Bezug auf das Nervensystem, welches seine Zellen und seine Funktionen elektrisch zu koordinieren vermag und somit die gesamte Informationsverarbeitung des Gehirns, schrieb er folgendes [Cramer 1998]. „Hier erfolgt die funktionale Anregung und Weiterleitung über elektrische Impulse. Elektrische Ströme, auch wenn sie moduliert und gepulst sind, lassen sich viel leichter messen als Stoffflüsse, Hormonausschüttungen und hormonale Pulse. Für letztere sind aufwendige Mikroanalysen und Probenahmen nötig, die in engen zeitlichen Abständen vorgenommen werden müssten, was bei vielen zellulären Systemen praktisch unmöglich ist. Biochemische Analytik ist sehr schwierig und aufwendig. Dagegen ist die Analyse von elektrischen Strömen einfach, und man kann sie mit hoher Zeitauflösung vornehmen. Mit der in Göttingen entdeckten Patch-clamp-Methode kann man eine einzelne Zelle auf alle ihre elektrischen Eigenschaften hin untersuchen. Deshalb ist die Erforschung der Wechselwirkungen und Resonanzen im zentralen Nervensystem wesentlich weiter fortgeschritten als das Stadium der entsprechenden hormonalen Wechselwirkungen in den Organismen."
**Elektrolyte** sind Stoffe (Elemente), welche in Flüssigkeiten (Lösungen, kolloidaler Phase) aufgrund ihrer Dissoziationen in Kationen und Anionen elektrische Leitfähigkeit besitzen und somit die Grundlage der bioelektrischen Regulation eines Lebewesens bilden.

Des Weiteren haben die Elektrolyte die Funktion, das osmotische und Säure-Basen-Gleichgewicht sowie das Volumen der Flüssigkeit der extrazellulären Matrix funktionell konstant zu halten. Elektroneutralität besteht dann, wenn sich Anionen und Kationen im funktionellen Gleichgewicht befinden.

Der Elektrolythaushalt (-metabolismus) wird als funktionelle Gesamtheit jener Elektrolytprozesse bezeichnet, die sich in den Körperflüssigkeiten abspielen und das funktionelle Gleichgewicht gewährleisten. Zu wichtigen Elektrolyten zählen $Na^+$, $K^+$, $Mg^{++}$, $Cl^-$, $HCO^{3-}$, Phosphat-, Protein- und Wasserstoffionen. Zur Aufrechterhaltung der elektrolytbedingten Homöostase sollen z. B. in der extrazellulären Flüssigkeit $Na^+$- und $Cl^-$-Ionen und in der intrazellulären Flüssigkeit $K^+$- und Phosphat-Ionen dominieren. Wichtig ist aber zu wissen, dass sich alle Körperflüssigkeiten des Menschen in der kolloidalen Solphase befinden. In diesem Zusammenhang spielt das $SiO_2$ (Kieselsäure) eine wichtige Rolle. Dank seiner Fähigkeit zu hydratisieren (bis zum 40-fachen des eigenen Molgewichts zur $H_2O$-Bindung) [Williams 1986] und dank seiner elektrischen Halbleiterfunktion [Plichtoa 2006] spielt es auch in der extrazellulären Matrix und beim Aufbau der Proteine eine besondere Rolle. So kann z. B. eine derartige Verbindung wie die folgende entstehen.

$$(\text{Protein})^{(+)} \rightleftharpoons (SiO_2 - H_2O)^{(-)}$$

**Die lockere aber sichere kolloidale Verbindung hat eine große Adsorptionsfläche zur Folge (1 g zugeführtes kolloidales Siliziumgel = 300 m2 Adsorptionsfläche) und befähigt zur Einbindung des bioaktiven Siliziums in das kolloidale Blut- und Bindegewebe des Menschen.**

Die kolloidale Verteilung des Siliziums erleichtert wegen der großen adsorbierenden Oberfläche erheblich das Eindringen in die extrazelluläre Matrix und in die Zelle und somit zur bioaktiven Wechselwirkung zwischen dem Stoffwechsel und den einzelnen Siliziumteilchen. Durch diese Eigenschaft vermag Silizium im Körper solchen Mineralien, die schwer die Darmwand durchdringen wie z. B. Kalzium, Magnesium, eine gesteigerte Bioverfügbarkeit zu verschaffen.

Elektrolytmangel oder Dysmineralose (Verschiebung des Gleichgewichts im Elektrolythaushalt) können zu erheblichen bis lebensbedrohlichen Störungen im menschlichen Körper führen. Deshalb sollte bei Krebskranken und bei allen älteren Menschen mit anderen chronischen Erkrankungen als wichtige therapeutische Maßnahme die Sicherung des Elektrolythaushalts sein, z. B. in Form einer Basistherapie mit dem $SiO_2$-reichen Natur-Klinoptilolith-Zeolith (siehe Kapitel 49 und 50), der wegen seiner Fähigkeit zum Ionenaustausch auch entgiftend wirkt.

Die elektrolytinduzierte Bioelektrizität des Menschen stellt, wie bei einem technischen Elektrizitätswerk, den Energiespender und Energieträger dar. Die Bioelektrizität kann, wie das eingangs schon erwähnt wurde [Cramer 1998], relativ unkompliziert gemessen werden. Das bekannte EKG (Herzströme) kann uns Auskunft über die Gesundheit bzw. Krankheit des Herzens geben. Genauso vermag das EMG (Muskelströme) über die Muskelaktivität zu informieren. Das EEG (Hirnströme) reflektiert die geistigen Aktivitäten am Tage und die Vorgänge des Nachtschlafs. Veränderte Hirnstrombilder verweisen auf Energieverluste in den neuropsychischen Prozessen. Der klinische Tod wird durch das EEG bestimmt. Wenn der Mensch keine Energie mehr hat, ist er tot. Die elektrodermale Aktivität (auch als Hautwiderstand bezeichnet) reflektiert emotionelle Prozesse; Emotionen reflektieren wiederum die

Gesamtenergie des Menschen. Mittels der bioelektrischen Messmethoden ist es möglich, die Energiezustände bzw. die Energiereserven des Menschen zu messen. So ist es z. B. möglich, den Elektrolytmangel und den Mangel an Gesamtenergie mittels der elektrodermalen Aktivität (EDA) zu registrieren.

Derartige Untersuchungen habe ich an zahlreichen Krebspatienten aber auch an Herzinfarkt- und Schlaganfallpatienten durchgeführt. Uneingeschränkt fand ich einen niedrigen Wert der EDA als Ausdruck des Energiemangels, der sich z. B. bei Patienten mit Cancer Fatigue und bei jeder Erschöpfung reproduzierbar zeigte. Folgendes Beispiel soll das demonstrieren. Die Diagramme 3 und 4 der Abbildung 38 wurden von einer Patientin mit Eierstockkrebs zwei und einen Tag vor der Totaloperation aufgenommen. An beiden Tagen zeigte bei ihr die stark herabgesetzte EDA einen erheblichen Energieverlust und eine ausgeprägte Erschöpfung an. Im Vergleich dazu ist das Diagramm einer gesunden Person (2) und das einer Person, die unter Dauerstress steht (1) angeführt. Derartige EDA-Diagramme vermögen auch den Therapieeffekt zu reflektieren. Das ist vor allem deshalb wichtig, weil selbst noch bei tumorfreien Patienten das Cancer-Fatigue-Syndrom nachgewiesen wird [Linke 2008].

Diese Ergebnisse erzielte ich mit dem EDA-Bioscreen-Gerät der Firma PBS (Abbildung 39).

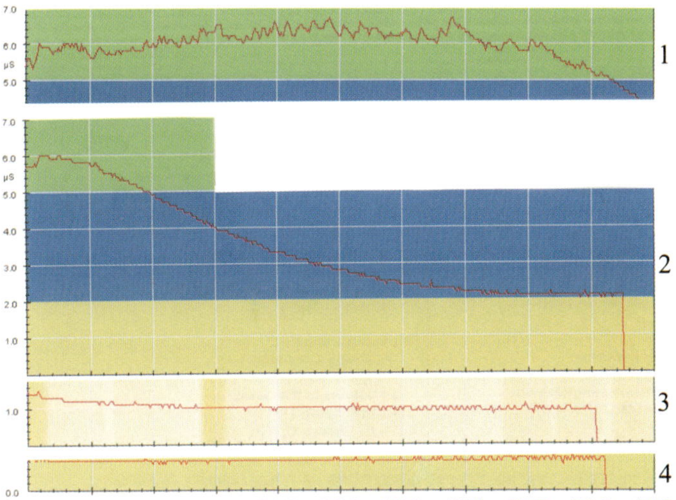


*Abbildung 38:*
*EDA-Verläufe (BioScreen-Gerät) während des 10-Minuten Relaxationstest verschiedener Personen mit unterschiedlichen Gesundheitszuständen*
*1 mäßig gestresste Person*
*2 gesunde, gut relaxierende Person*
*3 und 4 Patientin mit einem Eierstocktumor 2 und 1 Tag vor der Totaloperation*
*gelb: Erschöpfung; blau: Ruhe, Deaktivierung; grün: Aktivierung, Stress*

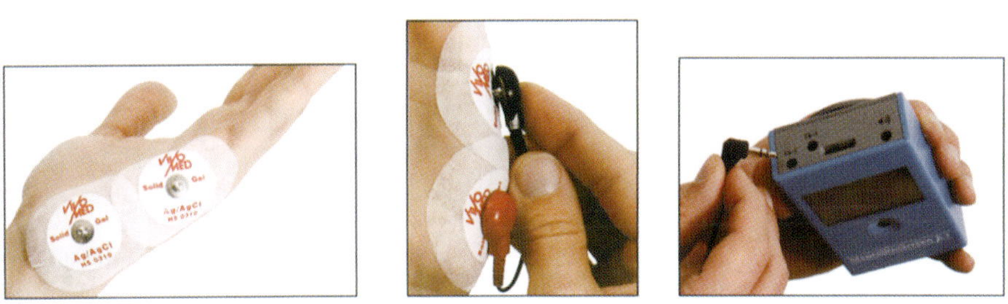

*Abbildung 39:*
*Elektrodenanbringung und Verkabelung zur Messung mit dem BioScreen-EDA-Messgerät*

Dieses messsichere und messgenaue Gerät ist einfach zu bedienen. Über zwei Elektroden, die an der Außenkante der Hand angelegt werden, kann die Untersuchung von beliebiger Dauer durchgeführt werden. Die vorgestellten Beispiele wurden mit einem 10-Minuten Relaxationstest erhalten (siehe Kapitel 8).
Die EDA-Messmethode ist schon seit 1888 [Féré 1888] bekannt. Er beschrieb als erster hautelektrische Veränderungen im Zusammenhang mit der Dynamik von psychischen Prozessen. 8 Jahre früher hatte aber schon Tarchanoff [1880] erstmalig über elektrische Hautpotentialreaktionen und deren Beziehungen zu psychischen und sensorischen Prozessen berichtet. Gegenwärtig zählt die EDA zu den Instrumentarien der Psychophysiologie [Schandry 1998; Boucsein 1988; Proskasy und Raskin 1973]. Es ist eigentlich unverständlich, dass diese einfache Methode in der Allgemeinmedizin keine Beachtung findet. Sie ist messsicherer als alle vasalen (Blutentnahme) Methoden. Für die Onkologie könnte aber auch folgende Erfindung der russischen Autoren Jondakov und Dzhmukhadze [1999] (siehe Kopie des Patents) von Nutzen sein.

*Abbildung 40: Kopie des Patents EP0978 257 A1*

(19) Europäisches Patentamt
European Patent Office
Office européen des brevets

(11) **EP 0 978 257 A1**

(12) **EUROPEAN PATENT APPLICATION**
published in accordance with Art. 158(3) EPC

(43) Date of publication: **09.02.2000 Bulletin 2000/06**

(21) Application number: **98923238.4**

(22) Date of filing: **17.02.1998**

(51) Int. Cl.$^{7}$: **A61B 5/04**

(86) International application number: **PCT/RU98/00039**

(87) International publication number: **WO 99/38435 (05.08.1999 Gazette 1999/31)**

(84) Designated Contracting States: **AT BE CH DE DK ES FI FR GB GR IE IT LI LU MC NL PT SE**

(30) Priority: **30.01.1998 RU 98101068**

(71) Applicants:
- **Ioudakov, Sergei Ivanovich Moscow, 125438 (RU)**
- **Dzhmukhadze, Revaz Longinozovich Moscow, 117296 (RU)**

(72) Inventors:
- **Ioudakov, Sergei Ivanovich Moscow, 125438 (RU)**
- **Dzhmukhadze, Revaz Longinozovich Moscow, 117296 (RU)**

(74) Representative: **Kiliaridis, Constantin Bugnion S.A., 10, Route de Florissant, Case Postale 375, 1211 Genève 12 (CH)**

(54) **DEVICE FOR DETECTING PATHOLOGICAL CONDITIONS OF THE MAMMARY GLANDS**

(57) This Invention is destined for rapid screening of female population with the purpose of revealing of mammal pathology at earlier stage of disease.

The device consists of two dispersing electrodes (1) and (2) connected to the inputs of differential Amplifier (3); to the output of differential Amplifier (3) the Filter (4), Analog-to-digital Converter (5), block of opto-isolator decoupling (6) and Computer (7) are connect in line.

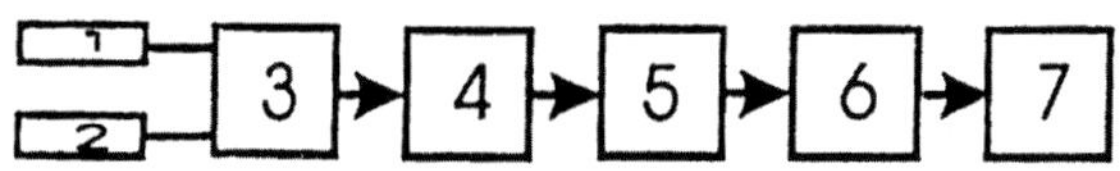


EP 0 978 257 A1

Printed by Xerox (UK) Business Services 2.16.7/3.6

Es handelt sich um einen Elektromammographen, der Brustkrebs noch vor Tumorausbildung nachweisen kann. In der Zulassungsschrift des Ministeriums für Gesundheitswesen der Russischen Föderation, mit der Unterschrift des stellvertretenden Ministers O. W. Scharapova, wurde dieser Elektromammograph wie folgt eingeschätzt (übersetzter Auszug): „Die Anwendung einer modernen Apparatur, die eine Diagnose von Krankheiten zum frühest möglichen Zeitpunkt gestattet, eröffnet auch Möglichkeiten zu einer rechtzeitigen Heilung und zur Verbesserung der Prognosen.

Eines dieser Geräte ist der Elektromammograph-RS, der im Russischen Wissenschaftlichen Onkologischen Zentrum namens N. N. Blochin entwickelt wurde und über genügend hohe Empfindlichkeit (hängt nicht von den Phasen des Menstruationszyklus ab) sowie über einen genügend hohen Informationsgehalt verfügt. Das Gerät hat gute technisch-ökonomische Parameter und kann für eine prophylaktische Untersuchung von Frauen in großem Umfang genutzt werden. Die Arbeit des Geräts beruht auf der Messung der elektrischen Leitfähigkeit der Zellen. Die Zeit, die für die Untersuchung einer Patientin, einschließlich der computermäßigen Auswertung der Informationen sowie der Registrierung der Ergebnisse benötigt wird, beträgt 5-6 Minuten. Für die Bedienung des Elektromammographen-RS ist die Qualifikation des mittleren medizinischen Personals ausreichend. Das Gerät gestattet Untersuchungen außerhalb von Gesundheitseinrichtungen durchzuführen.

Das Gerät empfiehlt sich zur Dispensaireuntersuchung von Frauen in großem Umfang mit dem Ziel, pathologische Veränderungen in den Milchdrüsen zu erkennen sowie bei periodisch wiederkehrenden Untersuchungen von Risikopatientinnen zur Kontrolle der Dynamik bei der Entwicklung von pathologischen Prozessen und bei der Verfeinerung der Heiltaktik.“

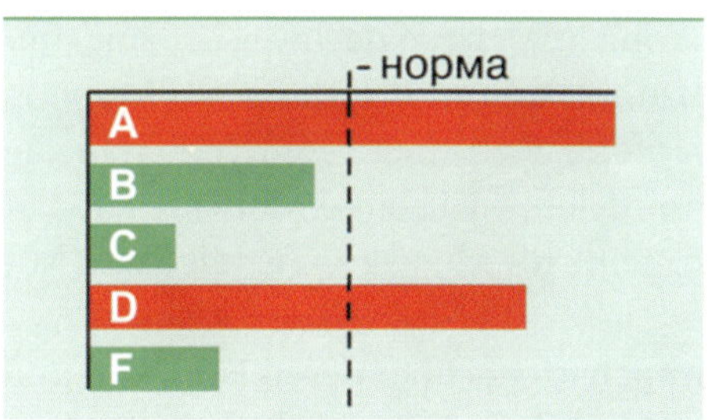


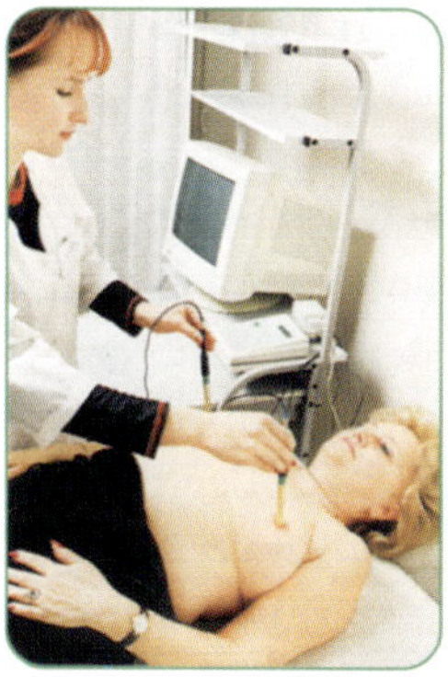

*Abbildung 41:*
*Untersuchung mit dem Elektromammographen (rechts)*
*Ergebnisse von 5 Frauen (A-F) (links: Ausdruck einer Softwareprogrammanalyse)*
*grün: ohne Befund; rot: Verdacht auf Brustkrebs*
*HOPMa = Normalgrenze*

Dieser Elektromammograph ist meines Erachtens schonender und sicherer als die Röntgenmammographie, die in Westeuropa und in den USA weit verbreitet ist. Als Student habe ich gelernt, dass man mit Röntgen sehr vorsichtig und zurückhaltend sein soll. Jede Röntgenaufnahme kann eine zu viel sein. Die russische Elektromammographie wäre aus meiner Sicht eine sehr nützliche Alternative für die Vorsorgeuntersuchungen des Brustkrebses.

## Physiologische Grunderkenntnisse

Eine Erkrankung ist immer mit einer Veränderung des Elektrolytmetabolismus und der Bioelektrizität verbunden.

Die Elektrolyte stellen faktisch die elektrische Batterie oder den Akku der Elektrophysiologie des Menschen dar, durch den sie immer im elektrischen Gleichgewicht gehalten wird. Wenn dieser Akku schwach ist, lässt auch die Energie und Kraft des Menschen nach und wenn er leer ist, ist der Mensch tot. Der klinische Tod wird mit dem Hirnstrombild (EEG) bestimmt. Wenn das Gehirn keine elektrischen Signale mehr gibt, dann ist die Elektrolytaktivität erloschen. Wenn der Elektrolythaushalt aus dem Gleichgewicht kommt, z. B. bei der Dysmineralose, dann kann es bioelektrische Funktionsausfälle durch Krankheiten geben.

### Welche Mineralien braucht der Mensch, um seinen bioelektrischen Akku optimal gebrauchen zu können?

Mineralien sind lebensnotwendig. Ohne Mineralien ist kein Lebensvorgang möglich. Sie bilden einerseits das Grundgerüst der Struktur, also des Skeletts von Mensch und Tier und sind andererseits an jedem regulatorischen Prozess im Organismus beteiligt. Es gibt keinen biochemischen oder biophysikalischen Vorgang im Organismus, bei dem Mineralien nicht beteiligt sind. Sie bilden faktisch das anorganische Substrat des Lebendigen.
Die Mineralien kommen im menschlichen Körper in gelöster und fester Form vor und üben viele Funktionen aus, z. B. in der Regulation der extrazellulären Matrix, im Säure-Basenhaushalt, in der Osmolarität, in der Voluminarität der Körperflüssigkeiten. Sie sind an dem Aufbau der Stütz- und Hartsubstanzen und Bindegewebe beteiligt sowie in viele Funktionen eingeschaltet, z. B. im hormonellen, Lymph-, Enzym- und Blutsystem. Sie halten auch die elektrische Aktivität der Zelle, der extrazellulären Matrix und des Gewebes aufrecht und sind im Energiestoffwechsel unerlässlich.

### Mineralien im menschlichen Körper

Der aus ca. 60 % Wasser bestehende menschliche Körper enthält ca. 6 % Mineralien zu einem großen Teil in gelöster Form. Dabei wird herkömmlich in Mengenmineralien, die in größerem Umfang und in Spurenmineralien, die in geringen Mengen nachweisbar sind, unterschieden. Zu den Mengenmineralien zählen Kalzium, Kalium, Magnesium, Phosphor, Chlor, Schwefel, Natrium. Den Spurenmineralien werden zugeordnet Eisen, Jod, Mangan, Kupfer, Chrom, Zink, Zinn, Vanadium, Kobalt, Silizium, Selen, Nickel und Molybdän. In der russischen Fachliteratur werden die Begriffe Makroelemente für Mengenmineralien und Mikroelemente für Spurenmineralien verwendet.
**Die Menge des Nachweises der Mineralien sagt aber noch nichts über deren Funktion und Wichtigkeit aus. Das Fehlen von Spurenelementen ist häufig spürbarer als das von Mengenelementen.**
Es wird heute die Auffassung vertreten, dass im lebenden Organismus die meisten Elemente des Mayer-Mendelejew'schen Periodischen Systems vorhanden sind [Shalmina und Novoselov 2002]. Manche sind so gering vorhanden, dass sie nicht nachweisbar sind, weil es an geeigneten Methoden zu ihrer Bestimmung fehlt.
Mineralien aus dem Supermarkt oft nutzlos:

- Der größte Teil der eingenommenen Mineralien wird aus verschiedensten pharmakinetischen Gründen vom Körper nicht aufgenommen und gleich wieder ausgeschieden.

Warum?

- Wegen der unphysiologischen Lebensweise und Ernährung sowie minderwertiger Lebensmittel ist bei vielen Menschen der Darm nicht zur Resorption von Wirkstoffen, Aufnahme von Mineralien und anderen nützlichen Wirkstoffen fähig. Das gilt vor allem für ältere Menschen, für Raucher und regelmäßig Alkohol Trinkende.

- Die im Supermarkt angebotenen Mineralien haben häufig unphysiologisch wirkende Eigenschaften und werden nicht vom Darm aufgenommen. Das gilt vor allem für Kombinationspräparate.
- Das Übergewicht an Zufuhr nur eines einzelnen Minerals kann das bestehende Ungleichgewicht im Organismus weiter verstärken oder wenn es wirklich noch intakt war, ins Ungleichgewicht bringen. Zugeführte Wirkstoffe können z. B. durch das mineralische Ungleichgewicht im Körper durch Nahrungsmittel (Nutropharmakologie), durch Genussmittel, durch Stress, durch Tages- und Jahreszeiten und viele andere Faktoren eine verändernde Beeinflussung des Effekts erfahren.
- Wenn man Mineralien zuführen möchte, müssen die „Schadstoffe" erst ausgeschieden werden, sonst haben sie keine Wirkung oder werden wieder ausgeschieden. Das trifft heute für jeden Menschen zu.

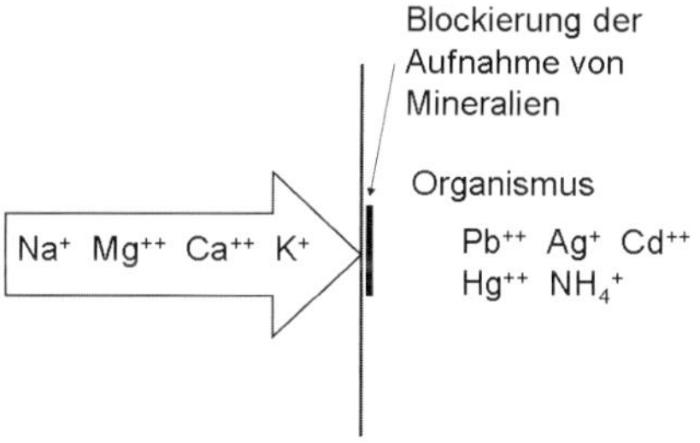


*Abbildung 42:*
*Schema zur Dysmineralose. Die eingenommenen notwendigen Mineralien können nicht im Organismus aufgenommen werden und werden wieder ausgeschieden [Hecht und Hecht-Savoley 2008, 2007/2005]*

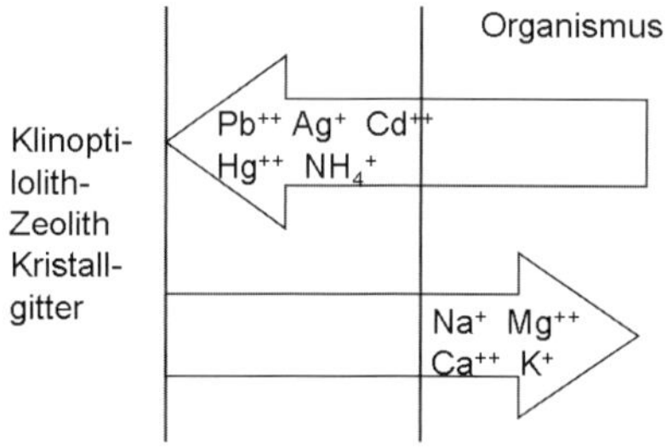


*Abbildung 43:*
*Durch Ionenaustausch wieder herbeigeführter funktionsfähiger Zustand des schadstoffverseuchten menschlichen Organismus nach Einnahme von Natur-Klinoptilolith-Zeolith [Hecht und Hecht-Savoley 2008, 2007/2005]*

Die Schadstoffe werden durch die Kristallgitter des Zeolith durch physikalische Kräfte aus dem Körper ausgezogen und einverleibt. Die im Kristallgitter freigesetzten Ionen können im Organismus an den Rezeptoren andocken und die Dysmineralose und auch den oxidativen Stress beseitigen. Der Zeolith hat auch Radikalenfängerfähigkeiten. Die mit Schadstoffen beladenen Kristallgitter werden mit dem Stuhl ausgeschieden.

### Die Regulation der Mineralien ist immer systemisch

Wie bereits erwähnt, und es soll noch einmal nachdrücklich wiederholt werden, kommt es nicht darauf an, das eine oder andere Mengen- oder Spurenelement in großen Dosen einzunehmen. Diese Art der Einnahme kann durch Verschiebungen im Gleichgewicht des Mineralstoffwechsels sogar zu gesundheitlichen Schäden führen.

**Es ist wichtig, die richtigen Verhältnisse dieser Stoffe im Organismus zu gewährleisten. Deshalb ist systemisches Denken und Handeln beim Umgang mit Mineralien angebracht.** Außerdem sind entsprechende Kenntnisse von den bioregulatorischen Mechanismen erforderlich. Die systemischen Wechselbeziehungen der verschiedenen Mengen- und Spurenelemente vollziehen sich im Organismus auf verschiedenen Ebenen der Regulation und in flexiblen antagonistischen und synergistischen Wechselwirkungen.

**Es wurde nachgewiesen, dass die Cofermentfunktionen, die vielen Mineralien eigen ist, zwischensystemischen und interaktionssystemischen Gesetzmäßigkeiten unterliegen.** Die Resorption unwissenschaftlich und willkürlich zugeführter Mineralien kann z. B. von der schon im Organismus vorhandenen systemischen Konzentration der Mengen- und Spurenelemente negativ beeinflusst werden [Shalmina und Novoselov 2002; Avzyn et al. 1991; Laptev 2000].

Untersuchungen nur einzelner Mikro- oder Makroelemente sind wegen des sehr komplizierten Charakters der funktionellen synergistischen und antagonistischen Beziehungen innerhalb des Mineralmetabolismus eigentlich inadäquat und widersprechen den systemischen regulatorischen Prozessen im Organismus.

### Systemisches Prinzip der Mineralienwirkung seit langem bekannt

Justus Liebig (1803-1873) formulierte das agrochemische Minimumgesetz. Dieses besagt: „Wenn ein Ackerboden alle zum Wachstum erforderlichen Mineralstoffe mit einer Ausnahme enthält, so wird sich das Wachstum der Pflanze doch immer nach jenem Mineralstoff richten müssen, an welchem der größte Mangel besteht. Wird der Boden mit diesem Mineralstoff angefüllt, dann kann die Pflanze ihr volles Wachstum entfalten.“ Um diesem Gesetz gerecht zu werden, verwendet man heute in manchen Gebieten unserer Erde Natur-Klinoptilolith-Zeolith mit seiner Adsorptions- und Ionenaustauschfunktion als natürliches Düngemittel.

Da Pflanzen, Tiere und Menschen die gleichen Mineralien unseres Planeten im Stoffwechsel verarbeiten, gilt dieses Gesetz von Justus Liebig, wie wir noch sehen werden, auch für den Menschen. Es gilt heute als gesicherte wissenschaftliche Erkenntnis, dass jeder Stoffwechselvorgang im Organismus nur bei Gegenwart und mit unmittelbarer Aktion aller essenziellen Mineralstoffe möglich ist und optimal ablaufen kann [Hecht und Hecht-Savoley 2008, 2007/2005].

### Mangel oder Überschuss einer oder mehrerer Mineralien – Was geschieht?

Diese Frage soll nachfolgend an einigen Beispielen beantwortet werden.

- Ein Übermaß an Mg, Al und Ca im Organismus stört die Aufnahme von Phosphor. Phosphormangel führt zu Wachstumsstörungen, zum Knochenabbau, zum Zahnverfall und zu Arthritis
- Kaffee und Tee führen übermäßig Ca ab
- Stress und Alkoholgenuss verbrauchen sehr viel Magnesium
- Wenn Al im Gewebe angereichert ist, kann kein Eisen im Organismus aufgenommen werden. Eisen ist für die Hämoglobinbildung und für die Zellatmung wichtig

- Beim Mangel an Blei ist die Hämatopoese (Blutbildung) nicht möglich, ebenso aber auch nicht bei Bleiüberschuss
- Zink regulativ dosiert fördert die Stärkung des Immunsystems und das Wachstum, auch die Insulinsynthese. Eine Überdosierung an Zink erhöht aber das Risiko für die Entwicklung von onkologischen Erkrankungen. Ein Defizit an Zink kann zum veränderten Stoffwechsel des Vitamins A mit toxischen Erscheinungen sowie zur Kryptopyrollurie führen
- Magnesiummangel stört die Funktionsfähigkeit der Vitamin B-Gruppe und verhindert die Aufnahme von Kationen
- Wenn Kalium appliziert werden soll ist es notwendig, eine halbe Stunde vorher Magnesium zu applizieren, damit das Kalium im Darm resorbiert wird
- Ein Überschuss an Bor bedingt ein Defizit an Kalzium mit möglicher Osteoporosewirkung
- Kupferüberschuss geht einher mit einem Defizit von Zink, Magnesium und Kalzium
- Kupferdefizit verursacht eine Blockade der phagozytoren Aktivität von Leukozyten, Killerzellenaktivität, wobei gleichzeitig ein Anstieg der Katecholamine und der Milchsäure erfolgt
- Mangel an $SiO_2$ führt zur Dysfunktion von Kalzium (Arteriosklerosebildung), von Magnesium (Vergiftung der Zelle), hemmt das Wachstum und verursacht andere Störungen im Mineralhaushalt, im Vitaminstoffwechsel und in der Proteinsynthese
- Beim Defizit an Mangan führt der Stoffwechsel, in den Vitamin B1 einbezogen ist, zur Bildung toxischer Stoffe. Bei ausreichender Versorgung des Organismus mit Mangan wird die Toxizität von Äthanol und Azidose verhindert.

[Hecht und Hecht-Savoley 2008, 2007/2005]

### Was stört den natürlichen Mineralhaushalt?

- **Blei**überschuss führt zur Verdrängung des Eisens in der extrazellulären Matrix. Einer Eisentherapie, z. B. bei Anämie, sollte stets eine Ausleitung des Bleis vorausgehen.
- **Eiweißmangelernährung** führt zur Senkung des **Magnesiums** im Gewebe. Bleibt der Magnesiummangel bei einer Erhöhung des Eiweißes bestehen, wurden Wachstumsstörungen beobachtet.
- **Nickel** trägt zur Stabilisierung der zytoplasmatischen Membran bei und spielt eine Rolle bei der Formierung der Spiralstruktur der Nukleinsäuren. Nickelmangel kann zu Chlorosen und Nekrosen führen. Ein Überschuss an Nickel kann zu Hauterkrankungen und zu bösartigen Neubildungen führen.
- **Strontium** bildet im Körper mit Eiweißen Verbindungen (indem es Zink verdrängt), wodurch elementarer Stickstoff und Harnstoff ausgeschieden wird; aber auch Phosphor- und Schwefelausscheidungen werden durch Strontium beeinflusst. Strontium verdrängt das Kalzium und kann Strontiumrachitis auslösen. Überschuss an Strontium vermag auch zu einer Störung des Kupfer-Kobalt-Verhältnisses zu führen [Račikov 1999].
- **Kadmium** soll in feinsten Spuren an Wachstumsprozessen und an der Fermentregulation beteiligt sein. Aber schon die geringste Erhöhung von Kadmium im Gewebe oder im Blut führt zur Störung der Fermentaktivität und des Stoffwechsels von Kalzium, Phosphor, Eisen, Kupfer und Zink [Račikov 1999].
- Schwermetalle im Überschuss gelten für den menschlichen Organismus als besonders toxisch, weil sie die Fähigkeit besitzen, mit Eiweißen und Cofermenten Verbindungen

einzugehen. Nach Račikov [1999] hängt aber die Toxizität von Quecksilber, Plumbum, Kadmium, Nickel, Arsen und Zink von folgenden Faktoren ab:
- von der Speicherung in den Geweben. Gespeicherte Metalle bzw. Schwermetalle wirken in Abhängigkeit von der Menge toxischer als nicht gespeicherte.
- von den Wechselwirkungen der Metalle und Schwermetalle untereinander bzw. zu anderen Elementen.
- von der Absorption im Gewebe, wobei auch die Wechselbeziehungen zu anderen Elementen eine Rolle spielen können.
- von der Härte des Wassers, in welchem die Ionen der Metalle gelöst sind. Je härter das Wasser, umso geringer ist die Re- und Absorption der Schwermetalle im Organismus.
- von der Fähigkeit des Körpermagnesiums und Körperkalziums, Metalle zu binden.
- Bei Mangel an Kalzium und an Magnesium ist eine Gewebeabsorption und -speicherung der Schwermetalle begünstigt [Račikov 1999].
- Chlor verdrängt Fluor im Gewebe und Wasser.

### Mineralmangel als Ursache von psychischen und neurologischen Störungen

Bisher wurde verkannt, dass Mineralmangel nicht selten die Ursache für psychische Störungen sein kann. So stellte Fehlinger 1978 fest, dass Magnesiummangel die Ursache der bis dahin als Atemneurose bezeichneten Erkrankung ist.
Neuropsychische Störungen bei Mineralmangel sind häufig zu beobachten. Das sollen folgende Beispiele zeigen.

Jodmangel:
- Müdigkeit
- mentale Trägheit
- allgemeine Leistungsschwäche
- Antriebsarmut
- nervöse Unruhe
- erhöhte Stress-Sensibilität

Magnesiummangel:
- Nervosität
- Angst- und Verwirrungszustände
- Kribbeln in Armen und Beinen
- depressive Verstimmung
- Muskelverkrampfungen
- neuroseartige Zustände

**Die weltweit gestresste und psychisch belastete Menschheit hat einen hohen Verlust an Mineralien, der größtenteils nicht durch die pflanzlichen Naturprodukte, die der Ernährung dienen, gedeckt werden können. (Diese haben in den letzten 10 Jahren Mineral- und Vitamin-Verluste bis über 50 % zu verzeichnen.). Deshalb benötigen Patienten mit psychischen Störungen unbedingt den Klinoptilolith-Zeolith, der komplex den Mineral-Elektrolytstoffwechsel wie ein Autopilot reguliert** [Hecht und Hecht-Savoley 2008].

Bei einem Krebskranken sind die neuropsychobiologischen Prozesse immer gestört.
Jeder Krebskranke hat Mangel an Mineralien, besonders unter der Chemo- und Strahlentherapie. Die Zufuhr an Mineralien als Basistherapie ist für Krebskranke unerlässlich. Natur-Klinoptilolith-Zeolith bietet sich als ein biologischer Regulator an [Hecht und Hecht-Savoley 2008, 2007/2005].

## ■ 47_ Wie erzeugen Elektrolyte die Bioelektrizität – das heißt die Energie des Menschen?

Dieser Vorgang, der sich an der Membran der Nervenzelle abspielt, soll nachfolgend am Beispiel der Natrium-Kalium-Wechselbeziehungen, unter Einbeziehung der Ionenpumpe, kurz erläutert werden.
Kalium- und Natrium-Ionen stellen entsprechende Atome dar, die ein negativ geladenes Elektron abgeben und somit selbst positiv geladen sind. In der extrazellulären Flüssigkeit in einer Nervenzelle befinden sich etwa 10-Mal so viele Natrium-Ionen wie in der intrazellulären Flüssigkeit. Kalium-Ionen befinden sich dagegen in 40-facher Anzahl in der inneren Flüssigkeit gegenüber dem extrazellulären Milieu. Die Membran der Nervenzelle ist semipermeabel (halb durchlässig). Deshalb können die $Na^+$- und $K^+$-Ionen hin und her wandern. Um aber das bestehende natürliche Konzentrationsgefälle der intra- und extrazellulären Flüssigkeit aufrecht zu erhalten, tritt die Ionenpumpe (bestehend aus Proteinen, auch Pumpenproteine genannt) in Aktion und erhält somit das natürliche Gefälle zwischen innerer und äußerer Zellflüssigkeit aufrecht.
Die Pumpenmoleküle haben eine Molekülmasse von 275.000 ($H^+$=1). Die Ionenpumpe nutzt die in der Nervenzelle durch das ATP-Molekül (Adenosintriphosphat) bereitgestellte Energie. Ein ATP-Molekül vermag drei $Na^+$-Ionen aus der Zelle und zwei $K^+$-Ionen in die Zelle zu pumpen. In der Sekunde werden mit einer Ionenpumpe ca. 200 $Na^+$-Ionen und ca. 130 $K^+$-Ionen als Kapazität bewältigt. Im Durchschnitt besitzt die Membranoberfläche der Nervenzellen auf einem Quadratmikrometer 100-200 Ionenpumpen. Eine Nervenzelle verfügt daher über 1 Millionen Ionenpumpen, die in einer Sekunde bis zu zweihundert Millionen Natriumionen aus der Zelle heraus transportieren können.
Die Ionenkonzentration in der extrazellulären und intrazellulären Flüssigkeit ist die Quelle der bioelektrischen Energie.
Nun gehört zu jedem positiv geladenen ein negativ geladenes Ion. Die negativ geladenen befinden sich in der Zelle und können nicht ausströmen, wie das $K^+$ und $Na^+$. Wenn z. B. Kalium-Ionen aus der Zelle wandern, so entsteht an der Innenseite der Zelle ein Überschuss an negativer Ladung und außerhalb der Zelle ein Überschuss an positiver Ladung. Auf diese Weise entsteht ein elektrisches Feld, das als Membran-Ruhepotential bezeichnet wird und etwa 70 Millivolt beträgt. Wenn sich dieses Potential z. B. durch einen Stimulus fortbewegt, wird es als Aktionspotential bezeichnet.

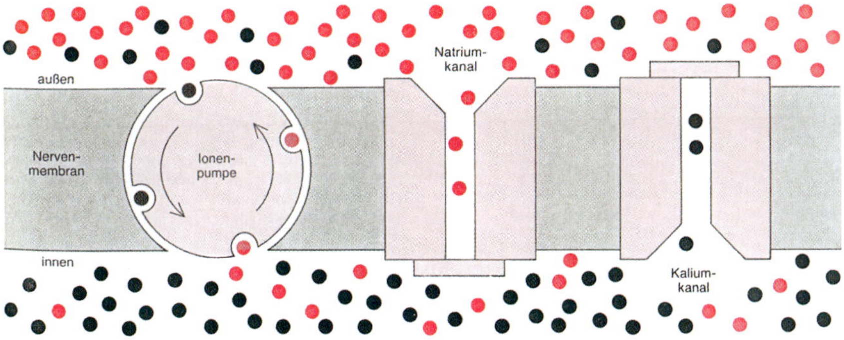


*Abbildung 44: Modellschema der Ionenpumpe in der Membran einer Nervenzellen [nach Stevens 1988]*

Bei der Fortpflanzung eines Nervensignals (Information) vollzieht sich folgender dynamischer Vorgang: Örtlich begrenzt strömen erst $Na^+$-Ionen in die Nervenfaser ein und etwas später $Ka^+$-Ionen aus der Zelle. Infolgedessen ändert sich das Membranpotential (roter Kurvenverlauf in Abbildung 44). Das hat wiederum zur Folge, dass sich die $Na^+$-Ionenkanäle öffnen. Der Ausstrom von $K^+$-Ionen bewirkt, dass die Spannung zwischen innerer und äußerer Membranseite vorübergehend negativer als das Ruhepotential wird. Dieser Ablauf wird relative Refraktorphase genannt. Die Leitungsgeschwindigkeit ergibt sich aus der Zeitachse. Im vorliegenden Fall sind das 25 m/Sekunde.

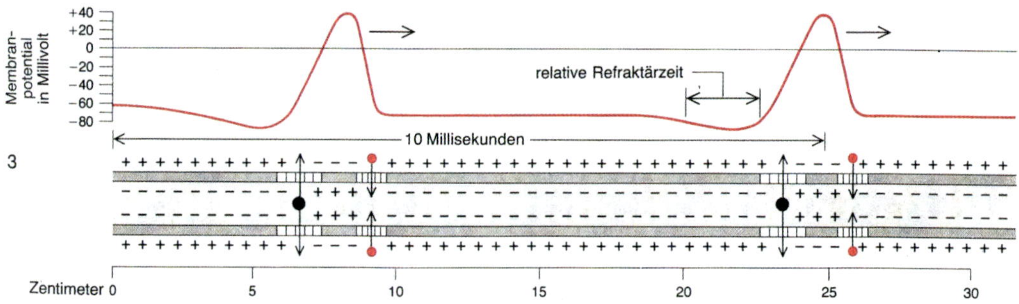


*Abbildung 45:*
*Schema des Modells der Fortpflanzung eines Nervensignals (Aktionspotential) durch Öffnen und Schließen der Ionenkanälchen mittels Ionenpumpe [nach Stevens 2006]*

In diesem Prozess werden spannungsgesteuerte und chemisch gesteuerte Ionenkanälchen unterschieden. Die Proteine, die einen **spannungsgesteuerten Ionenkanal** bilden, tragen an ihrer Oberfläche elektrische Ladungen, die so angeordnet sind, dass sie den Charakter elektrischer Dipole besitzen. Die Stellungsänderung der elektrischen Dipole führt zu Strukturveränderungen der Proteinmoleküle, wodurch die Ionenkanälchen geöffnet und geschlossen werden können.

*Abbildung 46:*
*Schematische Darstellung der Weiterleitung eines Aktionspotentials mit chemischer Steuerung an der Synapse [nach Thompson 1996]*

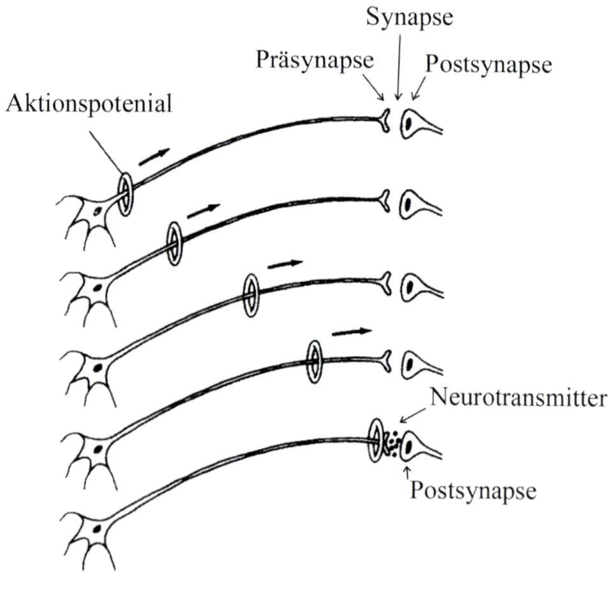

Die **chemisch gesteuerten Ionenkanälchen** sind vor allem an den Synapsen zu finden (Verbindungsstelle zwischen zwei Nervenzellen). Wenn ein Nervensignal die Präsynapse (synaptisches Endköpfchen der Nervenfaser) erreicht, wird ein Neurotransmitter freigesetzt. Dieser oder diese Neurotransmitter durchqueren den Synapsenspalt und binden sich an den Rezeptormolekülen der so genannten postsynaptischen Membran, d. h. an den Anfang der nächsten Faser einer Nervenzelle. Nach Bindung des Neurotransmitters an einen entsprechenden Rezeptor wird das Aktionspotential weitergeleitet.

Der Durchmesser eines Ionenkanälchens beträgt im geöffneten Zustand 0,4-0,6 Nanometer. Wenn man bedenkt, dass ein menschliches Gehirn etwa über 100 Milliarden Nervenzellen verfügt, kann man sich vorstellen, in welchem Maße sich die bioelektrischen Prozesse bilden und wie sie ablaufen. Sie stellen eine gewaltige elektrische Energiekraft dar.
Wenn wir über Elektroden, z. B. von der Kopfhaut, die elektrischen Ströme messen, so erhalten wir stets Summenaktionspotentiale, d. h. von einem funktionellen Neuronennetz. Da sich die funktionellen Neuronennetze wiederum in hundertstel von Sekunden bilden und wieder auflösen können, erklärt das die große Variabilität der einzelnen Konfigurationen eines EEGs.
Elektroenzephalogramme (EEG) werden über Elektroden, die auf der Kopfhaut befestigt werden können, abgeleitet und können die Hirnströme als Summenpotentiale von Neuronennetzfunktionen messen. Entsprechend ihrer Wellenlänge werden folgende EEG-Wellentypen unterschieden.

| | | |
|---|---|---|
| Deltawellen | 0,5 (1,0)-3,5 (4,0) Hz | bis 150 mV |
| Thetawellen | (3,5) 4,0-7,0 (7,5) Hz | ~ 75 mV |
| Alphawellen | (7,5) 8,0-12,0 Hz | bis 75 mV |
| Sigmawellen | 10-14 Hz (Schlafspindeln) | |
| Betawellen | 13-30 Hz | < ~ 75 mV |

*Tabelle 9:*
*Klassifizierung der Frequenzbänder des EEG*

Die einzelnen Wellentypen charakterisieren Funktionszustände des Menschen: Beta-Wellen charakterisieren gesteigerte Aufmerksamkeit, Stress, Erregung. Alpha-Wellen reflektieren relaxierte Wachzustände. Theta-Wellen widerspiegeln Übergangszustände von Wach zu Schlaf, z. B. Meditation, Hypnose. Delta-Wellen sind charakteristisch für den Tiefschlaf. Zu erwähnen wären noch die Frequenzbereiche des EEG, die auch als Frequenzbänder bezeichnet werden.
Mit diesen verschiedenen EEG-Frequenzen lassen sich verschiedene Zustände unseres Verhaltens beschreiben. Dabei spielen Amplitude und Konfiguration der EEG-Wellenverläufe eine entscheidende Rolle. In Tabelle 9 haben wir diesbezüglich Beispiele angeführt. Diese tabellarische Auflistung der Verhaltensreflektion der verschiedenen EEG-Wellen ist noch als relativ grob einzuschätzen. Bei entsprechender Datenverarbeitung und Erkennung unter Berücksichtigung auch der Amplitude und der Konfiguration in bestimmten Zeitfenstern sind noch weitere Informationen zu erhalten (Abbildung 47).

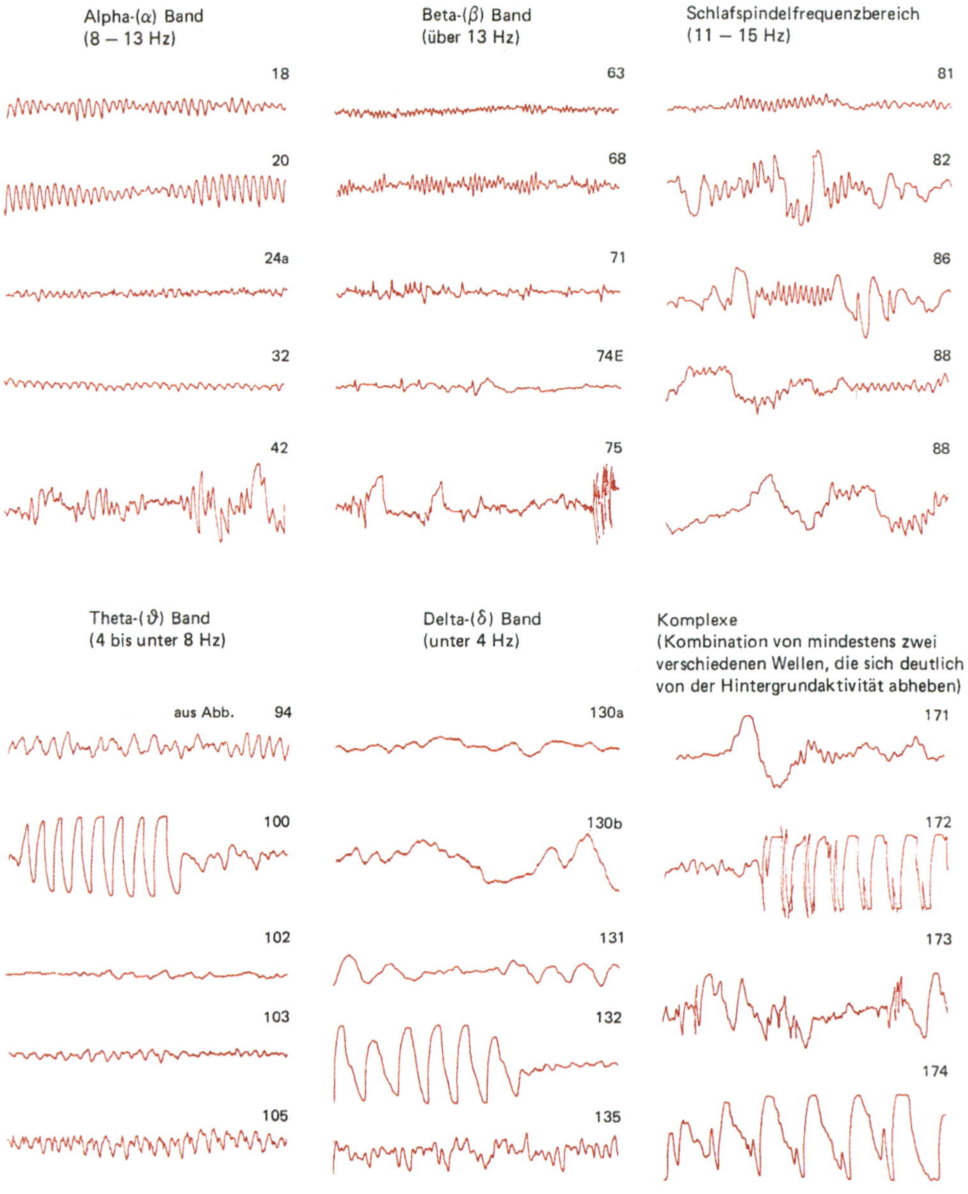


*Abbildung 47:*
*EEG-Wellentypen von jeweils fünf verschiedenen gesunden Personen [nach Simon 1977]*

Der Akku eines Menschen muss daher immer mit den im richtigen Verhältnis zueinander stehenden Mineralien „aufgeladen" werden. Das vermögen $SiO_2$ und Klinoptilolith-Zeolith. Aus diesem Grund, das sei hier noch einmal wiederholt betont, ist es sehr wichtig dem erschöpften Krebskranken ausreichend Mineralien zur Verfügung zu stellen. Das Tumorgewebe zeigt sich wie eine sich schnell und intensiv entladende Batterie, wodurch ein Energieverlust im ganzen Körper entsteht [Schlitter 1995, 1992] (siehe Abbildung 48).

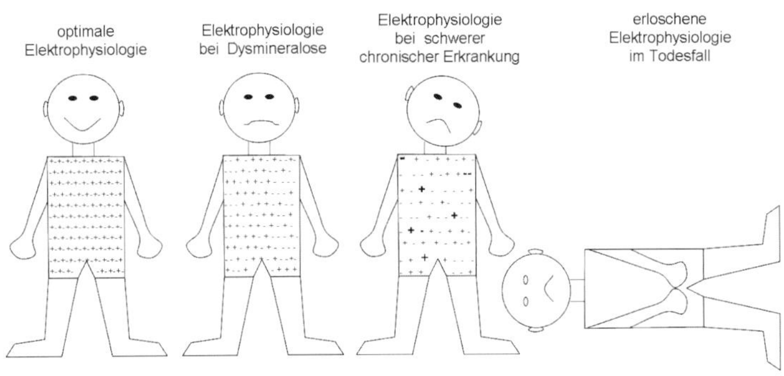


*Abbildung 48:* *Schematische Darstellung: Der Mensch ein elektrisches Wesen mit Modellbeispielen der optimalen Elektrolytregulation und deren Störungen [Hecht und Hecht-Savoley 2008]*

## ■ 48_ Das bioelektrische Heilsystem des Menschen und dessen möglicher Einfluss auf den Krebskranken

Unzureichendes Wissen oder einseitiges Wissen des Heilberuflers über den ganzen Menschen und Festhalten an Dogmen kann den Tod des Patienten bedeuten. Wer heilen möchte müsste auch die Struktur und Funktion des Heilungssystems kennen. Meine Erfahrungen zeigen, dass kaum ein Arzt oder Heilpraktiker Kenntnisse über das Heilungssystem hat. Diese Unkenntnis führt u. a. dazu, dass Onkologen die Spontanheilung beim Krebserkrankten bezweifeln. Das Heilungssystem existiert. Robert Becker [1994] beschrieb mit vielen Untersuchungen belegt, das perineurale Gleichstromsteuerungssystem, welches Heilungs-, Wachstums- und rhythmisierende Funktionen ausübt.
Selbstheilung ist ein alltägliches Erleben: Wenn Sie sich leicht verletzt haben, tun Sie gewöhnlich nichts und in zwei Tagen ist die Wunde häufig ohne Narben geheilt. Bei Kindern geht das schneller als bei Erwachsenen oder älteren Menschen. Warum ist das so? Kinder enthalten in ihrem Gewebe mehr Silizium als ältere Menschen, welches die Wundheilung beschleunigen kann [Carlisle 1986a und b]. Und wie steht es mit den „Spontanheilungen" verschiedener Krankheiten, z. B. auch Tumorkrankheiten? Wenn Krebs eine Wunde darstellt, müsste diese geheilt werden können oder sogar der Selbstheilung unterliegen.

### Welche Vorstellungen gibt es von der Heilung einer Wunde?

Die den Heilberuflern und Laien am häufigsten begegnende Heilungsform ist die Wundheilung oder die Wundselbstheilung. Die klassische Medizin erklärt diesen Vorgang in der Weise, dass sie dessen Einzelheiten etwa folgendermaßen beschreibt:

- Das aus der Wunde austretende Blut bildet eine Kruste
- Die Thrombozyten in der Blutkruste setzen einen Wachstumsfaktor frei
- Dieser aktiviert die DNS innerhalb der Fibroblastenzellen, wodurch die Produktion von Kollagenfasern beginnt
- Wenn diese Kollagenfasern in die Wunde eindringen, kontrahieren sie sich und beginnen die Wunde zu schließen
- Gleichzeitig erfolgt eine vermehrte Teilung der Hautzellen und somit schließt sich die Wunde

Hierbei entstehen die Fragen: Wer löst den Prozess aus? Wer gibt den Zellen das Signal, sich zu teilen? Wer beendet diesen Prozess?

Was aber bei der Beschreibung der Vorgänge von einfacher Heilung fehlt, ist ein Einblick in das Steuerungssystem. Es besteht z. B. die Frage nach einem möglichen Verletzungssignal, welches einem Steuerungssystem mit Rückkopplung die Information vermittelt und wie das Steuerungssystem entscheidet, welcher Prozess nun abzulaufen hat.
Wir wissen, dass in unserem gesamten Organismus elektrische Ströme fließen, die sich als Aktionspotentiale ausweisen und Informationsträger bzw. Transporteure sind. Wir können bekanntlich diese Lebensprozesse in Form von Elektroenzephalographie, Elektrokardiographie, Elektromyographie, Elektrodermographie u. a. registrieren.

### Verletzungs- und Wachstumspotential

Von dem italienischen Anatom und Physiologen Luigi Galvani (1737-1798) wurde bereits der „Verletzungsstrom" beschrieben, der sich immer als **positives elektrisches Potential** zeigte. Das Verletzungspotential kommt durch die Zerstörung der Zellmembran zustande, wodurch eine Ungleichverteilung der extra- und intrazellulären Ionen entsteht. Alle schnell wachsenden Gewebe haben **dagegen negative Ladung, auch das Tumorgewebe** [Becker 1994]. Becker [1994] konnte nachweisen, dass menschliches und tierisches Tumorwachstum immer die höchste Negativität auswies, die er mit seinen Gleichstrommessungen erfassen konnte.
**Diesbezüglich ergibt sich ein Ansatz für die Frühdiagnostik von Tumoren, die man auf diese Weise schon erkennen könnte, bevor ein Tumor entstanden ist.**
Beckers geniales Experiment mit der Frage: Warum wächst dem Salamander die abgeschnittene Pfote nach? hat uns Tore zu neuem Wissen geöffnet.
Becker [1994] amputierte bei einem Frosch und einem Salamander die linke Vorderpfote und maß das Gleichstrompotential während des nun folgenden Heilungs- bzw. Regenerationsprozesses. Elektrizität in biologischen Prozessen benötigt leitfähiges Gewebe und dieses fand Becker [1994], in diesem Fall in der Neuroglia, d. h. in der extrazellulären Matrix des Nervengewebes. Bei beiden Tieren zeigte sich nach der Amputation der Pfote das positiv ausschlagende Verletzungspotential. Beim Salamander, bei dem mit dem Heilungsprozess gleichzeitig die Regeneration der gesamten Pfote erfolgte, sehen wir nach einiger Zeit den Umschlag in ein negatives Gleichstrompotential, welches Ausdruck vermehrten Zellwachstums ist. Beim Frosch verlief nur der Heilungsprozess nach der Amputation. Das positive Verletzungspotential nähert sich wieder dem Ruhepotential.

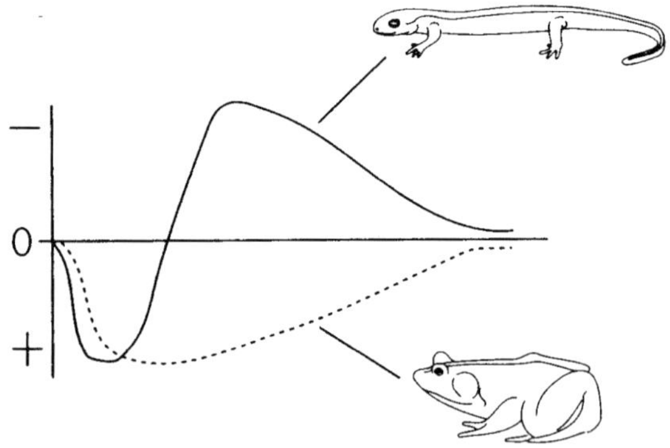


*Abbildung 49:*
*Gleichstrompotentiale nach Verletzung sowie im Heilungsprozess (Frosch) und Regenerationsprozess (Salamander) [nach Becker 1994]*

Dieses Ergebnis zeigt, dass die Bioelektrizität zu den Grundelementen eines Steuerungssystems gehört, welches Regeneration und Heilung (Vernarbung) reguliert.

### Extrazellulärer Raum der Nervenzelle – die Neuroglia

Die Nervenzellen des Gehirns sind in die Neuroglia eingebettet. Sie bestehen aus verschiedenen Zellformen und dem Interstitium (Zwischengewebe) mit der kolloidalen Flüssigkeit. Die Neuroglia stellt die extrazelluläre Matrix des Gehirns dar. Man schreibt der Neuroglia Funktionen wie Ernährung, Schutz, Isolation, Ionenaustausch der Immunaktivität u. a. zu. Seit den Untersuchungen von R. O. Becker [1994] wissen wir, dass die Neuroglia Erregungsleitfähigkeit auf der Basis von Gleichstrompotentialen besitzt. Die Neuroglia des peripheren Nervensystems ist die Schwann'sche Zelle, die Nervenfasern (Axone) umfasst. Auch diese besitzen Leitfähigkeit und stellen Informationsträger (in Form eines Ladungsträgers) dar.
**Folglich existiert ein zweites Nervensystem, welches nach Beobachtungen von Becker nach dem Prinzip eines Analogcomputers arbeitet.**

Becker [1994] bezeichnete dieses leitfähige System, welches auf der Grundlage der Neuroglia arbeitet, als **„Perineurales Gleichstromsteuerungssystem" (PGSS).**
Das PGSS vermag die Informationen

- nach Stromstärke,
- nach Flussrichtung und
- nach Änderungen der Stromstärke

in Form von langsamen Wellen (langen Perioden) zu transformieren.
**Das sind Eigenschaften, die elektrische Halbleiter besitzen.** In diesem Zusammenhang entdeckte Becker [1994] die biologische **Halbleitungsfähigkeit der Neuroglia. Die Ströme von Halbleitern sind bekanntlich sehr schwach. Sie benötigen nur geringe Spannungen, um den Strom fließen zu lassen.**
Die Halbleiterfähigkeit ist bekanntlich die Eigenschaft von Materialien, die eine kristallähnliche Struktur haben. In diesem Fall sind die Atome in regelmäßiger gitterartiger Form angeordnet, so dass ein überzähliges Elektron frei durch das Gitter von Atom zu Atom springen kann. $SiO_2$, z. B. Quarz, hat diese Halbleitereigenschaft.

**Da die Körperflüssigkeiten durch ihre kolloidale Eigenschaft auf der Grundlage von Mineralien (Elektrolyten) als kristalline Flüssigkeit vorhanden sind, die sich in der Neuroglia bzw. intrazellulären Matrix befinden, ist es nicht verwunderlich, dass sie die biologische Halbleiterfähigkeit besitzen [Shabalin und Shatokhina 2001; Becker 1994; Heine 1991, 1989; Schlitter 1995, 1986; Pischinger 1990].**
Aufgrund seiner umfangreichen Untersuchungen an Menschen und Tieren kamen Becke und Marino [Becker 1994; Becker und Marino 1962, Marino 1988] zu der Auffassung, dass der Wirbel- bzw. Säugetierorganismus (einschließlich des menschlichen Organismus) über ein primitives hochleistungsfähiges analoges Informationsübertragungs- und Steuerungssystem verfügt, welches, aus der Evolution stammend, noch heute erhalten geblieben und in der Neuroglia, dem „Bindegewebe" bzw. der extrazellulären Matrix des Nervensystems, lokalisiert ist.

Dieses perineurale Gleichstromsteuerungssystem verfügt nach Becker und Marino [Becker 1994; Becker und Marino 1962] über folgende Eigenschaften und Fähigkeiten. Das PGSS

- besitzt die Fähigkeit, mittels des Flusses von bioelektrischen Signalen, auf der Grundlage des biologischen Halbleiterprinzips, Informationen zu übertragen.
- arbeitet nach dem Prinzip eines Analogcomputers, langsamer als das sensomotorische Nervensystem, welches vergleichsweise wie ein Digitalprinzip arbeitet. Beide Systeme funktionieren faktisch zusammenwirkend nach dem Prinzip eines „Hybridrechners".
- vermag Verletzungen, morphologische und funktionelle Schäden „wahrzunehmen", zur Zentrale zu signalisieren, Steuerungsmechanismen und Regulationsprozesse in Gang zu setzen, um Defekte im Organismus durch „Reparaturen" bzw. Regenerationen zu beseitigen.
- steuert und reguliert Wachstum und „Heilung", indem es mit negativen und positiven Gleichstrompotentialen reagiert. Somit sind sowohl Verletzungen als auch schnelles Wachstum zu erfassen.
- vermag die morphogenetischen Grundprozesse in der Embryonalentwicklung zu steuern.
- veranlasst in der extrazellulären Matrix, d. h. in der Nähe von Körperzellen, mittels biologischen Gleichstroms die Aktivierung und Kommunikation von Körperzellen.
- kann daher die Heilung von Verletzungen und anderen Schäden bewirken, z. B. die Heilung von komplizierten Knochenbrüchen. Becker [1994] konnte dies sowohl in der Humanmedizin als auch in der Veterinärmedizin praktizieren und nachweisen. Besonders dann, wenn die Heilungsprozesse langsam vonstatten gingen, erzielte er damit gute Effekte.

**Die Steuerzentrale des PGSS befindet sich offensichtlich im Gehirn, wobei Neuroglia und Neuron synchron abgestimmt die Erzeugung und den Empfang von Erregungsimpulsen regulieren. Auf der nachfolgenden Abbildung ist dieser Prozess im Falle der Verletzung vereinfacht schematisch dargestellt.**

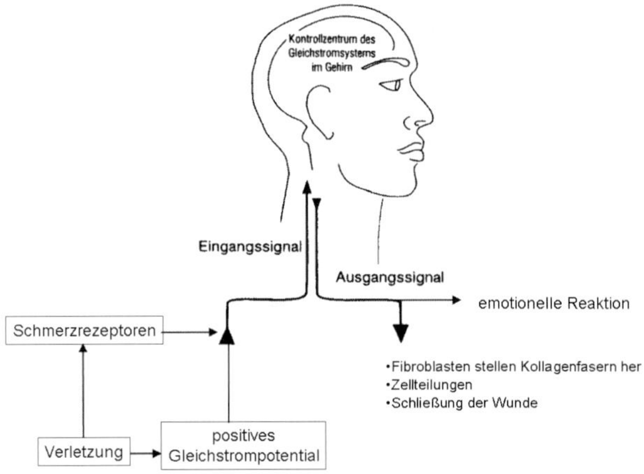


*Abbildung 50:*
*Schema der Funktion des PGSS im Falle einer peripheren Verletzung [modifiziert nach Becker 1994]*

- Das PGSS wirkt im Gehirn mittels eines Bereitschaftspotentials steuernd auf Entscheidungsprozesse. Das Bereitschaftspotential geht gewöhnlich den Impulsen der Neuronen (Nervennetze) voraus, d. h. das PGSS reagiert bereits früher als das „digitale" Nervensystem: Dieses Bereitschaftspotential des PGSS erklärt die Funktion des Systems, welches dem Vorwärtsspielprinzip des menschlichen Gehirns zu Grunde liegt, d. h. im Gehirn können Entscheidungen getroffen werden, bevor der Erregungstimulus den Effektor bzw. „Handlungsakzeptor" [Anochin 1967, 1935] erreicht. Anochin nannte dieses Funktionssystem „Prinzip der Voraussage".

## Heilung, ein Prozess des Zentralnervensystems

Die Erkenntnisse über das PGSS erklären auch die Akupunktur, den Placeboeffekt, die Intuition, Magnetfeldreaktionen, die Visualisierungstherapie und die bewusst geistig-emotionelle Beeinflussung von Körperprozessen im Sinne der Gesunderhaltung bzw. der Beseitigung von Erkrankungen [Becker 1994; Marino 1988; Becker und Marino 1962]. Bisher tat sich die Medizin schwer, die geistig-emotionelle Einflussnahme auf die Heilung von Krankheiten zu erfassen bzw. zu begreifen.

**Die Neuropsychoimmunologie, das Prinzip der perineuralen Gleichstromsteuerung und die freie Endigung von Nervenfasern des vegetativen Systems in der extrazellulären Matrix [Heine 1991, 1989] können heute erklären, wie die Heilung von Krankheiten durch kognitiv-emotionelle Prozesse vonstatten geht, woran kein Zweifel mehr besteht (siehe auch Kapitel 1-6).**

Nachfolgend werden schematisch die Funktionen eines dualen Nervensystems dargestellt.

**Modell**
**Dualzentralnervöse Steuerung der extrazellulären Matrix**

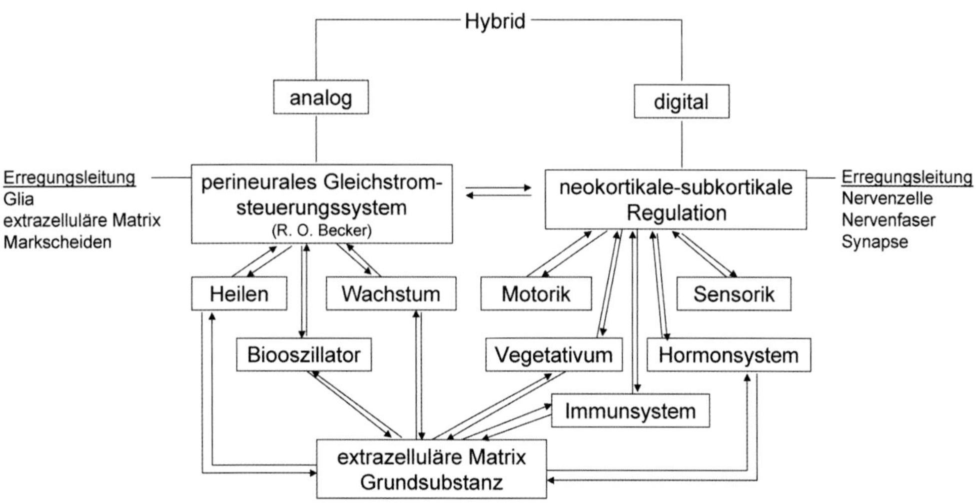


*Abbildung 51: Schematische Darstellung des dualen Nervensystems*

## Silizium – Urmineral des Wachstums und der Heilung

Nach dem heutigen Erkenntnisstand hat Silizium, das zweithäufigste Element auf unserem Planeten, bei der Entstehung des Lebens eine wichtige Rolle gespielt. Es bieten sich daher im Zusammenhang mit diesem funktionellen Heilungs-Wachstumssystem Assoziationen zu den Ergebnissen von Carlisle [1986a und b] an, die postulierten, dass ohne Silizium in unserem Körper kein Wachstum möglich ist. Die Rolle der Mineralien und speziell des Siliziums im epineuralen Gleichstromsteuerungssystem müsste durch weitere Forschungen aufgeklärt werden.

**Die wachstumsfördernde Wirkung und die Halbleitereigenschaft des $SiO_2$ lassen in diesem Zusammenhang darauf schließen, dass dieses Mineral eine entscheidende Funktion im perineuralen Gleichstromsteuerungssystem ausübt und somit bei der Heilung und beim Wachstum eine dominierende Rolle spielen muss.**
Seit Urzeiten ist aber bereits bekannt, dass der Schachtelhalm (Equisetum arvense) eine kieselsäurehaltige Pflanze darstellt, die bei der Heilung von Wunden eine bedeutende Rolle gespielt hat. Z. B. wird berichtet, dass im alten Griechenland die verwundeten Krieger mit Schachtelhalm behandelt wurden. Schachtelhalm enthält aber noch andere Mineralien neben der starken Anreicherung von $SiO_2$, nämlich Kalium, Magnesium und Kalzium. Das Heilungs- und Wachstumssystem, welches konkret als perineurales Gleichstromsteuerungssystem vorliegt, wird von uns zu den funktionellen Systemen der Sanogenese gezählt.

### Gleichstromstimulierung kann Krebszellen beseitigen

Von einer Reihe von Wissenschaftlern wurde die Regenerationstheorie vertreten [Becker 1994; Bailer und Smith 1986; Wolsky 1978]. Sie beziehen sich auf Arbeiten von Cohenheim [1887], der aufgrund entsprechender Forschungsergebnisse schlussfolgerte, dass sich Krebszellen bei regenerativen Wachstumsprozessen unter bestimmten Umständen wieder in normale Zellen zurückwandeln und zu Bestandteilen eines normal wachsenden Blastoms werden können.
Schon damals äußerte Cohenheim, **dass Zellen nicht unwiderruflich im entarteten Zustand gebunden sind, sondern bei der Wirkung eines embryonalen Steuerungssystems wieder in den normalen Zustand zurückkehren können.** Becker [1994] wies mit seinen Untersuchungen am Salamander nach, dass in der Tat diese Möglichkeit gegeben ist und machte dafür das perineurale Gleichstromsteuerungssystem verantwortlich.

Becker [1994] schildert in diesem Zusammenhang Experimente seines Freundes, des Biologen S. M. Rose [1948], der mit dem Salamandermodell das von Cohenheim [1887] vermutete Steuerungssystem für die Regeneration von Krebszellen mit dem Salamandermodell in Form des perineuralen Gleichstromsteuerungssystems verifizierte, wie folgt: „Rose kam auf den Gedanken, dass Krebszellen, die man in das regenerierende Glied eines Salamanders einpflanzte, vielleicht wieder normal werden könnten – wenn Cohenheim recht hatte". Da Salamander normalerweise nie Krebs entwickeln, bestand Roses erster Versuch darin, Nierentumorzellen vom Frosch in das Vorderbein von Salamandern einzupflanzen, um sich zu vergewissern, dass sie „angingen" und sich wie ein typischer Krebs verhielten. Er stellte fest, dass die Zellen tatsächlich von dem Salamander aufgenommen wurden und eine Zeitlang lokal als sichtbarer Tumor weiter wuchsen, woran der Salamander schließlich starb.
Nachdem Rose bewiesen hatte, dass Nierentumorzellen vom Frosch beim Salamander karzinogen wirkten, wiederholte er den Versuch, amputierte aber diesmal das Vorderbein des Salamanders mitten im Tumor, wobei Krebszellen im Amputationsstumpf zurückblieben. Als der Salamander anfing, den fehlenden Teil seines Vorderbeins zu regenerieren, verschwand die kanzeröse Tumormasse und verschmolz mit dem entstehenden Blastom. Als die Vorderbeine neu gebildet waren, waren sie normal – und der Tumor war weg. Es gab keinen Hinweis mehr auf Krebs, und das Tier lebte danach normal weiter.
Bei der mikroskopischen Untersuchung der neu gebildeten Teile der Vorderbeine fand Rose die Kerne der ursprünglichen Froschkrebszellen beim Salamander in den normalen Zellen

für Knochen, Muskel und so weiter in der Neubildung. Er folgerte, dass Krebszellen beim Ablaufen eines regenerativen Wachstumsprozesses sich zu normalen Zellen zurückentwickeln und zu Teilen des wachsenden Blastems werden können."
Becker [1994] bedauert, dass diese so bedeutungsvollen Untersuchungsergebnisse unbeachtet geblieben sind.
**Die Schlussfolgerung aus diesen Ergebnissen:**
**Krebszellen nicht mit Chemika abtöten, sondern durch Stimulierung des perineuralen Gleichstromsteuerungssystems so zu lenken, dass deren Regeneration erfolgen kann. Auch diagnostisch wären diese Ergebnisse dafür anregend, dass man die Gleichstrompotentiale misst, die bei Krebszellen hohe elektrische Ausschläge zeigen (siehe Kapitel 45).**
Therapeutische Anwendung von Gleichstrom hat Becker [1994] beschrieben. Nordenström [1985] gelang es mittels Vascular-Interstitial-Closed Electric Circuit (VICC) Tumorgewebe so zu verändern, dass bei den Erkrankten langzeitige (bis sechs Jahre) Remissionen erzielt worden sind.
Meine Schlussfolgerung. Die Krebsforschung sollte endlich berücksichtigen, dass der Mensch ein elektrisches Wesen ist und diese Tatsache mit in ihre Konzeption der Diagnostik und Therapie einbeziehen. Das könnte vielen Menschen das Leben retten.

## ■ 49_ Siliziumreiche Naturmineralien in der Krebstherapie. Erste Ergebnisse und Erfahrungen

Siliziumreiche Erden und Tone wurden schon im alten Ägypten in der Antike sowie von Avicenna (Ibn Sina) für Therapiezwecke angewendet [Nekrassova 2000] Hippokrates (460-370 v. Chr.) soll Pest, Geschwüre und Vergiftungen mit Ton behandelt haben. Ibn Sina (Avicenna, 980-1037) hat im Canon Medicae Bd. II (der Jahrhunderte lang die medizinische Anschauung beherrschte) die Behandlung mit grauweißem Ton ausführlich beschrieben und bei folgenden Krankheiten angewendet: Wunden, Geschwüre, Hauterkrankungen, Durchfälle, Blasenleiden, „Bluthusten" (heute als Tuberkulose bezeichnet), Verbrennungen. Die heute noch verwendete essigsaure Tonerde entstammt einer Rezeptur von Ibn Sina (Avicenna).

### Menschliche Lithophagen leben länger, sind gesund und kennen keinen Krebs

Da der Mensch ein Allesesser ist, ist ihm auch die Lithophagie (Steinessen) eigen. Er hat sie im Laufe seiner Entwicklung immer betrieben.
Wissenschaftler der ehemaligen UdSSR (heute GUS-Staaten), die sich schon seit Jahrzehnten mit den siliziumangereicherten Gesteinen in der Medizin, Veterinärmedizin, Nutztierzucht, Land- und Wasserwirtschaft beschäftigen, haben sich auch mit der gesunden Langlebigkeit der Menschen und deren Ursachen beschäftigt. Aus einem Untersuchungsbericht der Akademie der Wissenschaften der UdSSR und des Rates der Erkenntnis vermittelnden Gesellschaften der USA geht hervor, dass die höchste gesunde Langlebigkeit bei den Yakutiern (Nordsibirien) und verschiedenen Kaukasusvölkern festgestellt wurde. Das Gemeinsame dieser beiden langlebigen Bevölkerungsgruppierungen waren nicht Klima, Lebens- und Nahrungsgewohnheiten, sondern das „Gesteinmehl" in ihrer täglichen Nahrungsaufnahme.

Die Nordsibirier haben Klinoptilolith-Zeolith und Heulandit, die Kaukasier Montmorillonit und Klinoptilolith-Zeolith auf ihrer „täglichen Speisekarte" stehen.
**Wie Untersuchungen zeigten, sind den Menschen dieser lithophagierenden Völkerstämme die weit verbreiteten chronischen Krankheiten einschließlich der Tumorkrankheiten nahezu unbekannt. Unter ihnen gibt es sehr viele Langlebige.** [Bgatova und Novoselov 2000]
Mir wurde folgender Fall bekannt. Über eine ältere Türkin (92 Jahre) wurde mir berichtet, dass sie seit ihrer Jugend täglich eine kleine Kugel von rotem Ton lutscht. Sie war geistig und körperlich noch gut drauf und rüstig. Ein Jahr später besuchte sie ihre Kinder und Enkel in Deutschland. Die ließen sie gesundheitlich durchchecken. Dabei wurde ein kleiner eingekapselter Tumor im Magen festgestellt. Der deutsche Onkologe veranlasste sofort eine Operation. Der Tumor wurde „entfernt". Zwei Wochen später starb die Patientin voller Metastasen. Es wäre besser gewesen, der deutsche Onkologe hätte den eingekapselten Tumor unberührt gelassen. So hat es uns als Studenten Professor Ferdinand Sauerbruch (1875-1951) gelehrt.
Es soll hier darauf hingewiesen werden, dass $SiO_2$-Mineralien Tumoren einzukapseln vermögen [Voronkov et al. 1975; Scholl und Letters 1959].
Seit circa 50 Jahren kennt man in der Medizin den Klinoptilolith-Zeolith. Er wurde vor allem in Russland, Japan, Lateinamerika, USA und anderen Ländern als Therapeutikum und Prophylaktikum angewendet. Klinoptilolith enthält ca. 70 % $SiO_2$, welches dem Körper als kolloidale Solphase zugeführt wird. Auch Bentonit/Montmorillonit ist als pharmazeutisches Adjuvans bekannt [Hecht und Hecht-Savoley 2005, 2007, 2008].

### Elektrolyt-(Mineral-)Defizite und Dysregulation der Elektrolytmetabolismen in der Tumorgenese

In den letzten Jahrzehnten sind eine Anzahl von wissenschaftlichen Arbeiten erschienen, die Mineraldefizite oder den gestörten Mineralstoffwechsel im Zusammenhang mit der Tumorgenese nachwiesen [Chen et al. 1994; Sha et al. 1993; Marczynski 1988; Kalliomaki et al. 1987; Ohshima und Takahama 1987; Shen et al. 1987; Babenko und Maksimuchuk 1982; Delva 1973; Kvirikadze 1967; Delva 1963]. Hierbei wurde vor allem ein Defizit an Silizium mit festgestellt. Sowohl Schadstoffbelastung als auch Defizite von $SiO_2$ in den Nahrungsmitteln haben Defizite im $SiO_2$-Gehalt des Organismus zur Folge. 80 % der Menschen (weltweit) sollen an Siliziumdefizit leiden [Romanov 2000]. Folglich wären die siliziumhaltigen Gesteine Natur-Klinoptilolith-Zeolith und Montmorillonit als ein Mittel zur Komplementärtherapie (wie sie in neuester Zeit mit Vitaminen auf der Intensivstation betrieben wird [Biesalski 2007]) bei Tumorkranken durchaus angezeigt.

### Ohne Silizium stehen alle Körperprozesse still

Diese Erkenntnisse sollten vor allem bei der Therapie von Tumorerkrankungen beachtet werden. Werner [1968] stellte fest, dass in siliziumfreier Nährlösung Zellkulturen nach kurzer Zeit die wichtigsten Synthesefunktionen, z. B. Proteinsynthese, Chlorophyllsynthese, gestoppt werden und die Stabilität der Zellwände verloren geht. Dieser Stoffwechselverlust in der Grundsubstanz der extrazellulären Matrix bei chronischen und Tumorkranken wird u. a. auch noch durch folgende Befunde bestätigt:

- Mangel an Adenosin-Tri-Phosphatasen [Perger 1990]

- Inhibition der $Na^+$-$K^+$-Pumpe [Perger 1990]
- Senkung des Oxy-Hämoglobins im venösen Blut [Perger 1990; Bergsmann 1963]
- erhöhter Sauerstoffverbrauch und Bedarf in der extrazellulären Matrix [Perger 1990; Bergsmann 1963]
- Überschuss an freien $O_2$-Radikalen [Ivkovic 2006]
- Fehlsteuerung der Elektrophysiologie. Bei Tumorwachstum negatives Überschusspotential [Becker 1994]. Das Tumorgewebe verhält sich wie eine sich stark entladende Batterie [Schlitter 1995, 1992]. Das ist eine Frühdiagnosemöglichkeit – Messung der elektrischen Potentiale!

### $SiO_2$-haltiges Trinkwasser kann Tumorerkrankungen vorbeugen

Es ist bekannt, dass siliziumhaltige Mineralquellen bzw. Trinkwasserquellen Krebsverhindernd sein können. F. Goldstein [1932] berichtete, dass im Ort Daun in Westdeutschland, in welchem eine Mineralquelle 80 mg $SiO_2$/l Wasser enthält, eine sehr niedrige Sterblichkeitsrate an Krebs gegenüber anderen Orten in Deutschland zu beobachten war. Voronkov et al. [1975] berichten, dass in den Gegenden, in denen das Trinkwasser wenig Silizium enthält, eine höhere Erkrankungsrate an Tumorkrankheiten zu verzeichnen war als in solchen Gebieten, in denen die Menschen mit natürlich siliziumangereichertem Wasser versorgt wurden.

### Silizium als Adjuvans der Chemotherapie bei Tumorerkrankungen

Wannagat [1971] beschrieb die Wirkung von Siliziumpräparaten als Adjuvans der Chemotherapie bei Krebskranken. Zusammenhänge zwischen Siliziummangel und Krebserkrankungen haben auch Voronkov et al. [1979, 1975], Charnot und Peres [1977] und Charnot [1953] in Tierexperimenten und an Fallbeispielen beobachtet. Voronkov et al. [1975] fanden in Tierexperimenten in den Tumoren Kalkeinlagerungen bei Gegenwart erhöhter Siliziumkonzentration im Gewebe. Die beschriebenen Abkapselungen der Tumoren durch Bindegewebe oder durch Kalkeinlagerungen ließen sich durch Funktionseigenschaften des Siliziums im Organismus erklären:

- Beteiligung an der Proteinsynthese [Davis et al. 2002; Birkhofer und Ritter 1958; Scholl und Letters 1959]
- Fähigkeit zu Aufbau des Bindegewebes [Carlisle 1986a und b]
- Wirkung als Adsorbens [Charnot und Peres 1977; Arslan et al. 1968; Kapskaya 1968]
- Steuerung des Kalzium-Stoffwechsels durch Silizium [Voronkov et al. 1975]
- Antioxidantienwirkung [Ivkovic 2006]

### Siliziummineralien als Basistherapeutikum bei Tumorerkrankungen?

Die außerordentlich starke Antioxidantienwirkung des Natur-Klinoptilolith-Zeoliths, sein hoher $SiO_2$-Gehalt, seine Ionenaustausch-Adsorbenzienfunktion, seine Schadstoff- und Detoxikationsregulation sowie die untoxische und nebenwirkungsfreie Charakteristik sprechen für einen Einsatz der Siliziummineralien als Basistherapeutikum bei onkologischen Erkrankungen.

**Was nicht schadet kann bestenfalls nutzen, was schadet, sollte man dagegen lieber nicht nutzen.**

**In-Vitro- und In-Vivo-Untersuchungen an verschiedenen Tumorarten mit TMAZ**
Mit dem TMAZ wurden zahlreiche In-Vitro- und In-Vivo-Untersuchungen tierexperimentell und am Menschen durchgeführt, über die wir nachfolgend berichten werden [Pavlic et al. 2001, 2002; Zarkovic et al. 2003; Poljac-Blazi et al. 2001; Maltoni und Minardi 1988; Colic und Pavlic 2002, 2000; Katic et al. 2006]
Untersucht wurde der Einfluss von TMAZ (= Tribomechanisch aktivierter Zeolith (Natur-Klinoptilolith-Zeolith)) auf die Hemmung des Tumorzellenwachstums beim MiaPaCa2-Tumor (Pankreaskarzinom des Menschen), bei HeLa-Tumor (Zervixkarzinom des Menschen) und bei Hep2-Tumor (Larynxkarzinom des Menschen). Die Ergebnisse haben gezeigt, dass es zur Hemmung des Zellenwachstums in Abhängigkeit von der jeweils eingesetzten Dosierung von TMAZ und der jeweiligen Tumorart kommt. Am wirksamsten erwies sich die Dosis von 50 mg/ml und die beste Wirkung wurde bei den MiaPaCa2-Zellen erzielt [Lelas 2002].

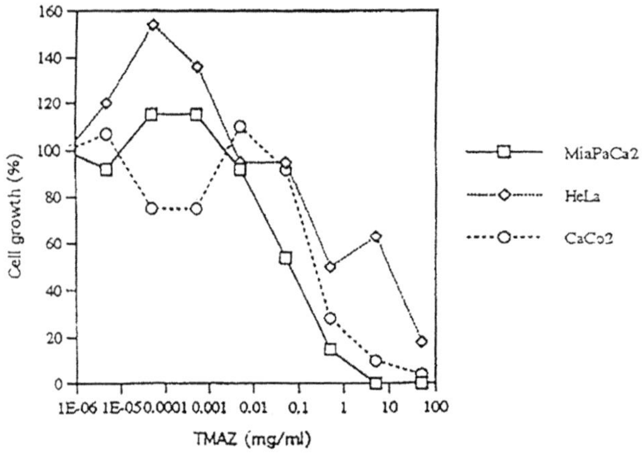


*Abbildung 52:*
*Darstellung der Wirksamkeit von TMAZ auf das Krebszellenwachstum bei direkter Anwendung in vitro [Lelas 2002]*

**Pilotstudien, Fallkontrollstudien und Fallberichte zu der Anwendung von TMAZ = Tribomechanisch aktivierter Zeolith (Natur-Klinoptilolith-Zeolith) bei Patienten mit Tumorerkrankungen**
Die Untersuchungen wurden in den Polikliniken Svecnjak in Zagreb unter Leitung von Dr. Slavko Ivkovic in einer Zeitspanne von 5 Monaten durchgeführt. Übersicht aus dem Jahr 2000. Die Patienten waren von der Schulmedizin aufgegeben oder lehnten eine Chemo- bzw. Strahlentherapie ab.
Es wurden 280 Patienten mit TMAZ-Präparaten mit täglichen Dosen von 3-10 g, individuell abgestimmt, therapiert. Die Effekte der TMAZ-Applikation sind bei 114 Patienten gemäß vorgeschriebener Beobachtungsprotokolle registriert worden.
Zerebrale Tumore wurden bei 21 Patienten im Finalstadium verfolgt. Die Patienten waren in einem schlechten Allgemeinzustand, unbeweglich und wurden nur symptomatisch therapiert, d. h. sie erhielten nur schmerzstillende, antidepressive Mittel. 3-4 Wochen nach Beginn der Einnahme des TMAZ haben sich deutliche Verbesserungen des Allgemeinzustands gezeigt. Die Patienten hatten keine epileptischen Anfälle mehr und wurden auch beweglicher, einige waren fähig selbst zu lesen, sich zu waschen und normal zu kommunizieren. Nach 5 Monaten hatten 14 Patienten keine Anzeichen mehr von Tumorerkrankung.

Bei 40 Patienten mit primären Lungentumoren im Finalstadium wurde der Allgemeinzustand in der 3. und 4. Woche nach Einnahmebeginn deutlich verbessert. Die Schmerzen wurden deutlich gemindert, Respiration und Beweglichkeit erfolgten beschwerdefrei. Bei dieser Gruppe verstarb nur ein einziger Patient aufgrund eines invasiv-kachektischen Anfalls.
Ferner wurde die Wirkung des TMAZ auf den Krankheitsverlauf von 53 Patienten in ausgesprochenem kachektischen Zustand mit Krebsbefall des Verdauungstraktes im Finalstadium klinisch beobachtet. Bei diesen Patienten trat die positive Wirkung etwas später ein (Woche 5-8), wobei 4 Patienten in der Anfangsphase der Einnahme verstorben sind. Der Rest der Patienten hat sich gut erholt und nach 5 Monaten zeigten nur wenige Patienten die Spuren der Tumor-Krankheitssymptome.
Bei mehr als 150 Patienten wurde deutlich eine positive Wirkung des TMAZ in Kombination mit klassischen Therapiemethoden (Chemotherapie, Strahlentherapie) festgestellt. Dabei verringerten sich die Nebenwirkungen der klassischen Therapiemethoden.
Nachfolgend werden einige spezielle Beobachtungsstudien der letzten Jahre vorgestellt. Diese wurden unter der Leitung von Dr. Ivkovic in verschiedenen Kliniken in Zagreb durchgeführt [Ivkovic 2006].

### Fallkontrollstudie Hautkrebs – Malignes Melanom
**[Ivkovic 2006b]**

- Jedes Jahr erkranken in Deutschland mehr als 100.000 Menschen neu an Hautkrebs.
- Über 3000 sterben an den Folgen.
- Melanom der Haut ist der bösartigste Hautkrebs des Menschen.
- Das Risiko, im Laufe des Lebens ein Melanom zu entwickeln, beträgt in Deutschland etwa 1:200, in Australien bereits 1:50.
- Besonders betroffen sind Menschen im mittleren Lebensalter zwischen 45 und 60 Jahren.
- Melanome können trotz völlig fehlender Beschwerden und einer relativ geringen Größe bereits frühzeitig Tochtergeschwülste in andere Organe absetzen.
- Am häufigsten ist hier die Lymphknotenmetastasierung.

**Studiendesign/Anwendung von TMAZ:**

- 20 Patienten mit Hautkrebs – Melanoma Metastaticum Clark III + IV
  11 Patienten mit Metastasen in den Lymphknoten.
  3 Patienten mit subklavikularen und mediastinalen Lymphknoten
  3 Patienten mit subklavikularen Lymphknoten am Hals
  1 Patient mit subklavikularen und axialen Lymphknoten auch am Rücken, Lunge und Gehirn
  1 Patient mit subklavikularen Lymphknoten mit massiven Metastasen auf der Haut
  1 Patient mit primären Metastasen am linken Auge, und 5 Jahre nach Enukleation des Auges Metastasen in der Leber
- Dauertherapie mit Zeolithpräparaten

**Ergebnis**

- Von 20 Patienten ist 1 Patient nach 5 Monaten verstorben, nachdem er die Zeolithpräparate abgesetzt hat.

- Nach 3 Jahren ist 1 Patientin mit Metastasen im Gehirn verstorben, nachdem es zu rezidiven Metastasen im Gehirn kam. Wir hatten keine Information wie lange sie die TMAZ-Produkte eingenommen hat.
- Die anderen 18 Patienten hatten bei der letzten Kontrolle im Januar 2006 keine Anzeichen für Rezidive der Krankheit.

**Beobachtung zum Therapieverlauf**

- angiostatische Wirkung
- endostatische Wirkung ist konstant und langsam
- keine Rezidive, wenn TMAZ ohne Unterbrechung über einen Zeitraum von mehr als 6 Monaten diszipliniert eingenommen wird
- keine Nebenwirkungen wie bei der Chemotherapie
- schnelle Verbesserung des Allgemeinzustandes und der Lebensqualität

Im Vergleich mit Patienten die im gleichen Stadium der Krankheit waren und kein TMAZ genommen haben, sind diese nach 1-2 Jahren verstorben.

### Beobachtungsstudie Lungenkrebs, Bronchialkarzinom

**[Ivkovic 2006b]**

- Im Jahr 2000 erkrankten nach Schätzungen des Robert-Koch-Instituts ca. 31.800 Männer und 10.400 Frauen an dieser Krebsart; mit steigender Tendenz
- Damit ist Lungenkrebs bei Männern und Frauen die dritthäufigste bösartige Tumorerkrankung
- Lungenkrebs ist selten heilbar
- Im Jahr 1999 verstarben in Deutschland laut Statistischem Bundesamt 37.616 Patienten an einem Bronchialkarzinom, darunter 28.192 Männer und 9.423 Frauen
- Es gibt verschiedene Arten von Lungenkarzinomen. Besonders bösartig ist das so genannte kleinzellige Lungenkarzinom
- Die nicht-kleinzelligen Lungenkarzinome – dazu gehören das so genannte Plattenepithelkarzinom, das Adenokarzinom und das großzellige Karzinom – wachsen langsamer und haben deshalb insgesamt eine bessere Prognose

**Studiendesign/Anwendung von TMAZ**

- 22 Patienten mit Bronchialkarzinom
- 15 Patienten mit kleinzelligem Bronchialkarzinom
- 7 Patienten mit planozellularem (makrozellular) Karzinom
- 12 Patienten – 7 mit kleinzelligem und 5 mit planozellularem Karzinom – Dauertherapie mit TMAZ-Präparaten
- 10 Patienten haben eine Kombination von TMAZ-Präparaten und Chemotherapie als Behandlung bekommen
- 2 Tage vor und nach der Chemotherapie haben sie die TMAZ-Therapie immer weggelassen

**Ergebnis**

- 1 Patientin mit kleinzelligem Karzinom ist nach 6 Monaten verstorben, nachdem sie ab dem 3. Monat die TMAZ Therapie abgebrochen hatte.

- Bei 1 Patientin mit planozellularem Karzinom kam es zum Rezidiv, nachdem sie für 6 Monate die TMAZ-Therapie unterbrochen hatte. Anschließend begann sie erneut mit der TMAZ-Therapie und nach 2 Monaten kam es zur Verkleinerung des mediastalen Rezidivs.
- 21 Patienten aus dieser Gruppe haben im Januar 2006 keine Anzeichen von Rezidiven gehabt. [Ivkovic 2006]

### Fallkontrollstudie Nierenkarzinom

**[Ivkovic 2006b]**

- Nierenkrebs ist eine relativ seltene Tumorerkrankung in der Bundesrepublik Deutschland
- Etwa vier bis acht von 100.000 Menschen sind pro Jahr betroffen
- Allerdings beobachtet man in den letzten zehn Jahren weltweit eine Zunahme dieser Krebsform
- Nierenkrebs wird besonders häufig zwischen dem 40. und 60. Lebensjahr diagnostiziert
- Die Zahl der Neuerkrankungen und der Todesfälle verläuft in Deutschland seit Anfang der 90er Jahre weitgehend konstant.

**Studiendesign/Anwendung von TMAZ**

- 23 Patienten in der terminalen Phase aus der schulmedizinischen Therapie herausgenommen, mit zwei oder mehr Metastasen an den Knochen, der zweiten Niere, der Lunge und dem Gehirn
- Dauertherapie mit TMAZ-Präparaten und Lycopin
- Zeitraum: 8 Jahre
- 3 Patienten sind nach 14 Tagen Therapie verstorben
- Bei 9 Patienten kam es zur Verkleinerung der Metastasen
- Nach einem Jahr Therapie kam es zu Veränderungen der Metastasen in den Beckenknochen
- Nach acht Jahren, 1998-2006 gibt es keine Anzeichen von Karzinomen
- Bei 8 Patienten gab es nach 2 Jahren eine vollständige Remission
- Bei 3 Patienten wurde das Wachstum der Metastasen gestoppt.

Der Vergleich mit der Gruppe der Patienten die kein TMAZ eingenommen haben, zeigt, dass alle Patienten nach einem Jahr verstorben sind.

### Fallkontrollstudie Prostatakrebs mit TMAZ (1)

**[Ivkovic 2006b]**

- Prostatakrebs ist die häufigste Krebserkrankung bei Männern.
- Mit ca. 11.000 jährlichen Todesfällen ist das Prostatakarzinom an zweiter Stelle bei den Krebs bedingten Todesursachen.
- Die Ursachen des Prostatakrebses sind nicht bekannt. Als Risikofaktoren gelten u. a. Hormone, fortgeschrittenes Alter, genetische Veranlagung und Ernährung.
- Mehr als 90 % der Patienten sind zum Zeitpunkt der Diagnose über 60 Jahre alt.
- Das Durchschnittsalter der an Prostatakrebs erkrankten Männer liegt bei 72 Jahren.

**Studie mit Anwendung von TMAZ**
**24 Patienten mit primärem Prostatakarzinom**
**Dauertherapie mit TMAZ-Präparaten und Lycopin**

**Ergebnis**

- Bei allen Patienten sind nach 2 Monaten Therapie die PSA Werte gefallen
- Bei 7 Patienten konnten nach erneuter Biopsie nach 2 Monaten keine Tumorzellen des Adenokarzinoms mehr festgestellt werden
- 8 Patienten mit Metastasen in den Knochen haben folgendes gezeigt:
- Verbesserung des Allgemeinzustandes
- Wachstumsstopp der Metastasen in den Knochen nach 6 Monaten bei 5 Patienten
- bei 2 Patienten waren keine Metastasen mehr nachweisbar nach 6 Monaten
- bei 1 Patient kam es zur Streuung der Metastasen

### Fallkontrollstudie Prostatakrebs mit TMAZ (2)

**[Pfeifer 2006]**

Auszug aus dem Schreiben vom 01. November 2006 von Herrn Prof. L. Pfeifer an Herrn Dr. Tihomir Lelas, Tribomin, Zagreb, Kroatien (mit freundlicher Genehmigung von Herrn T. Lelas)

*Brunnen, Schweiz, den 01. November 2006*

*TMAZ 7 und Lycopenomin für die Behandlung von hormonrefraktärem Prostatakrebs*

*Sehr geehrter Herr Lelas,*
*wie bereits am Telefon versprochen, übersende ich Ihnen meine Zusammenfassung über die Anwendung von TMAZ 7 in Verbindung mit Lycopenomin für die Therapie von Patienten mit hormonrefraktärem Prostatakrebs:*
*Fünfzehn Patienten mit hormonrefraktärem Prostatakrebs haben an dieser Pilotstudie im November 2005 teilgenommen. Alle Männer der Pilotstudie hatten bereits sämtliche konventionellen Behandlungen durchlaufen und wiesen ein eindeutiges Fortschreiten der Krankheit auf, einschließlich eines PSA-Anstiegs bei Eintritt in die Pilotstudie. Die Auswirkungen einer Kombinations-Therapie mit TMAZ 7 und Lycopenomin (Kombination von TMAZ und Lycopin. Der Autor) wurden analysiert.*
*Zu Beginn wurden tägliche Dosen von 3 x 3 g TMAZ 7 und 3 x 2 Kapseln Lycopenomin verabreicht. Es wurde beschlossen, den Patienten diese Dosis weiterhin zu geben, bis weitere Fortschritte in der monatlichen PSA-Messung erzielt würden. Die Patienten nahmen an einem Follow-Up-Zeitraum über 12 Monate teil. PSA, CBC und die Parameter der Blutbestandteile wurden monatlich überprüft. Die Patienten erhielten eine LHRH-Agonist-, Anti-Androgen- und/oder Phytotherapie, um eine paradoxe Entzugsreaktion im Rahmen der PSA-Werte zu vermeiden.*

*Von den fünfzehn hormonrefraktären Prostatakrebspatienten wiesen acht einen signifikanten Rückgang ihrer PSA-Werte im Verlauf der zusätzlichen Therapie mit TMAZ und Lycopenomin auf. Bei drei Patienten war zumindest ein stabilisierender Effekt erkennbar und bei vier Patienten waren keinerlei Auswirkungen nach der Einnahme der beiden Präparate zu erkennen. Der PSA-Rückgang bei den acht Patienten war bei sechs von ihnen mindestens 6 Monate erkennbar und bei zwei Patienten von ihnen über einen Zeitraum von mindestens 11 Mo-*

*naten. Von den sieben Patienten, die keinen signifikanten PSA-Rückgang mit der Anfangsdosis von TMAZ 7 und Lycopenomin aufwiesen, ging der PSA-Wert bei drei von ihnen nach einer Erhöhung der TMAZ 7-Dosis auf 8x3 g pro Tag zurück. Diese drei Patienten scheinen noch immer von TMAZ 7 zu profitieren, nach dem sie die Dosis nun bereits seit drei Monaten einnehmen.*
*Darüber hinaus gab es keine Nebenwirkungen durch die zusätzliche Einnahme der beiden Präparate. Nur zwei von den 15 Patienten wiesen auf den schlechten Geschmack von TMAZ 7 hin, setzten die Einnahme aber dennoch fort. Es gab weiterhin auch keine wesentlichen Änderungen in den CBC- und den Blutbestandteilergebnissen dieser Patienten während der Einnahme dieser beiden Präparate.*
*Obwohl es sich hierbei um vorläufige Ergebnisse im Rahmen der Anwendung von TMAZ 7 und Lycopenomin bei hormonrefraktären Prostatakrebspatienten handelt, kann doch ermutigend festgestellt werden, dass die orale Einnahme beider Präparate mit einem PSA-Rückgang in Verbindung gebracht werden kann und die Tumorentwicklung bei ca. 70 % der Patienten stoppt, ohne Nebenwirkungen zu verursachen. Daher sollte eine zukünftige Studie dieser beiden Präparate mit einer größeren Patientengruppe so bald wie möglich erwogen werden, da es bis dato keine wirksame Therapie für hormonrefraktären Prostatakrebs gibt.*
*Ich hoffe, dass wir weiterhin Positives mit TMAZ erleben werden und ich werde alle Maßnahmen ergreifen, um jede Bemühung in Bezug auf zukünftige klinische Tests mit diesem Präparat zu unterstützen.*

*Mit freundlichen Grüßen*

*Ben L. Pfeifer, M.D. Ph.D.*
*Prof. und Direktor Klinische Forschung*
*Abteilung Onkologie*

### Fallsammlung zur komplementären Therapie von Tumorkrankheiten mit Natur-Klinoptilolith-Zeolith

In Kooperation mit Therapeuten von Tumorkranken aus Deutschland, Österreich, Russland und der Schweiz haben wir bei Patienten mit verschiedenen Tumoren (Mammakarzinom, Schilddrüsenkrebs, Magen- und Darmtumoren u. a.), die von Schulmedizinern aufgegeben worden sind, mit hohen Dosen Natur-Klinoptilolith-Zeolith (6-10 g/Tag Dauerapplikation) eine Therapieunterstützung gegeben. In 9 dokumentierten Fällen wurden Tumor und Metastasen völlig zum Verschwinden gebracht. Die Patienten sind heute wieder voll arbeitsfähig. In weiteren 14 Fällen hat das Tumor- und Metastasenwachstum zum Stillstand geführt und es wurde eine Einkapselung erreicht. In 28 Fällen haben wir in Einvernehmen mit den Tumortherapeuten eine bessere Verträglichkeit der Chemo- und Strahlentherapie sowie eine Lebensverlängerung bis zwei Jahre und länger gegenüber der medizinischen Prognose mit Natur-Klinoptilolith-Zeolith erreicht.
Natürlich ist diese Fallzusammenstellung nicht repräsentativ. Folglich müssen Forschungsprojekte angestrebt werden, die diese Ansätze positiver Effekte der Natur-Klinoptilolith-Zeolith-Applikation weiter verfolgen, aber auch jene, bei denen wir nur kurzzeitig effektive

Wirkungen erzielen konnten (9 Fälle). Bei diesen Patienten wurde folgendes beobachtet: Nach Einnahme von Natur-Klinoptilolith-Zeolith trat eine zeitweilige Verbesserung des Allgemeinzustands und der Lebensqualität auf. Weil sich die paraklinischen Befunde der Patienten verschlechterten bzw. weil sich neue Metastasen oder maligne Zellbildungen an der operierten Stelle zeigten, wurde von den behandelnden Klinikärzten eine Chemotherapie angeordnet und die Natur-Klinoptilolith-Zeolith-Applikation abrupt abgesetzt. Hinweise, die Applikation von Natur-Klinoptilolith-Zeolith als Basistherapie während der Chemotherapie weiterzuführen, wurden nicht akzeptiert. In zwei Fällen starben die Patienten innerhalb von 1-2 Wochen infolge starker Metastasenbildung.

Wodurch lassen sich diese positiven Therapieeffekte erklären? Die $SiO_2$-reichen Naturmineralien vermögen in einer Krebsbasistherapie folgende Funktionen zu entwickeln:
1_ Detoxikation (Entgiftung)
2_ Regelung des Mineralstoffwechsels
3_ Sicherung des Elektrolythaushalts und der bioelektrischen Aktivität durch Ionenaustausch
4_ Beseitigung freier Radikale / Antioxidantienwirkung
5_ Stärkung des Immunsystems
6_ Adsorbenswirkung
7_ entzündungshemmender Effekt

## ■ 50_ Was sind $SiO_2$-reiche Naturmineralien?

Silizium ist das zweithäufigste Element nach dem Sauerstoff auf unserem Planeten. $SiO_2$ befindet sich in vielen Erden, z. B. Tonen, Bentonit, Montmorillonit und Zeolith. Seit Menschengedenken werden $SiO_2$-reiche Erden, vor allem Tone, als Heilmittel erfolgreich angewendet.

### Entstehung des Lebens mit $SiO_2$?

*„Da nahm Gott, der Herr, Ton* von der Erde, formte daraus den Menschen und blies ihm den Lebensatem in die Nase. So wurde der Mensch ein lebendes Wesen." [1. Mose Genesis 2,7 Altes Testament.]*

Die Beteiligung von siliziumhaltigen Tonmaterialien bei der Entstehung des Lebens auf der Erde wird von zahlreichen Autoren vertreten und auch experimentell belegt [Shaparina 1999; Volcani 1986; Voronkov et al. 1975; Sedlak 1967, 1965, 1961; Panda 1962; Pirie 1955; Herrora 1928].

### Silizium in den Genen?

- Die Auffassung, dass Silizium in die Genexpression involviert und an der DNS-Synthese wesentlich beteiligt ist, wird von zahlreichen Wissenschaftlern vertreten. Volcani [1986] konnte nachweisen, dass es siliziumabhängige Gene gibt und dass Silizium essentiell für das AMP-Zyklensystem ist und die Replikation der AMP-Zyklen gewährleistet. In diesem

**: in manchen Bibeln steht Lehm oder Staub*

Zusammenhang ist die Arbeit von Oschilewski et al. [1985] zu erwähnen, die feststellten, dass Siliziumpartikel mittels Signalen die Gentransaktionen zu stimulieren vermögen. Hierbei sollen Genkristalle aus $SiO_2$ eine Rolle gespielt haben.

Über die Genregulationen des Siliziums wird u. a. von Oschilewski et al. [1985] und von Charlton et al. [1985] berichtet. **Aus diesen Arbeiten ist zu entnehmen, dass $SiO_2$ mit bestimmten Signalisierungen die Gentransaktivation stimulieren und die Regulierung bestimmter Proteinkinasen mittels Deaktivierung und Aktivierung vorzunehmen vermag.** Von einer japanischen Gruppe [Ueki et al. 1994] wurde in entsprechenden immunologischen Untersuchungen eine polyclonale Aktivierung der T-Zellen durch Silikate beobachtet.

### Silizium – Dirigent des Mineralstoffwechsels in der extrazellulären Matrix

Das Silizium geht im Organismus mit anderen Elementen, Ionen und Elektrolyten verschiedene Interaktionen ein, die der Gewährleistung der gesamten Regulation dienen. Dabei gibt es Wechselbeziehungen, Substitutionsbeziehungen, Steuerungsbeziehungen u. a. Nachfolgend möchten wir einige Beispiele von derartigen Interaktionen anführen. Dabei spielt nicht zuletzt sowohl die Adsorptions- und Ionenaustauscheigenschaft des $SiO_2$ als auch die Fähigkeit des Siliziums, im hydratisierten Zustand bioaktiv-regulativ zu sein, eine Rolle. Die folgenden Beispiele stellen eine zufällige Auswahl dar.

- **Kalium-Silizium-Beziehungen**
  Die Aufnahme von $SiO_2$ von Cycletellazellen ist abhängig von der Kaliumkonzentration des Nährmediums. Sowohl in Helligkeit als auch in Dunkelheit wird die $SiO_2$-Aufnahme bei Kaliummangel reduziert. Gegenläufig ist die Kaliumaufnahme durch Cycletellazellen von dem Vorhandensein von Kieselsäure abhängig. Auch der pH-Wert spielt dabei eine Rolle. Günstig 6,5-8,0. In diesem Bereich werden die Hydroxidionen von hydratisiertem $SiO_2$ frei [Roth 1980].
- **Kalium-Natrium-Silizium**
  Mittels Ionenaustauschfunktion vermag Silizium das Gleichgewicht zwischen $K^+$- und $Na^+$-Ionen zu regulieren und somit auf die Funktion der Kalium-Natrium-Pumpe in der Zellmembran Einfluss zu nehmen [Khalilov und Bagirov 2000].
- **Phosphor-Silizium**
  Silizium vermag Phosphor aus seinen Verbindungen zu verdrängen und sich selbst an diese Stelle zu setzen [Carlisle 1986c; Voronkov et al. 1975; Schwarz und Milner 1972].
- **Interaktionen beim Knochenaufbau**
  Im Wachstumsprozess vermag Silizium die Aufnahme in den Knochenaufbau für Kalzium, Magnesium, Mangan, Molybdän u. a. zu regulieren [Carlisle 1986c].
- **Interaktionen in der Mineralienregulation des Organismus**
  Es bestehen zwischen dem hydratisierten $SiO_2$ und Magnesium, Kalzium, Eisen, Phosphor, Stickstoff, Schwefel, Kohlenstoff, Chlor und Fluor verschiedenste Beziehungen [Bgatova und Novoselov 2000; Carlisle 1986c; William 1986; Iler 1979; Voronkov et al. 1975].
- **Ionenaustausch mit anderen Mineralien**
  Adsorptions- und Ionenaustauscheigenschaften des $SiO_2$ führen zu regulatorischen Inter-

aktionen mit den verschiedensten Elementen [Veretenina et al. 2003; Shalmina und Novoselov 2002; Bgatova und Novoselov 2000; Avzyn et al. 1991; Voronkov und Kuznezov 1984; Voronkov et al. 1975; Wolfseder 1963], z. B. für Kupfer, Chrom, Zinn, Zink, Kadmium, Aluminium, Germanium, Fluor, Argentum, Chrom, Blei und die Lanthanelemente.

- **Silizium-Aluminium**
  Zwischen beiden Elementen besteht ein Regulationsprinzip welches bewirkt, dass in einem gesunden Organismus nur so viel Al aufgenommen wird, wie er benötigt. $SiO_2$ muss dabei stets um ein Vielfaches mehr vorhanden sein, das überflüssige Al wird ausgeschieden [Carlisle 1986a-c].

### Zur „Wasserchemie" des Siliziums

Silizium verfügt nach William [1986] über eine eigene spezielle Wasserchemie, die durch die Hydratationsfunktion des $SiO_2$ gegeben ist. Durch die Bindung von Wassermolekülen vermag $SiO_2$ sich und die extrazelluläre Matrix in einen hydratisierten Zustand zu versetzen, wodurch die Regulation des Bindegewebes gewährleistet wird. Ein Einblick in die „Wasserchemie des Siliziums" soll mit nachfolgender Formel von William [1968] gegeben werden.

*Abbildung 53: Schematische Darstellung des amorphen hydratisierten $SiO_2$. Zu beachten ist die unterschiedliche Anzahl an OH-Gruppen in den verschiedenen Si-Gruppen, die fehlende strukturelle Wiederholung und die wenigen Änderungen in der Oberfläche [William 1968]*

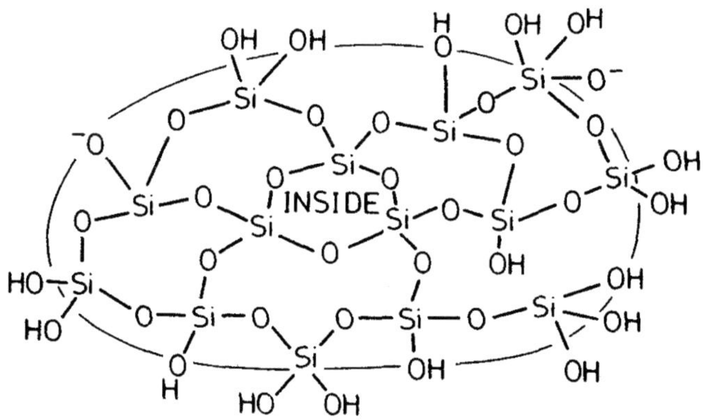


**Hierbei soll das $SiO_2$ bis zum 40-fachen seines eigenen Molgewichts $H_2O$ an sich binden können. Silizium vermag aber auch Sorge dafür zu tragen, dass das Bindegewebe nicht überwässert wird.**

Das hydratisierte $SiO_2$ vermag in diesem Zustand mit vielen anderen Ionen Interaktionen, Wechselbeziehungen und Beeinflussungen einzugehen, z. B. mit Mg, Ca, Fe, P, N, C, Cl.

### Silizium-„Wasserchemie" bewirkt Juvenalisierungseffekt

Silizium vermag das biologische Altern zu verzögern und die Arteriosklerose, die Faltenbildung der Haut und die Kalzifizierung, z. B. der Aorta, zu verhindern. Silizium wird deshalb auch als das „Verjüngungssalz" bezeichnet.

Die physiologischen Grundlagen der jung erhaltenden Eigenschaften des Siliziums werden, vereinfacht dargestellt, wie folgt erklärt. Silizium übt hydrophile Funktionen aus, die die Anschwellung und Straffheit des Gewebes, besonders der Haut, bewirken. Die Hydrophilie ist aber eine wichtige Voraussetzung für das biologische Funktionieren der Proteinstrukturen

(z. B. Albumin, Peptide). Die günstigste physiologische Kombination für die Albuminwasserverbindung wird in Gegenwart von 0,9 % NaCl erreicht.
Spitzenkapazität des Zellmetabolismus (Abbau, Aufbau, Enzymreaktionen) ist zu erreichen, wenn Proteine (z. B. Albumin) hochgradig hydrathaltig sind, d. h. wenn eine optimale Hydrophilie vorliegt, wodurch die Säure-Basen-Albumin-Homöostase gewährleistet wird. Einnahme von $SiO_2$ verbunden mit viel Flüssigkeitszufuhr kann dem biologischen Alterungsprozess entgegenwirken. Ideal ist es, wenn der Erwachsene tagsüber jede Stunde ein Glas Wasser trinkt und ausreichend $SiO_2$ zu sich nimmt [Carlisle 1986c, Iler 1979; Voronkov et al. 1975; Satowa und Novosolov 2000].

### Siliziummangel macht chronisch krank

- Störung des Kalzium- und Magnesiumstoffwechsels im Knochen (Osteoporose). Ohne Gegenwart von Silizium kann [Voronkov et al. 1975] kein regulärer Kalzium- und Magnesiumstoffwechsel ablaufen.
- Arteriosklerose
  Es werden Fälle beschrieben, bei denen nachgewiesen wurde, dass Patienten mit Arteriosklerose eine sehr niedrige Konzentration an Silizium ausweisen. Die Ursache für die Arteriosklerose wird in dem durch Siliziummangel gestörten Kalziumstoffwechsel gesehen.
- Krebskrankheiten: Voronkov berichtet über Zusammenhänge zwischen Siliziummangel und Krebskrankheiten, wobei sowohl Ergebnisse von Tierexperimenten als auch Fallbeobachtungen angeführt werden.
  Des Weiteren beschreiben Voronkov et al. [1975] die Abkapselung von Krebsgeschwülsten mit Kalkanlagerungen bei Gegenwart von erhöhter Konzentration im Tumorgebiet (Tierexperimente) sowie keine erhöhte Menge von Silizium im Urin.
- Siliziummangel als Ursache von Diabetes mellitus beschreiben die russischen Autoren Kudryaschowa [2000], Oschilewski et al. 1985; Voronkov [1983]].

### Wie hoch ist der normale Siliziumwert im Körper?

Der Nachweis von Siliziumdioxidverbindungen im Körper ist nicht einfach, denn weniger als 10 % des Körpersiliziums befindet sich in den Körperflüssigkeiten (40-50 mg/100 ml bei jungen Erwachsenen), 60 % des Körpersiliziums ist an Eiweiß gebunden und 30 % an Fette. Die Haaranalyse wird heute vielfach praktiziert. Die Ausscheidungsmenge beim erwachsenen gesunden Menschen beträgt ca. 45 mg/Tag. Diese Menge soll täglich mindestens zugeführt werden. Bei der Siliziumbestimmung im Körper ist die Altersabhängigkeit zu beachten. **Ein bindender Referenzwert kann für den $SiO_2$-Gehalt im Körper nicht angegeben werden.**
Voronkov et al. [1975] bezeichneten das Silizium als „Feuerwehrmineral", das immer dort zu finden ist, wo es „brennt" (also gebraucht wird). Diese Autoren stellten z. B. im Tierexperiment fest, dass bei der Einkapselung eines Tumors mittels Kalzifizierung hohe Mengen von Silizium in der Nähe des Tumors waren und im Urin keine Ausscheidung von Silizium erfolgte. Die ubiquitäre Verteilung der extrazellulären Matrix ermöglicht offensichtlich dem Silizium eine große funktionelle Flexibilität zu bieten.
Es ist auffällig, dass viele medizinische Labore nicht in der Lage sind, Silizium nachzuweisen. Das scheint an der Unstetigkeit dieses Elements in unserem Körper zu liegen.

Der einschlägigen Literatur sind folgende qualitative Angaben zum altersabhängigen Vorhandensein von Si im Körper zu entnehmen.

**Baby:** Die höchste Silizium-Konzentration ist in der Nabelschnur nachzuweisen. Die Haut, das Bindegewebe und alle Organe des Babys haben hohe Siliziumkonzentrationen, was die straffe Vernetzung des Bindegewebes bewirkt.

**Erwachsener:** Im Erwachsenenalter findet man hohe Siliziumkonzentrationen im Bindegewebe, in den Nägeln, in den Lymphdrüsen, in den Augenlinsen, in den Haaren, im Zahnschmelz, in der Lunge, in der Haut, im Knochen und im Knorpel. Die glatte Muskulatur hat mehr Silizium als die quer gestreifte.

**Alter Mensch:** Bei alten Menschen tritt in Abhängigkeit vom biologischen Alter Siliziummangel auf. Er zeigt sich u. a. in der Faltenbildung der Haut, im Sinken der Elastizität des Bindegewebes, durch stumpfes, lebloses Haar, durch brüchige Fingernägel. Diese Erscheinungen sind zurückzuführen auf eine Austrocknung von Zellproteinen, wodurch der Zelldruck sinkt [Kaufmann 1997; Voronkov et al. 1975; Scholl und Letters 1959; Kober 1955 u. a.].

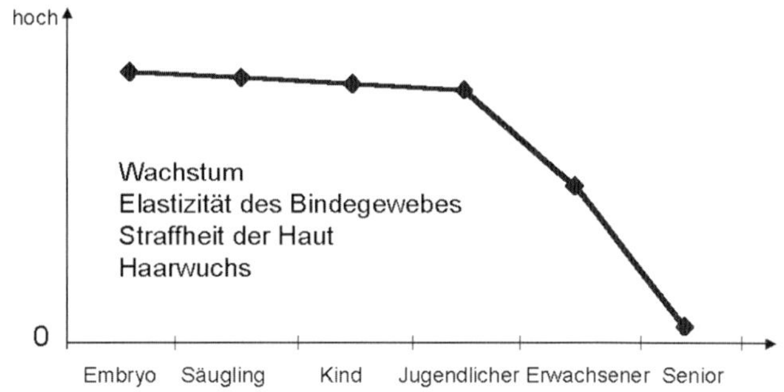


*Abbildung 54: Altersabhängigkeit des Siliziumgehalts im menschlichen Körper (semiquantitative, schematische Darstellung) auf der Grundlage einer Literaturrecherche [Hecht und Hecht-Savoley 2007/2005]*

### Der Weg des Siliziums über die Atmungskette zur Mitochondrienmatrix

Dieser Prozess verläuft in zwei Stufen: In der ersten Stufe wird das Substrat oxidiert, in der zweiten erfolgt eine Anreicherung des Substrats, wodurch der Austausch von Phosphor gegen Silizium begünstigt wird. $SiO_2$ kann Phosphor aus einer Reihe von Verbindungen, z. B. aus der Ribonukleinsäure und möglicherweise auch dem ATP-ADP-Zyklus, verdrängen [Schwarz und Milner 1973].

### $SiO_2$-(Kieselsäure)Wirkungen im Bindegewebe

$SiO_2$ wird als das Mineral des Bindegewebes charakterisiert [Voronkov et al. 1975; Carlisle und Garvey 1982; Carlisle 1976, 1982, 1986].
Das weiche Bindegewebe, die extrazelluläre Matrix, ist wie das vegetative Nervensystem ubiquitär, d. h. über den ganzen Körper verteilt. Dominant ist es in der Haut, im Verdauungs- und respiratorischen System. $SiO_2$ hat vor allem einen positiven Einfluss auf das Bindegewebe im ganzen Körper. Das sollten vor allem Krebspatienten zur Kenntnis nehmen.
Das nachfolgende Schema soll die positive Wirkung des $SiO_2$ im ganzen Körper demonstrieren.

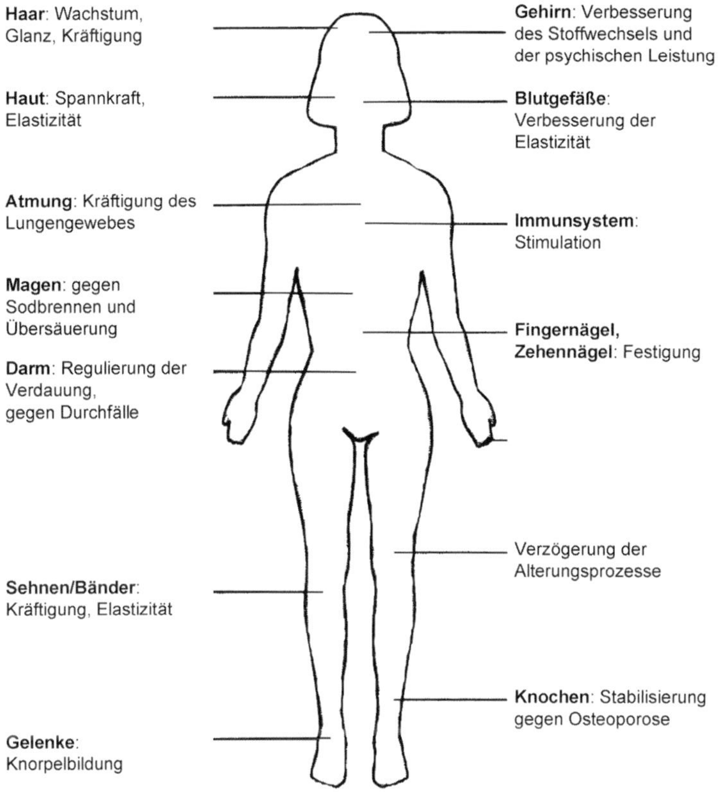


*Abbildung 55: Positive Wirkung des $SiO_2$ in dem Bindegewebe des ganzen Körpers*

## Der SiO2-reiche Natur-Klinoptilolith-Zeolith

= mikroporöses Tuffgestein
= Aluminiumsilikat mit Kristallgitterkanälchen von 0,4 nm, die mit Ionen und Kristallwasser angefüllt sind

Die Kristallgitterstruktur des Zeoliths entstand vor Millionen von Jahren durch bei Eruptionen ausgestoßene vulkanische Lavaerde und -asche, die pur in das Meer fiel und eine Kombination mit dem zum Sieden gebrachten, soligen Meerwasser hervorbrachte. Im Zeolith können alle Elemente des periodischen Systems enthalten sein.

Zeo von zein (griechisch) = sieden
lith von litho (griechisch) = Gestein, Stein

Der schwedische Mineraloge Cronstedt beschrieb 1756 erstmals den Zeolith.

Es gibt drei Formen: **phasenartige, blättrige (schuppige)** und **kristalline.** Der Klinoptilolith-Zeolith zählt zu den kristallinen Formen. Das Grundskelett des Klinoptilolith-Zeoliths ist ein Kristallgitter und weist Hohlräume von 4 Ångström aus (1 Ångström = $10^{-10}$ m = 0,1 nm). Bisher sollen in den Naturzeolithen (Klinoptilolith) mindestens 34 Mineralien nachgewiesen worden sein, die häufig nur in Spuren vorhanden sind, wie sie ein höher entwickelter lebender Körper benötigt. Es wird vermutet, dass die meisten Elemente des periodischen Systems darin erhalten sind.

## Kristallgitterstruktur des Zeoliths

Das Kristallgitter besteht aus Silizium-($SiO_4$)- und Aluminium ($AlO_4$)-Tetraedern. In diesen festen $SiO_4$-$AlO_4$-Kristallgittern, die netzartig gestaltet sind, befinden sich Kationen wie Kalzium, Magnesium, Natrium, Kalium u. a. im Verbund mit Kristallwasser (nicht freies $H_2O$).

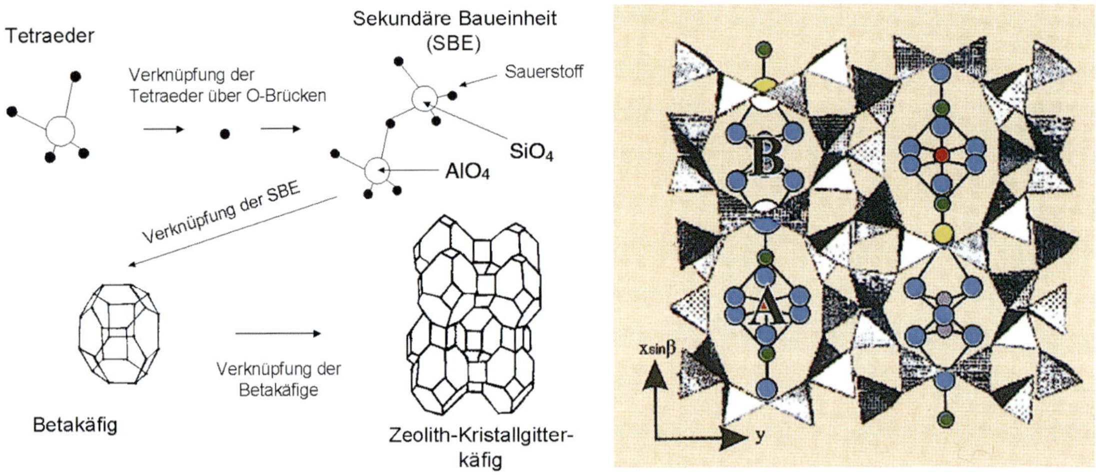


*Abbildung 56:*
*Zeolith-Kristallgitter-Kanälchen verschiedener Ausmaße (A = 4,0-5,6; B = 4,4-7,2 Ångström) mit verschiedenen Ionenbesetzungen und Achsenbezeichnungen [nach Belitsky und Novoselov 2006]*

Der Natur-Klinoptilolith-Zeolith ist durch eine hohe thermische Stabilität und Widerstandsfähigkeit gegenüber aggressiven Stoffen, besonders gegenüber Säuren und ionisierender Strahlung, ausgezeichnet. Im menschlichen und tierischen Organismus sind in verträglicher Dosierung bei langzeitiger Applikation keine gesundheitsschädlichen Wirkungen festgestellt worden.
**Der Natur-Klinoptilolith-Zeolith wirkt im menschlichen und tierischen Organismus wie ein Auto-Bioregulator, wobei das hydratisierte $SiO_2$ die Hauptrolle spielt.**

## Chemische Bestandteile des Klinoptilolith-Zeoliths von verschiedenen Zeolithvorkommen

Die auf unserem Planeten vorkommenden Lager des Klinoptilolith-Zeoliths haben nicht immer exakt gleiche Zusammensetzungen. Ein wesentlicher Faktor ist das Verhältnis von Aluminium und $SiO_2$. Es soll mindestens ein Verhältnis 1:4 ausweisen.

Auch nicht jeder Klinoptilolith-Zeolith ist für medizinische Zwecke geeignet. Die Brauchbarkeit muss durch entsprechende Datenblätter ausgewiesen werden.

| **Kosiče**<br>**Slowakei** | **Aidag**<br>**Kaukasus**<br>**[Khalilov und Bagirov 2002]** | **Kholinsk**<br>**Sibirien**<br>**[Veretenina et al. 2003]** |
|---|---|---|
| $SiO_2$ = 65,0-71,3% | $SiO_2$ = 64,16 % | $SiO_2$ = 64,7-72,8 % |
| $Al_2O_3$ = 11,5-13,1 % | $Al_2O_3$ = 10,74 % | $TiO_2$ = 0,08-0,3 % |
| $MgO$ = 0,6-1,2 % | $Fe_2O_3$ = 1,26 % | $Al_2O_3$ = 12,2-14 % |
| $Na_2O$ = 0,2-1,3 % | $FeO_2$ = 0,27 % | $Fe_2O_3$ = 1,4-2,7 % |
| $CaO$ = 2,7-5,2 % | $TiO_2$ = 1,15 % | $MnO$ = 0,03-0,4 % |
| $TiO_2$ = 0,1-0,3 % | $CaO$ = 3,67 % | $CaO$ = 1,5-3,8 % |
| $K_2O$ = 2,2-3,4 % | $MgO$ = 2,17 % | $MgO$ = 0,2-1,9 % |
| $Fe_2O_3$ = 0,7-1,9 % | $K_2O$ = 1,38 % | $K_2O$ = 2,7-4,4 % |
| | $Na_2O$ = 2,52 % | $Na_2O$ = 0,8-3,0 % |

*Tabelle 10:*
*Beispiele der Elementezusammensetzung von verschiedenen Natur-Klinoptilolith-Zeolithen (Hecht und Hecht-Savoley 2008)*

### Welche Wirkeigenschaften hat Natur-Klinoptilolith-Zeolith?

Eigenschaften des biogen geprägten Natur-Klinoptilolith-Zeoliths im menschlichen Organismus:

1_ Autoregulation im Organismus
2_ Steuerung des Elektrolythaushalts
3_ Adsorption
4_ Ionenaustausch
5_ Detoxikation (Entgiftung)
6_ Katalysatorfunktion
7_ Molekularsiebfunktion
8_ Zufuhr von kolloidalem $SiO_2$
9_ Antioxidantien
10_ antibakteriell, antiviruell, antimykotisch (Pilze)

### Adsorbens Klinoptilolith-Zeolith

$SiO_2$ ist ein Adsorbens. Adsorbenzien sind Substanzen oder Stoffe, die gelöste, disperse oder gasförmige Stoffe zu binden vermögen und die eine Oberflächenvergrößerungswirkung im Darm entfalten können. Durch die Adsorption wird die Aktivierung von Enzymen und damit eine Katalysatorfunktion realisiert. Bioaktive Stoffe wie das $SiO_2$ bzw. $SiO_2$-haltige Naturmineralien, aber auch andere Bioregulatoren, können durch Adsorption ihre Wirkung erheblich erhöhen, weil sie infolgedessen in die Nähe des Wirkungsfelds gelangen. Damit wird die Bioverfügbarkeit der Wirkstoffe vergrößert. $SiO_2$ gewährleistet auf diesem Weg eine sichere Bioäquivalenz.

**Adsorption** (lat. adsorbere = an sich binden)
Adsorption = Konzentrationsverschiebung einer Substanz im Bereich der Grenzschicht zweier benachbarter Phasen
Positive Adsorption → Anreicherung
Negative Adsorption → Verdrängung

### Adsorption und Ionenaustausch

Wie bereits erwähnt, vermag der Zeolith im zermahlenen Zustand die Adsorptionsfläche im Organismus erheblich zu vergrößern. Die Adsorption des Zeoliths ist an die Körperflüssigkeiten gebunden. Sie stellt einen Wechselwirkungsprozess zwischen Adsorbens und Adsorbat dar, der sich an der Grenze der Körperflüssigkeit und der Oberfläche des Adsorbens darstellt. Ionenaustausch und Adsorption stellen eine funktionelle Wirkungseinheit im Organismus dar. Bei dem Ausleitungsprozess, z. B. von Schwermetallen durch Ionenaustausch und Adsorption, spielen die **van-der-Waals-Kräfte, die physikalische Adsorption (elektrostatische Wechselbeziehungen auf der Grundlage von Ionenladungen) und die chemische Adsorption (Herstellung von chemischen Verbindungen, z. B. zwischen Mineralionen und Molekülen von Aminosäuren, Peptiden usw.)** eine Rolle.

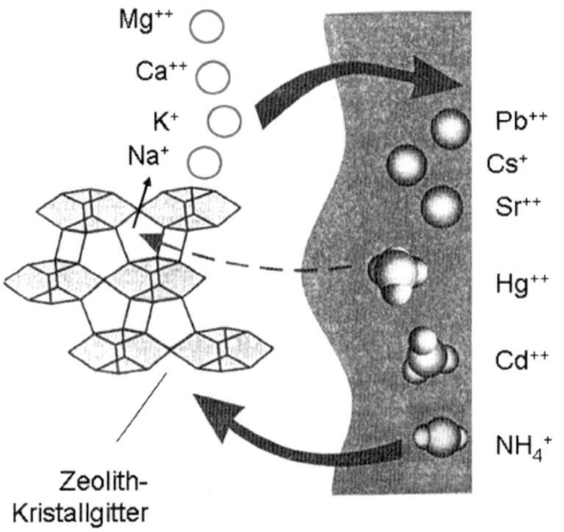


*Abbildung 57:*
*Schema zum Ionenaustausch*
*[Shalmina und Novoselov 2002]*

Der Ionenaustausch vollzieht sich in der Weise, dass die Schadstoffe eine große Affinität zu den Kristallgittern des Klinoptilolith-Zeoliths haben und die im Kristallgitter befindlichen Kationen stark von den organischen Stoffen im Organismus angezogen werden.

### Detoxikation durch Klinoptilolith-Zeolith

Aufgrund von wissenschaftlichen Untersuchungen haben Shalmina und Novoselov [2002] sehr differenziert die Detoxikationsmechanismen des Natur-Klinoptilolith-Zeoliths beschrieben, die von der Porengröße und von der Funktion des Ionenaustausches abhängig sind, wie es folgende Tabelle zeigt.

| Endotoxikose durch | Mechanismus der Eliminierung der toxischen Stoffe durch Natur-Klinoptilolith-Zeolith |
|---|---|
| Endotoxine, z. B. Azidoseprodukte, Zytokine, bakterielle Endotoxine, freie Radikale, Stoffwechselendprodukte | Adsorption in den Makro- und Mesoporen des Natur-Klinoptilolith-Zeoliths |
| Exogene Toxine | Adsorption in den Makro- und Mesoporen des Natur-Klinoptilolith-Zeoliths |
| Niedrigmolekulare Verbindungen, z. B. $NH_3$, $H_2O$, $Cd_4$, $Ch_4$ | Adsorption in den Makro- und Mesoporen des Natur-Klinoptilolith-Zeoliths |
| Biogene Makro- und Mikroelemente in überschüssiger Konzentration | Ionenaustausch |
| Schwermetalle | Ionenaustausch |
| Radionuklide | Ionenaustausch |

*Tabelle 11:*
*Detoxikationsmechanismen des Natur-Klinoptilolith-Zeoliths bei verschiedenen Formen von Endotoxikosen im menschlichen und tierischen Organismus [nach Shalmina und Novoselov 2002]*

Die Detoxikationseigenschaft des Natur-Klinoptilolith-Zeoliths wird nicht nur durch die Adsorption- und Ionenaustauschfunktion ausgefüllt, sondern auch durch physikalische Kristalloberflächenwirkungen des Klinoptilolith-Zeoliths und $SiO_2$.

## Freisetzung von kolloidalem $SiO_2$

Nun besitzt der Natur-Klinoptilolith-Zeolith wegen des hohen Gehalts an Siliziumtetraedern die Fähigkeit, ebenfalls in Ionenaustausch zu treten, nämlich $SiO_2$ abzugeben und kolloidales $SiO_2$ zu bilden. Mit Erhöhung des sauren Milieus, z. B. Senkung des pH-Werts im Magen, können auch die im Gitter fest fixierten Kationen vom Aluminium und Silizium in den Adsorptions-Ionenaustausch-Prozess eintreten. Dabei wird der $AlO_4$-Tetraeder des Aluminiums beseitigt (neutralisiert) und durch $H_2O^+$-Ionen in die hydratisierte Form am Siliziumtetraeder ersetzt. Gorokhov et al. [1982] beschreiben diesen Vorgang vereinfacht in folgender Formel:

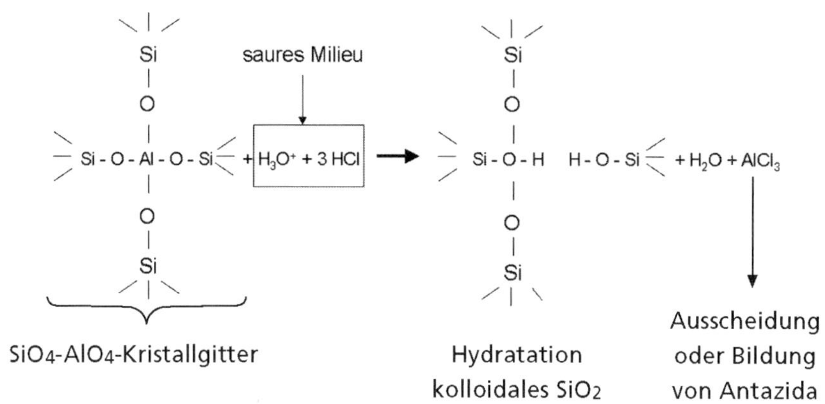


[nach Gorokhov et al. 1982; Hecht und Hecht-Savoley 2008, 2007/2005]

**Zeolithverarbeitung und -wirkung im Verdauungstrakt**
[modifiziert nach Belizkiy und Novoselov 2006 von Hecht und Hecht-Savoley 2008]

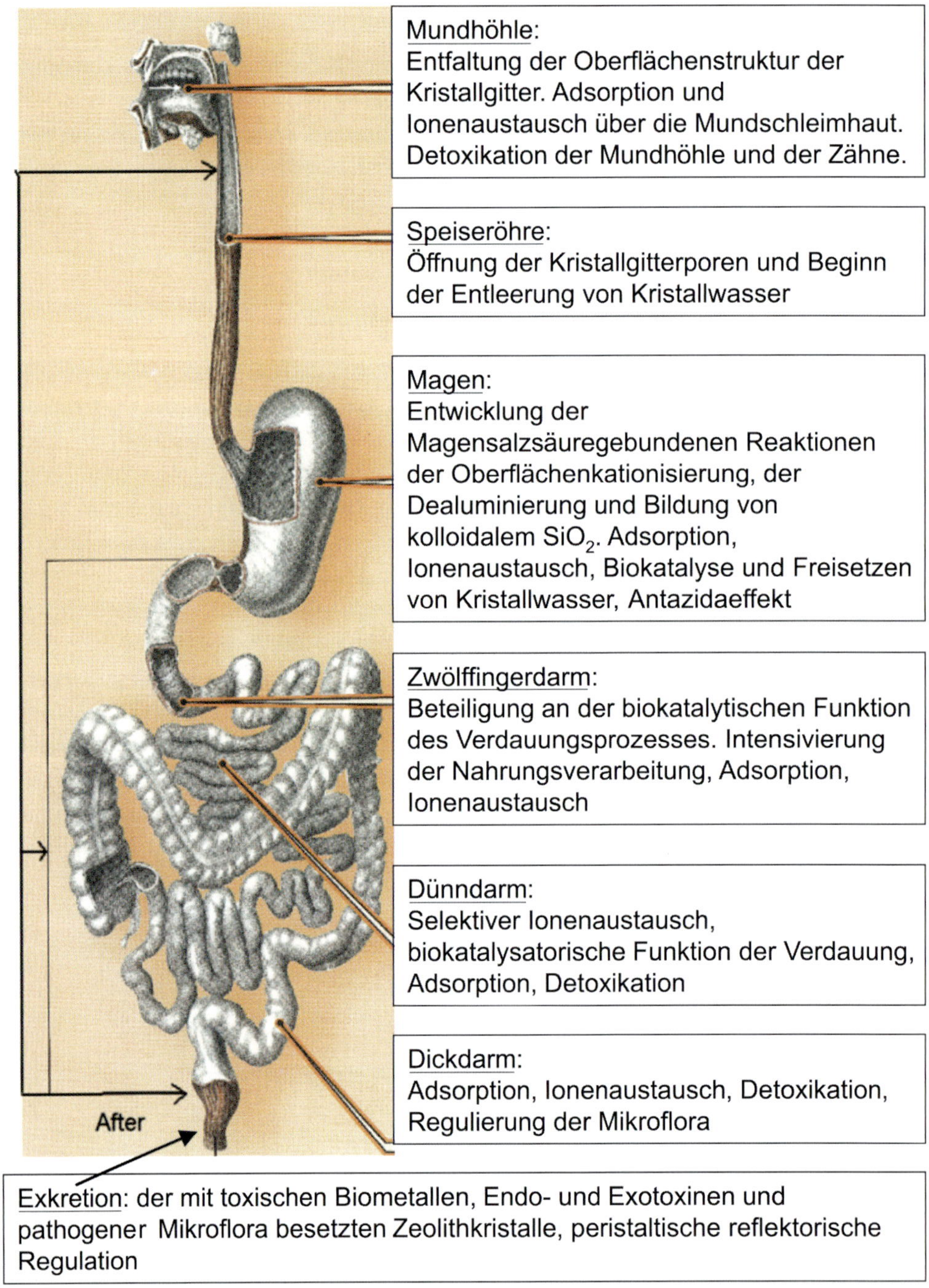

## Schematische Darstellung des Funktionsprinzips des Klinoptilolith-Zeoliths im menschlichen und tierischen Körper

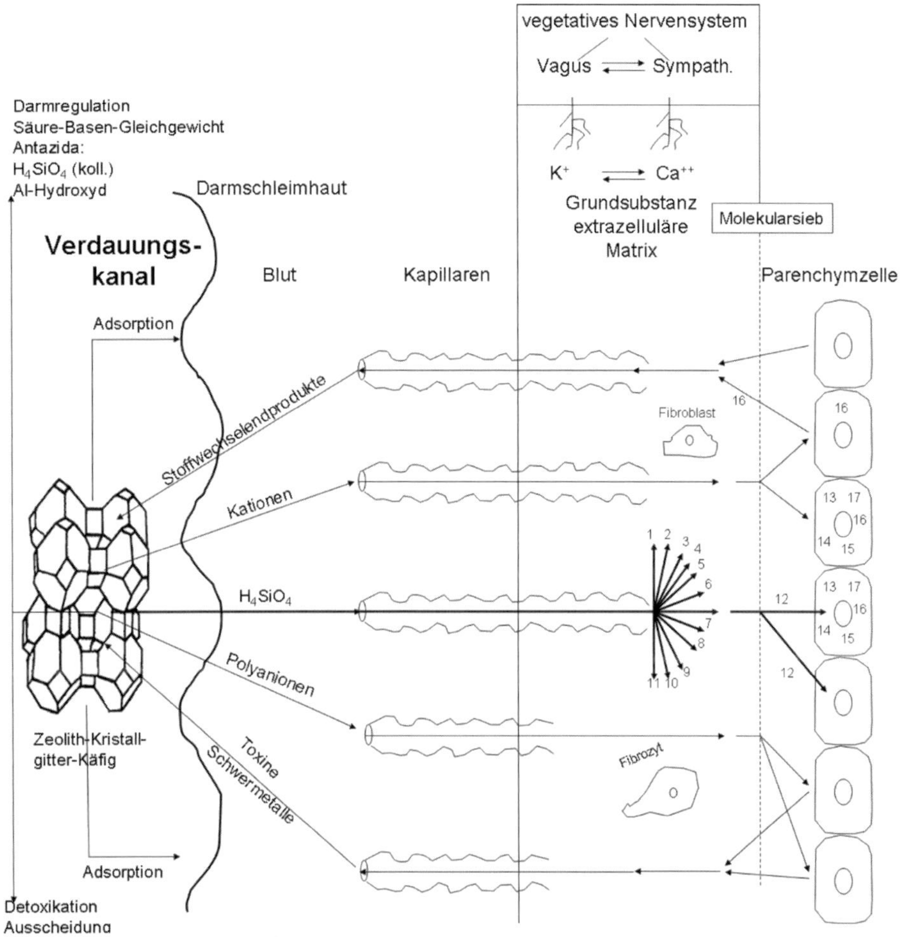


*Abbildung 58: Vereinfachtes Schema: Vorgänge im Organismus nach der peroralen Applikation von Klinoptilolith-Zeolith und Funktion des kolloidalen Siliziums ($H_4SiO_4$) in der extrazellulären Matrix, Zellmembran, Zelle und Mitochondrien [Hecht und Hecht-Savoley 2005, 2007, 2008]*

Erläuterungen zu Abbildung 58:

1 Katalysatorfunktion
2 Hydratation
3 Adsorption
4 Rhythmustaktung
5 Proteinsynthese, Synthese von Mukopolysacchariden, Kollagen, Glukosaminoglykanen, Fibronektinen u. a.
6 Wachstum, Heilung
7 unspezifische Immunfunktion
8 elektrostatische Bindung
9 kolloidale Phase
10 Mineralhomöostase

11 Säure-Basen-Homöostase
12 Zellmembranaufbau, -stabilisierung, -schutz, -reparatur
13 Intrazelluläre Matrix: Atmungskette → Energie- und Informationsaustausch
14 Atmungskette → Mitochondrienmatrix → Informationsaustausch → ATP-Mechanismus
15 Genregulation
16 Na ↔ K: intra- ↔ extrazelluläre Matrix
17 Gentransaktion

**Klinoptilolith-Zeolith wird mit Stuhlgang aus dem Körper entfernt**

Dr. Nikolai Daskaloff führte eine in-vivo Studie zur Resorption von aktiviertem Klinoptilolith (MAC) im menschlichen Verdauungstrakt durch. Für den Versuch nutzte er froximun cama und markierte dieses über eine feste Kopplung mit radioaktiven Technetium-99m Isotopen. Technetium-99m wurde ohne die Kopplung an den Klinoptilolith vollständig im Darmtrakt resorbiert und Strahlung in anderen Organen als dem Magen-Darm-Trakt messbar.
„Die Studie zeigte, dass aktivierter Klinoptilolith (MAC) im menschlichen Verdauungstrakt nicht resorbiert und somit wieder vollständig ausgeschieden wird. Die Hauptverweildauer von MAC wurde im Magen-Darm-Trakt gemessen, so dass MAC hier seine Wirkung der Absorption von Schwermetallen und Toxinen entfalten kann. Im Versuch betrug die Dauer zwischen Aufnahme und Ausscheidung rund 24 Stunden. Weder in der Schilddrüse noch der Lunge oder den Nieren wurde dabei Strahlungsaktivität gemessen, was auf eine Resorption von MAC hingewiesen hätte."

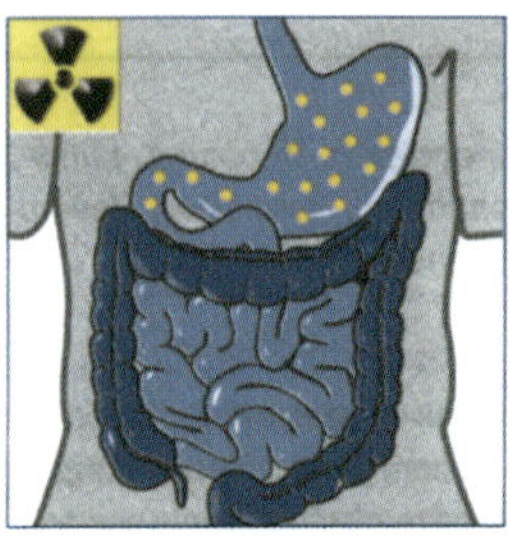

**6 Minuten post prandial**

6 Minuten nach der Aufnahme ist Strahlung im Organabschnitt des Magens und Zwölffingerdarms messbar.

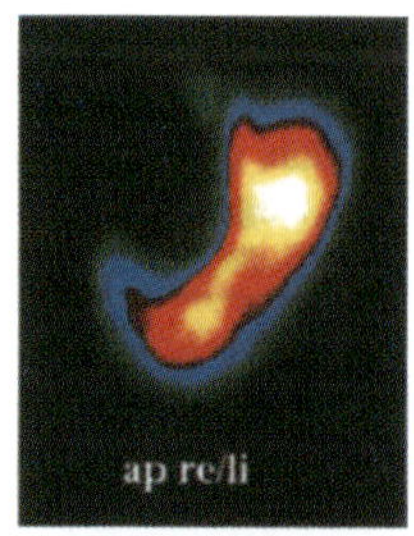


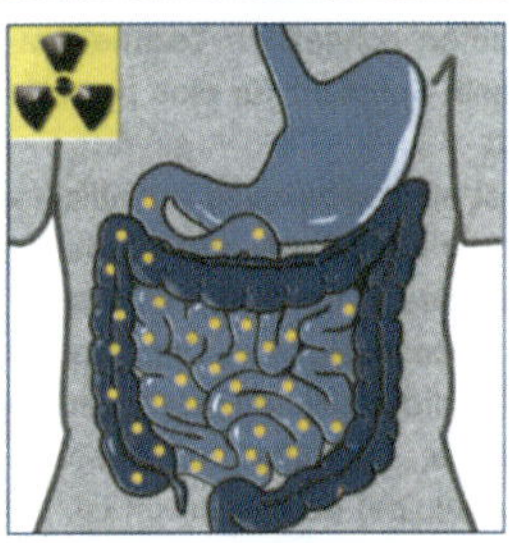

**240 Minuten post prandial**

240 Minuten nach der Aufnahme hat das mit Technetium-99m gekoppelte MAC den Magen vollständig verlassen und ist teilweise bereits bis in den Dickdarm vorgedrungen.

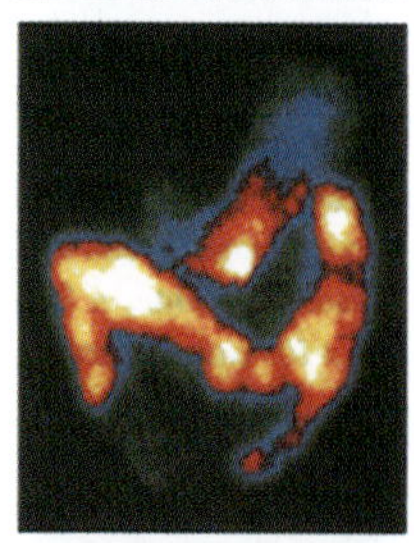

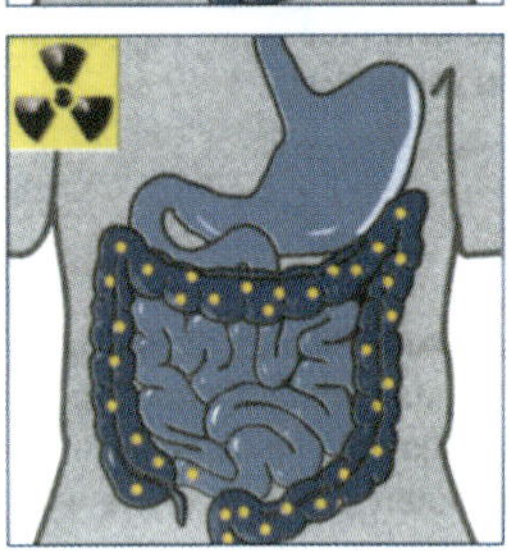

**24 Stunden post prandial**

24 Stunden nach der Aufnahme von MAC ist die Strahlung kurz vor der Ausscheidung nahezu vollständig im Abschnitt des Dick- und Mastdarm messbar.

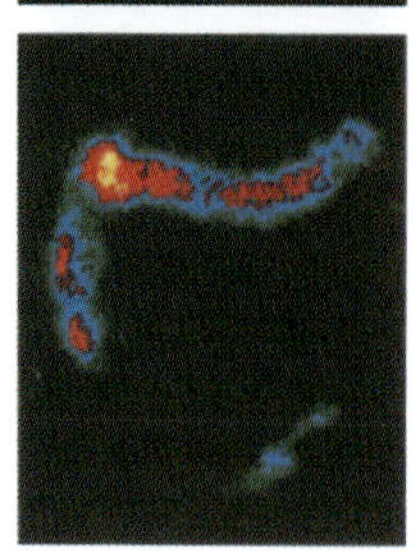

*Abbildung 59: Verhalten von isotopenmarkiertem aktiviertem Klinoptilolith-Zeolith während des Durchleitens im Magen- und Darmtrakt [Dr. Nikolai Daskaloff 2005, Quelle froximun: Auszüge vorliegender Forschungsergebnisse, November 2006, S. 41-42]*

## Montmorillonit – Bentonit

Neben dem Zeolith wird seit Jahrzehnten Bentonit-Montmorillonit in der Medizin und Veterinärmedizin als „Heilmittel" und als pharmazeutischer Hilfsstoff (Adjuvans) verwendet [Hecht und Hecht-Savoley 2005, 2007, 2008].

### Allgemeines zu Montmorillonit und Bentonit

Bentonit ist eine weiße bzw. grauweiße Tonart mit einem hohen Gehalt an Mineralien. Die Bezeichnung erhielt diese Tonart nach dem Fundort: Fort Benton, Montana, USA. Bentonit ist ein infolge „Verwitterung" aus siliziumhaltigem vulkanischem Tuff, durch Kieselbakterien, Flechten und Pilzen entstandenes „Schichtsilikat", dessen Hauptanteil Montmorillonit ist. Montmorillonit wurde nach der französischen Stadt Montmorillon (Vienne) bezeichnet, die auch als Fundort gilt. Reines Montmorillonit hat ebenfalls eine grauweiße Farbe und wird natürlich auch als Schichtsilikat charakterisiert. Ebenfalls aus vulkanischem Tuffstein stammend, hat Montmorillonit in seinen Wirkeigenschaften große Ähnlichkeit mit dem Klinoptilolith-Zeolith. Montmorillonit ist auch des Ionenaustausches und der Adsorption fähig. Er besitzt darüber hinaus aber noch die Eigenschaft eines großen Quellvermögens und der Thixotropie. Infolge dieser Eigenschaften: Wasserhaltigkeit (Quellfähigkeit), Kationenaustausch und Basenadsorption hat Montmorillonit große Bedeutung für die Bodenfruchtbarkeit, aber auch als pharmazeutisches Hilfsmittel, erlangt.
In der einschlägigen Literatur werden Bentonit und Montmorillonit als Synonyme gebraucht. Bei einem sehr hohen Anteil von Montmorillonit dominiert dieser Begriff und man setzt Bentonit dazu in Klammern. Da unsere nachfolgenden Ausführungen sich auf solches Bentonit beziehen, welches einen hohen Anteil von Montmorillonit hat, werden wir vorwiegend diesen Begriff allein verwenden oder in Klammern die Bezeichnung Bentonit hinzusetzen.
Seit mehreren Jahrzehnten wurde Montmorillonit in verschiedenen Ländern auf seine bioaktive Wirkung hin wissenschaftlich untersucht und als pharmazeutischer Hilfsstoff (Ionenaustausch und Adsorption) und als Detoxifikans in der Humanmedizin, vor allem aber in der Veterinärmedizin verwendet [Australien: Hoe und Wilkinson 1973; Bulgarien: Petkova et al. 1982; ehemalige DDR: Schwarz et al. 1989; Schwarz 1987; Schwarz und Werner 1987; Frankreich: Galyean und Chabot 1981; Indien: Borai et al. 1983; Japan: Matsumoto et al. 1984; Takahashi und Imai 1983; Kanada: Fisher und McKay 1983; Neuseeland: Carruthers 1985; Polen: Dembinski et al. 1985a und b; Russland: Kudryashova 2000a und b ; Nekrassova 2000; Dimitrocenko und Moroz 1972; Tschechien: Bartos und Habrda 1974; Slanina et al. 1973a und b; Ukraine: Globa et al. 1983; Ungarn: Rozsahogyi et al. 1982; USA: Dashman und Stotzky 1986, 1984; Browne et al. 1980].

### Einige Charakteristika des Montmorillonits (Bentonit)

Bentonit stellt ein grauweißes monoklines Tonmineral dar, welches durch ein Dreischichtgitter aus Magnesium-Aluminium-Eisen-Silikathydrat charakterisiert ist.
Die physikochemischen Eigenschaften des Bentonits werden durch das Montmorillonit geprägt. Neben Montmorillonit enthält das Bentonit noch Kaollinit, Illit und Chlorit. Bentonit wird den Phyllosilikaten zugeordnet. Das sind Silizium-Sauerstoff-Tetraeder.

Als Naturprodukte haben Montmorillonite in Form von Bentonit sowie das Kaollinit im Kaolin (Bulbus alba) seit Jahrzehnten Verwendung als pharmazeutische Hilfsstoffe gefunden. Aber auch bioaktive Wirkungen wurden nachgewiesen [Schwarz et al. 1989].
Der Gehalt an Montmorillonit im Bentonit beträgt in Abhängigkeit von dem Vorkommen 66-89 % [Kraetsch und Schikora 1986; Hilz 1979]. Die Variabilitäten des Montmorillonitanteils der Bentonite sind so groß, dass man keine einheitliche Charakteristik erheben kann. Es hat sich durchgesetzt, dass man gewöhnlich der Bezeichnung „Bentonit" den Ort des Vorkommens zuordnet. Mit dem Ziel, eine möglichst vergleichbare Substanz aus den verschiedensten Lagerstätten zu erhalten, wurde mittels Natriumkarbonatlösung ein Austausch der im Bentonit enthaltenen Alkali- und Erdalkali-Ionen gegen Natrium-Ionen vorgenommen. Infolgedessen bezeichnet man diese Bentonite als natriumbeladene oder natriumaktivierte oder mono- oder homoionische Bentonite.

### Mineralische und chemische Struktur des Montmorillonits als Hauptbestandteil des Bentonits

Montmorillonit ist ein hydratisiertes dioktaedrisches Dreischicht-Silikat. Seine Kristalle haben eine Korngröße von 1-2 Mikrometer. Die Grundeinheit des Montmorillonits wird als **Schichtpaket** bezeichnet. Ein solches besteht aus jeweils zwei Tetraederschichten. Silizium bildet das Zentralatom und ist an den Ecken mit Sauerstoff-Atomen ausgestattet. Daraus ergeben sich zwei negative Ladungen [Schwarz et al. 1989].
Ein partieller isomorpher Ersatz von Aluminium- durch Magnesium- oder Ferrum-Ionen in der Oktaederschicht (x) und von Silizium-Ionen durch Aluminium-Ionen in der Tetraederschicht (y) hat eine negative Überschussladung (x + y) zur Folge. Bei Montmorillonit ist x > y. Wenn dieser isomere Ersatz in der Oktaederschicht (y > x) überwiegt, dann haben wir es mit einem „beidellitischen Ton" zu tun [Schwarz et al. 1989].
Derartige sich entwickelnde elektrische Imbalancen bewegen sich bis zu den Oberflächen der Kristalle. Eine solche negative elektrische Gesamtbilanz wird zu einem gewissen Teil durch die Überbesetzung, zum größten Teil aber durch die Einfügung von Kationen (z. B. $Na^+$, $K^+$, $Ca^{++}$, $Mg^{++}$) in den Zwischenschichträumen kompensiert. Infolge dieser Zwischenlagerung von Kationen sowie von Wasser wird mittels der negativen Aufladung der jeweiligen Schichtpakete die sich daraus ergebende Abstoßung noch erleichtert [Schwarz et al. 1989; Rösler 1991].

Die kristallchemische Struktur des Montmorillonits kann wie folgt formuliert werden [nach Schwarz et al. 1989]:

### Physikochemische Eigenschaften des Montmorillonits

**Ionenaustausch**

Der Ionenaustausch erfolgt über die in den Zwischenräumen eingelagerten Kationen. Sie sind gegen Kationen des Umfeldmilieus frei austauschbar. Der Ionenaustausch vollzieht sich stöchiometrisch, er ist ein reversibler Prozess und unterliegt dem Massenwirkungsgesetz.
Die Kapazität des Ionenaustauschs zeigt Abhängigkeiten vom pH-Wert des Dispersionsmittels, von der Anzahl der austauschfähigen Ionengruppen sowie von ihrem Diffusionsgleichgewicht [Rupprecht und Stanislav 1973].

**Adsorption**

Die Realisierung der Adsorption des Montmorillonits erfolgt größtenteils über Nebenvalenzen, ganz besonders über die van-der-Waals-Kräfte und über Wasserstoffbrückenbindungen. Die van-der-Waals-Kräfte bewirken eine Zusammenlagerung von Schichtpaketen. Infolgedessen bilden sich Blättchenstrukturen mit einer Dicke von 5-10 nm bei 0,1-2 Mikrometer Länge bei paralleler Entstehung von Makroporen.

Diese Makroporen und die Mikroporen des Montmorillonits bewirken eine hohe spezifische Oberfläche. Diese beträgt ca. 700-800 $m^2/g$ für Natrium-Montmorillonit.

**Quellung**

Montmorillonit (Bentonit) verfügt über eine bemerkenswerte Quellfähigkeit. Wasser bewirkt, dass sich die Zwischenschichtkationen durch Hydrathüllen aufbauen können. Der Quellungsvorgang (der eindimensional verläuft) wird als „innerkristalline Quellung" bezeichnet. Die Wassermoleküle bilden dabei Sechsecknetze mit einer Kantenlänge von 3 Ångström

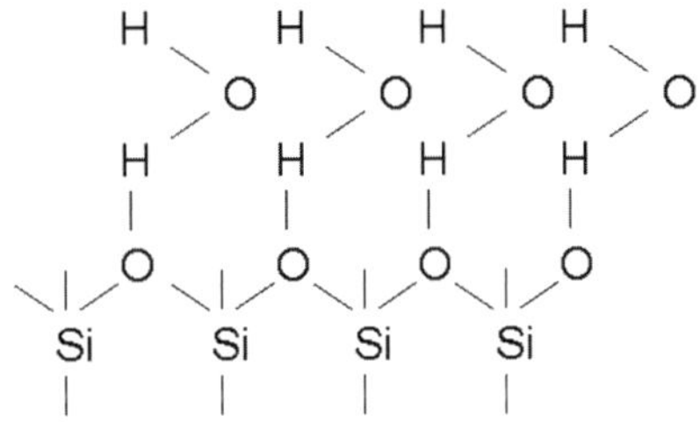

*Abbildung 60:*
*Wasserstoffbrücken an der Bentonitoberfläche [nach Voigt 1987]*

Natrium-Montmorillonit kann das sechs- bis siebenfache seiner Trockenmasse an Flüssigkeit aufnehmen [Schwarz et al. 1989]. „Bei Alkali-, insbesondere Natrium-Montmorillonit, wird das Phänomen der diffusen Doppelschichtquellung beobachtet. In Gegenwart von noch geringen Mengen an Lösungsmittel (in der Regel Wasser) bleiben die Schichten gut geordnet, steigt aber das Lösungsmittelangebot, so geht der Ordnungszustand zunehmend verloren. Die Silikatschichten werden im so genannten peptisierten Kolloid frei beweglich und unabhängig voneinander. Dieser Vorgang ist durch Zusatz von Elektrolyten steuerbar. In diesem Fall nehmen die Wechselwirkungen zu und der Ordnungszustand wird wieder hergestellt, was makroskopisch zum geflockten Kolloid führt." [Schwarz et al. 1989].

**Thixotropie**

Thixotropie ist die Eigenschaft bestimmter „Zweistoffsysteme" (Kolloide), durch mechanische Beanspruchung (Rühren, Schütteln, Einwirkung von Ultraschall) vom festen in den flüssigen Zustand überzugehen, ohne dass sich dabei der Wassergehalt ändert. In Ruhe verfestigt sich die Substanz wieder.

In stark gequollenem Zustand, d. h. wenn ausreichend Wasser vorhanden ist, sind alle Montmorillonite (Bentonite) fähig, thixotropische Wirkungen zu entfalten.

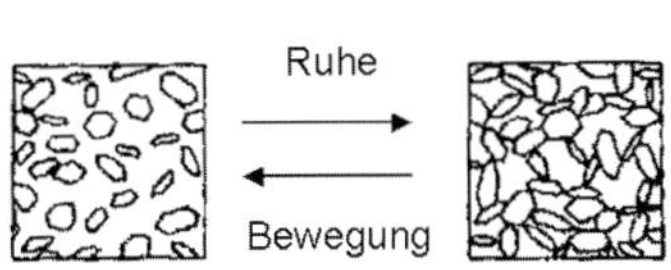


*Abbildung 61:*
*Schema der thixotropischen Wirkung von Montmorillonit: Sol-Gel-Umwandlung [nach Voigt 1987]*

### Pharmazeutische Aspekte des Montmorillonits

Die aufgezeigten physikochemischen Eigenschaften: Ionenaustausch, Adsorption, Quellvermögen und Thixotropie haben seit Jahrzehnten Anlass gegeben, Montmorillonit als pharmazeutischen Hilfsstoff und vor allem wegen seiner Funktion als Detoxifikans auch als bioaktiven Wirkstoff mit therapeutischen Eigenschaften zu verwenden. Montmorillonit ist untoxisch und vielfältig einzusetzen, wobei durch den Siliziumanteil und das Vermögen, kolloidale Phasen (Sol-Gel) zu bilden, wichtige regulatorische Funktionen im Organismus, z. B. im Verdauungstrakt [Hampel und Jacobi 1986; Bartos und Habrda 1974] erfüllt werden können. Wichtig ist dabei, dass Montmorillonitzubereitungen immer frisch sein müssen.

### Adsorptionsreaktionen von Montmorillonit

#### Adsorption

Folgende Wechselwirkungen der Adsorptionsreaktionen sind beobachtet worden. Adsorption ist nach Monkhouse und Lach [1972] die Tendenz einer Substanz, an der Oberfläche zu akkumulieren. Es werden eine physikalische Adsorption und eine Chemisorption unterschieden [Snyder 1968].

#### Van-der-Waals-Kräfte

Dieses sind Bindungskräfte zwischen Molekülen in Gasen, Flüssigkeiten und Kristallen (d. h. zwischenmolekulare Kräfte), welche nicht auf einem teilweisen oder vollständigen Elektronenaustausch beruhen. Sie werden durch Wechselwirkungen zwischen permanenten elektrischen Dipolen (Dipolkräfte), induzierten elektrischen Dipolen (Dispersionskräfte) oder Induktionseffekten (Induktionskräfte) erzeugt.

#### Physikalische Adsorption

Physikalische Adsorption liegt dann vor, wenn die Ionen, Ladungen, die sich an der Oberfläche der Silikatschichten befinden, durch Bindung angrenzender Atome abgesättigt werden. Für diese Erscheinung sind die van-der-Waals-Kräfte verantwortlich. Diese relativ unspezifischen Kräfte entwickeln nur geringe Energien. Aufgrund dessen können Adsorption und Desorption in kurzem Zeitintervall ablaufen. Hierbei sind auch multimolekulare Schichtbildungen möglich. Die Freisetzung der angelagerten Moleküle vollzieht sich ohne jegliche chemische Veränderung.

#### Chemische Adsorption

Die chemische Adsorption (Chemisorption) ist dadurch gekennzeichnet, dass die Bindung zwischen Adsorbens und Adsorbat zu einer neuen chemischen Verbindung führen kann. Hierbei werden auch die physikochemischen Eigenschaften des adsorbierten Moleküls verändert. Chemisorption ist dann gegeben, wenn Ladungen der Oberflächenatome durch die angrenzenden Atome unvollständig abgesättigt werden.

Chemisorption läuft langsamer als die physikalische Adsorption ab, weil sie mit einem Elektronentransfer einhergeht, für den eine Aktivierungsenergie erforderlich ist. In diesem Zusammenhang ist noch zu erwähnen, dass die Ladungen der Oberfläche nur mit einer einzelnen Schicht abzusättigen sind. Daher ist auch nur eine monomolekulare Belegung möglich [Monkhouse und Lach 1972]. Die Bindung von organischen Wirkstoffen (Arzneimittel) an Montmorillonit vollzieht sich gewöhnlich durch mehrere Mechanismen unter

Beteiligung der physikalischen Adsorption und der Chemisorption. Es besteht z. B. die Möglichkeit, dass chemisorbierte Moleküle (Arzneimittel) dann auch physikalisch adsorbiert werden. Ein Wirkstoff kann auch erst einmal physikalisch adsorbiert werden und dann anschließend wird eine monomolekulare Schicht aufgelegt.
Erwähnenswert ist noch, dass die Adsorptionsvorgänge eng mit der Ionenaustauschfunktion des Montmorillonits einhergehen. Die vielfachen Möglichkeiten der Adsorptionskombinationen bieten einen größeren Aktionsradius für zugeführte Wirkstoffe.

### Mögliche pharmazeutische Mechanismen des Montmorillonits

#### Bindungsmöglichkeit zwischen kationischen Wirkstoffen und Montmorillonit

Nach McGinity und Lach [1976] vollzieht sich der Bindungsmechanismus mit kationischen Wirkstoffen in zwei Schritten.

1_ Initialer Schritt: Kationenaustausch. Hierbei werden die Wirkstoffmoleküle mit positiven Ladungen gegen die Montmorillonit-gebenden Kationen ausgetauscht.
2_ Chemisorption zwischen positiver Ladung des Wirkstoffs und negativer des Montmorillonits.

Diese Mechanismen sind vom pH-Wert gesteuert. Beispiel Tetrazyklin [Porubcan et al. 1978]: Tetrazyklin kann kationisch, anionisch und zwitterionisch auftreten. Das kationische Tetrazyklin tritt bei einem pH-Wert von 3,3 mit dem Montmorillonit in den Kationenaustausch. Als Zwitterion vermag es bei 3,3 bis 7,0 pH-Wert in die Zwischenschicht des Montmorillonits einzudringen. Dadurch entsteht ein bivalenter Kationenkomplex. Wenn der pH-Wert 7,7 überschreitet, dann kann Tetrazyklin nicht mehr in den Austausch mit Montmorillonit treten. In diesem Fall entstehen externe Kalziumkomplexe.

### Bindung von Schadstoffen durch Montmorillonit

Montmorillonit hat die Eigenschaft, an seiner Oberfläche und in den Schichtzwischenräumen verschiedene Schadstoffe zu binden, z. B.

- Phosphorsäureester von Insektiziden [Sanchez-Martinu und Sanchez-Camazano 1986, 1984] und
- chlorierte Kohlenwasserstoffe wie DDT, Heptachlor, Dieldrin.

Bei Vergiftungen von Menschen mit dem hoch toxischen Herbizid Paragnat konnte mit oralen Bentonitgaben gut geholfen werden [Carringer et al. 1975].
Bentonite vermögen nach Allison et al. [1974] der intestinalen Adsorption toxischer Stoffe, wie z. B. biogene Amine, bakterielle Endotoxine, Ethanol und Methanol, entgegenzuwirken.

### Kann man Klinoptilolith-Zeolith mit anderen Naturstoffen kombinieren?

Ja, infolgedessen kann sowohl die natürliche Kombinationsstoff- als auch die Zeolithwirkung verbessert werden. Es hat sich in der medizinischen Praxis auch die Kombination von Klinoptilolith und Montmorillonit bewährt [Hecht und Hecht-Savoley 2007, 2008].

#### Vitamine

Möglichkeiten der Kombination
Natur-Klinoptilolith-Zeolith + Vitamin A, C, E
Natur-Klinoptilolith-Zeolith + Vitamin A, B6, C

Montmorillonit + Vitamin A, C, E
Montmorillonit + Vitamin A, B6, C
Es ist bekannt [Carlisle 1984], dass $SiO_2$ und Vitamin C sich in ihrer Wirkung verstärken können. Während der Ausleitung von Radionukliden bei Opfern der Tschernobyl-Reaktorkatastrophe hat sich die Kombination mit Klinoptilolith-Zeolith und Vitamin A, C, E bzw. Vitamin A, B6, C sowie der Blaualge Spirulina als günstig erwiesen.

**Aminosäuren**
Es gibt Erfahrungen zur Wirkung der Kombination von Klinoptilolith-Zeolith mit Glyzin. Aminosäurekombinationen haben nur volle Wirkung, wenn eine sublinguale Applikation erfolgt.

**Pflanzliche Stoffe**
Bezüglich pflanzlicher Stoffe gibt es die meisten Kombinationen mit Klinoptilolith-Zeolith, z. B. mit Betanin (rote Beete), Lypopin (Tomate), Brennnessel, Propolis (Blütenpollen), Moosbeeren, Heidelbeeren, Algen (Spirulina, Laminaria), Ananas-Fruchtpulver, Papain (Papaya-Fruchtpulver), Lupin-Protein (Lupine albus) u. a.

**Kombinationen mit anderen Mineralien**
- Kombination von zwei Sorbenten, möglichst Natur-Klinoptilolith-Zeolith und Na- Montmorillonit
  Beide $SiO_2$-Gesteine ergänzen sich gegenseitig gut als Sorbenten und Ionenaustauscher aus folgenden Gründen.
  Natur-Klinoptilolith-Zeolith hat als Bioregulator Ionenaustausch-, Molekularsieb-, Adsorptions- und Katalysatorfunktion. Mit diesen bioaktiven Eigenschaften vermag er, wie aus wissenschaftlichen Ergebnissen hervorgeht, im menschlichen Körper homöostatisch zu regulieren, Schadstoffe und Toxine zu binden und auszuscheiden sowie die Bioverfügbarkeit und Bioäquivalenz anderer Wirkstoffe zu intensivieren.
  Na- Montmorillonit hat die Eigenschaften zum Ionenaustausch, zur Adsorption (physikalisch, chemisch, van-der-Waals-Bindungskräfte), zur Quellung und zur Thixotropie. Er ist daher ein $SiO_2$-Donator für den Organismus und vermag durch anionisches, kationisches und nichtionisches Bindungsvermögen Wirkstoffe zu regulieren und die mineralische elektrolytische Homöostase zu gewährleisten.
- Na-Montmorillonit hat Detoxikations- und Adjuvanseigenschaften.

[Hecht und Hecht-Savoley 2007, 2008]

### Was ist bei der Applikation von $SiO_2$-reichen Naturmineralien zu beachten?

**Erstens:** Kenntnisse und Kenntnisvermittlung zur Wirkung von Zeolithen
In Russland hat man ein Modell geschaffen, welches auf die Ausbildung der Medizin- und Ökologiestudenten, die Fortbildung der Ärzte und die Aufklärung der Patienten (Verbraucher) zum Inhalt hat.

**Zweitens:** Ausreichend Flüssigkeit
Während der Einnahme von Zeolith-Präparaten ist für reichliche Flüssigkeitszufuhr zu sorgen, sowohl im Zusammenhang mit der Einnahme als auch im Bezug auf die Tagesration (2-3 l/Tag). Keine alkoholischen und koffeinhaltigen Getränke sowie kein Grapefruitsaft. Dafür viel Wasser trinken. Tagsüber ca. jede Stunde ein Glas Wasser.

**Drittens:** Regelmäßigkeit und Rhythmus
Die Regelmäßigkeit der Einnahme erhöht den Effekt. Das betrifft sowohl die Regelmäßigkeit zu den angegebenen Tageszeiten als auch die Dauer. Zeitweilige Unterbrechungen einer Kur können den therapeutischen Effekt vermindern. **Onkologisch Erkrankte sollten niemals eine Klinoptilolith-Zeolith-Therapie unterbrechen.**
Unter chronobiologischem Aspekt empfehlen sich die Tageszeiten zur Applikation
06.00 bis 08.00 Uhr
13.00 bis 15.00 Uhr und
18.00 bis 20.00 Uhr
Für die Nachtversorgung: 22.00 Uhr
Für Hautapplikationen sind, sowohl für kosmetische als auch für Heilzwecke, die Zeiten
05.00 bis 07.00 Uhr und
17.00 bis 19.00 Uhr
am effektivsten.

**Viertens:** Angemessene Körperbewegung erhöht den Effekt
Erfahrungen besagen, dass angemessene Körperbewegung die Bioverfügbarkeit von $SiO_2$ im Organismus erhöht. Das gilt vor allem für Menschen über 50 Jahre.

**Fünftens:** Meiden von Genussmitteln erhöht den Effekt.

**Sechstens:** Unerwünschte Nebenwirkungen von Pharmaka, die eingenommen werden, können von Klinoptilolith-Zeolith abgeschwächt werden, z. B. von Antibiotika und Zytostatika [Hecht und Hecht-Savoley 2007, 2008].

$SiO_2$-reiche Mineralien sind keine Allheilmittel, wohl aber ein gutes Basistherapeutikum für chronische Erkrankungen und eingutes Prophylaktikum. Der 85-jährige Autor dieses Buchs nimmt seit ca. zehn Jahren täglich 5-9 g dieser Naturmineralien ein. Ergebnis: geistig und körperlich fit, keine chronischen Leiden.

**Wie können $SiO_2$-reiche Naturmineralien in Form eines Therapieschemas angewendet werden?**

Wenn man Therapieschemata aufstellt, so **muss** man stets die Individualität berücksichtigen, z. B. der Allgemeinzustand, die Lebenseinstellung, das Bewegungsvermögen (bettlägerig, Bewegung möglich, gut zu Fuß), das Körpergewicht, die bisherige Lebensweise und den gesamten psychosozialen Status. Therapieschemata können keine Schablonen sein, die man dem Menschen ohne weiteres anlegt. Das nachfolgende Therapieschema, eines von mehreren, die ich für die SiO2-reichen Naturmineralien aufgestellt habe, ist unter dieser Voraussetzung zu sehen. Ein Patient sollte sich zuvor mit einem Arzt oder anderen Heilberufler beraten, der sich bereits mit der Naturmineralientherapie beschäftigt hat.

Bei diesem Therapieschema sind Arzneimittelrezepturen, welche die Heck Bio-Pharma vertreibt, angewendet worden. Dazu einige Erläuterungen:
**Spiruptilo** = Kombination von Klinoptilolith-Zeolith, Montmorillonit und Spirulinaalgen (Blaualge)
**Clinolycan** = Kombination von Klinoptilolith-Zeolith, Montmorillonit und Lycopenin (aus Tomaten gewonnen)

**Rhythmosan** = Kombination von Klinoptilolith-Zeolith, Montmorillonit und Betanin (rote Beete)
**RelaxSan** = Kombination von Klinoptilolith-Zeolith, Montmorillonit und Glyzin (Aminosäure), Glyzin = Hemmungs-Neurotransmitter (wie die GABA).

### Therapieunterstützungsschema mit vereinfachtem Dosierungs-Zeitschema für Patienten(innen), die noch gut zu Fuß sind

**Tagesdosis:**
10 Tabletten Spiruptilo „Flamingo" He® schlucken oder kauen
7 Tabletten Clinolycan sublingual, unter die Zunge legen
  oder 2 Tabletten Rhythmosan sublingual, unter die Zunge legen
4 Tabletten RelaxSan He® sublingual, unter die Zunge legen
2 Kapseln Vitamin C-Ester-Komplex
2 Kapseln MagneCor

**Zeitschema:**

| | | |
|---|---|---|
| **~ 06.00 Uhr** | 5 Tabletten | Spiruptilo „Flamingo" He® (schlucken) |
| | 1 Kapsel | Vitamin C-Ester-Komplex (schlucken) |
| | 1 Kapsel | MagneCor |
| | | zusätzlich 1 Glas Wasser |
| **~ 08.00 Uhr** | 2 Tabletten | Clinolycan oder RhythmoSan (sublingual) |
| | | zusätzlich 1 Glas Wasser |
| **~ 13.00 Uhr** | 1 Tablette | Clinolycan oder RhythmoSan (sublingual) |
| | 1 Kapsel | Vitamin C-Ester-Komplex (schlucken) |
| | | zusätzlich 1 Glas Wasser |
| | | (möglichst 30 Minuten vor dem Mittagessen) |
| **~ 18.00 Uhr** | 2 Tabletten | Clinolycan oder RhythmoSan (sublingual) |
| | 1 Tablette | RelaxSan He® (sublingual) |
| | | zusätzlich 1 Glas Wasser |
| **~ 19.00 Uhr** | 5 Tabletten | Spiruptilo „Flamingo" He® (schlucken) |
| | 1 Kapsel | MagneCor |
| | | zusätzlich 1 Glas Wasser |
| **~ 20.00 Uhr** | 1 Tablette | RelaxSan He® (sublingual) |
| | | zusätzlich 1 Glas Wasser |
| **~ 21.00 Uhr** | 2 Tabletten | Clinolycan oder RhythmoSan (sublingual) |
| | 1 Tablette | RelaxSan He® (sublingual) |
| **~ 22.00 Uhr** | 1 Tablette | RelaxSan He® (sublingual) |

Anmerkung: Die Zeiten verstehen sich bei ± 15 Minuten Abweichung.

**Wichtig:** Das Dosierungs-Zeitschema ist unbedingt einzuhalten, um den optimalen Effekt zu gewährleisten.
**Wichtig:** Reichlich Flüssigkeitszufuhr. Optimal: Tagsüber jede Stunde 1 Glas Wasser.

**Wichtig:** Alkohol, Nikotin und Koffein (Kaffee, Schwarzer Tee, Cola) meiden oder auf ein Minimum reduzieren.
**Wichtig:** Naturmineralien-Arzneimittelrezepturen nicht mit Grapefruitsaft oder anderen Fruchtsäften einnehmen. Andere Fruchtsäfte können während des Tages getrunken werden (außer Grapefruitsaft).
**Wichtig:** Der Abstand zu den Mahlzeiten sollte mindestens 30 Minuten betragen. Einnahme vor den Mahlzeiten ist zu empfehlen.
**Wichtig:** Bei Krebserkrankung Therapie nicht unterbrechen.

**Angemessene Körperbewegung erhöht die Wirkung von $SiO_2$-Naturmineralien.**
1_ Täglich eine Stunde flottes Gehen, kann auf zwei Zeiten von jeweils einer halben Stunde verteilt werden. Wichtig: regelmäßig!
2_ Täglich 2-3 Mal 20 Minuten Meditation oder meditatives Atmen (Hecht-CD „Gut schlafen", Hecht 2002; siehe auch Kapitel 8) oder autogenes Training oder Visualisierung.
Optimal: – morgens 20 Minuten meditatives Atmen
– vormittags Visualisierung
– mittags (vor dem Essen) meditatives Atmen
– nachmittags Visualisierung
– abends meditatives Atmen
**Wichtig:** regelmäßig!
3_ Regelmäßiger Schlaf-Wach-Rhythmus

## Erläuterungen zum Therapieunterstützungs-Schema

**Bei der Einnahme von Klinoptilolith-Arzneimittelrezepturen ist zu beachten:**
1_ Ausreichend Flüssigkeitszufuhr in Form von warmem Wasser.
2_ Aggressive Getränke vermeiden, z. B. Grapefruit-, Orangen-, Zitronen-, Ananassaft.
3_ Alkoholische und koffeinhaltige Getränke vermeiden.
4_ Abstand zu den Mahlzeiten (vor und danach) mindestens 30 Minuten. Besser vor den Mahlzeiten einnehmen.
Eine Kur soll mindestens 40 Tage betragen bei täglicher Einnahme. Bei Krebskranken soll die Applikation so lange erfolgen, bis ein Jahr Tumorfreisein erreicht wurde.
**Wichtig:** Bei Tumorerkrankungen dauerhafte Kur **ohne** Unterbrechungen der Therapie.

**Was bewirkt diese Kombination der Bioregulatoren Klinoptilolith-Zeolith, Montmorillonit, Spirulina, Glyzin, Lycopin, Betanin bei Patienten mit chronischen Erkrankungen, wenn die Einnahmebedingungen eingehalten werden?**
**1_** Detoxikation, z. B. die Ausscheidung der durch den Tumor und durch Strahlen- bzw. Chemotherapie entstandenen Toxine durch Natur-Klinoptilolith-Zeolith, Montmorillonit, Glyzin und Spirulina.
**2_** Ionenzufuhr durch Natur-Klinoptilolith-Zeolith, Montmorillonit und Spirulina und infolgedessen: Regulation der Elektrolythomöostase.
**3_** Zufuhr der für den menschlichen Organismus wichtigsten Aminosäuren zur Eiweißversorgung, besonders wenn die Nahrungsaufnahme des Patienten eingeschränkt ist (Spirulina enthält ca. 20 Aminosäuren).

4_ Durch das in Klinoptilolith-Zeolith und Montmorillonit enthaltene Silizium, durch Spirulinaaminosäuren und durch Glyzin wird der Eiweißaufbau (Proteinsynthese) gefördert.
5_ Durch Klinoptilolith-Zeolith-$SiO_2$ und Montmorillonit-$SiO_2$ wird die Adsorptionsfähigkeit für physiologische Wirkstoffe und auch Naturstoffe beträchtlich erhöht, womit eine günstige Bioverfügbarkeit und gute Bioäquivalenz gewährleistet wird.
6_ Deckung des Bedarfs der wichtigsten Vitamine (A1, B1, B2, B3, B5, B6, B12, E und H) durch Spirulina. Sie hat viermal mehr Vitamin B12 als die Kalbsleber.
7_ Reduzierung der Entzündungsprozesse durch Spirulina, Glyzin, Klinoptilolith-Zeolith, Lycopin, Betanin und Montmorillonit.
8_ Stimulierung der Darmflora durch Spirulina, Klinoptilolith-Zeolith und Montmorillonit, die bei chronischen Erkrankungen, ganz besonders bei Tumorpatienten, durch Chemotherapie oft reduziert ist.
9_ Erhöhung der Reaktivität des Immunsystems (immunmodulierender Effekt durch Glyzin, Spirulina, Klinoptilolith-Zeolith, Montmorillonit, Betanin und Lycopin).
10_ Vorbeugung des Eisendefizits durch Spirulina, Klinoptilolith-Zeolith, Montmorillonit und Glyzin.
11_ Allgemeine probiotische Wirkung durch alle sechs Wirkstoffe.
12_ Physiologische nootrope Wirkung (Glycin).
13_ Sanfte Stress reduzierende Wirkung durch Glyzin, Klinoptilolith-Zeolith, Montmorillonit
14_ Sanfte positive Wirkung auf den Schlaf durch Glyzin und Klinoptilolith-Zeolith
15_ Verbesserung des Hirnstoffwechsels und der Gedächtnisleistung durch Glyzin (Chemotherapie stört das Gedächtnis).
16_ Prophylaktische und therapeutische Effekte in der Tumorgenese (Lycopin, Klinoptilolith-Zeolith, Montmorillonit)
17_ Aufbau der Kollagenproduktion durch Glyzin, Montmorillonit und Klinoptilolith-Zeolith.
18_ Antianämische Effekte durch Glyzin, Klinoptilolith-Zeolith und Montmorillonit (Chemotherapie ruft zu 80 % Anämie hervor).
19_ Antioxidantieneffekt durch Lycopin, Betanin, Klinoptilolith-Zeolith, Montmorillonit, Spirulina und Glyzin.
20_ Verminderung des Risikos bei ischämischer Herzkrankheit und arterieller Hypertonie durch Lycopin, Glyzin und Spirulina.

Die in den Rezepturen enthaltenen Wirkstoffe sind Bioregulatoren, haben keine Nebenwirkungen und erzeugen kein Suchtpotential. Eine Überdosierung ist nicht möglich, da die im Körper nicht benötigten Wirkstoffe dieser Präparate ausgeschieden werden.
Es ist empfehlenswert, diese Bioregulatorkombination bei Tumorpatienten auch im Zusammenhang mit anderen Therapieformen anzuwenden, z. B. bei Strahlen- und Chemotherapie. Dabei sollte man 2-3 Wochen vor dieser Therapie beginnen und weiter während und nach der Therapie applizieren. **Keine Therapieunterbrechung.**
Dieses Therapieunterstützungsschema kann bei allen chronischen Erkrankten zur Anwendung kommen. Kombination mit gesunder Lebensweise erhöht die Wirkung. Disziplinierte Einhaltung des vorgegebenen Therapieschemas ist unbedingt zu gewährleisten. Bei Fra-

gen wenden Sie sich bitte an Ihren Therapeuten, der entscheiden muss, ob dieses Schema für Sie geeignet ist.

### Natur-Klinolptilolith-Zeolith bei Eisenmangelanämie

Bei Krebserkrankten sind zahlreiche Begleiterscheinungen mit in die Therapie einzubeziehen! Freyer [2003] beschreibt das im Zusammenhang mit dem bei Chemotherapie [Groopman 1999] auftretenden, auf Eisenmangelanämie beruhenden, „koexistierenden" Erschöpfungs-(Fatigue-)Tumorsyndrom (KETS). Diese Therapieerfolge bei der Eisenmangelanämie von Mironova [1999a] sowie von Pavlova und Zaizev [1999] mit Natur-Klinoptilolith-Zeolith und dessen bekannter Wirkmechanismus, lenken die Aufmerksamkeit auf das koexistierende Erschöpfungs-(Fatigue)-Tumorsyndrom (KETS) [Freyer 2003].
Bei diesem ist die Anämie, die durch die Tumorerkrankung [Freyer 2003] und durch die Chemotherapie [Groopman 1999] hervorgerufen wird, das dominierende Symptom, welches unbedingt behandlungsbedürftig ist.
Nach Freyer soll das KETS bei 60-80 % der Tumorkranken vorkommen. Es muss aber konstatiert werden, dass nur 27 % der Ärzte das KETS kennen bzw. erkennen und nicht therapieren. Dominierendes subjektives Symptom ist eine belastende Müdigkeit und Erschöpfung, die nicht durch Ruhe und Schlaf beseitigt werden kann. Häufig ist der Schlaf dieser Patienten sowieso gestört.

Als Verursacher der genannten subjektiven Symptomatik werden
- Anämie (mit herabgesetzten Hb-Werten)
- metabolische Störungen
- Mangel- und Fehlernährung

angeführt.
Für eine erfolgreiche Eisenmangeltherapie muss aber die Resorption im Darm gesichert und kein Blei im Körper sein, weil Blei Eisen aus dem Stoffwechsel verdrängt [Bgatova und Novoselov 2000]. Natur-Klinoptilolith-Zeolith ist daher das Mittel der Wahl.

Mironova [1999a] beschreibt, dass in Russland in den letzten Jahren die Eisenmangelanämie vor allem bei Frauen und Kindern um das 2,8-fache angestiegen ist. Sie führt diese Erscheinung darauf zurück, dass das exogen zugeführte Eisen nicht im Darm resorbiert wird bzw. dass die aufgenommene Nahrung außerdem zu wenig Eisen enthält. Sie behandelte in der Kinder- und Frauenklinik Rubzow (Sibirien) eine große Anzahl (>200) von Frauen und Mädchen. Sie konnte bei den meisten Patientinnen innerhalb einer 3-4-wöchigen Behandlung mit Natur-Klinoptilolith-Zeolith, bei der die Dosierung individuell abgestimmt wurde, die Hb-Werte und Erythrozytenzahl in die Referenzbereiche zurückführen. Auch die asthenovegetativen Beschwerden (Müdigkeit, Erschöpfung, hypotone Reaktionslage) der Frauen und Kinder wurde in ca. 70 % der Fälle beseitigt. Sie führt diesen Effekt darauf zurück, dass Natur-Klinoptilolith-Zeolith eine Eisenquelle im Ionenaustauschverfahren bietet und dass durch die Sorptionseigenschaften des Zeoliths die Resorption des Eisens und somit die Bioverfügbarkeit in der Zelle erhöht würde. Auch Pavlova und Zaizev [1999] berichten über effektive Behandlung der Eisenmangelanämie mit Natur-Klinoptilolith-Zeolith. Die Frauen (n=20) erhielten zweimal täglich 5 g „Litovit" über die Dauer von einem Monat. Nach

dieser Behandlungszeit hatten sich bei 17 von den 20 Frauen die Hb-Werte, Erythrozytenzahl und der Eiweißgehalt im Blut normalisiert.
Die Arzneimittel-Rezepturen „Spiruptilo“, „Rhythmosan“, „Clinolycan“ und „RelaxSan“ sind daher als Basistherapeutikum für KETS zu empfehlen (siehe Therapieempfehlungen).

## ■ 51_ Oxidativer Stress und Tumorerkrankung

Die Zusammenhänge zwischen oxidativem Stress und onkologischen Erkrankungen sind häufig beschrieben worden: Cerutti [1991, 1994], Weitzman und Gordon [1990], Witte et al. [2000], Tang et al. [1996], Heinonen et al. [1998]. Zahlreiche Arbeiten zeugen davon, dass Antioxidantien in der Krebstherapie eine effektive Rolle spielen können, z. B. Vitamine E und C [Young et al. 1997; Block et al. 1992; Colditz et al. 1985], Früchte und Gemüse [Hollman et al. 1996; Block et al. 1992; Giovannucci et al. 1995], grüner Tee (Catechin) [Sung et al. 2000; Langley-Evens 2000; Pietta et al. 1998; Kondo et al. 1999; Fujiki 1999] und Licopin (Tomate) [Rao und Argawal 2000; Giovannucci 1999].
Auch Klinoptilolith-Zeolith ist ein freier Radikalfänger und vermag als solcher im Prozess des Überschusses von freien Radikalen bei Krebskranken als Antioxidans effektiv zu sein [Colic und Pavelic 2000; Pavelic et al. 2001; Colic und Pavelic 2002a und b; Zarkovic et al. 2003; Ivkovic und Zabcic 1999, 2000, 2004; Ivkovic et al. 2004a und b; Ivkovic 2004].

### Was ist oxidativer Stress?

Wir wissen, dass Sauerstoff ($O_2$) ein lebenswichtiges Element für den Menschen darstellt. Sauerstoff reguliert den Stoffwechsel durch Energiebereitstellung. Unter bestimmten Umständen ist es notwendig, dass sich in unserem Körper aggressive Sauerstoffradikale bilden, z. B. in Form von Superoxidanion, Perhydroxolradikal, Hydroxyradikal, Wasserstoffsuperoxid, z. B. zur Beseitigung von Krankheitserregern (Bakterien). Wenn jedoch Störungen in der Enzymregulation vorliegen, dann werden diese Sauerstoffradikale in einer Übermenge produziert und zum Gift für den menschlichen Körper. Wenn das ständig der Fall ist, kann ein vorzeitiges Altern beginnen. Dies ist die Grundlage für chronische Erkrankungen, auch für Tumorerkrankungen. Die Bildung von einem Überschuss von freien Sauerstoffradikalen nennt man oxidativen Stress. Freie Radikale können z. B. als biologisches antioxidatives Potential BAP oder als TAS (totaler Antioxidantien Status) diagnostisch bestimmt (gemessen) werden.

### Wodurch wird der oxidative Stress hervorgerufen?

Dazu ist eine lange Tabelle anzuführen. Nachfolgend sollen einige wenige genannt werden:
- Rauch- und Rußpartikel in der Luft
- Schwermetalle (Blei, Hg)
- Zigarettenrauch
- Toxine, Dioxine, Furane
- Alkohol, Nikotin, Koffein im Übermaß

- Pestizide
- Schwefeldioxid ($SO_2$)
- Lösungsverdünner
- Kohlenmonoxid (CO)
- Umweltgifte aller Art
- Strahlungen aller Art: UV-, ionisierende und nicht ionisierende Strahlungen, Radionuklide
- Stickoxide (NO und $NO_2$)
- emotioneller Stress

Durch die Übermenge von freien Sauerstoffradikalen im Köper (Mitochondrien) können verschiedene Erkrankungen ausgelöst werden, z. B. Arteriosklerose, Herzinfarkt, Diabetes mellitus, Tumorkrankheiten, Darmleiden, neurologische, Nieren-, Haut-, Autoimmun- und Lebererkrankungen, Sterilität. Bei Leistungssportlern kann oxidativer Stress auftreten. Dadurch wird die Verletzungsgefahr erhöht.

Bestimmte Stoffe können im menschlichen Körper als „Radikalfänger" dienen, als so genannte Antioxidantien. Dazu gehören das $SiO_2$ und $SiO_2$-haltige Mineralien, z. B. Klinoptilolith-Zeolith, Vitamin E, Vitamin C.

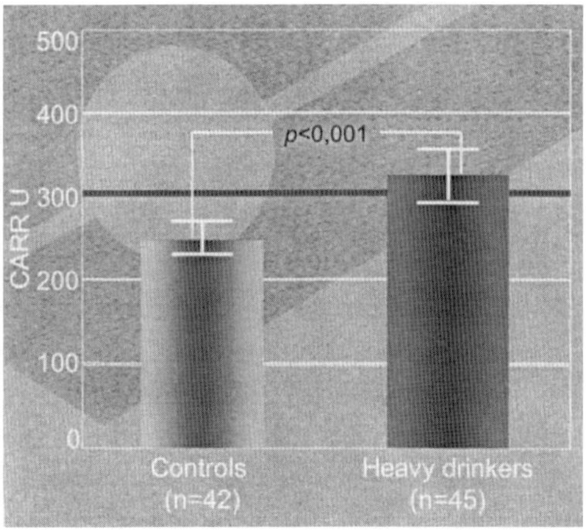


*Abbildung 62:*
*Oxydativer Stress: Alkoholiker (rechte Säule) im Vergleich zu Gesunden (linke Säule). D-ROMsTest [Trotti et al. 2001; Ivkovic und Müller-Schubert 2004]*

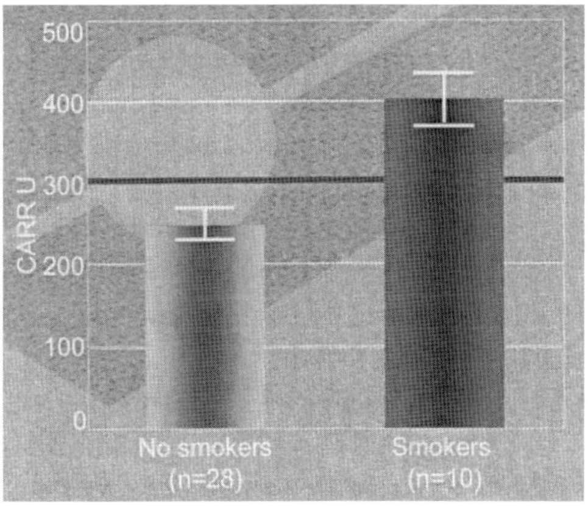


*Abbildung 63:*
*Oxydativer Stress: Raucher (rechte Säule) im Vergleich zu Nichtrauchern (linke Säule). D-ROMs Test [Cornelli et al. 2000a; Ivkovic und Müller-Schubert 2004]*

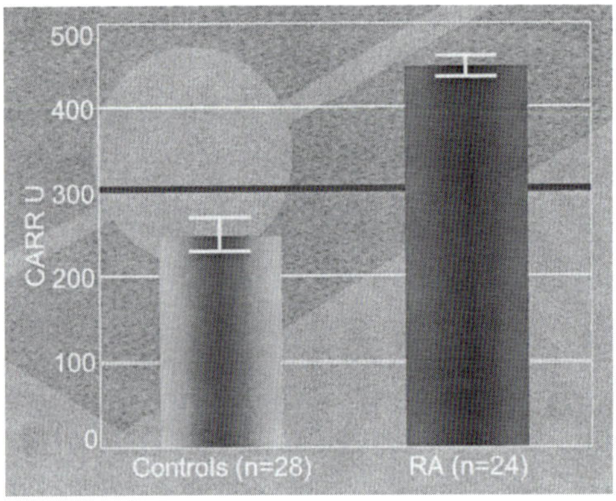


*Abbildung 64:*
*Oxydativer Stress: Patienten mit rheumatischer Arthritis (RA) (rechte Säule) im Vergleich mit Gesunden (controls). D-ROMs Test [Cornelli et al. 2000b; Ivkovic und Müller-Schubert 2004]*

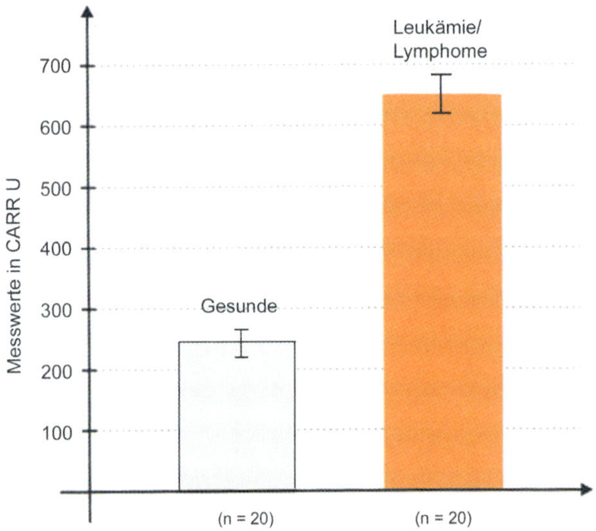


*Abbildung 65:*
*D-ROMs Test. Werte sind bei Leukämie/Lymphomen erhöht [modifiziert nach Ivkovic und Müller-Schubert 2004]*

## Folgen von oxidativem Stress

- Defizite im Basenhaushalt
- Abbau, Umbau, Zerstörung von Komponenten der Grundsubstanz (Struktur- und Vernetzungsproteine)
- Zerstörung der äußeren Mitochondrienmembran, Zusammenbruch der Zellatmung (ATP-Synthese) mit erhöhter Freisetzung von Sauerstoffradikale
- Membranlecks → gesteigerte Freisetzung von Kaliumionen aus der Zelle → Elektrolytstörungen
- Zerstörung der Kommunikationsleitungen zwischen Zellen
- Hemmung verschiedener Enzyme und Enzymsysteme
- DNA-Genomschäden mit besonderer Gefährdung der nicht reparablen Mitochondrien-DNA
- Gefahr der Förderung von Entzündungs- und Wachstums-Neurotransmittern mit steigender Krebsgefährdung

- Autoimmunerkrankungen, zum Beispiel durch Bildung von Antikörpern gegen Cardiolipin aus zerstörten Mitochondrien, u. a. eine der Entstehungsursachen für Lupus erythematodes
- Entwicklung von Immunschwächen, die einer HIV-Infektion ähneln: erhöhte Anfälligkeit gegenüber Infektionen, Bluthochdruck, Osteoporose, reduzierte Glukoseneubildung (Gluconeogenese)

### Methoden zur Erfassung der freien Radikale im Körper

Freie Radikale zeichnen sich durch eine hohe spezifische Reaktivität und eine kurze Halbwertzeit aus. Gegenwärtig stehen zahlreiche Methoden zur Verfügung, die mit Hilfe großer Laborausrüstung den antioxidativen Status des Körpers messen können.

- Es gibt direkte Methoden, zu denen zum Beispiel die Elektronen-Spin-Resonanz-Spektroskopie (ESR), die Spin-Trap-Technik und das Chemoluminiszenz-Verfahren gehören.
- Es gibt verschiedene indirekte Methoden, u. a. die elektrochemische Messung von flüssigem Sauerstoff, die photometrische Messung des Verbrauchs an Sauerstoff, die Methode der Oxydation von Protein und DNA, die Exspiriumprobe, die Methode der lipiden Peroxidation sowie die FR-Analyse mit Hilfe des D-ROMs Tests.

| Pro-Oxidantien Status | Anti-Oxidantien Status |
|---|---|
| D-ROMs Test (FR-Analyse) | OXY-adsorbent Test |
| TBAR (MDA) | TRAP |
| Lipoperoxide | TAS |
| ESR (Elektrospektroskopie) | SHp Test |
| Chemoluminescence | BAP Test |

*Tabelle 12:*
*Gebräuchliche Labormethoden zur Bestimmung des oxidativen Stresses bei lebenden Organismen*

| Wert in Unit Carr. | körperlicher Zustand |
|---|---|
| bis 250 | optimal |
| 251-299 | normal |
| 300-320 | leichter oxidativer Stress |
| 321-400 | mittlerer oxidativer Stress |
| 401-500 | hoher oxidativer Stress |
| > 500 | sehr hoher oxidativer Stress |
| 1 Unit Carr. = 0,08 mg/dl $H_2O_2$ | |

*Tabelle 13:*
*Beurteilung des oxidativen Status durch den Unit Carr. Wert*

[Ivkovic und Müller-Schubert 2004: Oxidativer Stress – Risikofaktor Nr. 1 für Ihre Gesundheit. Astra H u D GmbH, Schlanstedt.]

### Radikalfänger: zur Wirkung von Antioxidantien

Das freie Radikal hat Elektronenmangel und ist daher ein instabiles und aggressives Molekül, das anderen Molekülen ein Elektron entreißt, um selbst wieder stabil zu werden. Damit macht es jedoch das nächste Molekül zu einem freien Radikal. Eine Kettenreaktion wird in Gang gesetzt. Ein Antioxidans hat die besondere Eigenschaft immer stabil zu sein, da es nur über ungepaarte Elektronen verfügt – eine freie Abgabe ist möglich. Antioxidantien können die Kettenreaktion unterbrechen, indem sie dem freien Radikal das fehlende Elektron abgeben, ohne selbst ein aggressives Molekül zu werden.

Naturmineralien wie Klinoptilolith-Zeolith und Bentonit/Montmorillonit haben durch ihre hohe Kapazität des selektiven Ionenaustausches also mit selbstregulatorischen Eigenschaften sehr wirkungsvoll die freien Radikale zu binden. Beispiele von weiteren Antioxidantien:

- Enzymatisches, antioxidatives Abwehrsystem
  - Superoxiddismutasen (SOD)
  - Glutathion-Peroxidasen (GLP)
  - Glutathion-Reduktasen oder Katalasen (GLR)
  - Lycopin, stimuliert nur 1 Enzym (GLP)
- Nicht-Enzymatisches, endogenes antioxidatives Abwehrsystem (Blutbarriere)
  - Albumin (Eiweiß)
  - Urat (Salz der Harnsäure)
  - Bilirubin (Abbauprodukt des Hämoglobins)
- Nicht-Enzymatisches, exogenes antioxidatives Abwehrsystem (nur Fänger der freien Radikale)
  - Ubichinon (Coenzym Q10)
  - Vitamin E
  - Vitamin C
  - ß-Carotin (Provitamin A)
  - Spurenelemente: Selen, Mangan, Kupfer, Zink, Eisen
  - Phytochemische Substanzen

Antioxidativ wirksam, aber selbst keine Antioxidantien, sind auch Elemente wie Selen, Mangan oder Magnesium. Sie sind Bestandteil endogener Abwehrmechanismen, werden dabei aber selbst nicht verändert [Ivkovic und Müller-Schubert 2004].

### Bei welchen Krankheiten können Antioxidantien unterstützend wirken?

- Arteriosklerose
- Krebserkrankungen
- Nebenwirkungen von Krebstherapeutika
- chronische Gelenkerkrankungen und Rheuma
- Asthma
- Schwächung des Immunsystems mit wiederholten Infektionen
- diabetische Gefäßerkrankungen
- Katarakt
- Hautalterung
- erhöhte Belastung mit Radikalen (zum Beispiel bei Rauchern)
- intensive sportliche Belastungen mit deutlich erhöhtem Sauerstoffumsatz

- Herzinsuffizienz
- Erkrankungen des Nervensystems (Alzheimer, Parkinson, Epilepsien)

[Ivkovic und Müller-Schubert 2004]

## Zeolith als Antioxidans

In der nachfolgenden Tabelle ist die antioxidative Kapazität verschiedener TMAZ-Produkte dargestellt. Die Untersuchungen wurden im Auftrag der Firma Megamin vom Institut für Lebensmittel- und Umweltforschung e. V. Berlin (Prof. Dr. Dr. Otto Pulz) durchgeführt. Die Bestimmung der antioxidativen radikaleabfangenden Aktivität erfolgte mittels Photo-Chemoluminiszenz-Methode (PCL).

| Nr. | Proben Klinoptilolith-Zeolithpräparate | µmol Toxopherol-Äquivalente/g Probe | µmol Ascorbinsäure-Äquivalente/g Probe |
|---|---|---|---|
| 1 | Megamin plus | 340,0 | 23,0 |
| 2 | Megamin forte | 240,0 | 34,0 |
| 3 | Lycopenomin aktiv | 1.020,0 | 1.100,0 |
| 4 | Megamin Pulver | 1600 | 0,0 |

*Tabelle 14: Antioxidative Kapazität von TMAZ-Produkten*

## Ergebnis

Die untersuchten Proben 1-3 weisen sowohl im lipophilen als auch im hydrophilen Testsystem antioxidative Radikale abfangende Eigenschaften auf. Die höchste Wirkungsaktivität zum Abfangen der aggressiven Superoxidradikale konnte bei Probe 3 nachgewiesen werden. Dies ist eine Kombination von Klinoptilolith-Zeolith und Licopin.

Diese antioxidative Kapazität ist im Vergleich zu anderen relevanten Pflanzenextrakten als beachtlich einzustufen. Das wird auch bei der Anwendung dieses Präparats in der Krebstherapie bestätigt.

Freie Radikale im Überschuss (als oxidativer Stress) können auch bei Strahlen- und Chemotherapie von Krebskranken vermehrt auftreten [Chinery et al. 1997; La Torre et al. 1996]. Dieser Effekt wird überzeugend in folgenden Abbildungen dargestellt.

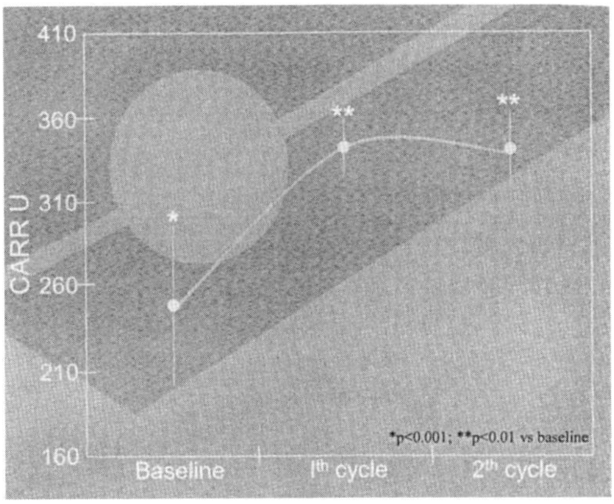


*Abbildung 66:*
*Oxidativer Stress: Strahlentherapie bei Krebskranken in zwei verschiedenen Therapiezyklen. Baseline = vor der Strahlentherapie. D-ROMs Test [La Torre et al. 1996; Ivkovic und Müller-Schubert 2004]*

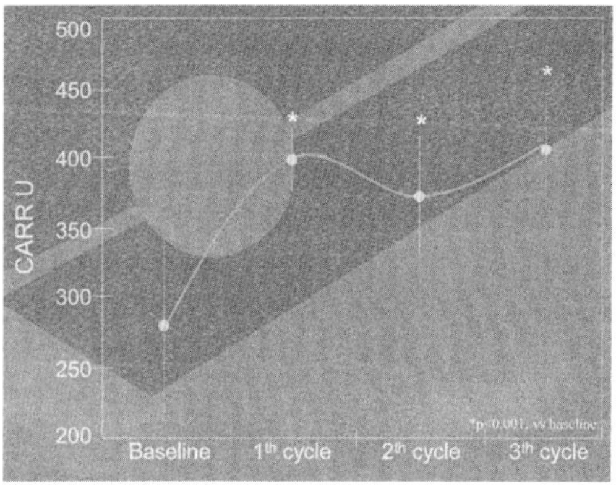


*Abbildung 67:*
*Oxidativer Stress: Chemotherapie bei Krebskranken in drei verschiedenen Therapie-Zyklen. Baseline = vor der Chemotherapie. D-ROMs Test [La Torre et al. 1996; Ivkovic und Müller-Schubert 2004]*

Daraus ergibt sich die zwingende Schlussfolgerung, vor allem bei Chemo- und Strahlentherapie, Antioxidantien als Basistherapie bei Krebskranken mit zu applizieren. Ich selbst habe diesbezüglich die folgende positive Erfahrung gemacht. 2003 fragte mich ein Heilpraktiker in der Schweiz, dessen Frau Brustkrebs hatte und Chemotherapie erhielt, ob man dann Zeolith geben könnte. Ich bejahte das und sprach mit dem Stationsarzt von dem diese Frau behandelt wurde. Dieser war sehr aufgeschlossen und so vereinbarten wir eine tägliche Dosis von 10 g Klinoptilolith-Zeolith als Dauerapplikation von einem Jahr Zeolith zusätzlich zur Chemotherapie. Während diese Frau kaum die typischen Nebenwirkungen der Chemotherapie verspürte und auch nicht ihre Haare verlor, litten die anderen beiden Frauen, die sich mit ihr im Krankenzimmer befanden, sehr stark unter der Chemotherapie und starben innerhalb eines halben Jahres. Die Frau, die zusätzlich Klinoptilolith-Zeolith einnahm überlebte und war nach einem Jahr tumorfrei.

In diesem Zusammenhang möchte ich an die Untersuchung von Dean Ornish [2005] – siehe Kapitel 5 – erinnern, der Patientinnen mit Brustkrebs neben Meditation, Yoga usw. auch vegetarische Nahrung und Nahrungsergänzungsmittel (Antioxidantien) verabreichte. Die Katechine des grünen Tees beschreibt Servan-Schreiber [2008] als Entzündungshemmer, welche den Entzündungsfaktor Nuclear-Faktor Kappa B blockieren und Metastasenwachstum verhindern können. Hier ist ein Zusammenhang mit dem oxidativen Stress zu sehen, der auch einen Entzündungsfaktor darstellt.
Meines Erachtens sollte zur Krebsdiagnostik unbedingt der freie-Radikale-Status (z. B. D-ROMs-Test) oder der totale Antioxidantienstatus (TAS) gehören. Damit ließe sich auch der Therapieeffekt gut kontrollieren, wie folgendes Beispiel zeigt.
Ivkovic und Zabcic [2006] berichten über die Beziehungen zwischen totalem Antioxidantienstatus (TAS) bei Krebskranken und Gesunden, denen TMAZ (Klinoptilolith-Zeolith) appliziert wurde.

In die Untersuchung wurden einbezogen 22 Gesunde (10 weiblich und 12 männlich) sowie 18 Patienten mit maligner Erkrankung (7 männlich und 12 weiblich). Die Altersspanne erstreckte sich von 40-70 Jahre. 5 Personen wuerden als Kontrolle herangezogen, die kein TMAZ erhielten. Es wurden zwei Versuchsvarianten durchgeführt.

**Erstens:** Prüfung der dosisabhängigen Wirkung von TMAZ auf den TAS bei Gesunden und maligne Erkrankten.
**Zweitens:** Einmalige Dosis von 10 g TMAZ in seiner Wirkung auf den TAS von Gesunden und Krebskranken.

**Die dosisabhängige Versuchsanordnung wurde wie folgt realisiert:**

| | | |
|---|---|---|
| 2 g/Tag | alle vier Stunden | 0,5 g |
| 4 g/Tag | alle zwei Stunden | 0,5 g |
| 6 g/Tag | alle zwei bis drei Stunden | 1 g |
| 8 g/Tag | alle zwei Stunden | 1 g |
| 10 g/Tag | jede Stunde | 0,5 g |
| 12 g/Tag | alle 2 Stunden | 1 g |

Die Ergebnisse sind in Abbildung 68 dargestellt.

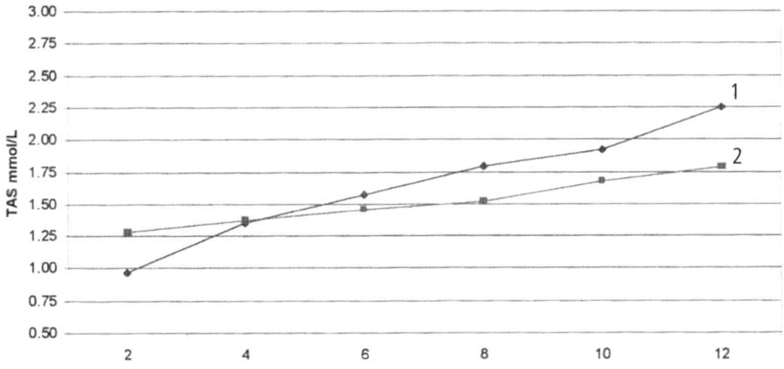


*Abbildung 68:*
*TMAZ-Dosis in Gramm/Tag Totaler Antioxidantienstatus (TAS) von 18 Krebspatienten (Linie 1) und von 22 Gesunden (Linie 2) in Abhängigkeit der TMAZ-Dosierung [Ivkovic und Zabcic 2006]*

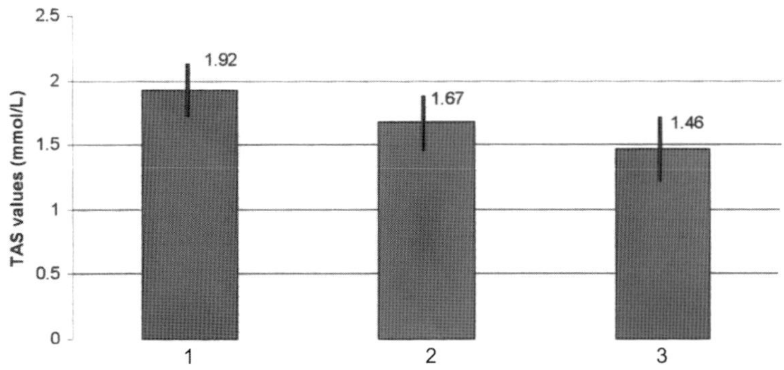


*Abbildung 69:*
*Totaler Antioxidantienstatus (TAS nach Applikation von 10 g TMAZ*
*1 = 18 Krebskranke*
*2 = 22 Gesunde*
*3 = Gesunde ohne TMAZ*
*[Ivkovic und Žabcic 2006]*

**Erstens:** Aus dem Diagramm wird ersichtlich, dass sowohl bei den Gesunden als auch bei Patienten mit maligner Erkrankung mit zunehmender Tagesdosis des TMAZ der TAS ansteigt.
**Zweitens:** Eine einmalige Dosis von 10 g/Tag von TMAZ bewirkt bei beiden behandelten Gruppen gegenüber der noch nicht behandelten Gruppe einen Anstieg des TAS.
**Schlussfolgerung:** Zu jeder Krebstherapie sollte als Basistherapie unbedingt die Applikation von Antioxidantien eingeführt werden. Aus meiner Sicht eignet sich die Kombination von

Klinoptilolith-Zeolith und Licopin besonders dafür. Keinesfalls sollten aber die anderen Antioxidantien ausgeschlossen werden, weil wir in der Medizin in erster Linie das Individuum und seine Besonderheit bei jeder Therapie mit in Betracht ziehen **müssen.**

## ■ 52_ Der Mensch als elektromagnetisches Wesen – Krebsempfindlichkeit gegen hochfrequente EMF-Strahlungen ernst nehmen

In dem Kapitel 47 habe ich schon die elektrischen Bioströme im Zusammenhang mit den Eigenmagnetfeldern des Menschen erwähnt. Über die Bioströme und deren „Akku", die Elektrolyte, habe ich zunächst den Klinoptilolith-Zeolith abgehandelt, der wiederum als Antioxidans, also freier Radikalfänger, wirken kann. Nun ist es aber an der Zeit auf die biologischen Magnetfelder und deren Beziehung zur onkologischen Erkrankung zurückzukommen. Von der Physik ist bekannt, dass jeder im Raum fließende Strom um sich ein Magnetfeld erzeugt. Analog geschieht dies im menschlichen und tierischen Körper, denn durch Elektrolyte haben wir in der extrazellulären Matrix und im Inneren der Zellen eine Bioelektrizität auszuweisen.
Was man bisher nur den Tieren zugeschrieben hat, nämlich ein Navigationsorgan, welches von dem elektromagnetischen Feld der Erde gesteuert wird (Vögel, Fische, Wale, Delphine), trifft auch für den Menschen zu. Baker [1988] beschrieb die Magnetorezeption des Menschen und Kirschwink [1991] wies Magnelite im Gehirn des Menschen nach. Wever und Persinger [1974; Wever 1971] deckten Beziehungen zwischen circadianen Rhythmen des Menschen und dem 24-Stundenzyklus des Magnetfelds der Erde auf.

**Becker [1994] hat bereits in den sechziger Jahren des 20. Jahrhunderts eine Wechselwirkung zwischen physikalischen elektromagnetischen Feldern und dem im Organismus fließenden Gleichstrom als Hypothese postuliert.**
**Das Magnetfeld der Erde hat eine durchschnittliche Stärke von 0,5 Gauß mit Schwankungen um weniger als 0,1 Gauß. (Das Magnetfeld der Magneten einer Kühlschranktür beträgt ca. 200 Gauß.)**
Wie schon erwähnt: Wo elektrische Kraftfelder und Informationsfelder sind, sind stets Eigenmagnetfelder zu finden. Der Bereich der Magnetfelder des Menschen wird mit einer Flussdichte von $10^{-13}$ bis $10^{-6}$ Tesla angegeben [Weiss 1991]. Die schwächsten Magnetfelder sollen vom menschlichen Auge ausgehen. Bei der Einwirkung von Licht in das Auge werden elektrische Potentiale von 0,1-30 Hz ausgelöst. Beim Menschen können magnetische Felder von $10^{-13}$ Tesla bzw. 0,1 Pikotesla entwickelt werden.

Wie wir gezeigt haben, treten im EEG elektrische Potentiale mit Frequenzen von 0,1-30 Hz auf. Die entsprechenden Magnetfelder des Gehirns liegen bei ca. 1 Pikotesla. Sie sind also um das 10-fache größer als im Auge.
Das EKG hat eine elektrische Aktivität von 0,05-100 Hz auszuweisen. Das diese bioelektrischen Strömen begleitende Magnetfeld des Herzens weist einen Wert von 50 Pikotesla aus.

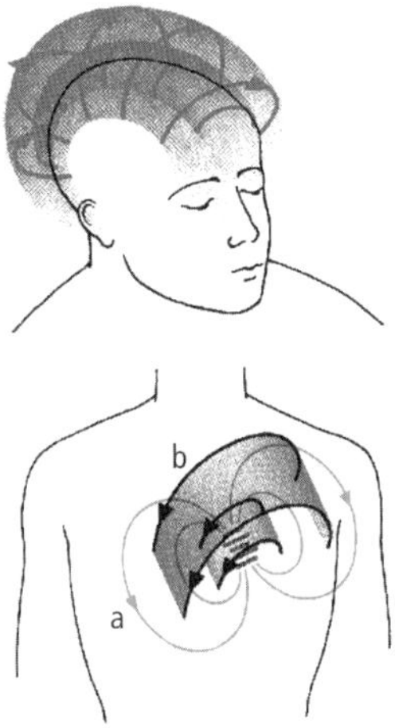


*Abbildung 70:*
*Modelle der Magnetfelder des Gehirns (oben) und des Herzens (unten) nach Weiss [1991]*
*Das Modell des Gehirns entspricht einer willkürlichen Phase des Alpharhythmus (7-12 Hz).*
*Das Modell der elektrischen Vorgänge im Herz-Dipol wird unten demonstriert und zwar der Generator, der elektrische (a) und magnetische (b) Felder erzeugt.*

## Steuerung molekularbiologische Prozesse durch bioelektrischen Magnetfelder

Durch die menscheigenen bioelektrischen Magnetfelder werden nach Warnke [1997] (leicht durch uns modifiziert) folgende molekularbiologischen Prozesse gesteuert:

- Replikation der DNA
- Diffusion der DNA
- Genaktivierung für Wachstum und Regeneration
- Stimulierung der RNS-Synthese
- Stimulierung der Zellenergie(ATP)bildung
- Proteinsynthese
- Verfügbarmachen eingebundener Ionen
- Enzym- und Hormonfunktion
- Funktionen der kontraktilen Proteine
- interzellulare Kommunikation, z. B. in der extrazellulären Matrix
- Zustand des flüssigen Bindegewebes (Grundsubstanz der extrazellulären Matrix)
- Mitochondrienfunktion
- Redoxsysteme
- Regulation der Molekularsiebfunktion und der Zellernährung
- extrazelluläre und intrazelluläre Aufnahme und Aufbau von Aminosäure zu Proteinen mit Hilfe von $SiO_2$
- Verletzungspotentiale [Becker 1994]

Schwache Störungen dieser angeführten biomagnetischen Felder können z. B. hervorgerufen werden durch einen PKW, der in 10 m Entfernung fährt, er verursacht eine Flussdichte von 40 Nanotesla, durch eine große Feile mit einer Flussdichte von 80 Nanotesla, wenn diese 1,5 m vom Menschen entfernt liegt. Diese Störungen von ferromagnetischen Körpern liegen in der Größenordnung der erdmagnetischen Variationen [Weiss 1991].

Die eigenmagnetischen Felder des Menschen können gemessen werden. Magnetfelder im Gehirn sind als Magnetoenzephalogramm (MEG), in der Herzmuskulatur als Magnetokardiogramm (MKG), in der Skelettmuskulatur als Magnetomyogramm (MMG) seit 1970 mittels eines „Magnetometers" unter der Bezeichnung SQUID = Super Conduction Quantum Interference Detector [Cohen 1969] objektiv nachzuweisen (Abbildung 70).

## Elektromagnetische Felder stören bioelektrische Felder des Menschen

Neben den schwachen Störungen durch die genannten ferromagnetischen Körper können elektrische Geräte bereits stärkere Effekte entwickeln Die Schreibtischlampe mit 100 W Lampe sendet uns magnetische Wechselfelder (50 Hz) von etwa 250 Nanotesla. Ein Bügeleisen von 100 W sendet beim Bügeln bereits eine Flussdichte von 2 Mikrotesla. Diese Bereiche der Flussdichte können in ihrer Wirkung mit den Wirkungen der Magnetstürme der Sonne auf den Menschen verglichen werden.

Mit weitaus stärkeren Flussdichten können folgende EMF-Quellen auf den Menschen Einfluss nehmen.

| | |
|---|---|
| Starkstromtransformator (5m) | 25 Mikrotesla |
| Hochspannungsleitung (30 m) | 25 Mikrotesla |
| Anlassen eines Autos | 100 Mikrotesla |
| Anfahren einer Straßenbahn | 100 Mikrotesla |
| Elektrogenerator im E-Werk (2 m) | 400 Mikrotesla |
| starker Blitz | 400 Mikrotesla |

Kurzzeitige Einwirkungen von EMF kann der Mensch mit seinem selbst organisierend vernetzten Regelkreissystem bewältigen. Gewöhnlich werden derartige Impulse seitens des Gehirns mit einem vorübergehenden Regelkreis-Einschwingvorgang beantwortet (das gilt zumindest für Gesunde). Bekannt ist auch, dass es dem menschlichen Organismus gleich ist, welche Frequenzen und von welchen technischen Geräten oder sonstigen Systemen auf sie treffen. Alle verursachen eine unspezifische Wirkung auf der Grundlage eines unspezifischen Aktivierungsvorgangs, der stets als eine Störgröße mit einem funktionellen Einschwingvorgang beantwortet wird. Derartige Wirkungen haben auch die Mobiltelefone.

## Mobiltelefon aktiviert elektrophysiologische Gehirnpotentiale

Mit diesem Beispiel möchten wir zeigen, dass Elektrophysiologische Hirnpotentiale nach Einwirkung von akustischen Stimuli und auch von Mobiltelefon-EMF einem Einschwingvorgang unterliegen.

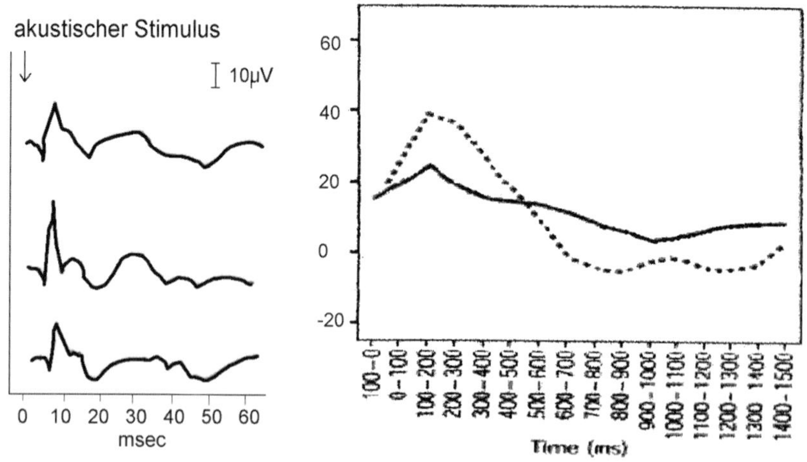


*Abbildung 71: Vergleich von hirnelektrophysiologischen Einschwingvorgängen nach akustischer Reizung (links: [Baumann und Baumann 1968]) und Einschaltung eines Mobiltelefons (rechts: [Krause et al. 2000])*

Krause et al. [2002] sehen diese hirnelektrophysiologische Antwort auf die Mobiltelefon-EMF-Wirkung (0,25 W) als Ausdruck erhöhter Verarbeitungsgeschwindigkeit kognitiver Prozesse. Folglich kann davon ausgegangen werden, dass schwache EMF-Felder hirnelektrische Regelkreise in Gang versetzen.
In diesem Zusammenhang sind auch die Arbeiten von Freude et al. [2000] interessant. Sie konnten durch Einfluss von EMF eines Mobiltelefons Effekte auf die langsamen Gehirnpotentiale feststellen und somit einen biologischen Effekt bei sehr kurzer Einwirkungsdauer von Mobiltelefonstrahlen nachweisen. Mit dem Experiment von Krause et al. [2002] und Freude et al. [2000] wurde also der Nachweis erbracht, dass EMF von Mobiltelefonen bei kurzer Nutzungsdauer bereits in die informationsverarbeitenden Prozesse des Zentralnervensystems eingreifen und zwar genauso wie akustische Stimuli. Dieser Effekt ist athermisch/biologisch (Abbildung 71).
**Es kann aus dem Dargelegten bereits abgeleitet werden, dass durch elektromagnetische Felder der Umwelt, die bioelektrischen und somit die biomagnetischen Aktivitäten im menschlichen Körper, ganz besonders aber im Gehirn, wie durch jeden anderen Umweltreiz, stimuliert und auch gestört werden.**
Technisch hochfrequente elektromagnetische Felder: Frequenzbereich zwischen 30 kHz und 300 GHz. Verursacher: Sendeanlagen wie Radio, Fernsehen, Funk, Mobiltelefon, Radar, Satelliten haben intensive Effekte auf den Menschen.
Bei deren Dauereinwirkungen über Jahre und Jahrzehnte, besonders bei 24h-Betrieb, wie das bei den Mobilfunksendeanlagen der Fall ist, können Störungen des Zentralnervensystems (der Gehirnfunktionen), des Vegetativums, hormoneller und psycho-neuro-immunologischer Prozesse hervorgerufen werden. Dauerbestrahlung führt zur Voralterung der extrazellulären Matrix [Schlitter 1995] und somit ist die Vorraussetzung für die Entstehung der Krebskrankheit gegeben.

| Art der EMF Autor | Einwirkungs-dauer | Anzahl der Personen | dominierende Symptomatik | Prävalenz Häufigkeit |
|---|---|---|---|---|
| SHF Ginsburg und Sadschikova 1964 | > 3-5 Jahre | 100 (103 Kontrollen) | Neurasthenie, Vegetativum, kardiovaskuläres System, Vagotonie | nach 5 Jahren 33 % |
| SHF Lysina und Rapoport 1968 | > 5 Jahre | 85 (65 Kontrollen) | Neurasthenie, Vegetativum, sensomatische Störungen | nach 10 Jahren 91 % |
| SHF + Lärm 65-70 dB Plechanov 1987 | > 5 Jahre | 110 Arbeiter unter Industrie-bedingungen | Neurasthenie, ZNS und Vegetativum, Konzentrations- und Gedächtnisverlust, chronische Kopfschmerzen | nach 5 Jahren 50 % |
| SHF Sadschikova et al. 1964 | > 4 Jahre | 1.000 (400 Kontrollen) | Neurasthenie, Vegetativum, Depressionen, Schlafstörungen, Ruhetremor, Tinnitus, Haarausfall | nach 5 Jahren 59 % |

| Art der EMF Autor | Einwirkungs-dauer | Anzahl der Personen | dominierende Symptomatik | Prävalenz Häufigkeit |
|---|---|---|---|---|
| SHF 50 Hz Drositschina 1960 | > 5 Jahre | 260 Frauen | Neurasthenie, Vegetativum, besonders kardiovaskuläres System, Schlafstörungen, depressive Zustände | nach 5 Jahren 66 % |
| SHF Sadschikova und Nikonova 1971 | > 10 Jahre | 244 | Neurasthenie, Vegetativum, sensomotorische Störungen, Schlafstörungen, chronische Müdigkeit | nach 10 Jahren 69 % |
| Radiowellen-industrie Panow und Tjagin 1966 | > 10 Jahre | 106 | Störungen des circadianen Rhythmus der Körpertemperatur und der Herzfrequenz | nach 10 Jahren 85 % |
| Mikrowellen Drogitschina und Sadschikova 1964 | 5-10 Jahre | 160 | Neurasthenie, Vegetativum, kardiovaskuläre Störungen, Hypotonie, Hypoglykämie | nach 10 Jahren 59 % |
| elektrische Felder U-Bahn 50 Hz, 1.000-10.000 A/m Rubzowa 1983 | > 5 Jahre | 104 | Ruhetremor der Finger | nach 5 Jahren mussten 54 Arbeiter = 52 % in neurologische Behandlung-überwiesen werden |

***Tabelle 15:** Beispiele von Langzeitwirkungen von EMF und deren Auswirkungen auf funktionelle Systeme des Menschen [Hecht 2006]*

| | |
|---|---|
| Einwirkungsdauer | Frühestens zeigen sich pathologische Erscheinungen nach ca. 3 Jahren<br>Einwirkungsdauer > 20 Min täglich, 5x pro Woche hat keine pathologischen Folgen |
| Lebensalter | Jüngere Organismen weisen größere Elektrosensibilität aus, als ältere<br>Kinder sind besonders zu schützen |
| Individueller Gesundheitszustand Elektrosensibilität | Abnehmendes Gesundsein erhöht zunehmend Elektrosensibilität |
| Status des Elektrolyt-/Mineral-Haushalts | Mineralienmangel und Schadstoffbelastung erhöht die Elektrosensibilität |
| Zusätzliche Stressorwirkungen | z. B. Lärm, andere Strahlungen, Konflikte, Stress, chemische Schadstoffe |
| Wirkstoffe und Medikamente | Erregende Stoffe, z. B. Koffein, können Elektrosensibilität erhöhen |

***Tabelle 16:** Faktoren, die die Entwicklung einer Erkrankung durch athermische/biologische, nicht ionisierende EMF-Strahlung beeinflussen können*

Diese funktionellen Störungen wurden bei einem Grenzwert nachgewiesen, der um drei Zehnerpotenzen niedriger ist, als der in Westeuropa und in den USA geltende Grenzwert für elektromagnetische Strahlung.

### Krebs durch Mobiltelefonnutzung

Durch elektromagnetische Strahlungen werden nicht nur funktionelle Störungen ausgelöst, sondern auch strukturelle Veränderungen in den menschlichen Zellen verursacht. Untersuchungen zur Langzeitwirkung von hochfrequenten Strahlungen, die von Mobiltelefonen, DECT-Telefonanlagen und Mobilfunksendern ausgehen, ergaben Zerstörungen an genetischen Systemen sowie erhöhte Häufigkeiten an Krebserkrankungen. Dazu möchte ich einige Beispiele anführen.
In dem von Prof. Dr. med. Franz Adlkofer organisierten und koordinierten (1999-2004), von der EU-Kommission geförderten Forschungsvorhaben „REFLEX"an dem sich 11 wissenschaftliche Institute aus sieben Ländern beteiligen, wurden folgende Ergebnisse erzielt:

#### Ergebnisse der REFLEX-Studie

GSM-1800 und GSM-900 verändern unterhalb des geltenden Grenzwertes von 2 W/kg in verschiedenen menschlichen und tierischen Zellen nach intermittierender und kontinuierlicher Exposition Struktur und Funktion der Gene. Folgende Wirkungen wurden festgestellt:

* Zunahme von Einzel- und Doppelstrangbrüchen der DNA in menschlichen Fibroblasten, HL60-Zellen und Granulosazellen von Ratten, aber nicht in menschlichen Lymphozyten (9,10,11)
* Zunahme von Mikrokernen und Chromosomenaberrationen in menschlichen Fibroblasten (9)
* Veränderung der Genexpression in mehreren Zellarten, insbesondere aber in menschlichen Endothelzellen und embryonalen Stammzellen von Mäusen (9,12,13,14)

Ein signifikanter Anstieg von DNA-Strangbrüchen wurde in menschlichen Fibroblasten bereits bei einem SAR-Wert von 0,3 W/kg festgestellt. *[Adlkofer 2008]*

Eine in der fränkischen Stadt Naila von Eger et al. 2004 durchgeführten Studie ergab im Bereich einer Mobilfunksendeanlage im Umkreis von 250-1.050 Metern nach fünf Jahren Laufzeit des Senders eine Verdreifachung der Krebsrate unter den betroffenen Bewohnern.
In Netanya (Israel) fanden R. Wolf und D. Wolf bei Frauen im Umkreis eines Mobilsenders bereits nach einem Jahr erhöhte Häufigkeiten an Krebserkrankungen.
Eine Übersicht über Ergebnisse epidemiologischer Studien zum Tumorrisiko durch Mobilfunkstrahlung hat Adlkofer [2008] in einer Tabelle zusammengestellt (Tabelle 17).

| Autor | Titel | Ergebnis |
|---|---|---|
| Stang A, Anastassiou G, Ahrens W, Bromen K, Bornfeld N, Jöckel KH (80) | The possible role of radiofrequency in the development of uveal melanoma. Epidemiology 2001; 12(1): 7-12. | Insgesamt erhöhtes Risiko für ein Uvealmelanom bei Nutzern eines Mobiltelefons |
| Lönn S, Ahlbom A, Hall P, Feychting M (81) | Mobile phone use and the risk of acoustic neuroma. Epidemiology 2004; 15(6): 653-9. | Erhöhtes Risiko für ein Akustikusneurinom bei Nutzern eines Mobiltelefons nach 10 und mehr Jahren, signifikant auf der Kopfseite, an der telefoniert wurde |
| Christensen HC, Schüz J, Kosteljanetz M, Poulsen HS, Thomson J, Johansen C (82) | Cellular telephone use and risk of acoustic neuroma. Am J Epidemiol 2004; 159(3): 277-83. | Kein Anstieg des Risikos für ein Akustikusneurinom nach einer Nutzungsdauer des Mobiltelefons von 10 und mehr Jahren, aber signifikant höheres Tumorvolumen |
| Schoemaker MJ, Swerdlow AJ, Ahlbom A, Auvinen A, Blaasaas KG, Cardis E, Christensen HC, Feychting M, Hepworth SJ, Johansen C, Klaeboe L, Lönn S, McKinney PA, Muir K, Raitanen J, Salminen T, Thomsen J, Tynes T (83) | Mobile phone use and risk of acoustic neuroma: results of the Interphone case-control study in five North European countries. Br J Cancer 2005; 93(7): 842-8. | Signifikant erhöhtes Risiko für ein Akustikusneurinom nach einer Nutzungsdauer des Mobiltelefons von 10 und mehr Jahren auf der Kopfseite, an der telefoniert wurde |
| Lönn S, Ahlbom A, Hall P, Feychting M (Interphone Study Group, Sweden) (84) | Long-term mobile phone use and brain tumor risk. Am J Epidemiol 2005; 161(6): 526-35. | Leicht, aber nicht signifikant erhöhtes Risiko für Meningeome und Gliome nach einer Nutzungsdauer des Mobiltelefons von 10 und mehr Jahren auf der Kopfseite, an der telefoniert wurde |
| Christensen HC, Schüz J, Kosteljanetz M, Poulsen HS, Boice JD Jr, McLaughlin JK, Johansen C (85) | Cellular telephones and risk for brain tumors: a population-based, incident case-control study. Neurology 2005; 64(7): 1189-95. | Leicht, aber nicht signifikant erhöhtes Risiko für Astrozytome I-II nach einer Nutzungsdauer des Mobiltelefons von 10 und mehr Jahren, keine Erhöhung des Risikos für hochgradige Astrozytome und Meningeome |
| Schüz J, Böhler E, Berg G, Schlehofer B, Hettinger I, Schlaefer K, Wahrendorf J, Kunna-Grass K, Blettner M (Interphone Study Group, Germany) (86) | Cellular phones, cordless phones, and the risks of glioma and meningioma. Am J Epidemiol 2006; 163(6): 512-20. | Leicht, aber nicht signifikant erhöhtes Risiko für Gliome nach einer Nutzungsdauer des Mobiltelefons von 10 und mehr Jahren |
| Hepworth SJ, Schoemaker MJ, Muir KR, Swerdlow AJ, von Tongeren MJ, McKinney PA (87) | Mobile phone use and risk of glioma in adults: case-control study. BMJ 2006; 332(7546): 883-7. | Leicht, aber nicht signifikant erhöhtes Risiko für Gliome nach einer Nutzungsdauer des Mobiltelefons von 10 und mehr Jahren, signifikante Erhöhung des Risikos auf der Kopfseite, an der telefoniert wurde |
| Hardell L, Carlberg M, Hansson Mild K (88) | Pooled analysis of two case-control studies on the use of cellular and cordless telephones and the risk of malignant brain tumours diagnosed during 1997-2003. Int Arch Occup Environ Health 2006; 79(8): 630-9. | Signifikant erhöhtes Risiko für Hirntumoren bei Benutzern von Mobil- und Schnurlostelefonen, insbesondere nach einer Nutzungsdauer von 10 und mehr Jahren, auf der Kopfseite, an der telefoniert wurde |
| Hardell L, Carlberg M, Hansson Mild K (89) | Pooled analysis of two case-control studies on the use of cellular and cordless telephones and the risk of benign brain tumours diagnosed during 1997-2003. Int J Oncol 2006; 28(2): 509-18. | Signifikant erhöhtes Risiko für Akustikusneurinome bei Benutzern von Mobil- und Schnurlostelefonen nach einer Nutzungsdauer von 10 und mehr Jahren und auf der Kopfseite, an der telefoniert wurde |
| Lahkola A, Auvinen A, Raitanen J, Schoemaker MJ, Christensen HC, Feychting M, Johansen C, Klaeboe L, Lönn S, Swerdlow AJ, Tynes T, Salminen T (90) | Mobile phone use and risk of glioma in 5 North European countries. Int J Cancer 2007; 120(8): 1769-75. | Signifikant erhöhtes Risiko für Gliome nach einer Nutzungsdauer des Mobiltelefons von 10 und mehr Jahren auf der Kopfseite, an der telefoniert wurde |
| Hours M, Bernard M, Montestrucq L, Arslan M, Bergeret A, Deltour I, Cardis E (91) | Cell phone and risk of brain and acoustic nerve tumours: the French Interphone case-control study. M Rev Epidemiol Santé Publique 2007; 55(5): 321-32. | Leicht, aber nicht signifikant erhöhtes Risiko für Gliome bei Langzeitnutzern, Häufignutzern und Nutzern von zwei Mobiltelefonen |
| Sadetzki S, Chetrit A, Jarus-Hakak A, Cardis E, Deutch Y, Duvdevani S, Zultan A, Novikov I, Freedman L, Wolf M (92) | Cellular phone use and risk of benign and malignant parotid gland tumors - a nationwide case-control-study. Am J Epidemiol 2008; 167(4): 457-67 | Signifikant erhöhtes Risiko für Speicheldrüsentumore bei regelmäßigen und besonders stark exponierten Nutzern des Mobiltelefons; Tumorrate signifikant erhöht auf der Seite des Kopfes, an der telefoniert wurde |

*Tabelle 17:*
*Ergebnisse epidemiologischer Studien zur Frage eines Tumorrisikos durch die Mobilfunkstrahlung [Adlkofer 2008]*

Aus diesen Studien geht hervor, dass durch die Wirkung von Mobilfunkstrahlungen vermehrt Hirntumore nach langjährigem Gebrauch von Mobiltelefonen auftreten können. Besonders empfindlich sind Kinder und Jugendliche, die gegenwärtig täglich mehrere Stunden mit Handy telefonieren. Die Behörden, einschließlich Umweltminister, verharmlosen diese Tatsachen und geben aufgrund von „Studien“, die die Mobilfunkbetreiber finanziert haben, „Entwarnung“. Das ist aus meiner Sicht aufgrund des wissenschaftlichen Erkenntnisstands verantwortungslos.

Um über den Ernst dieser gesundheitsgefährdenden Strahlung aufzuklären, haben sich Ärzte, Wissenschaftler und andere verantwortungsbewusste Menschen in einer „Kompetenzinitiative zum Schutz von Mensch, Umwelt und Demokratie e. V." zusammengeschlossen. Ich selbst bin einer der stellvertretenden Vorsitzenden dieser Vereinigung. Experten rechnen, dass in 15-20 Jahren bei ständiger Handynutzung von der Kindheit an, eine Epidemie von Hirntumoren zu erwarten ist. Die Kompetenzinitiative zum Schutz von Mensch, Umwelt und Demokratie gibt eine Schriftenreihe heraus, die der Aufklärung und Auforderung zum Gesundheitsschutz dient. Bisher erschienen:
**Heft 1:** Bienen, Vögel und Menschen. Die Zerstörung der Natur durch Elektrosmog.
**Heft 2:** Die Gefährdung und Schädigung von Kindern durch Mobilfunk.
**Heft 3:** Wie empfindlich reagieren die Gene auf Mobilfunkstrahlung.
**Heft 4** beschäftigt sich mit der Frage, ob die bestehenden Grenzwerte für nichtionisierende Strahlung wirklich den Bürgern unseres Landes Schutz bieten.
Es geht nicht um Panikmacherei, sondern um ernste Warnungen verantwortungsbewusster Ärzte und Wissenschaftler, die eine Unmenge von wissenschaftlichem Material besitzen und über jahrzehntelange praktische Erfahrungen verfügen.

**Meine Empfehlung:**
**1_** Nicht mehr als 20 Minuten Handynutzung pro Tag; ansonsten Handy abschalten.
**2_** Handys gehören nicht in die Hände von Kindern.
**3_** Schwangere, Kranke und ältere Menschen sollten ihre Handynutzung erheblich einschränken (20 Minuten pro Tag).
**4_** Krebskranke sollten kein Handy benutzen.
Außer der Reihe des Literaturverzeichnisses möchte ich an dieses Kapitel meine eigenen Publikationen anhängen.

## Eigene Publikationen des Autors zur gesundheitsschädigenden Wirkung von EMF-Strahlung

Hecht, K.; H.-U. Balzer (1997): Biologische Wirkungen elektromagnetischer Felder im Frequenzbereich 0 bis 3 GHz auf den Menschen. Auftrag des Bundesinstituts für Telekommunikation. Auftrag Nr. 4231/630402. Inhaltliche Zusammenfassung einer Studie der russischsprachigen Literatur von 1960-1996

Balzer, H.-U.; K. Hecht (1999): Biological effects on humans of electromagnetic fields in the frequency range 0 to 3 GHz. Results of a study of Russian medical literature from 1960-1996. 10th International Montreux Congress on stress (28.02.-05.03.1999). Abstracts 1-2

Hecht, K. (2001a): Ein stiller Stressor: Die elektromagnetischen Felder? In: K. Hecht, H. P. Scherf, O. König (Hrsg.): Emotioneller Stress durch Überforderung und Unterforderung. Schibri Verlag, Berlin, Milow, S. 79-100

Hecht, K. (2001b): Auswirkungen von elektromagnetischen Feldern. Umwelt-Medizin-Gesellschaft 24/3, S. 222-231

Hecht, K.; D. Zappe (2001): Zur bioaktiven Wirkung von EMF (elektromagnetischen Feldern). Strahlenschutzpraxis 7/3, S. 36-40

Hecht, K. (2005a): Gesundheitliche Wirkungen von EMF aus der Sicht der ehemaligen GUS-Staaten. In: M. M. Virnich (Hrsg.): Tagungsband: Elektromagnetische Verträglichkeit: Energieversorgung und Mobilfunk. 4. EMV-Tagung des VDB 14.-15.04.2005 in Attendorn, S. 135-183

Hecht, K. (2005b): Mikrowellensyndrom: Gesundheitsstörung des Menschen als Folge von schwachen EMF-Strahlungen – Lebenswissenschaftlicher Erkenntnisstand seit 70 Jahren. 3. Nationaler Kongress Elektrosmog-Betroffener. Vortrag in Olten, Schweiz, 19.11.2005

Hecht, K. (2005c): Zur Verharmlosung der gesundheitsrelevanten Wirkung von hochfrequenten Radio- und Mikrowellenstrahlungen (einschließlich des Mobiltelefonsystems) auf die funktionellen und körperlichen Prozesse des Menschen. www.hese-project.org

Hecht, K. (2006a): Dokumentation (schriftliche Fassung) zum Vortrag anlässlich der Anhörung im Bayrischen Landtag zum

Thema Mobilfunk/Elektrosmog/Gesundheit am 07.07.2006

Hecht, K. (2006b): Strahlende Energie und Folgen für die Gesundheit des Menschen. In: M. Runge; F. Sommer (Hrsg.): Mobilfunk, Gesundheit und die Politik. Agenda-Verlag, Münster, S. 33-62

Hecht, K.; E. Hecht-Savoley (2007): Overloading of towns and cities with radio transmitter (cellular transmitter): a hazard for the human health and a disturbance of eco-ethics. In: W. Kofler: Proceeding of Natural Cataclysms and Global Problems of the Modern Civilization. ICSD/IAS Baku – Innsbruck, S. 442-447

Hecht, K.; M. Kern; K. Richter; H.-C. Scheiner Hrsg. (2008): Gefährdung und Schädigung von Kindern durch Mobilfunk. Schriftenreihe der Kompetenzinitiative zum Schutz von Mensch, Umwelt und Demokratie e. V., Heft 1-4

Hecht, K. (2009): Der Wert der Grenzwerte für Handystrahlung. www.Kompetenzinitiative.de

## ■ 53_ Krebs entsteht im Bindegewebe und nicht in der Zelle

In seinem berühmten Buch „Cellularpathologie in ihrer Begründung auf physiologische und pathologische Gewebelehre" von Rudolf Virchow, das 20 seiner Vorlesungen zum Inhalt hat, beschäftigt er sich auch mit den „Neubildungen", d. h. mit der Entstehung von Krebsgeschwulsten und anderen Neubildungen, z. B. auch von Granulomen. Diese Thematik findet man in den Vorlesungen 18-20. Virchow postuliert, dass die Entwicklung von Neubildungen immer von Bindegewebe ausgeht, ganz gleich, ob es Krebs (z. B. Mammakarzinom, Abbildung 72, Abbildung 73) oder Tuberkelgranulome (Abbildung 74) sind. Diese Postulierung dokumentiert er mit mikroskopischen Bildern mit dem Vermerk Vergrößerung 300 (Abbildung 73, Abbildung 74).

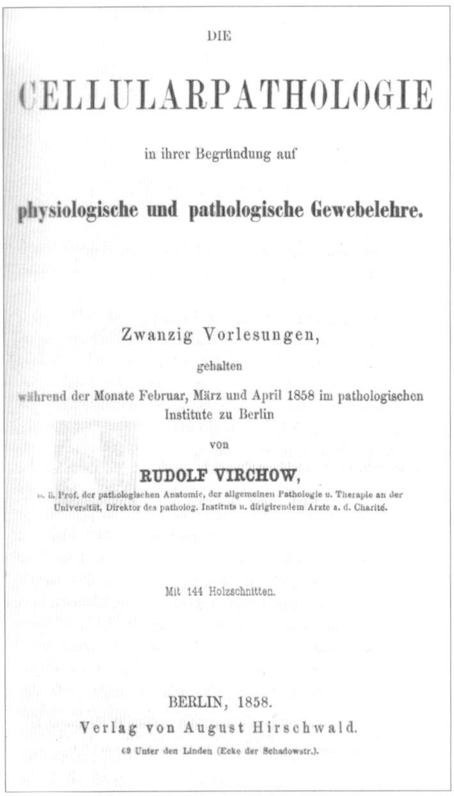

DIE

CELLULARPATHOLOGIE

in ihrer Begründung auf

physiologische und pathologische Gewebelehre.

Zwanzig Vorlesungen,

gehalten

während der Monate Februar, März und April 1858 im pathologischen Institute zu Berlin

von

RUDOLF VIRCHOW,

o. ö. Prof. der pathologischen Anatomie, der allgemeinen Pathologie u. Therapie an der Universität, Direktor des patholog. Instituts u. dirigirendem Arzte a. d. Charité.

Mit 144 Holzschnitten.

BERLIN, 1858.

Verlag von August Hirschwald.

69 Unter den Linden (Ecke der Schadowstr.).

*Abbildung 72:*
*unten: Rudolf Virchow*
*links: Titelblatt seines berühmten Buchs*

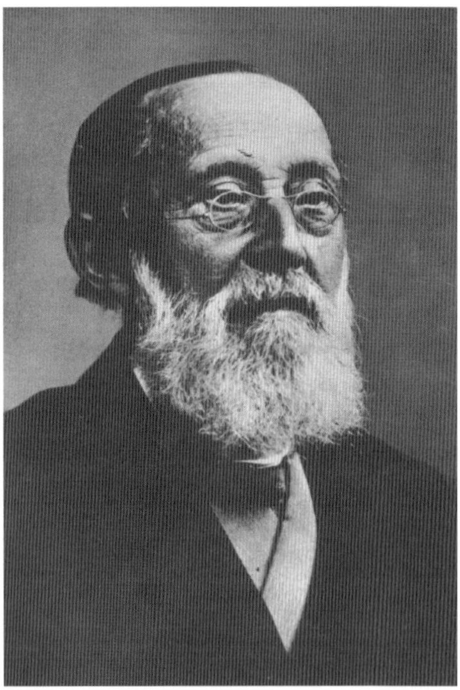

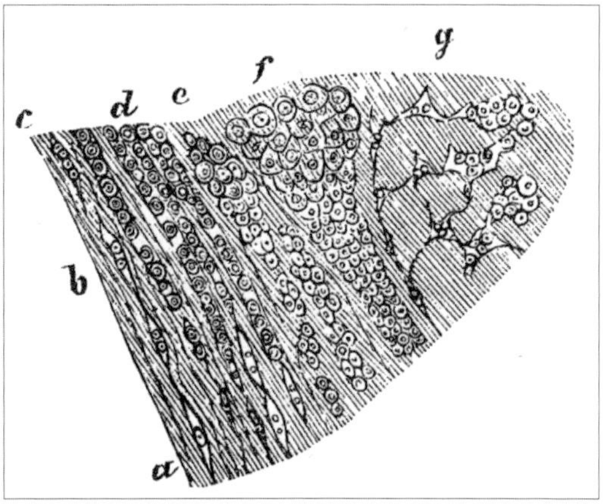

*Abbildung 73:*
*Virchow 1858, 19. Vorlesung, Abb. 138: Übereinstimmung der ersten Entwicklungszustände Entwicklung von Krebs aus Bindegewebe bei Carcinoma mammae; Vergr. 300*
*a Bindegewebskörperchen*
*b Teilung der Kerne*
*c Teilung der jungen Zellen und Bildung der Krebsherde (Alveolen)*
*f weitere Vergrößerung der Zellen und der Herde*
*g dieselbe Entwicklung auf dem Querschnitt*

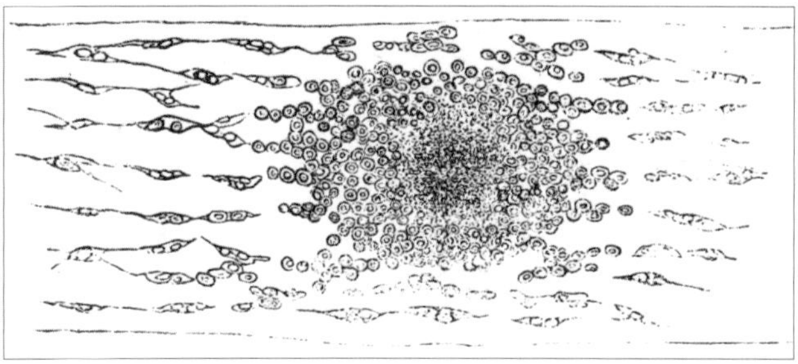

*Abbildung 74:*
*Virchow 1858, 20. Vorlesung, Abb. 140 Entwicklung von Tuberkel aus Bindegewebe in der Pleura. Man übersieht die ganze Reihenfolge von den einfachen Bindegewebskörperchen, der Teilung der Kerne und Zellen bis zu der Entstehung des Tuberkelkorns, dessen Zellen in der Mitte wieder zu einem fett-körnigen Detritus zerfallen; Vergr. 300*

Des Weiteren beschreibt er bei diesen Neubildungen Entzündungsprozesse und das Vorkommen von Eiter. Eiter besteht aus polymorph-kernigen neutrophilen Leukozyten, aus Zelltrümmern und Exsudat. Die Leukozyten „säubern" bekanntlich bei Wunden die Erreger von Entzündungen als „Polizisten" des Körpers. Die Rolle der Leukozyten, die als natürliche Killerzellen bezeichnet werden, wurde in den letzten Jahrzehnten als „Bekämpfer" und „Töter" von Krebszellen beschrieben [Servan-Schreiber 2008; Cui 2003; Hicks et al. 2006; Whiteside und Herberman 1990; Imai et al. 2000].
Unter dem Aspekt neuerer Erkenntnisse, vor allem über die Grundsubstanz der extrazellulären Matrix, die sich als „flüssiges" Bindegewebe ubiquitär, wie das vegetative Nervensystem, über die Struktur des gesamten menschlichen Körpers erstreckt, wird heute von zahlreichen Autoren Virchows Postulat bestätigt, wonach die Krebserkrankung im Bindegewebe beginnt [Perger 1990; Schlitter 1995 u. a.]. Nach Schlitter [1986, 1995] spielen dabei die die Grundsubstanz der extrazellulären Matrix störenden pathogenen Reizformen eine wichtige Rolle. Die Folge dieser Störungen sind chronische Entzündungen, Voraltern des Bindegewebes und Präkanzerose [Perger 1990]. Nach Perger entwickeln sich innerhalb von zwei Jahren bei 25 % seiner Patienten, die eine Regulationsstarre auswiesen, eine Tumorerkrankung (siehe auch Kapitel 59).
In zahlreichen Arbeiten hat Schlitter [1995, 1994a, b und c, 1993, 1992, 1985, 1977, 1965a und b] auf der Grundlage von Ergebnissen der Autoren Baltrusch et al. [1964], Bauer [1963, 1949], Bergsmann [1990, 1963], Büchner [1964, 1962], Fryda [1984], Haus [1992], Haus und Junge-Hülsing [1961], Haus et al. [1998], Heine [1992, 1991, 1990, 1987], Heine und Dormann

[1984], Heine und Henrich [1980], Perger [1990, 1988a und b, 1981, 1979, 1978], Pischinger [1990], Schober [1955, 1953, 1951/52] u. a. sehr ausführlich herausgestellt, dass die pathogenen Reizformen der Grundsubstanz der extrazellulären Matrix der Ort der Krebsentstehung sind. Dabei kann er sich auch auf Rudolf Virchow [1858] berufen.

„Die extrazelluläre Matrix“ (Grundsubstanz) bildet als ubiquitäres Zelle-Milieu-System die Grundlage organismischer Einheit eines Vielzellen-Organismus. Umweltreize und endogene Faktoren, in etwa 5 % auch kongeniale Genetik, führen multifaktoriell über eine Reizaddition zu einer unspezifischen Dreiphasenreaktion und chronischer Fehlregulation der Grundsubstanz mit unspezifisch veränderter Zusammensetzung unter dem histologischen Bild des Voralterns des Bindegewebes.
**Chronische Depolarisierung der Grundsubstanz mit Verlust ihrer Differenzierungsfunktion führt in Dauerkeimgeweben zu chronischer Fehlregeneration mit Transformation der Zellen zu chronisch depolarisierten und differenzierungsgehemmten Krebszellen, extreme Herabsetzung der Reizschwelle zur Immunschwäche mit Verluststoffwechsel" [Schlitter 1995].**

In der Phase der Regulationsstarre stellte Kellner [1977] während des Ablaufs einer extrazellulären Matrixreaktion ein Stagnieren der Makrophagen- und Lymphozytenphase fest. Dieses führte er auf mangelnde oder fehlende Produktion von unspezifisch humoralen Abwehrstoffen zurück. Solche Erscheinungen konnte er sowohl bei chronischen Erkrankungen als auch bei Tumorkranken feststellen. Schober [1953, 1951/52] fand in der Phase der vegetativen Regulationsstarre

- Veränderungen in der Struktur und Permeabilität der Kapillarwandzellen
- Störungen des Substrattransports in die Grundsubstanz und
- teilweise nekrotische Gewebeerscheinungen.

Der völlige Verlust der spontanen Ausregulierung infolge der vegetativen Regulationsstarre führt nach Schober [1955, 1951/52] und Büchner [1964, 1962] zu einer DNS-Verdopplung und zum Durchbruch der „Basalmembran“ durch nunmehr chronisch teilungspotente und zu Krebszellen transformierten Regenerationszellen „ohne Differenzierungspotenz“ [Schlitter 1995]. Von Büchner [1964, 1962] wurde daher

- das Krebswachstum als chronische Fehlregeneration
- der Tumor als Fehlregenerat
- der chronische unspezifisch erregte Stoffwechsel als eine chronische, unspezifische Störung des Gleichgewichts zwischen anoxibiotischen und glykolytischen Proliferationsstoffwechsel und oxidativer Zellatmung zugunsten der Glykolyse

charakterisiert.

### Unspezifische Reize und fakultative Präkanzerose

Die unspezifische Reizeinwirkung und die darauf folgenden unspezifischen Antworten der Grundsubstanz der extrazellulären Matrix sprechen dafür, dass chronische Krankheiten einschließlich Tumorkrankheiten nach dem gleichen Zeitreihenreaktionsmuster ablaufen. Auffällig ist dabei, dass bei einer allgemeinen chronischen Arthritis die Regulationsstarre in gleicher Form und Weise auftritt wie bei einem Malingnom [Perger 1990].

Bezug nehmend auf die chronische unspezifische Schockreaktivität der Grundsubstanz der extrazellulären Matrix bei Stressoreneinwirkungen jeglicher Art [Selye 1953, 1936] und auch bei jeder Strahleneinwirkung [Schlitter 1995, 1994; Schnelzer 1969; Anderson 1965], in deren Gefolge ein biochemisches nachweisbares „sklerotisches Voraltern“ der extrazellulären Matrix mit Zunahme des Kollagens der Grundsubstanz, Abnahme der Proteoglykane sowie mit einer Verdickung der aus Laminin und Fibronektin bestehenden Basalmembran, geht Schlitter [1995] davon aus, dass es sich hierbei um fakultative Präkanzerosen handelt. Zu den fakultativen Präkanzerosen werden auch hyperplasiogene Bindegewebsreaktionen (z. B. Granulome) gezählt [Bauer 1949].
**Schlitter [1995] schlussfolgert daraus, dass es gar keine spezifischen kanzerogenen Stoffe geben kann, aber unspezifische Reaktionen auslösende Reizstoffe, die zu fakultativen reversiblen Präkanzerosen führen, die sich nur dann als obligatorisch maligne Entartung entwickeln können, wenn sich in der Grundsubstanz der extrazellulären Matrix eine Regulationsstarre herausbildet.**

Die damit verbundenen Veränderungen im Fibronektinsystem und somit auch Veränderungen im Fibrinwachstumsfaktorensystem (FGF 1-9), die an das Fibronektionssystem gebunden sind, können unter Umständen zu einem beschleunigten Wachstum der Parenchymzelle anregen. Die fakultativen Präkanzerosen stehen nach Schlitter [1995] häufig mit chronischen Entzündungen, chronischen Fisteln und narbigen Folgezuständen chronischer Erkrankungen im Zusammenhang. Schlitter [1977], der Krebswachstum als gestörte Geweberegeneration durch dysregulierte Grundsubstanz auffasst, vertritt den Standpunkt, dass nachgewiesene intrazelluläre Veränderungen wie chromosomale und mitotische Aberrationen unspezifische und am Beginn von Reizzuständen noch spontan vollständig reversible Reizfolgen und keine Ursachen maligner Poliferation sind. Er stützt sich bei dieser Auffassung auf die Tatsache, *„dass sich experimentelles Krebswachstum auch durch absolut unspezifische Sekundärreize (Crotonöl, Scarifikation, Verbrennung) fern vom Ort so genannter kanzerogener Primärreizung auslösen ließ“.* Dies ist ohne die Beteiligung der ubiquitär im Körper verteilten Grundsubstanz nicht plausibel und begründbar.
**„Aufgrund grenzenloser Ausdehnung der Grundsubstanz im Vielzellenorganismus und neuro-hormonaler Regulierung sind für die Karzinogenese auch beim Menschen die von mehreren Untersuchern erhobenen Befunde während der experimentellen Karzinogenese in vivo von größter Bedeutung, denn sie beweisen seit langer Zeit eindeutig, dass auch die Karzinogenese ein organismisches Gewebsproblem darstellt und entgegen der bis heute hypothetischen abstrakt zellständigen Karzinogenese nicht auf eine isolierte Zelle beschränkt sein kann.“ [Schlitter 1995]**
Schlitter [1995] vertritt des Weiteren die Auffassung, dass durch die nervale Versorgung der extrazellulären Matrix mit dem Vegetativum die Bedeutung der psychischen Prozesse [Baltrusch 1984, 1964] bei der Krebsentstehung und bei der Schwächung des Immunsystems eine bedeutende Rolle spielen kann. Mit Bezugnahme auf Haus und Junge-Hülsing [1968, 1961] unterscheidet er bei den an das „Mesenchym gebundenen“ Erkrankungen drei Phasen einer unspezifischen Mesenchymreaktion, die durch „Risikofaktoren“, d. h. „Noxen“ Stressoren, Bakterien, Viren, Toxine, Schwermetalle, Hormone, Fermente und andere Faktoren ausgelöst werden können.

**Die extrazelluläre Matrix bildet den geregelten Lebensraum der Zelle (inneres Milieu) so wie der geregelte Lebensraum des Menschen seine Umwelt (äußeres Milieu) darstellt. Zelle und ganzheitlicher Organismus sind als offene Regulationssysteme zu betrachten, die ohne ihre Lebensräume nicht existieren können.**
Aber die Verschmutzung des äußeren Milieus kann auch zur Verschmutzung des inneren Milieus führen. Das ist für den ganzheitlichen Organismus genau so existenzbedrohlich wie für die Zellen. Die Zellfunktion ist immer im Zusammenhang mit der Funktion der Grundsubstanz der extrazellulären Matrix zu betrachten.
Die Verschmutzung der Grundsubstanz der extrazellulären Matrix und somit Voraltern des Bindegewebes und Präkanzerose sowie chronisch entzündliche Prozesse können auch durch Überschuss an freien Radikalen, d. h. zu oxidativem Stress, ausgelöst werden [Stadtman 1992; Beckmann und Ames 1998; Slater 1984; Ivkov und Müller-Schubert 2004]. Daraus lässt sich erklären, dass Antioxidantien krebszellhemmenden Effekt haben (siehe Kapitel 4, 49 und 51).

## ■ 54_ Das Krebszelldogma ist ungeeignet das Problem dieser Erkrankungen zu lösen

Obgleich täglich Informationen durch die Medien „geistern", wonach dieses oder jenes neu entdeckte Gen geeignet sei, die onkologischen Erkrankungen erfolgreich zu bekämpfen, kann real eingeschätzt werden, dass bis auf wenige Ausnahmen, die Medizin das Tumorgeschehen therapeutisch gegenwärtig **nicht beherrscht.** Auch diesen Aspekt haben in den letzten Jahren einige Medien aufgegriffen, z. B. die USA Zeitung „Fortune" (2006), die „New York Times" (2006). Diesen Artikel der „New York Times" übernahm die deutsche Zeitschrift „Der Spiegel" 2007 (Die Saat des Bösen). Der Webserver des National Instituts of Health der USA (NIH) (2007) veröffentlichte folgendes Diagramm aus dem hervorgeht, dass hinsichtlich der Überlebensraten bei den vier häufigsten epithelialen Krebsarten der Lunge, des Darms, der Brust und der Prostata in den letzten Jahrzehnten kaum wesentliche Fortschritte zu verzeichnen sind.

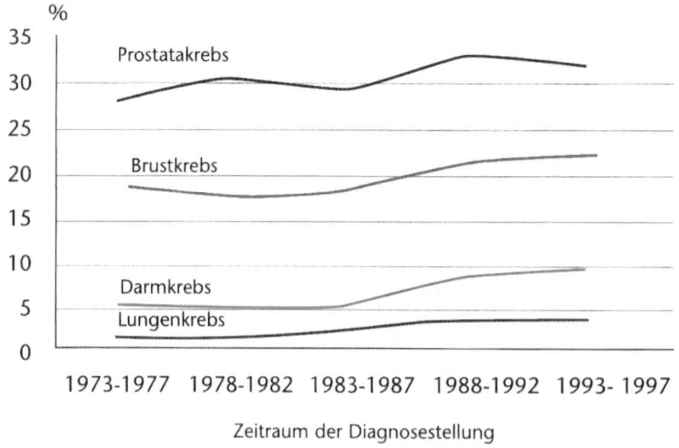


*Abbildung 75:*
*Überlebensraten bei epithelialen metastasierenden Karzinomen, 5 Jahre nach Erstbehandlung [Webserver des National Instituts of Health USA 2007]*

**Bailer und Smith schrieben 1986 in ihrem Artikel „Fortschritte im Kampf gegen den Krebs", dass wir dabei sind, den Kampf zu verlieren. Sie stützten sich bei dieser Aussage auf eine gründliche statistische Analyse der Entwicklung der Häufigkeit des Auftretens von Tumorerkrankten in den USA in den Jahren 1950-1982, die zeigte, dass trotz aller Verbesserungen der Diagnostik und der Therapie der „Krebs stetig an Häufigkeit zunahm". Wenige Jahre zuvor sprach Wolsky [1978] von „der Vietnamisierung" des Kampfes gegen den Krebs.**
Dabei bezog er sich auf die gigantischen Summen, die für die Krebsforschung ausgegeben worden sind, ohne dass eine spürbare Auswirkung auf die hohe Sterblichkeit durch diese gefürchtete Tumorkrankheit zu bemerken ist (Vergleich mit dem von den USA in Vietnam geführten Krieg). Diese vor ca. 20 bis 30 Jahren getroffene Aussage von Wissenschaftlern und Ärzten hat, wie oben dargestellt, bis zur Gegenwart an Aktualität nichts eingebüßt.
In diesem Zusammenhang verdient noch eine Notiz in der Zeitschrift „Naturarzt" (2006) die Aufmerksamkeit, in der mitgeteilt wurde, dass es 1970 vier Medikamente der Chemotherapie gab und 2006 bereits 40, d. h. die Zahl der Chemotherapiemedikamente hat sich verzehnfacht; die therapeutischen Effekte dagegen weisen keine gravierenden Verbesserungen aus [Irmey 2006].

Es treten daher immer wieder Kritiker auf, die meines Erachtens berechtigt darauf hinweisen, dass die Krebsforschung schon seit Jahrzehnten bezüglich Ätiopathogenese und Therapie einen falschen Ansatz verfolgt und daher die Bekämpfung der Tumorerkrankungen unter den derzeitigen Umständen nicht erfolgreich sein kann. Als Hauptpunkte der Kritik werden genannt:

- die Ignorierung der Ganzheitlichkeit des menschlichen Organismus
- das „Abstraktum Zelle" als Dogma
- das Dogma: „Einmal Krebszelle – immer Krebszelle"
- die partikuläre Denkweise bezüglich der Erforschung der Lebensprozesse
- die vorwiegende Orientierung auf die Genkonzeption

Mit dem Dogma „Einmal Krebszelle – immer Krebszelle" setzt sich der Berliner Röntgenarzt Dr. Eugen Schlitter auseinander. Er schreibt [Schlitter 1995]:
„Medizinhistorisch hatten im Zeitalter der bakteriologischen Entdeckungen pathogener Mikroorganismen erst die Genetiker das Gesichtsfeld der Krebsforschung in abstrakter Weise auf eine einzelne Zelle eingeengt. Hierdurch und unter dem Einfluss neuer bakteriologischer Erkenntnisse wurde das körpereigene Wachstumsprodukt „Krebszelle" wie eine neue „Zellrasse" betrachtet und durch eine bakteriologische Denkrichtung einem pathogenen Mikroorganismus gleichgestellt."

Eugen Schlitter trifft des Weiteren die Feststellung, dass „im Ausgang des 19. Jahrhunderts Bakteriologen und Genetiker die wissenschaftliche Sicht der Karzinogenese bis heute auf eine Hypothese von einer abstrakt zellständigen Karzinogenese einschränkten, die schon 1896 durch Beatson [1896] widerlegt worden war. Weil diese Hypothese trotz gegensätzlicher Fakten dogmatisch wie eine Wahrheit behandelt wurde, entstand ein a priori unlösbares „Krebsproblem".

Beatson [1896] und Bauer [1963, 1949] fordern schon sehr früh für die Krebsforschung und Krebstherapie eine grundlegende Kursänderung:
„Doch die Klinik vergaß, dass die Hypothese eine Hypothese war und machte die wissenschaftliche Annahme zu einer allgemeinen Wahrheit. Aber das klinische Wissen der alten Ärzte vom Menschen als lebendigem Wesen ging weit über das hinaus, was der an der Leiche sich orientierenden Medizin zugänglich war." [Schlitter 1995]

Die „Krebszelle" oder die Krebsstammzelle gibt es nicht und man wird sie auch niemals finden. Wie ich zeigen konnte, hat schon Virchow nicht die einzelne Zelle, sondern das komplexe Bindegewebe für die Entstehung von „Neubildungen" aufgrund seiner damaligen Untersuchungen verantwortlich gemacht. Wenn man, wie es heute manche tun, Virchow als Urvater der zellständigen Karzinogenese anführt, so ist dies eine Verfälschung seines Werks, was viele Ärzte, die das behaupten, gar nicht gelesen haben können. Diesen falschen Ansatz, sich nur auf **die** Zelle und nicht auf den funktionellen vielzelligen Organismus zu konzentrieren, kritisiert auch Friedrich Cramer [2001], ehemaliger Direktor des Max-Planck-Instituts für Experimentelle Medizin:
„Die Wissenschaften sind heute so organisiert, dass sie das Spezialwissen fördern. Aber über Spezialwissen allein kann man keine Weisheit erlangen. Spezialwissen ist Erbsenzählerei. Natürlich muss man auch die Erbsen zählen, um etwas quantitativ erfassen zu können. Aber Weisheit kommt nur aus Gesamtschau."
„Unsere wissenschaftliche Methodik geht auf Descartes zurück, der empfahl: Wenn ein Problem zu komplex und schwierig ist, als dass du es auf einmal erfassen und lösen kannst, so zerlege es in viele kleine Unterprobleme, die dann für sich lösbar sind. Diese Methode ist gut und richtig, solange man ein Problem oder ein System zerlegen kann, ohne seine wesentliche Eigenschaft zu zerstören. Denn man zerlegt ja in der Hoffnung, am Ende die einzelnen Teillösungen zum Mosaik des Ganzen wieder zusammensetzen zu können. Das war in der einfachen Physik von Newton bis hin zur Quantenphysik noch möglich – der Teil und das Ganze wirken zusammen. Seit wir uns dem Lebendigen als Objekt der Wissenschaft zuwenden, funktioniert das nicht mehr."
„Denn wenn man Lebendiges zerlegt, tötet man es. Man kann dann zwar am Toten noch Anatomie betreiben, aber das Leben kann man nicht mehr studieren."

Vom Pathologen W. Sandritter [1962] stammt folgende treffende Aussage zur Ganzheitlichkeit:
„Der Mensch ist mehr als die Summe seiner Zellen und Organe. Seine Krankheit und Tod sind mit Methoden der Naturwissenschaft nur unzulänglich zu erkennen."
Wir wissen heute aus Lehrbüchern, dass sich die Entwicklung eines Tumors in 10-15 und noch mehr Jahren vollzieht. Dieser Prozess beginnt mit Dysregulation der Grundsubstanz der extrazellulären Matrix, die z. B. durch Umweltgifte, Strahlungen, Überschuss an freien Radikalen, psychischen Stress und viele andere Faktoren ausgelöst wird [Schlitter 1995; Perger 1990].

Seit etwa zehn Jahren wird wieder unter Einzelzellbetrachtung das Stammzellen-Modell diskutiert. Rohr und Feldmann [2008] vertreten z. B. die Auffassung, dass mit dem Stammzellen-Modell erklärt werden kann, warum Chemo- und Strahlentherapie die Ursachen des

Krebses nicht beseitigen können. Sie beziehen sich auf Rudolf Virchow (ohne Literaturquelle), führen aber Cohnheim 1867 und 1875 an. Diesem Modell nach soll Krebs aus einer kleinen Population von Stammzellen, also Embryonalzellen, entstehen.
Ich habe aber Julius Friedrich Cohnheims „Vorlesungen über allgemeine Pathologie“ (August Hirschwald Verlag, Berlin, 1877) etwas anders verstanden und zwar folgendes: Cohnheim [1877] stellte als erster fest, dass Krebszellen weniger reif sind als normale Zellen. Die Krebszellen schienen ihm fast, aber nicht ganz, den Zellen eines Embryos zu gleichen. Er stellte in diesem Zusammenhang eine Hypothese auf, wonach es bei Lebewesen Steuerungssysteme für das Zellwachstum geben müsste. Diese Steuerungssysteme von Erwachsenen- und Embryonalzellen müssten unterschiedlicher Natur sein.

Er folgerte weiter, dass es möglicherweise beim Erwachsenen einen embryonalen Rest geben könnte, der sich dessen Steuerungssystem entzieht und somit unkontrolliert entarten kann. Cohnheim [1877] folgerte weiter, dass es möglich sein müsste, die kanzerösen Zellen wieder vollständig in den embryonalen Zustand zurückzubilden und diese danach mittels des normalen Prozesses der Differenzierung wieder als normale Zellen zur Verfügung stehen würden.
Diese zuletzt angeführte Idee von Cohnheim [1877] hat der USA-Biologe Dr. S. Meryl Rose [Rose und Walling 1984] aufgegriffen, mit einer spezifischen Methode überprüft und bestätigen können.

Dieser Krebszellen-Rückbildungs-Prozess spielt sich in der extrazellulären Matrix ab, wobei die Fibroblasten als aktive Form der Fibrozyten, welche die Fibronektine produzieren und steuern, eine Rolle spielen sollen. Die Fibronektine haben in der Zell-Zellinteraktion eine wichtige Funktion inne und unterstützen die reparativen Prozesse von Fibroblasten, z. B. in einem Wundgebiet. Werden nun Produktion und Funktion der Fibronektine in irgendeiner Weise gestört, dann kann bereits eine Dysregulation in der extrazellulären Matrix entstehen, in deren Gefolge sich chronische Entzündungen → Voraltern des Bindegewebes und Präkanzerose zeigen. Wenn man die so genannte Stammzellenhypothese anerkennen möchte, dann muss man diesen ganzen Prozess in der extrazellulären Matrix ansiedeln und keinesfalls von der Stammzelle an sich sprechen. Das Steuerungssystem, welches Cohnheim [1877] als Hypothese postuliert, ist heute als Faktum vorhanden. Es ist das epineurale Gleichstromsteuerungssystem, welches Wachstum, Heilung und rhythmische Funktionen steuert [Becker 1994]. Es vermag Krebszellen wieder in die ursprüngliche Embryonalzelle zurückzuführen [Rose und Walling 1948].
Einer dringenden Korrektur bedarf auch das Dogma von der lokalen Erkrankung ohne Berücksichtigung der Ganzheitlichkeit des Organismus eines Lebewesens und des Einflusses neuropsychischer Prozesse.

Die operative Therapie der Tumorerkrankung geht auf den Chirurgen Halsted [1907] zurück. Unter dem Einfluss der damaligen modernen Bakteriologie sah man eine Krebsgeschwulst als Ansammlung parasitärer Mikroorganismen an, die radikal entfernt werden müssten. Dass dies nicht immer erfolgreich geschieht, lehrt die tägliche medizinische praktische Erfahrung.

Die Strahlentherapie wurde 1926 von dem Gynäkologen Wintz mit dem Ziel eingeführt, die Krebszelle durch Röntgenstrahlen zu zerstören bzw. zu vernichten. Dass es sich dabei um eine hocheffektive therapeutische Methode in der Krebstherapie handelt, kann wohl heute niemand behaupten, abgesehen von den vielen Nebenschädigungen.

Schlitter [1986] kritisierte diese Therapiemethoden, indem er postulierte: „Die Erfahrung lehrt, dass die hypothetische Auffassung von der autonomen Entwicklung maligner Geschwulste zur Tatsache und diese schließlich zum Dogma erhoben wurde". So wie Schnupfen keine lokale Erkrankung der Nase ist, so kann eine Tumorerkrankung keine lokale Pathologie sein. Sie ist immer eine allgemeine, den ganzen Menschen erfassende Erkrankung.

Ein Arzt, der von einem Tumorkranken konsultiert wird, sollte sich immer folgende zwei Fragen stellen und beantworten:

**Was kennzeichnet einen Tumorkranken?**

- Angst
  - vor dem Sterben
  - vor Schmerzen
  - vor Therapiequalen
  - vor Operation und Narkose
- Depression
- Hoffnungslosigkeit
- Schlafdefizit
- Erschöpfung
- Eisenmangelanämie
- gestörte Zeitstruktur
- Schmerzen
- Mineralienmangel
- Vitaminmangel
- Bewegungsmangel

**Was wünscht sich der Tumorkranke?**
- Heilung
- Zuwendung (nicht Mitleid) seitens der Ärzte und des medizinischen Personals sowie der gesellschaftlichen Umgebung
- keine Schmerzen
- guten Schlaf
- Befreiung von Angst und Depression
- humane milde Therapie
- geistig-seelische Kraft
- körperliche Kraft

Eugen Schlitter [1986] begründet die unbedingte Anerkennung des ganzheitlichen menschlichen Organismus wie folgt: Die unvoreingenommene Betrachtung der Ontogenese beweist, dass der Organismus zur Aufrechterhaltung der Kommunikation mit seiner Umwelt werdende Organsysteme entwickelt. Diese breiten sich als einzige ubiquitär im Organismus aus und stellen eine lückenlose Verbindung aller Körperzellen her und damit auch die biologische Einheit. Dies sind nur zwei Gewebesysteme:

1_ Das Nervensystem,
2_ das phylogenetisch ältere Mesenchym. Mit diesem sind nach den Forschungen des Wiener Histologen Alfred Pischinger [1990] alle lebensentscheidenden biologischen Grundfunktionen und die unspezifische Immunbiologie verbunden.

Dies ist die Grundsubstanz der extrazellulären Matrix. Meines Erachtens ist das Problem der Krebserkrankung dann zu lösen, wenn man sie als eine neuropsychoimmunologische Bindegewebs-Dysregulation anerkennt.

## ■ 55_ Die Grundsubstanz der extrazellulären Matrix – rhythmisierende funktionelle Systeme aller elementaren Grundregulationsprozesse

„Man ist so alt wie sein Bindegewebe" (Nobelpreisträger Ilyin Metschnikov, 1845-1916). Was ist das Bindegewebe? Aus dem Mesenchym, einem ubiquitär verbreiteten embryonalen Gewebe, welches ein Stamm- bzw. Muttergewebe mit multipotenten Eigenschaften darstellt, geht das Bindegewebe hervor. Das Mesenchym in den ersten zwölf Embryonaltagen aus der nicht strukturierten Hyaluronsäure, einem sauren, mehrfach negativ geladenen Glykosaminglykan (GAG). Die Hyaluronsäure wirkt in dieser Embryonalphase als extrazelluläre Flüssigkeit zwischen hochteilungspotenten Embryonalzellen differenzierungshemmend und auch mitogen [Schlitter 1995]. Als ein Proteoglykan erfährt das Glykosaminglykan (GAG) eine erste energetische Stabilisierung. In seinen Strukturen befinden sich, vielfach vernetzt, Wassermoleküle, die bei Körpertemperatur zu ca. 50 % aus Flüssigkeitskristallen bestehen und fähig sind, Informationen zu speichern.

Des Weiteren bilden diese GAGs die Grundstruktur eines Abwehrsystems aller Sauerstoffatmenden Lebewesen [Heine 1989, 1990].
In Abhängigkeit von der Lokalisation verfügen hoch entwickelte Organismen über verschiedene Formen von Bindegewebe, z. B. Knochen, Sehnen, Muskeln, Faszien, Bänder, glattmuskuläre Organsysteme, Unterhautbindegewebe. Von Wichtigkeit ist aber das so genannte weiche bzw. flüssige Bindegewebe mit verschiedenen Zellarten, Fasern und kolloidaler Flüssigkeit, welche die Grundsubstanz der extrazellulären Matrix bildet [Schlitter 1995, 1993, 1977; Heine 1991, 1990, 1989; Pischinger 1990; A. Hecht et al. 1973]. In der Grundsubstanz der extrazellulären Matrix sind faktisch alle Bioregulatoren, Neuropeptide, Aminosäuren, Mineralien usw. zu finden, welche lebenswichtige Funktionen ausüben.
Das Bindegewebe besteht aus verschiedenen Bestandteilen.

| **Struktur** | **Funktion** |
|---|---|
| **kollagene Fasern**<br>Tropokollagen | intrazelluläre Bildung |
| Protofibrillen<br>Elementarfibrillen | extrazelluläre Bildung |
| charakteristischer Kollagenbaustein | Hydroxyprolin |
| charakteristische Elastinbausteine | Isodesmosin<br>Desmosin |
| **Retikulumfasern** (enthalten 10 % Lipide)<br>charakteristische Eigenschaften | Agyrophilie<br>Anisotropie |
| **Bindegewebezellen**<br>Fibrozyten | Aufrechterhaltung und Regulation<br>des Stoffwechsels in der extrazellulären Matrix |
| Fibroblasten | Bildung von Faservorstufen und von<br>MPS = Mukopolysacchariden |
| Histozyten<br>Makrophagen | resorptive Funktion |
| Lymphozyten<br>Plasmazellen | Antikörperproduktion |
| Mastzellen | Bildung von Heparin, Histamin, Serotonin |
| Grundsubstanz | saure Glykosaminoglykane<br>Proteinpolysacharidkomplex<br>Hyaluronsäure<br>Chondroitinsulfat<br>Dematonsulfat<br>Heparinsulfat |
| Funktionen der Mukopolysaccharide | Permeabilitätskontrolle der Zellwand durch<br>Molekülsiebeffekt<br>Wasserbindung<br>Kationenaustausch |

***Tabelle 18:*** *Wesentliche Bestandteile des Bindegewebes [nach A. Hecht et al. 1973]*

Das Bindegewebe ist für
- die Entwicklung
- die Differenzierung
- den Zusammenhalt
- die Regulation

der Parenchymzellen verantwortlich.

- Im Bindegewebe laufen alle wesentlichen, lebenswichtigen Stoffwechselprozesse ab.
- Durch Elektrolyte wird die Bioelektrizität im Bindegewebe erzeugt.
- Das zellreiche so genannte institionelle Organbindegewebe, die so genannte extrazelluläre Matrix, ist an der Korrektur von Fehlsteuerungen beteiligt, z. B. bei
- Gewebsdefekten
- entzündlichen Prozessen
- Kollagenkrankheiten, z. B. Rheumatismus
- Tumorbildungen
- Autoimmunkrankheiten

Biologische Altersveränderungen des Bindegewebes zeigen sich z. B. durch
- Abnahme der Zellzahl, Zell- und Zellkerngröße
- Zunahme von DNS-Gehalt in den Parenchym- und Bindegewebszellkernen
- verzögerte Fibroblastenproliferation
- verminderte $SiO_2$-Funktion

## Was ist die extrazelluläre Matrix?

Die extrazelluläre Matrix ist ein mannigfaltig strukturiertes, rhythmisches, über das vegetative Nervensystem zentralnerval gesteuertes, reguliertes Molekularsieb. Sie ist wesentlicher Bestandteil des weichen, flüssigen Bindegewebes und durchzieht ubiquitär den gesamten Extrazellulärraum eines vielzelligen, organisch gegliederten Organismus [Schlitter 1993; Heine 1991, 1990, 1989]. Der wesentliche Bestandteil der extrazellulären Matrix ist die **Grundsubstanz**, die in Form eines flüssigen (kolloidalen, solphasenartigen) Milieus die **Grundregulation** [Heine 1991, 1990, 1989] gewährleistet, die u. a. folgende unspezifische Lebensprozesse umfasst:
- Wasser- und Mineralstoffwechsel
- Elektrolyt- und bioelektrische Funktion
- Regulieren des pH-Werts, des Basen-Säuregleichgewichts
- Gewährleistung des osmotischen und onkomotischen Drucks
- Regulierung der gesamten unspezifischen immunologischen Prozesse
- Sicherung der unspezifischen Reaktivität
- Regulierung der Transmitter

Mit diesen Eigenschaften bewirkt die Grundsubstanz der extrazellulären Matrix z. B.
- Molekularsiebfunktion
- Ionenaustauschfunktion
- Wasserbindung
- Adsorptionsfunktion
- Bildung von Struktur- und Vernetzungsproteinen
- elektrostatische Bindung
- kolloidale Phase
- Reparatur und Regeneration an der Zellmembran

Die Grundsubstanz der extrazellulären Matrix ist den spezifischen Parenchymzellen vorgeschaltet und steuert mittels eines nerval-humoralen Informationsprinzips die Versorgung und Entsorgung dieser Zellverbände.
Die Grundsubstanz, welche unter der Kontrolle des **zentralisierten vegetativen Nervensystems,** des **perineuralen Gleichstromsteuerungssystems** [Becker 1994] sowie des hormonellen und Neurotransmitter-Systems (endokrin und exokrin) steht, reguliert die Homöostase eines vielzelligen Organismus [Schlitter 1995, 1993, 1977; Heine 1991, 1990, 1989; Pischinger 1990].

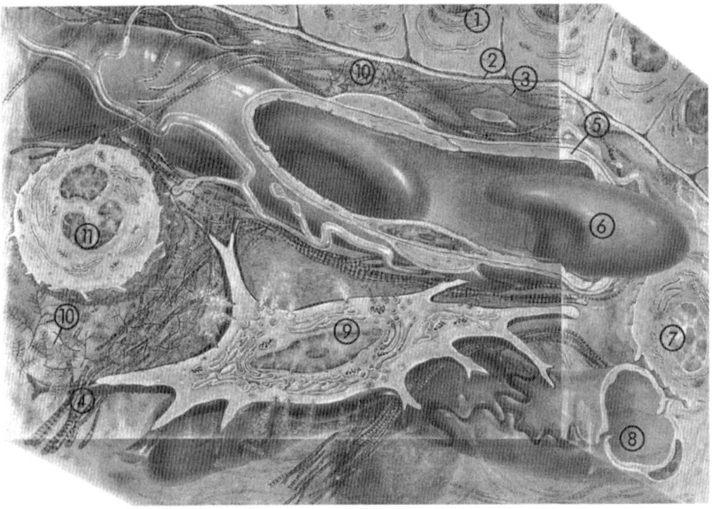


*Abbildung 76:*
*Darstellung der Struktur der Grundsubstanz der extrazellulären Matrix [nach Heine 1991, 1989]*

Erläuterung zu Abbildung 76:

1 Zellsystem
2 Basalmembran
3 Bindegewebe
4 kollagenes Fasergerüst
5 Endothel mit vegetativer Innervation
6 Erythozyt
7 Mastzelle als Wächter der Grundsubstanz
8 Lymphgefäß
9 aktivierter Fibroblast synthetisiert Proteoglykane und Kollagen
10 Proteoglykane bilden das Molekularsieb
11 Granulozyt

Der Fibrozyt, quasi als Regulationszentrum der Grundsubstanz, vermag in Rückkopplung mit allen nervalen und zellulären Komponenten situationsgerecht zu synthetisieren, zu reagieren, um die Homöostase zu regulieren. Als Informationsvermittler in diesem Regulationsprozess dienen Proteoglykane, Strukturglykoproteine und der Glykokalyx (Zellzuckeroberflächenfilm). Kapillaren und Nervenendigungen des vegetativen Systems enden frei in der extrazellulären Matrix. Im letzten Fall wird von der „Synapse auf Distanz" gesprochen, indem die Transmittersubstanzen, welche sich in der Grundsubstanz der extrazellulären Matrix befinden, Erregungstransfer bewirken können.

Die Steuerung der extrazellulären Matrix erfolgt über das vegetative Nervensystem des epineuralen Gleichstromsteuerungssystems sowie des Hormon- und Neurotransmittersystems (siehe nachfolgende Abbildung 77).

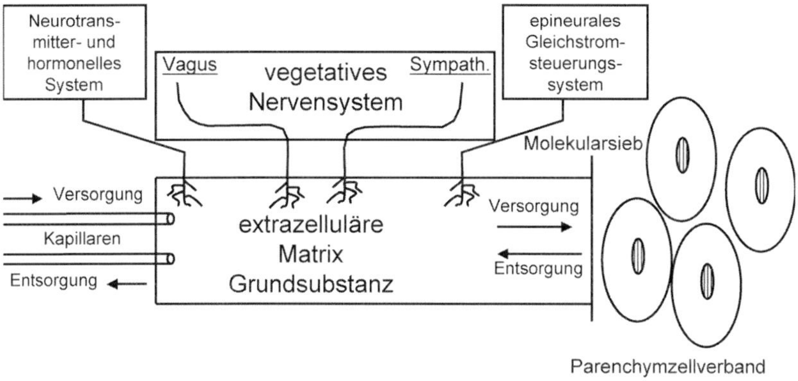


*Abbildung 77: Schematische Darstellung der untrennbaren zentral-peripheren, ubiquitären, unspezifischen Regulationseinheit*

## Strukturen und Funktionen der Grundsubstanz der extrazellulären Matrix

### Fibrozyten, die wichtigsten Zellen des Bindegewebes

Sie sind spindelförmige Zellen mit ovalen Kernen und langen Fortsätzen. Der Fibrozyt stellt faktisch das Regulationszentrum der Grundsubstanz dar. Er vermag mittels Rückkopplungsprinzipien zu allen zellulären und nervalen Funktionssystemen eine situations- und milieugerechte Grundsubstanz zu synthetisieren und somit die Homöostase zu gewährleisten. Die dabei in Aktion tretenden Informationsvermittler- und Informationsfilterfunktionen werden durch

- Proteoglykane
- Strukturproteine
- Glykokalyx und
- Fibronektine

übernommen und selektiv ausgeführt.

## Fibroblasten

In Bezug auf die Fibrillogenese kann der Fibroblast als der aktive „Wachstumsfibrozyt" bezeichnet werden. In Fibroblasten, an die Fibronektine gebunden, befinden sich Wachstumsfaktoren (fibroblast growth factor = FGF) mit verschiedenen funktionellen Aufgaben (FGF1 – FGF9), die auch als Zytokine bezeichnet werden.
Das Zytokin tritt vor allem in der Ontogenese in Aktion, z. B. bei der Entwicklung von embryonalem Gewebe, jedoch auch bei Wundheilung, Hämopoese und der Tumorentstehung. In den Bindegewebszellen, d. h. in Fibroblasten, Muskelzellen, Endothelzellen, T-Lymphozyten, Makrophagen werden unterschiedliche molekulare Formen des FGF gebildet.
Durch die Fibroblasten werden die Hauptstrukturelemente der Grundsubstanz der extrazellulären Matrix gebildet. Dazu gehören

- Proteoglykane (PG)
- Glykosaminglykane (GAG)
- Strukturproteine
- Vernetzungsproteine
- Kollagen

- Elastin
- Fibronektin
- Laminin
- Chondronektin

[Heine 1991, 1990]
Nachfolgend werden einige Hauptstrukturelemente der Grundsubstanz etwas ausführlicher beschrieben.

### Hyaluronsäure

Die Hyaluronsäure ist, wie bereits erwähnt, ein mehrfach negativ geladenes Glykosaminoglykan. Die polyanionische Eigenschaft der Hyaluronsäure wird durch die Glukuronsäure bestimmt, aus der sich gemeinsam mit dem N-Acetylglucosamin das repetitive Disaccharid zusammensetzt. Hyaluronsäure ist stark wasserbindend, ähnlich wie das Siliziumdioxid [William 1986]. Wie bereits erwähnt, wirkt die Hyaluronsäure im frühesten Embryonalstadium (erste 12 Tage) als extrazelluläre Matrix zwischen hochteilungspotenten Embryonalzellen mitogen und differenzierungs-hemmend.
Schlitter [1995] weist in diesem Zusammenhang darauf hin, dass eine „Entdifferenzierung" im Sinne einer Rückdifferenzierung in vivo unmöglich und faktisch nicht existent ist. Er schlussfolgert darum, dass die „Charakterisierung" maligner Tumorzellen als „entdifferenziert" nicht korrekt ist. Zutreffender wären seiner Meinung nach unter histologischem Aspekt die Bezeichnungen „wenig differenziert" oder „undifferenziert", um die Bestimmung des Malignitätsgrades eines Tumors vorzunehmen. Die Nebennierenhormone Cortisol und Adrenalin, die in dem Stressprozess eine wichtige Rolle spielen, hemmen die Hyaluronidase und somit den Syntheseprozess der Grundsubstanz der extrazellulären Matrix. Infolgedessen entstehen Dysharmonien in der Zusammensetzung der Grundsubstanz und es kommt zu Störungen der wichtigen Molekularsiebfunktionen [Heine 1991, 1989].

### Fibronektine

Als Glykoproteine in der extrazellulären Matrix und an den Zelloberflächen vorkommend, spielen sie in der Zellkommunikation und Zellinteraktion eine Rolle, z. B. durch Bindung an Makromoleküle wie Kollagen, GAG, Fibrinogen, Fibrin, Aktin u. a. Die durch den „Faktor XIII" vermittelte kovalente Anbindung von Fibronektin bewirkt bei Verletzungen die Anlagerung von Blutgerinnseln an die Fibroblasten und begünstigt deren reparative Funktionen. In diesem Zusammenhang soll noch erwähnt werden, dass die Grundsubstanz der extrazellulären Matrix mittels eines Fibroblasten-Makrophagen-Systems, die durch Reizung angehäuften Abbauprodukte zu beseitigen vermag.
Die Fibronektine verbinden die Makromoleküle der Grundsubstanz der extrazellulären Matrix untereinander und mit der Glykokalyx an deren Oberfläche [Heine 1991]. Der Mangel an Fibronektin auf der Makromolekül-Oberfläche in Verbindung mit bioelektrischen Veränderungen konnte für das Wachstum bösartiger Zellverbände in der Tumormatrix nachgewiesen werden. Benninghoff [1985] sowie Becker [1994] konnten zeigen, dass das schnelle Wachstum von Tumorgewebe durch ein negatives Überschusspotential gegenüber der Umgebung gekennzeichnet ist, welches auf die chronische Erregung seines Stoffwechsels schließen lässt. Heine [1990, 1991] beobachtete elektronenmikroskopisch an chronisch erregten

Tumorzellen Vesikel (Bläschen), die die Protease Plasmin enthalten und die Fähigkeit haben, normale Matrixstrukturen rasch zu zerstören. Dabei erfolgt im Proteoglykan ein Zuckerabbau. Heine [1989] stellt fest, dass die Quantität der Hyaluronsäure mit dem Malignitätsgrad des Tumors korreliert. Büchner [1964] bezeichnete berechtigterweise das Tumorwachstum als eine Fehlregeneration.

### Proteoglykane (PG)

PG sind spezielle Formen der Glykoproteine. Gemeinsam mit der Hyaluronsäure bilden die PG das intensiv hydratisierte molekulare maschenartige System des Interstitiums. In der bürstenartigen Struktur des Interstitiums befinden sich in vernetzter Form Wassermoleküle, die bei normaler Körpertemperatur zu ca. 50 % Flüssigkeitskristalle darstellen. Diese können Informationen speichern.
Wenn Fieber auftritt, d. h. wenn sich die Körpertemperatur erhöht, verflüssigen sich diese Molekülkristalle und löschen somit Fehlinformationen aus [Schlitter 1993]. Aus dieser Funktion der Grundsubstanz wird ersichtlich, dass Fieber ein physiologischer Prozess ist, der nicht durch künstliche Eingriffe, z. B. durch Antibiotika, gestört werden sollte. Jedoch wäre eine regulationstherapeutische Behandlung des Fiebers angezeigt [Hoff 1957; Höring 1953].

### Glykoproteine

Epithelzelluläre Proteoglykane vermögen verschiedene Wachstumsfaktoren zu bindnen [Drenckhahn und Zenker 1994]. Zur Gruppe der Glykoproteine zählen in der Grundsubstanz der extrazellulären Matrix vor allem die Strukturproteine, wie z. B. Kollagen, Fibronektin, Elastin, Laminin sowie der Glykokalyx. Sie dienen in erster Linie zur Vernetzung jener Zellen in der extrazellulären Matrix, die mit der Kollagen-Bindungsfähigkeit zusammenhängt. Das bedeutet, sie üben eine Funktion der vorübergehenden Adhäsion aus, die eine wichtige Voraussetzung für die Migration der Zellen im Bindegewebe ist.
Den Zelladhäsions-Proteinen kommt daher eine zentrale Bedeutung bei der Kontrolle des Wachstums und der Migration von Zellen im Bindegewebe zu [Drenckhahn und Zenker 1994]. **Störungen in ihrem funktionellen Zusammenspiel können zu einem beschleunigten Wachstum führen.**

### Glykokalyx

Jede in der Matrix befindliche gesunde Zelle ist mittels eines membranbeständigen Zuckeroberflächenfilms matrixverankert. Dieser wird als Glykokalyx bezeichnet und übt sehr wichtige Funktionen aus. Dazu gehört auch der Informationstransfer. Infolge dieses Zellverankerungsprinzips muss jede Zellinformation die Matrix und den Glykokalyx durchlaufen [Heine 1991, 1989].
Der Glykokalyx ist ein Glykoprotein und verfügt über Verbindungsstellen für die GAG = Glykoaminoglykane (u. a. für Hyaluronsäure, Heparinsulfat, Chondronitsulfat). Die Kopplung zwischen Glykokalyx und GAG wird durch das $Ca^{++}$-Ion bewirkt. Unter diesen Bedingungen sind Glykokalyx und GAG wesentlich

- an der **Wachstumskontrolle**
- an der **Mitoseaktivität** und
- an der **aktiven Bewegung der Zelle** beteiligt.

Der bereits erwähnte Informationstransfer zwischen extrazellulärer Matrix und Zellen im Wechselbeziehungsbetrieb wird durch die Kopplung von Proteoglykanen und Strukturglykoproteinen an die Zelloberflächen-GAG durch Glykokalyx als funktioneller Vermittler zwischen extrazellulärer Matrix und Zellinnerem ermöglicht. Der Glykokalyx ist als ein zellindividueller und organspezifischer Rezeptormantel aufzufassen.

**Die Negativladung des Glykokalyx verleiht ihm ein eigenständiges, von der Grundsubstanz zu unterscheidendes, Potential.**
Wenn die Grundsubstanz ihr elektrisches Potential ändert, dann reagiert der Glykokalyx ab einem bestimmten Zustand mit einer eigenständigen Potentialänderung. Infolgedessen wird bei allen Bindegewebs-, Abwehr- und Epithelzellen das System membranbeständiger Boten aktiviert, vor allem die Adenyllatcyclase-, cAMP- und cGMP-Systeme [Schlitter 1993]. Der Glykokalyx ist offensichtlich auch am funktionellen Aufbau von Regelkreisen beteiligt und somit auch an der Rhythmustaktung der extrazellulären Matrix, der Zellen und subzellulären Prozesse sowie auch bei der Koordination von Kommunikationen zwischen Zellen und Zellverbänden innerhalb der extrazellulären Matrix.
Bekanntlich werden biologische Membranen wie die der Zelle, des Zellkerns und der Mitochondrien durch die funktionellen Kopplungen von elektrischem Potential, Proteininformation und Ionenpermeabilität in schwingungsfähige Systeme versetzt. In diesem Regelkreisaufbauenden und -erhaltenden Rhythmus-Taktungs-Prozess scheint das $SiO_2$ eine steuernde Funktion zu erfüllen, wobei dessen elektrische Oberflächenfunktion [Kroll 1958] und dessen elektrische Halbleitereigenschaft maßgeblich regulativ bestimmend sein können.
In diesem Zusammenhang ist die inzwischen sich weit verbreitende Auffassung zu erwähnen, dass durch evolutionäre Prozesse das $SiO_2$ in den Genen, und zwar in der DNS, eingeprägt ist und aufgrund dessen ein biogenes Gedächtnis ausweist [Shaparina 1999; Yakimov 1998; Yakovlev 1990; Volcani 1986; Carins-Smith 1985; Voronkov et al. 1979; Becket und Anderson 1960; Haldeman und Emmert 1955]. Von anderen Autoren wird berichtet

- **dass Elektrolyte, vor allem das $SiO_2$, durch Signalisierung die Gentransaktion verändern können [Oshilevski et al. 1985]**
- **dass Silikatmoleküle und -ionen die Zellen zur Bereitstellung von mitogen-aktivierter Proteinkinase, Proteinkinase C und stressinduzierter Proteinkinase veranlassen sowie die Freisetzung von Entzündungszytokininen, z. B. von IL-1, IL6 und TNE bewirken [Morishita et al. 1997]**
- **dass $SiO_2$-Ionen in Form einer Superantigenfunktion polyclonale T-Zellen- und NK-Zellen-Aktivierung auslösen können [Ueki et al. 1994].**

Mit letzteren Untersuchungsergebnissen ließe sich auf zellulärer Regulationsebene die Adjuvansfunktion von siliziumhaltigen Gesteinen (Bentonit, Montmorillonit, Zeolith), von Tonmaterialien (Kaolin) und von $SiO_2$ selbst erklären.
Die Annahme, dass sich $SiO_2$ in der DNS evolutionär bedingt befindet [Shaparina 1999; Yamikov 1998; Yakovlev 1990; Volcani 1986; Voronkov et al. 1975; Becket und Anderson 1960; Haldeman und Emmert 1955] und **die Untersuchungsergebnisse von Oshilevski et al. [1985], Morishita et al. [1997] und Ueki et al. [1994] belegen indirekt die Wechselbeziehungen zwischen $SiO_2$ und dem Glykokalyx.**

### Energetische Funktionen der Grundsubstanz

Nach Heine [1991] sind elektrostatische Bindungen, die zwischen zwei Wasserstoffatomen liegen, für die energetischen Funktionen der Grundsubstanz von großer Bedeutung.
**Heine [1990] vertritt die Ansicht, dass „die bei der enzymatischen Sauerstoff-Metabolisierung auftretenden Elektronen- und Protonenverschiebungen zu vielfältigen Radikalbildungen" führen können, „deren Energie über die Grundsubstanz in das physiologische Redoxpotential des Organismus eingespeist" wird.**
Bei der Störung der für den Elektronen- und Protonentransfer verantwortlich ablaufenden Stufenprozesse wird ein „Anstau von Radikalen" bewirkt [Schlitter 1993]. Die Folge davon sind pathophysiologische Veränderungen des Redoxpotentials der Grundsubstanz. Bei längerer Dauer derartiger Veränderungen können sich chronisch entzündliche Erkrankungen und sogar Tumorzellen entwickeln.
**Die Grundsubstanz erweist sich auch als Regulator des Energieverbrauchs in der extrazellulären Matrix [Heine 1990]. Dabei wird das Prinzip eingehalten, dass der Energieverbrauch der Grundsubstanz der extrazellulären Matrix niemals höher sein darf als der Energieverbrauch in parenchymalen Zellen bzw. Zellverbänden.**
Die Grundsubstanz ist im menschlichen Organismus ubiquitär mit großen Ausmaßen verteilt. Z. B. hat **die Grundsubstanz der Haut eine Ausdehnung von 2-3 $m^2$, in den respiratorischen Schleimhäuten von 80 $m^2$ und in den Schleimhäuten des Verdauungstrakts von 200-300 $m^2$** [Schlitter 1995; A. Hecht et al. 1973].

### Molekulare Siebfunktion und bioelektrische Vorgänge in der Grundsubstanz

Der Grundsubstanz der extrazellulären Matrix wird eine Molekularsiebfunktion zugeschrieben [Heine und Pischinger 1990]. Das Molekularsieb wird durch die Proteoglykane und Glykoproteine gebildet.
**Der gesamte Stoffwechsel, der sich in der extrazellulären Matrix abspielt, muss dieses Molekularsieb von der Kapillare bis zur Zelle und zurück durchlaufen. Das ist ein mächtiger und sicherer „Schutzschild" für die Zelle.**
Moleküle ab einer bestimmten Größe und/oder ab einer bestimmten elektrischen Ladung gelangen nicht in die Zelle. Diese werden abgebaut (z. B. durch Phagozytose) oder auf dem Blutweg ausgeschieden. Die Porengröße dieses Molekularsiebfilters wird bestimmt

- durch die Konzentration der Proteoglykane
- durch das Molekulargewicht der Stoffwechselmoleküle
- durch den pH-Wert
- durch den Ablauf der Elektrolytfunktion
- durch die elektrischen Potentialveränderungen

In dem Siebfunktionsablauf ist die negative Ladung der Proteoglykane von entscheidender Bedeutung, da sie zum Ionenaustausch einwertiger Kationen (z. B. $K^+$) gegen zweiwertige Kationen (z. B. $Ca^{++}$) veranlasst werden. Die negativen Ladungen der Proteoglykane gewährleisten nach Hauss et al. [1968] und Heine [1991]

- die **Isoionie**
- die **Isoosmie** und
- die **Isotonie** der Grundsubstanz,

wodurch ihr **bioelektrischer Grundzustand** reguliert wird, der auf jede Veränderung mit Potentialschwankungen reagiert [Schlitter 1995]. Mittels derartiger Potentialschwankungen werden Informationen codiert.

**So können, wie schon erwähnt, die Potentialschwankungen des Glykokalyx mittels eines Zell- oder organtypischen negativ geladenen Zuckeroberflächenfilms der Zellmembran eine Information übermitteln und durch deren Depolarisation eine Zellreaktion veranlassen.**
Da das hydratisierte $SiO_2$, welches zum Aufbau von Peptiden und Proteinen aus Aminosäuren fähig ist [Davis et al. 2002; Scholl und Letters 1959; Fischer 1951] und ebenfalls mit einer negativen Ladung ausgerüstet ist und selbst auch molekulare Siebfunktion auszuüben vermag, kann davon ausgegangen werden, dass es an der Molekularsiebfunktion der Grundsubstanz entscheidend beteiligt ist.
Wegen ihrer vielfältigen Funktionen und ihrer unspezifischen Regulation bezeichnete Pischinger [1990] die Grundsubstanz **als das System der Grundregulation eines hoch entwickelten Organismus.** Sie ist entscheidend an allen wichtigen Lebensfunktionen beteiligt. Deshalb sind alle im Körper eines Menschen vorhandenen Neurotranmitter auch in der extrazellulären Matrix vorhanden.

## ■ 56_ Grundsubstanz der extrazellulären Matrix – „Apotheke" für körpereigene Antibiotika

Die Grundsubstanz der extrazellulären Matrix übt auch sehr wichtige Funktionen des unspezifischen Immunsystems aus [Heine 1990, 1991; Perger 1979; Pischinger 1990; Rimpler 1987; Schlitter 1995a und b]. Demnach sollen mehr als 70 % aller Immunreaktionen unspezifischer Natur sein.
Eine jüngste wissenschaftliche Arbeit von Wehrkamp et al. 2007 aus dem Robert-Bosch-Krankenhaus, Stuttgart, berichtet über die angeborene Immunabwehr mit Bezug auf die klinische Relevanz von endogenen Peptiden als körpereigene Antibiotika. Sie berichten, dass Epithelien eine Barriere gegen pathogene Mikroorganismen bilden, die aus Definen und anderen Peptiden [Bals 2000, 1998; Harder et al. 2001] besteht, welche die Fähigkeit besitzen, als endogene Antibiotika die extra- und intrazelluläre Zerstörung von aggressiven Mikroben zu verhindern.

Wehrkamp et al. [2007] beschreiben ausführlich das angeborene Immunsystem, welches besonders für die primäre Abwehr von bakteriellen, viralen und mykotischen Infektionen (Bakterien, Viren, Pilze) im Organismus verantwortlich ist. Als wesentliche Komponente dieses angeborenen Immunsystems zählen sie auf zellulärer Regulationsebene die Granulozyten, Makrophagen, natürliche Killerzellen (NK), Mastzellen sowie Epithel- und Endothelzellen. Diese Funktionen auf molekularer Regulationsebene sind offensichtlich sehr mannigfaltig. Sie bestehen aus verschiedenen molekular-biologischen Alarmsystemen. Wehrkamp et al. [2007] beschreiben z. B., dass Zellen nach „Bindung bakterieller Signalkomponenten, z. B.

von Peptidoglykanen oder Lipopolysacchariden, an membranständige Toll-like Rezeptoren" die sich entwickelnde Infektion erkennen.
Ein anderes derartiges Alarmsystem ist das der NOD-(nucleotidbinding digomerisation domain)Rezeptoren. Die NOD-Komponenten NOD 1 und NOD (Cardis 5) z. B. binden Komponenten von bakteriellen Peptidoglykanen, wie Muramyldipeptid, und veranlassen die Aktivierung gegen die infektiösen Eindringlinge. Diese Antibiotika-Peptide werden durch Entzündungszellen, z. B. von Granulozyten und Markophagen sowie von Epithelzellen gebildet. Nach Wehrkamp et al. [2007] vermögen antibakterielle Peptide auch die Vernetzung mit der spezifischen Immunabwehr mittels chemotaktischen Eigenschaften zu bewirken, indem eine Adhäsion oder Aktivierung erfolgt.
Wehrkamp et al. [2007] berichten auch darüber, dass die gesunde Haut des Menschen antimikrobielle Peptide produziert. Somit besitzt das „natürliche Kleid" des Menschen, die Haut, ein völlig natürliches Schutz- und Abwehrsystem. Bei verschiedenen Krankheiten, z. B. bei Morbus Crohn (Dickdarmentzündung) und Psoriasis sollen Definsinedefekte bzw. Definsinedefizite mit im Spiel sein.
Die Autoren schlagen als Therapieansatz vor, eine protektive Immun-Stimulation vorzunehmen. Dies ist in der Praxis schon erfolgt. So zitieren Wehrkamp et al. [2004] sowie Kruis et al. [2004], die in Untersuchungen gezeigt haben, dass Probiotika, welche für Therapie und Prävention von entzündlichen Darmerkrankungen eingesetzt worden sind, Definsine aktivieren können. Definsine und andere antimikrobielle Peptide werden vor allem in der extrazellulären Matrix der Organsysteme gebildet, die direkten Kontakt zur Außenwelt haben.

### Haut

Die Haut produziert permanent Antibiotika. Mangel an Definsinen und antimikrobiellen Peptiden wurde z. B. bei atopischer Neurodermitis festgestellt, also bei Entzündungen der Haut.

### Lunge

In der Lunge erfolgt ebenfalls permanent die Bildung von körpereigenen Antibiotika (Definen, antimikrobielle Peptide). Es wird angenommen, dass auch hier der Mangel an diesen Peptiden bei der Entstehung von Pneumonien COPD (chronic obstructive lung disease = chronisch obstruktive Lungenerkrankung, häufig bei Rauchern und Bronchitis mit viel Husten) und anderen Erkrankungen eine Rolle spielt. Weitere Untersuchungen sollen das bestätigen.

### Dünndarm

Nach Wehrkamp et al. [2007] produzieren die Panath-Zellen kontinuierlich sehr hohe Dosen an Defensinen. Infolgedessen wird eine niedrige Anzahl von Bakterien in diesem Teil des Verdauungstrakts aufrechterhalten. Ein spezifischer Mangel an Defensinen wurde bei der Morbus-Crohn-Erkrankung des Dünndarms beobachtet.

### Dickdarm

Da die Dickdarmflora diesen Abschnitt des Verdauungstrakts funktionell beherrscht, ist die Produktion von antimikrobiellen Peptiden relativ gering. Bei der Morbus-Crohn-Erkrankung im Dickdarm sollen Betadefensine in nicht ausreichender Menge gebildet werden [Wehrkamp et al. 2007].

Die Definsine und antimikrobiellen Peptide haben, wie alle derartigen körpereigenen Stoffe, auch Neurotransmitter-Funktion. Das oben erwähnte Muramyldipeptid hat z. B. auch schlafregulierende Wirkung [Pappenheimer et al. 1967; Krüger et al. 1984]. Diese Autoren haben aber schon die immun-modulatorischen Effekte dieses Neuropeptids erwähnt. Ursprünglich wurde es, bis die Peptidstruktur aufgeklärt worden war, als sleep promoting factor „S" (SPM-„S") bezeichnet [Papenheimer 1967]. Krüger et al. [1988] haben damals die Grundlage der Somnoimmunologie gelegt, als sie einen Artikel „Immunmodulation und Schlaf" publizierten.

Die schon beschriebenen engen Beziehungen zwischen Nervensystem und Immunsystem [Pert 2007] lassen darauf schließen, dass auch die Defensine, wie alle Peptidmoleküle der Emotionen, durch geistig-emotionelle Prozesse zu beeinflussen sind [Pert 2007]. Es wäre also denkbar, dass auch die Definsine und andere antimikrobielle Peptide über die zentralnerval-gesteuerte Grundsubstanz der extrazellulären Matrix zu beeinflussen wären, wie z. B. mittels meditativer Atmung, Meditation, Yoga, autogenem Training und Visualisierung. Auf diese Weise könnte durch Aktivierung der Define eine entzündungshemmende Wirkung erzielt werden und somit auch die Vermeidung der Krebskrankheit.
Wir können durchaus davon ausgehen, dass die Grundsubstanz der extrazellulären Matrix eine Art körpereigene Apotheke für Antibiotika darstellt, in der nicht nur die Definsine, sondern auch viele andere Neuropeptide vorhanden sind.

## ■ 57_ Extrazelluläre Matrix der Regulator der unspezifischen Funktionen des ganzheitlichen Lebewesens

Das mesenchymale Bindegewebe, also auch die Grundsubstanz der extrazellulären Matrix und seine Funktionen sind leider nur wenig bekannt, obgleich es die Grundsubstanz der wesentlichen Regulationsvorgänge eines hoch entwickelten Organismus ist und das realisiert, was als „unspezifische Reaktivität" bezeichnet und daher kaum beachtet wird. Als wesentliche so genannte unspezifische Funktionen, die unbedingt von der Medizin als Regulationsgrundprozesse zu betrachten sind, können folgende angeführt werden:

- **Wachstum**
- **Heilung**
- **biologische Rhythmik**
- **Homöostase (gesamter Organismus)**
- **Stress**
- **Fieber**
- **Schmerz**
- **Säure-Basen-Gleichgewicht**
- **pH-Wert**
- **osmotischer Druck**
- **Wasserhaushalt**
- **Mineralstoffhaushalt**

- **Elektrolythaushalt**
- **Bioelektrizität**
- **Ionenaustausch**
- **Adsorption, Absorption, Resorption**
- **biologischer Alterungsprozess**

Die Störung dieser Funktionen, z. B. durch emotionellen und oxidativen Stress, allergisierende Stoffe, elektromagnetische, ionisierende und nicht ionisierende Strahlungen, Umweltgifte, Nahrungsgifte, Bakterien, Viren, Mangel an Elektrolyten und Flüssigkeitszufuhr stellen empfindliche, unspezifische, gravierende Reizfaktoren dar, die sich in Entzündungen, Alterungsprozessen und Präkanzerose äußern können, woraus sich Symptome entwickeln wie Erschöpfung, chronische Müdigkeit, Schlafstörungen, Schock, Tumore, Infekthäufigkeit, chronische Erkrankungen.
Die Pharmakotherapie ignoriert diese unspezifische Funktion als Komplex und versucht mit spezifisch wirkenden Mitteln Symptome zu beseitigen, was pseudowissenschaftlich ist. Schon allein die vielen unerwünschten Nebenwirkungen sprechen gegen die Spezifität. Noch mehr pseudowissenschaftlich ist, wenn argumentiert wird, dass es ohne Nebenwirkungen keine Wirkungen geben kann.

## ■ 58_ Zum vegetativen Nervensystem in der ganzheitlichen neuro-psycho-immunologischen Regulation eines Menschen

In den vergangenen Kapiteln habe ich häufiger den Begriff Regulationsstarre des vegetativen Systems gebraucht. Die in der Umgangssprache benutzte Bezeichnung „vegetatives System" ist real das vegetative Nervensystem, welches vom Zentralnervensystem gesteuert werden kann, aber auch autonome Steuerungsfunktionen ausübt. Nachfolgend soll dieses wichtige System des Menschen kurz beschrieben werden.
Das Leben von Mensch, Tier und Pflanze auf unserem Planeten ist so eingerichtet, dass alle Prozesse im Wechsel von Aktivierung und Deaktivierung verlaufen.

| **Aktivierung** | ↔ | **Deaktivierung** |
|---:|:---:|:---|
| Arbeit | ↔ | Ruhe |
| Wachsein | ↔ | Schlaf |
| Anspannung | ↔ | Entspannung |
| Hunger | ↔ | Sättigung u. a. |

All dies sind gesetzmäßige rhythmische Prozesse, die unser (Über-)Leben auf der Grundlage von Informations- und Stoffwechselaustausch sichern, sind die Grundlage der Regulation. Jeder lebende Organismus ist ein offenes System, welches sich mit seiner mannigfaltigen Umwelt, wozu auch alle anderen Lebewesen gehören, zum Zwecke der Anpassung zu einem geschlossenen, funktionierenden, dynamischen und flexiblen System zusammenfügt.

Dieses Grundprinzip des Lebens wird als Regulation bezeichnet.
Die Regulation gewährleistet das Gleichgewicht (Homöostase) des inneren funktionellen Milieus eines Lebewesens und koordiniert alle seine Funktionen. Somit wird das innere Regulationsgleichgewicht und das Gleichgewicht mit der Umwelt aufrechterhalten. Diesen Prozess nennt man Adaption (Anpassung). Häufig wird deshalb Gesundheit als das dynamische Fließgleichgewicht zwischen einem Individuum und der Umwelt einschließlich des sozialen Milieus definiert.
Das menschliche Regulationsprinzip verfügt über ein Aktivierungs-Deaktivierungs-System, welches dafür Sorge trägt, dass sich der Mensch immer in einem neuro-psycho-bio-immunologischen Gleichgewicht halten kann.

### Emotionelles Entspannungsstresssystem

Nach neuesten Erkenntnissen und Auffassungen [u. a. Benson 1997; Hecht 2001] kann man davon ausgehen, dass der Mensch über ein physiologisch emotionelles Entspannungs-Stresssystem verfügt, in welchem die vom Gehirn gesteuerte Regulation des vegetativen Nervensystems (Sympathikus ↔ Parasympathikus) eine dominierende Rolle spielt. Mit einbezogen sind das Neuropsycho-Transmittersystem und das Neuropsycho-Immunsystem. Das neurovegetative System vermag Einfluss bis zu den Körperzellen via extrazellulärer Matrix zu nehmen. Die extrazelluläre Matrix ist das flüssige Bindegewebe, welches überall den Zellen vorgeschaltet ist und ein Schutzschild für die Parenchymzellen darstellt [Heine 1990; Schlitter 1995]. Bei Übererregung oder Übermüdung ist das Stresssystem überfordert. Zum Ausgleich ist das Relaxationssystem zu stimulieren, z. B. durch Relaxationstechniken verschiedener Art, durch rhythmisch-mental gesteuertes Atmen, durch warme Bäder, durch rechtzeitige Pausen usw. Diese Stimulierung des Relaxationssystems wird leider von vielen der gegenwärtig stark gestressten Menschen nicht beachtet oder ignoriert. Infolgedessen können psychische Störungen, somatoforme Störungen und psychosomatische Erkrankungen sowie Entzündungsprozesse mit folgender Regulationsstarre entstehen.
Zentrales funktionelles Element in diesem Regulationsprozess ist das vegetative Nervensystem.

### Das vegetative Nervensystem

Nach neuesten Auffassungen besteht das vegetative Nervensystem aus drei Teilen: dem Nervus sympathikus und seinem Gegenspieler Parasympathikus (weil zu ihm der Nervus vagus gehört, wird oft anstelle von Parasympathikus auch der Begriff Vagus verwendet) sowie aus dem Darmnervensystem, welches auch als Darmgehirn bezeichnet wird. Es umfasst 100 Millionen Nervenzellen, mehr als das Rückenmark. Das Darmgehirn steht ständig mit den verschiedenen Gebieten des zentralen Gehirns in Verbindung, wobei mehr Impulse vom Darmnervensystem zum zentralen Gehirn gehen, als umgekehrt. Das Darmnervensystem ist hoch empfindlich, wird aber gegenwärtig von den Menschen durch falsche Ernährung und Stress stark strapaziert. Stress kann z. B. auf den „Magen schlagen", zu Appetiteinschränkung, aber auch zur Appetitstimulierung führen. **Es gibt auch den Begriff „aus dem Bauch heraus entscheiden", womit gefühlsmäßige, intensive Entscheidungen oder Entschlüsse gemeint sind,** bei denen das Bewusstsein kaum zur Geltung kommt.

In der Regulation unserer Lebensprozesse hat das Gegenspielerpaar Sympathikus-Parasympathikus großen Anteil. Bei erhöhter Sympathikusaktivität, häufig auch als erhöhter Sympathikotonus bezeichnet, werden die Funktionen erhöht. Hierbei steigen z. B. Blutdruck, Herzfrequenz, Stoffwechselprozesse, Hormone sowie Neurotransmitter wie Adrenalin und Noradrenalin an. Die Förderleistung des Herzens kann sich bei erhöhtem Sympathikotonus verfünffachen, z. B. bei Leistungssport oder schweren Arbeiten. Der Parasympathikotonus drosselt bei seiner Erhöhung die vegetativen Funktionen.
Gewöhnlich sind beide so aufeinander eingestellt, dass immer eine Ausgewogenheit der Körperfunktionen (Homöostase) besteht. Eigentlich ist das Ergebnis der beiden Gegenspieler kein antagonistisches, sondern ein synergetisches (ausgleichendes). Das vegetative Nervensystem wurde früher und (teilweise) auch noch heute als autonomes Nervensystem bezeichnet, weil es viele Körperfunktionen unwillkürlich und unbewusst steuert. Bei geistigen Belastungen, z. B. beim Kopfrechnen, werden Blutdruck, Durchblutung des Gehirns usw. erhöht. Hierbei vollziehen sich diese Prozesse unter der Kontrolle des Hypothalamus, der Amygdala, dem limbischen System und der Hirnrinde.

Der Sympathikus führt zur Aktivierung der vegetativen Funktionen. Anstelle Aktivierung (meines Erachtens der exakte und klare Begriff) werden auch Kampf- und Fluchtreaktion [Cannon 1939, 1945], Alarmreaktion [Selye 1950], Abwehrreaktion [Hess 1949] und andere ähnliche Begriffe dafür verwendet.
Für die Erhöhung des Parasympathikotonus werden die Begriffe Deaktivierung, Entspannung, Beruhigung verwendet. Chronisch überschießende Reaktionen des Sympathikotonus äußern sich in Nervosität, chronisch überschießende Reaktionen des Parasympathikotonus drücken sich in Müdigkeit, Erschöpfung, Darmverstopfung und niedrigem Blutdruck, manchmal auch in depressiven Verstimmungen, aus [Hecht 2001].
In Tabelle 19 ist ein Vergleich der Funktionen von Sympathikus und Parasympathikus gegenübergestellt.

### Homöostase und Balance des Sympathikus und Parasympathikus

Die vegetative Regulation, die gemeinsam mit der hormonellen und Neurotransmitter-Regulation das Gleichgewicht des gesamten inneren Milieus eines Körpers (Homöostase) aufrecht erhält, ist faktisch das Ergebnis der antagonistischen Funktionen von Sympathikus und Vagus. Diese „Gegenspielerfunktion" beider Nerven besteht darin, dass der Sympathikus größtenteils aktiviert und der Vagus deaktiviert. Beispielsweise bewirkt der Sympathikus eine Erhöhung des Blutdrucks, der Vagus hingegen eine Senkung. Homöostase bedeutet das Aufrechterhalten eines relativ konstanten, um eine Achse oszillierenden inneren Milieus.
Bereits der Pariser Physiologe Claude-Bernard (1813-1878) beschrieb das relative Gleichgewicht des inneren Milieus eines Organismus, die Homöostase. Nach heutigem Kenntnisstand ist davon auszugehen, dass die Homöostase-Bedingungen am ehesten erfüllt werden, wenn sich Sympathikus und Parasympathikus weniger als Antagonisten, sondern als Synergisten im Gleichgewicht befinden (vegetative Normotonie). Das Ungleichgewicht zwischen beiden Anteilen dieses Regulationssystems kann Hinweise auf prämorbide und morbide Prozesse geben. Darauf verwiesen bereits Eppinger und Hess [1910].

| Organsystem | Sympathikus | Parasympathikus |
|---|---|---|
| Herzfrequenz | erhöht | vermindert |
| periphere Blutgefäße | verengt | erweitert |
| Bronchien | erweitert | verengt |
| Blutdruck | erhöht | vermindert |
| Darm (Peristaltik und Drüsensekretion) | vermindert | erhöht |
| Harnblase (Schließmuskel) | Kontraktion | Erschlaffung |
| Pupillen | erweitert | verengt |
| Schweißdrüsensekretion | vermindert | erhöht |
| Speichelsekretion | erhöht | vermindert |
| Adrenalinsekretion des Nebennierenmarks | erhöht | vermindert |
| Cortisolsekretion der Nebennierenrinde | erhöht | vermindert |
| Insulinsekretion der Bauchspeicheldrüse | vermindert | erhöht |
| Sekretion der Schilddrüse | erhöht | vermindert |

*Tabelle 19: Gegenüberstellung einiger Funktionen des Sympathikus und Parasympathikus*

Das vegetative Nervensystem steht über dem Hypothalamus und über dem limbischen System mit neurokortikalen Funktionen in Wechselbeziehung. Dieser Komplex von Zentralnervensystem und vegetativem Nervensystem bis hin zur extrazellulären Matrix wird als „Neurovegetativum" bezeichnet. Das vegetative Nervensystem ist im Organismus ubiquitär verteilt. Es unterliegt der Kontrolle des Zentralnervensystems – seine Nervenfasern (Axome) enden auch frei in der extrazellulären Matrix, **wo sie als „Synapsen auf Distanz"** funktionieren. Infolgedessen **finden sich in der extrazellulären Matrix auch alle wesentlichen Transmitter.** Das vegetative Nervensystem unterliegt einer rhythmischen Hierarchie und folgt insbesondere auch dem circadianen Rhythmus.

Man unterscheidet heute gesunde Vagotoniker, Normotoniker und Sympathikotoniker. Vagotonie liegt bei erniedrigter Puls- oder Herzfrequenz und engen Pupillen vor. Sympathikotonie ist der Zustand erhöhter Pulsfrequenz und erweiterter Pupillen. Es kann unter bestimmten Umständen auch eine krankhafte Vagotonie und Sympathikotonie vorliegen.
Alle Regulationsvorgänge der Neuro-psycho-bio-immunologischen Funktionen unterliegen Schwingungen und verlaufen schwingend (periodisch, rhythmisch). Trifft ein Reiz auf das Regulationssystem, dann wird die Homöostase aus dem Gleichgewicht gebracht, mit dem Ziel die Adaptation des Individuums zu gewährleisten. Wenn der Reiz nicht mehr wirkt, begibt sich das System in den Bereich der Deaktivierung, um danach wieder in die Homöostase zu gehen. Dieser Vorgang wird als Einschwingen eines Systems bezeichnet.

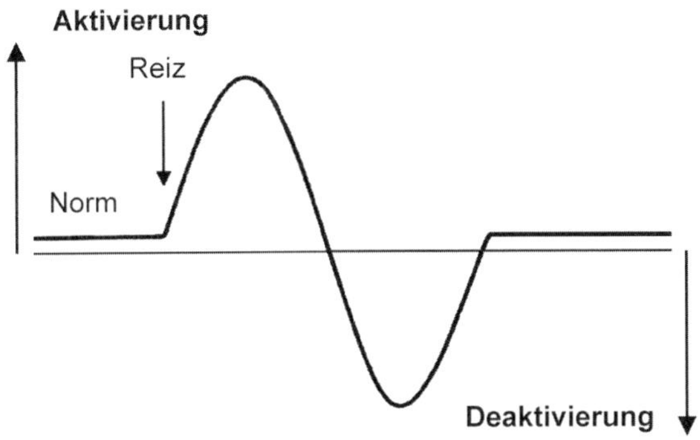


*Abbildung 78:*
*Schema einer Einschwingung eines Systems*

Das vegetative Nervensystem verfügt auch über ein Umschaltungssystem, welches mindestens zweimal am Tag bei einem Erwachsenen in Aktion tritt: Beim Übergang vom Schlaf (parasympathikus) zum Wachsein (Sympathikus) und beim Übergang vom Wachsein zum Schlaf analog.

**Umschaltung des vegetativen Systems**

Die richtige und rechtzeitige Umschaltung in die Funktionen des vegetativen Nervensystems ist von großer Bedeutung für den Menschen. Eine derartige Umschaltung des neuro-vegetativen Systems verläuft natürlich oder kann durch exogene oder endogene Stimuli ausgelöst werden.
Während eines 24-Stunden Tages erfolgt zweimal eine natürliche Umschaltung des vegetativen Systems. Morgens wird vom Vagotonus in den Sympathikotonus umgeschaltet. Abends erfolgt die Umschaltung vom Sympathikotonus in den Vagotonus. Das ist gewöhnlich kein abrupter Vorgang, sondern ein kontinuierlich sich vollziehender Prozess. Die Umschaltperioden des vegetativen Systems werden auch als Schulterstunden bezeichnet. In dieser Zeit ist die Empfindlichkeit gegenüber Umweltfaktoren beträchtlich erhöht. Am Tage dominiert die Sympathikus-Reaktivität, im Schlaf (mit Ausnahme der REM-Phasen) die vagotone.
**Von Laborit et al. [1961] wurde z. B. ein synchroner Zusammenhang zwischen dem Schlaf-Wach-Rhythmus, den circadianen Verläufen neurovegetativer Funktionen sowie dem circadianen Rhythmus der Elektrolyte und der Sauerstoffutilisation im Gewebe nachgewiesen.**

Bei diesen Untersuchungen wurde gefunden, dass die vagotone Tagesphase sich im Zellstoffwechsel mit einer Hemmung oxidativer Stoffwechselfunktionen sowie mit einer Anreicherung von $K^+$-Ionen wie beim Ruhepotential zeigt.
Darüber hinaus werden reaktive Rhythmen mit Bezug auf einen circaseptanen Rhythmus beschrieben [Hildebrandt et al. 1992; Hildebrandt 1990; Derer 1960, 1956], die im Zusammenhang mit Selbstheilungs-, adaptativen und kompensatorischen Reaktionen beobachtet wurden.
**Von Hildebrandt et al. [1992] wurde dies als Wechsel einer sympathischen ergotropen „Alarmreaktion“ und einer folgenden übermäßigen tropotrophen Erholungsphase interpretiert.**

Hildebrandt [1992] verwies auch darauf, dass jede Kur in einem Einschwingungsvorgang verläuft. Gewöhnlich ist in der ersten Woche der Sympathikus dominant, in der zweiten Woche dominiert der Parasympathikus und in der dritten Woche erfolgt der Einschwingvorgang. Eine Kur sollte daher stets mindestens drei Wochen dauern.

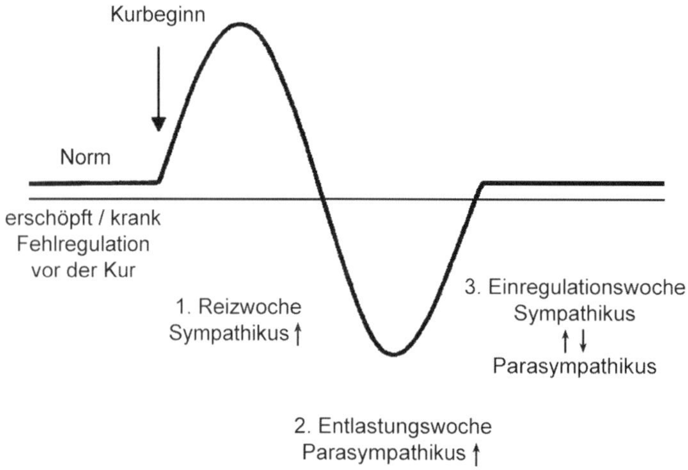


*Abbildung 79:*
*Schema eines vegetativen Einschwingvorgangs während einer dreiwöchigen Kur*

Jede Umstimmungsreaktion des neuro-vegetativen Systems verhält sich wie ein Einschwingungsvorgang eines Regelkreises.

- Von Hoff [1957] wird im Zusammenhang mit Fieber und Reiztherapien die unspezifische vegetative Gesamtumschaltung beschrieben.
- Selye [1953, 1936] entdeckte gesetzmäßige unspezifische rhythmische Reaktionsgrundmuster, unabhängig von der Qualität und Quantität des applizierten Reizes.
- Pischinger [1990] fand ähnliche Reaktionen nach Venenpunktionen, die er als „Stichphänomen" bezeichnete.
- Von Siedeck [1955] wurde der vegetative Dreitakt als Stressreaktion beschrieben.

Somit wurde faktisch der gleiche Regulationsvorgang des vegetativen Systems, nämlich ein regelnder Einschwingvorgang, unter verschiedenen Aspekten von verschiedenen Forschern erkannt.

**Nach Perger kann man im Zusammenhang mit chronischen Krankheitsverläufen drei Phasen unterscheiden [Perger 1981, 1979, 1978].**

**I: Sympathische Schockphase mit Immunsuppression**
**II: Reaktivierende Antischockphase mit parasympathischer Dominanz**
**III: Rekonvaleszenzphase als Einschwingvorgang**

Diese Phasen reflektieren sich sowohl morphologisch als auch funktionell.

**Ein solcher typischer unspezifischer Reaktionsablauf endet gewöhnlich nach Beendigung des Einschwingvorgangs mit einer spontanen Selbstheilung und zeugt von einem intakten Abwehrsystem des Patienten.**

Somit ist ein unspezifischer vegetativer Dreiphasenablauf ein Kriterium für den Gesundheitszustand des Menschen bzw. für den Abschluss eines Krankheitszustands oder für den Kur-

oder Therapieeffekt. Diese Erkenntnisse fanden bisher in der medizinischen Diagnostik noch keine Beachtung (siehe Abbildung 79).
Nachfolgend sollen drei verschiedene pathophysiologische Formen des unspezifisch-vegetativen Dreiphasenprinzips des vegetativen Grundsubstanz-Regulationssystems demonstriert werden [Perger 1981, 1979, 1978], von denen sich nicht alle einzuregeln vermögen. Wenn Regulationsstarre des Einschwingvorgangs des vegetativen Systems vorliegt, ist dies meistens mit einer Präkanzerose verbunden.

## ■ 59_ Pathophysiologische Formen des unspezifischen vegetativen Dreiphasenumschaltprinzips – Regulationsstarre ein Zeichen für Präkanzerose

Perger [1981, 1978] sowie Perger [1990a] untersuchten an mehr als 7.000 Patienten auf der Grundlage hämatologischer Längsschnittstudien den Verlauf der Elektrolyte $Ca^{++}$ und $K^{+}$ in verschiedenen Stadien von chronischen Krankheitsverläufen.

### Pathophysiologische Form A: Virusgrippe

Am Beispiel einer medikamentös unbehandelten (außer Bettruhe) Virusgrippe wurde an Zeitreihen des Serum-Kalziums und Serum-Kaliums die Phase I als Prodromalsyndrom in Form der „Schockphase" charakterisiert (Dominanz der Sympathicusfunktion). Danach tritt die Gegenschockphase II in Erscheinung (Dominanz der Parasympathicusfunktion), der die Ausregulierung als Ausdruck einer Spontanheilung folgt (Phase III). Wir sehen hier einen typischen Einschwingvorgang eines Regelkreissystems, wie er von Hildebrandt [1992, 1990] und Derer [1960, 1956] in Zusammenhang mit den „reaktiven Perioden" am Beispiel des circaseptanen Rhythmus sowie von Plonsker [1939], Finkelstein [1936] beim „7-Tage-Fieber" beschrieben worden ist.

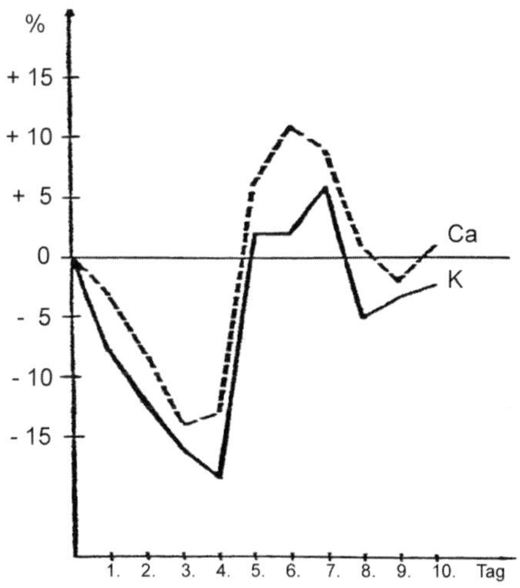


*Abbildung 80:*
*Dreiphasenablauf von Serum-Kalzium und Serum-Kalium während einer medikamentös unbehandelten spontan heilenden Grippeinfektion als typischer Einschwingvorgang eines Regelsystems [nach Perger 1990]*

Diese unspezifische Ausregulation nach Einwirkung einer Noxe bzw. sog. kanzerogenen Reizung soll sich nach Schober [1955, 1951/52] auch strukturell in der extrazellulären Matrix abspielen. Dabei werden nach Perger [1981, 1979, 1979] und Heine [1991] die sehr reizempfindlichen Fibroblasten regulatorisch beeinflusst. Der Fibrozyt als Regelzentrum der Grundsubstanz mit seinen Rückkopplungsmöglichkeiten zu allen zellulären und nervalen Komponenten trägt Sorge dafür, dass die Ausregelung erfolgt. Schober [1953, 1951/52] fand nach Benzpyrenpinselung der Mäusehaut eine akute Entzündung mit erhöhtem Zellenergieumsatz, aber erhaltener Basalmembran und folgender Spontanheilung. Die Nebenniere zeigt parallel dazu strukturelle Veränderungen als Zeichen erhöhter Aktivität.
Histoautoradiographisch fand Büchner [1964, 1962] in der Phase I nach Noxenreizeinwirkung eine gesteigerte Synthese von Proteinen und von RNS. Bei der DNS-Synthese wurde ein vermehrter Einbau von Tritium-Thymidin festgestellt.

### Pathophysiologische Form B: Oligoarthritis

Am Beispiel eines unbehandelten Schubes der Oligoarthritis (Rezidivschub) zeigte Perger [1981, 1978] eine bis zu mehreren Wochen dauernde Schockphase, d. h. die gesetzmäßige Antischockphase blieb genauso aus, wie die spätere Ausregulierung in Form eines Einschwingvorgangs bei einer vollständigen Spontanheilung.

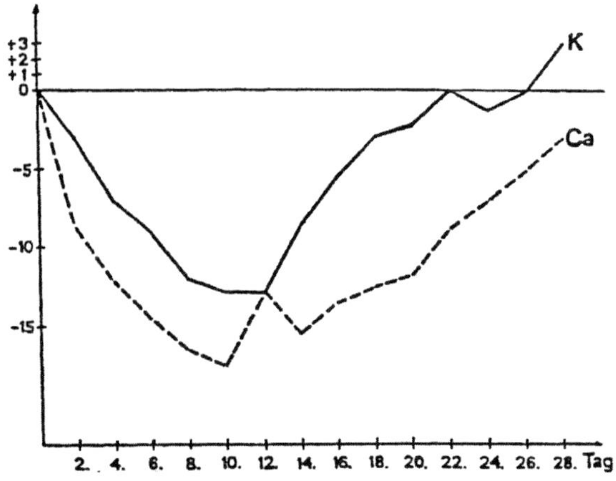


*Abbildung 81:*
*Verzögerte Gegenschockphase am Beispiel des Serum-Kalzium-Serum-Kalium-Verlaufs bei einem entzündlichen Schub seronegativer Oligoarthritis ohne medikamentöse Behandlung [Perger 1990]*

Trotz Beschwerdefreiheit bleibt in der Grundsubstanz eine Sensibilisierung für nachfolgende Noxen erhalten.
Bauer konnte die gleiche Erscheinung bei einer rezidivierenden kanzerogenen Reizung beobachten. Während der verzögerten Schockphase fand Perger [1990]

- eine Verlängerung der Eosinophilen Depression
- eine Verzögerung des Anstiegs der Gammaglobuline und
- ein Absinken der Reizschwelle (erhöhte Sensibilisierung) gegenüber Vaccinae.

In mesenchymalem Gewebe (extrazelluläre Matrix) wurden als Zeichen einer Abwehrreaktion Umstellungen im gesamten Metabolismus gefunden. An dieser Deformierung der Bindegewebestruktur waren auch hämo- und lymphopotische Zellen beteiligt. Schober [1953,

1951/52] fand in der verzögerten Schockphase eine rezidivierende Entzündung mit hyperplasiogner Herausbildung von Fibroepitheliomen. Da Hyperplasie von Mesenchym (Grundsubstanz) und Epithel noch ausgeglichen waren und auch eine noch intakte Basalmembran nachzuweisen war, sah Schober die Möglichkeit einer Spontanheilung noch erhalten. Es musste aber konstatiert werden, dass die Nebennieren morphologisch bereits so starke Veränderungen zeigten, wie Selye [1953, 1936] sie im Erschöpfungsstadium des allgemeinen Adaptationssyndroms beobachtet hatte. Büchner [1964, 1962] fand in der verzögerten Schockphase einen gesteigerten Einbau von Tritium-Thymidin in die Zellkerne der Indifferenzzone mit Beschränkung auf den Bindegewebebereich.

### Pathophysiologische Form C: Polyarthritis und Malingnom

Regulationsstörung in Form einer vegetativen Regulationsstarre am Beispiel einer progressiven chronischen Polyarthritis. Perger [1990] bezeichnete diese Phase als Lähmung der unspezifischen Abwehrleistung der extrazellulären Matrix. Es zeigt sich weder eine Schock- noch Antischockphase.

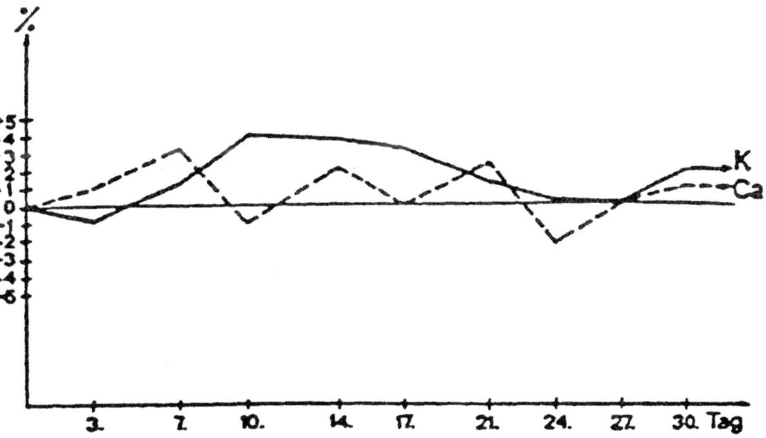


*Abbildung 82:* *Regulationsstarre des vegetativen Systems mit funktioneller Lähmung der extrazellulären Matrix am Beispiel des Plasma $Ca^{++}$- und $K^{+}$-Verlaufs bei einer unbehandelten chronischen progredienten Polyarthritis [nach Perger 1990]*

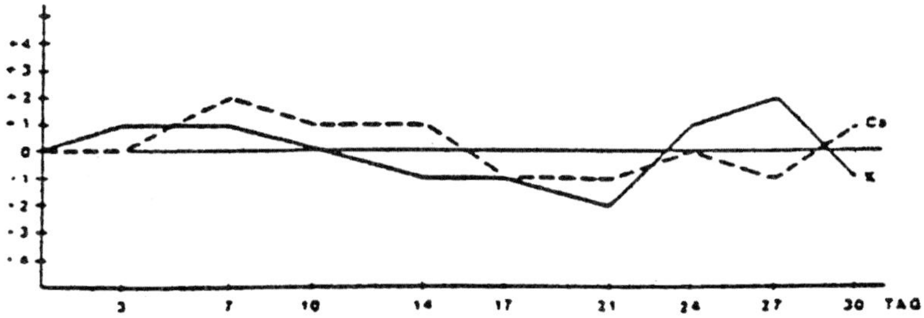


*Abbildung 83:* *Regulationsstarre des vegetativen Systems und funktioneller Lähmung der extrazellulären Matrix am Beispiel des $Ca^{++}$- und $K^{+}$-Verlaufs (Zeitreihe) bei einem Malingnom [nach Perger 1990]*

Bei der Regulationsstarre fehlt nach Perger die Energie zu einer Ausregulierung vollständig. Somit liegt eine vegetative Fehlregulation vor, die dem Selye'schen Erschöpfungssyndrom gleicht, die Perger [1990] bei allen rezidivierenden Entzündungen im Endzustand fand, z. B. bei einer Organtuberkulose, bei Multipler Sklerose, bei Autoaggression sowie bei jeder Krebserkrankung.

**Perger [1990] konnte bei 25 % seiner Patienten, die eine vegetative Regulationsstarre auswiesen, ca. zwei Jahre später eine entwickelte Tumorerkrankung feststellen.**
In der Phase der Regulationsstarre stellte Kellner [1977] während des Ablaufs einer extrazellulären Matrixreaktion ein Stagnieren der Makrophagen- und Lymphozytenphase fest. Dieses führte er auf mangelnde oder fehlende Produktion von unspezifisch humoralen Abwehrstoffen zurück. Solche Erscheinungen konnte er sowohl bei chronischen Erkrankungen als auch bei Tumorkranken feststellen.
Schober [1953, 1951/52] fand in der Phase der vegetativen Regulationsstarre

- Veränderungen in der Struktur und Permeabilität der Kapillarwandzellen
- Störungen des Substrattransports in die Grundsubstanz und
- teilweise nekrotische Gewebeerscheinungen.

Der völlige Verlust der spontanen Ausregulierung infolge der vegetativen Regulationsstarre führt nach Schober [1955, 1951/52] und Büchner [1964, 1962] zu einer DNS-Verdopplung und zum Durchbruch der „Basalmembran" durch nunmehr chronisch teilungspotente und zu Krebszellen transformierten Regenerationszellen „ohne Differenzierungspotenz" [Schlitter 1995].
Von Büchner [1964, 1962] wurde daher

- das Krebswachstum als chronische Fehlregeneration
- der Tumor als Fehlregenerat
- der chronische unspezifisch erregte Stoffwechsel als eine chronische, unspezifische Störung des Gleichgewichts zwischen anoxibiotischen und glykolytischen Proliferationsstoffwechsel und oxidativer Zellatmung zugunsten der Glykolyse

charakterisiert.

Die Nebennieren waren in diesem Stadium III nach Schober [1955, 1951/52] als „Zeichen einer Katabiose" nekrotisiert. Diese Erschöpfung des chromaffinen Systems der Nebennieren, die Fryda [1984] bei Tumorpatienten als Ausdruck von Adrenalinmangel beschrieb, hat Schlitter [1995, 1965] als eine „Allgemeinschädigung Krebskranker durch neurohumorale Dysregulation" postuliert.
Unter dem Aspekt der dreiphasigen unspezifischen pathophysiologischen Reaktion der extrazellulären Matrix kann man chronische Krankheiten als einen chronischen Dysstressprozess im Sinne von Selye [1953, 1936] auffassen. Das gleiche würde auch für die Entwicklung von Tumorkrankheiten gelten, wofür die bei chronischen und Tumorkranken analog nachweisbare vegetative Regulationsstarre spricht.
Von den dargestellten pathophysiologischen Formen der vegetativen Umschaltung bei verschiedenen chronischen Krankheiten kann folgende zeitliche Reaktionskette vom physiologischen bis zum pathophysiologischen Endzustand als Modell abgeleitet werden:

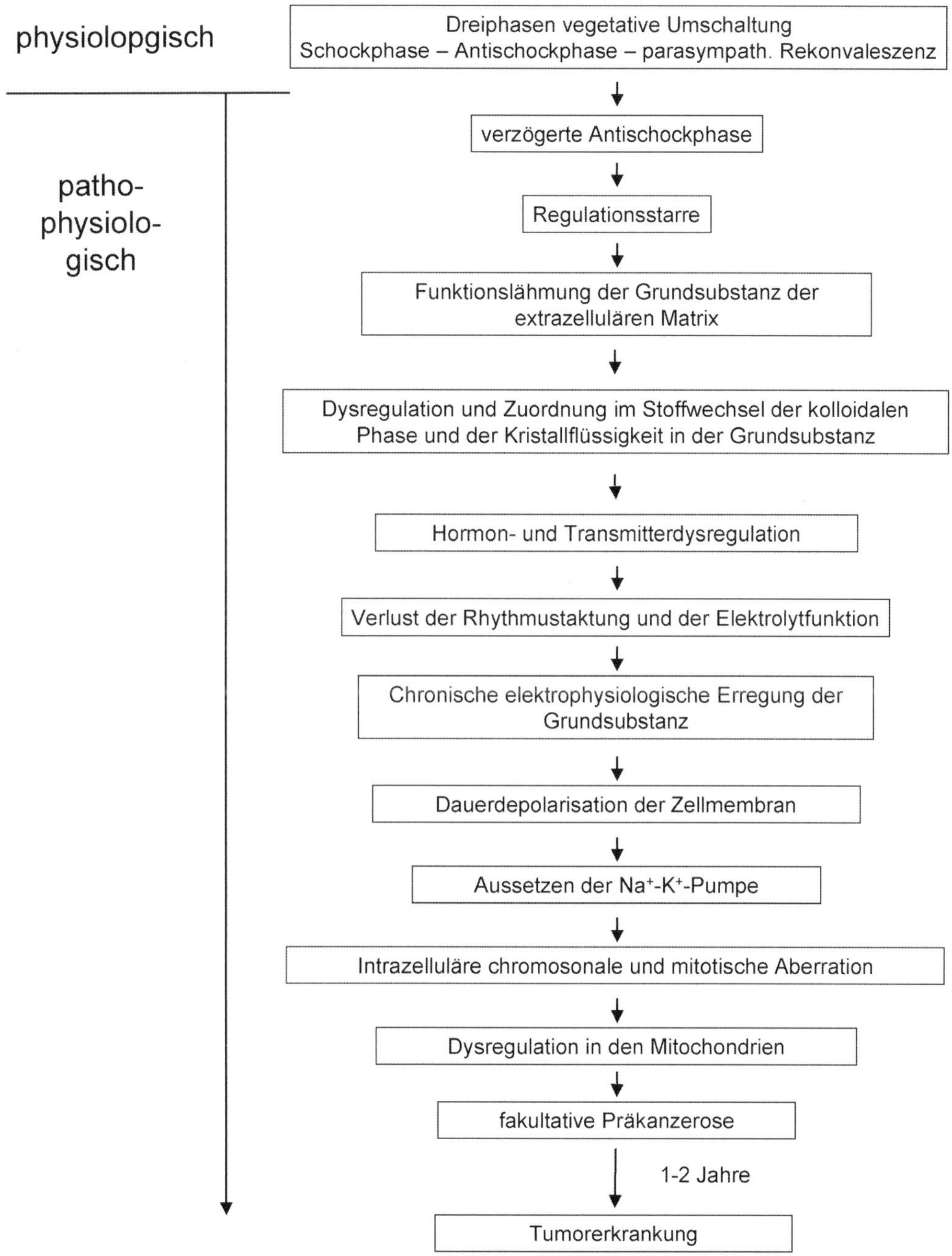


*Abbildung 84:*
*Modellschema zum Ablauf der Pathophysiologie bei chronischen Erkrankungen in der Beziehung Vegetativum – extrazelluläre Matrix*

Aus diesem Schema wird ersichtlich, dass aus therapeutischer und prophylaktischer Sicht

- generell der Mineralhaushalt der Grundsubstanz der extrazellulären Matrix in die Homöostase zurückgeführt werden muss.
- die Dysregulation der extrazellulären Matrix verursachende Faktoren aus dem Körper ausgeleitet werden müssen, z. B. durch Ionenaustausch.
- auf den verschiedenen Stufen der pathophysiologischen Regulation des Vegetativums unterschiedliche Therapieansätze notwendig sind, um die physiologischen Funktionen wieder herstellen zu können.
- der Zustand der Regulationsstarre möglichst schnell versucht wird zu beseitigen, um eine weitere Chronifizierung zu verhindern.

**Das ist möglich durch Veränderung der bisherigen Lebensweise in Richtung**

1_ Einkehr in das eigene Innere (Visualisierung, Meditation, meditatives Atmen, autogenes Training usw.)
2_ Dominanz der positiven Emotionen – Optimismus
3_ Regelmäßiger Schlaf-Wach-Rhythmus mit einer hohen Schlafqualität
4_ Regelmäßige Körperbewegung täglich mindestens eine Stunde (z. B. Nordic Walking)
5_ Entgiftung des Körpers und Zufuhr von Elektrolyten, z. B. mit Naturmineralien wie Klinoptilolith-Zeolith und Montmorillonit
6_ Nahrungsumstellung in Richtung vegetarische (Mittelmeer) Ernährung
7_ Viel Wasser trinken, täglich jede Stunde ein Glas
8_ Vermeidung von Strahlung aller Art, vor allem Handy, Sendeanlagen, Strahlung, ionisierende Strahlung. Vorsichtig mit Sonnenbrand und Bräunungsstudios.
9_ Vermeiden von Genussmitteln, vor allem Nikotin
10_ Soziale Kommunikation, Lachtherapie, Tanztherapie
11_ Verwendung von Antioxidantien, z. B. Klinoptilolith-Zeolith
12_ Vermeidung von Adipositas (Fettsucht), Diabetes mellitus und Bluthochdruckerkrankungen

**Anmerkung:** Die vor allem von Perger [1990] beschriebene Regulationsstarre ist in ähnlicher Weise schon von Virchow beschrieben worden. Virchow [1858] beschrieb die chronische Entzündung als Vorläufer von „Neubildungen“ Krebs und 1869 postulierte er, dass die Krankheit dort beginnt, wo der regulatorische Apparat des Organismus nicht mehr fähig ist, Adaptation zu bewirken.

## ■ 60_ Chronische Entzündungen als Vorläufer der Krebserkrankung

Rudolf Virchow [1858] beschreibt in seinem Buch „Die Cellularpathologie in ihrer Begründung auf physiologische und pathologische Gewebelehre“, welches 20 Vorlesungen reflektiert, die er vom Februar bis April 1858 im Pathologischen Institut der Berliner Charité vorgetragen hat, die Krebsentstehung. Die 18.-20. Vorlesung ist den Neubildungen (Neoplasma) gewidmet. In diesen Vorlesungen erklärt Rudolf Virchow „Form und Wesen“ der pathologischen Neubildungen aus seiner Sicht.

Dabei bemerkte er mehrmals, dass Neubildungen im Bindegewebe entstehen und dass dabei Entzündungen eine Rolle spielen. Er stellte mit Hilfe des Mikroskops auch fest, dass dort, wo Neubildungen entstehen, vermehrt weiße Zellen (Leukozyten) zu finden sind. Die Neubildungen-Entstehung beschrieb er „als einen aus dem Ruder gelaufenen Versuch des Körpers, eine Wunde zu heilen". Virchow fand außerdem, dass am Rande von Neubildungen Entzündungen zu finden sind (Abbildung 72-74 im Kapitel 53).

Diese Erkenntnisse von der Bedeutung der Entzündung bei der Entstehung der Krebskrankheit sind auch den „Erben" Virchows bekannt. So ist im Buch „Allgemeine Pathologie" von Arno Hecht und Mitarbeiter, das 1973 erschienen ist, der Satz zu lesen: „Bemerkenswert bei bösartigen Geschwülsten ist die entzündliche Umgebungsreaktion an der Grenze zum gesunden Gewebe". Arno Hecht war zu dieser Zeit (1973) Vizedirektor des Pathologischen Instituts der Berliner Charité, in dem einst Virchow lehrte und forschte. Für Virchows Hypothese, dass bei der Krebsentstehung Entzündungen eine Rolle spielen, interessierte sich 130 Jahre später der USA-Professor für Pathologie an der Harvard Medical School, Harold Dvorak [1986]. Bei der Überprüfung der Virchow'schen Hypothese stellte er fest, dass auf jeden Fall jede sechste Krebserkrankung direkt mit Entzündungen zusammenhängt.
Ohne Bezugnahme auf Virchow, jedoch mit Konzentration auf die extrazelluläre Matrix (Bindegewebe) kam auch Perger [1981, 1978] zu der Überzeugung, dass chronische Entzündungen Vorläufer der Krebsentstehung sein können (siehe Kapitel 59). Dabei stellte er fest, dass als Folge einer längeren entzündlichen Erkrankung eine Regulationsstarre des vegetativen Systems entstehen kann, z. B. bei Patienten mit progressiver, chronischer Polyarthritis.
Perger bezeichnet diese als Lähmung der unspezifischen Abwehr der extrazellulären Matrix [Perger 1981, 1990]. Die gleiche Erscheinung wie bei der chronischen Polyarthritis fand Perger auch bei Tumorkranken. Den Patienten mit der Regulationsstarre des vegetativen Systems, welche sich in der Grundsubstanz der extrazellulären Matrix reflektiert, fehlt nach Perger die Energie zur Ausregelung der durch die Krankheit (Entzündung) gestörten vegetativen Funktionen. Diese Regulationsstarre wird auch als ein Zustand des vorzeitigen Alterns beschrieben [Schlitter 1995].

Zwischenzeitlich bestätigten weiter Untersuchungen die Hypothese von Virchow, wonach Entzündungen bei der Krebsentstehung eine wesentliche Rolle spielen.
In der Zeitschrift „Lancet" erschien 2001 ein Artikel von Balkwill und Mantovani [2001] mit dem Titel „Entzündungen und Krebs – zurück zu Virchow?" Diese Autoren kamen aufgrund ihrer Untersuchungen zu der Auffassung, dass Krebserkrankungen ihren Ursprung in chronischen Entzündungen haben.
Eine weitere Bestätigung der Virchow'schen Hypothese ist einem Bericht von Peck et al. [2005] vom amerikanischen Nationalen Krebsinstitut zu entnehmen. In diesem Bericht wird ausführlich dargelegt, wie die Krebszellen für ihr Wachstum unbedingt Entzündungen benötigen. Zu diesem Zweck dienen Neurotransmitter mit hochentzündlicher Wirkung, wie z. B. Cytokinine, Prostaglandine und Leukotriene. Diese Stoffe haben normalerweise die Aufgabe Wunden zu heilen. Die entzündungsstimulierenden Neuropeptide werden für die Krebszellen dadurch bereitgestellt, dass die Krebszellen eigenständig das Enzym Cox-2 (Cyclooxigenase-2) produzieren, wodurch die Inaktivierung der entzündungsstimulierenden

Neuropeptide verhindert wird. Im Heilungsprozess einer Wunde stimulieren diese Neuropeptide zunächst die dafür notwendige Entzündung. Wenn die Heilung beendet wird, werden sie inaktiviert. Diesen physiologischen Mechanismus durchbrechen die Krebszellen mit der Cox-2-Enzym-Produktion, so dass eine „nie heilende Wunde“ besteht [Servan-Schreiber 2008]. Nach den bisherigen Erkenntnissen sollen die Krebszellen folgende Körperfunktionen für ihren „Eigennutzen missbrauchen“.

1_ Voraussetzung für die Krebsentwicklung ist die vegetative Regulationsstarre, die durch die Störung der vielfältigen Funktion der Grundsubstanz der extrazellulären Matrix quasi durch eine „Vermüllung“ (Vergiftung) dieses wichtigen Funktionssystems entsteht [Perger 1990; Schlitter 1995].
2_ Unterstützt werden die Krebszellen durch den oxidativen Stress, d. h. durch das Entstehen von aggressiven freien Sauerstoffradikalen, welche aggressive Aktionen gegen normale Zellverbände starten, nachdem das Molekularsieb der extrazellulären Matrix versagt hat. Somit haben die Krebszellen zwei „starke Verbündete“: die Toxine, die die Regulation der extrazellulären Matrix stilllegen und die durch Gifte verschiedenster Art im Körper entstandenen freien Sauerstoffradikale.
3_ Durch Selbstproduktion des Enzyms Cox-2 erfolgt eine ununterbrochene Bereitstellung von entzündungsstimulierenden Neuropeptiden durch die die Krebszellen ihre „Lebensexistenz“ bewahren und ihr Wachstum ungehindert betreiben können [Dvorak 1986; Balkwill und Mantovani 2001].
4_ Krebszellen vermögen die natürliche Apoptose zu verhindern. Die Apoptose dient dazu im Heilungsprozess eine Überproduktion von Gewebe zu verhindern. Dazu wird ein Signal gegeben und die übermäßig produzierten Zellen begehen „Selbstmord“ (Apoptose). Die von dem Krebszellwachstum übermäßig produzierten Entzündungs-Neurotransmitter hemmen aber die Apoptose und schützen die Krebszellen vor der natürlichen Apoptose, d. h. vor ihrer eigenen Vernichtung.
5_ Durch die Stimulierung der Entzündungsstoffe werden gleichzeitig die Aktivitäten der natürlichen Killerzellen gehemmt und ihre Wirkung neutralisiert [Huang et al. 1998; Mantovani et al. 1992; Baxevanis et al. 1993]. Die bekannte „Bekämpfung“ der Krebszellen durch die natürlichen Killerzellen wird eingestellt [Cui 2003; Lutgendorf et al. 2005] Marx 2004 bestätigte nicht nur die Entzündungsthese von Virchow, sondern wies auch nach, dass ein Tumor umso aggressiver ist, desto effektiver (also ungehinderter) er eine lokale Entzündung durch die Produktion der entzündungsstimulierenden Neurotransmitter entwickeln kann.
6_ Die Entdeckerin des Opiatrezeptors Candace Pert [1973] fand mit ihrer Forschergruppe [Pert 2007] ein Neuropeptid mit der Bezeichnung Bombesin, welches allgemein einen Wachstumsfaktor darstellt und nachweislich auch für das schnelle Wachstum von Krebszellen zumindest mitverantwortlich ist. Dabei stellte Candace Pert fest, dass die Krebszellen nicht nur Bombesin selbst produzieren, sondern auch noch Bombesinrezeptoren besitzen. Folglich ist das Bombesin ein autokriner Wachstumsfaktor, was bedeutet, dass die Zelle jenen Wachstumsfaktor selbst produziert, der auf der Zelle selbst einwirken kann. Candace Pert [2007] berichtete des weiteren, dass bei Patienten mit kleinzelligem Lungenkrebs ein erhöhter Bombesinspiegel im Blut festzustellen war und dass für diese Krebsart typische Symptome wie Juckreiz, niedrige Temperatur und Appetitlosigkeit mit

auf das Bombesin zurückzuführen sind. Da Lungen- und Bronchialcarcinome vor allem bei Rauchern und Raucherinnen festgestellt werden und der Zigarettenrauch einen entzündungsstimulierenden Faktor darstellt, ist anzunehmen, dass das Bombesin, stimuliert durch die Tabakrauchtoxine, ebenfalls an den Entzündungsprozessen, die das Krebszellwachstum beschleunigen, mit beteiligt ist.
Von Karin et al. [2005] wird ein weiterer Entzündungsfaktor beschrieben (möglicherweise identisch mit Bombesin oder mit ähnlicher Wirkung). Dieser wird als NF-Kappa-B (Nuklear-Faktor Kappa-B) bezeichnet. Wenn NF-Kappa-B-Hemmer gegeben werden, wird die Bildung von Metastasen verhindert [Karin et al. 2005]. Katechine, die in grünem Tee enthalten sind, stellen einen NF-Kappa-B-Hemmer dar [Marx 2004]. Katechine des grünen Tees haben auch Antioxidantienwirkung [Sung et al. 2000].

Diese Untersuchungen bestätigen überzeugend die Entzündungshypothese für die Krebsentstehung von Rudolf Virchow. Damit ergeben sich völlig neue Aspekte für die Therapie bzw. Prophylaxe der Krebskrankheit. So könnten schon heute als Basistherapeutika folgende zum Einsatz kommen

- Antioxidantien verschiedener Art, z. B. das Licopin, Vitamin E und $SiO_2$-reiche Naturmineralien (z. B. Klinoptilolith-Zeolith)
- Stoffe für die Detoxikation der extrazellulären Matrix, das heißt Stoffe zur Entgiftung oder „Entmüllung“ der Grundsubstanz der extrazellulären Matrix. Diesbezüglich bieten sich alle $SiO_2$-haltigen Naturstoffe an, wie Klinoptilolith-Zeolith, Bentonit, Montmorillonit und alle Tonarten, deren detoxifizierende Wirkungen schon in der Antike bekannt waren.
- Hemmstoffe gegen die ungebremst entstehenden Entzündungsfaktoren beim Krebswachstum, z. B. der schon angeführte NF-Kappa-B-Hemmer Katechin in grünen Tees sowie Kohl, Knoblauch, Zwiebeln, Himbeeren, Tomaten (gekocht), schwarze Schokolade, Omega-3-Fettsäuren
- NK-Zellen aktivierende Neurotransmitter durch psychotherapeutische Techniken, die diese Stoffe freisetzen (siehe Kapitel 21-26).
- Körperbewegung, z. B. Nordic Walking, mehr als 60 Minuten pro Tag

## 61_ Emotioneller Stress – ein starkes entzündungsstimulierendes Agens und Störfaktor der Regulation der Grundsubstanz der extrazellulären Matrix

Der emotionelle Dysstress, bisher von der klassischen Onkologie gewöhnlich ignoriert, ist ein bedeutender Faktor bezüglich der Entzündungsentstehung und des störenden Einflusses auf die extrazelluläre Matrix. Als ein permanenter Stimulator für die Überproduktion von Entzündungsfaktoren wird emotioneller Stress von Calcani und Elenkov [2006] sowie von Glaser [2005] beschrieben. Bei jeder negativen Emotion, vor allem bei Angst, Panik, Wutausbrüchen usw. werden nach Ansicht dieser Autoren Noradrenalin und Cortisol vermehrt ausgeschüttet. Normalerweise bereiten diese beiden Stresshormone den Organismus für mögliche Verletzungen vor (Kampf- oder Fluchthormone) und somit auch zur Bildung von Entzündungsfaktoren.

Diese Hormone vermögen nun aber auch durch Dysstgress verursachte Fehlregulation das Wachstum von latenten oder bereits entwickelten Tumoren zu stimulieren. Besondere Aufmerksamkeit sollte den die Krebskranken häufig begleitenden psychosozialen Faktoren Hilflosigkeit und Einsamkeit geschenkt werden. Kirsch et al. [2001] zeigten bei Weltraummedizinischen Untersuchungen, dass die soziale Isolation, d. h. die Einsamkeit, Störungen des Wasser- und Elektrolythaushalts hervorruft. Bei alten und kranken Menschen wirkt die Einsamkeit wie ein starker Stressor, der gewöhnlich den Zustand des Kranken verschlimmert.
Birbaumer und Schmidt [1996] beschreiben das Hilflosigkeits-Syndrom als Ausdruck eines starken emotionellen Gestresstseins, wodurch es bei der Chronifizierung zur Überflutung der extrazellulären Matrix mit endogenen Opiaten (Endorphine) kommt. Hierdurch entstehen physiologische Entzündungen und danach Krebsentwicklung. Psychisch entwickelt sich eine „Taubheit", also eine durch Überschuss von Endorphinen und anderen körpereigenen Opiaten ausgelöste Betäubung, wie sie von der Wirkung des exogenen Morphins bekannt ist.
Schlitter [1995] beschreibt, dass chronischer, emotioneller Dysstress zu einem Überangebot der Stresshormone in der extrazellulären Matrix führt und in zunehmendem Maße zu einer unphysiologischen Strukturierung der Grundsubstanz der extrazellulären Matrix Anlass gibt. Die extrazelluläre Matrix reagiert sehr empfindlich auf das Überangebot an Stresshormonen, wobei nicht nur die klassischen stimulierenden Neuropeptide wie z. B. Cortisol, Adrenalin und Noradrenalin wirksam werden, sondern auch solche vom Hypothalamus-Hypophysen-System wie Arginin, Vasopressin, Somatostatin, Melatonin und eine Reihe von Releasingfaktoren [Deetjen und Speckmann 1994] oder von den Nebennieren produzierte Neuropeptide wie z. B. Substanz P, Somatostatin, Enzephaline, Beta-Endorphin, Neuropeptid Y, Neurotensin und vasoaktives intestinales Polypeptid (VIP) [Oehme et al. 1996] in den Stressmechanismus eingreifen.
Die Fibroblasten in der extrazellulären Matrix reagieren auf Stressoren sehr empfindlich und können sogar bei kurzen intensiven Stimuli selbige zur vermehrten Produktion von Kollagen veranlassen. Chronischen Dysstress auslösende Stimuli, wie die oben genannten negativen Emotionen, führen früher oder später zu einem Voraltern der extrazellulären Matrix. Hierbei sollen nach Schlittter [1995] von Adrenalin die Hyaluronidase und durch Cortisol die gesamte Synthese der extrazellulären Matrix sowie die Aktivitäten des unspezifischen Immunsystems gehemmt werden. Es ist anzunehmen, dass noch weitere stressinduzierende Neuropeptide in diese Prozesse einbezogen werden.
**Infolgedessen kann es bei Schock oder starkem Dysstress zu einem unspezifischen Voraltern in Form einer Sklerotisierung des gesamten Bindegewebes kommen.**
Diese pathophysiologischen stressinduzierten Veränderungen in den Strukturen der Grundsubstanz würden eine Erklärung für die verbreitete Arteriosklerose bei einem großen Teil der im Koreakrieg gefallenen jungen USA-Soldaten abgeben. Bei mehr als 60 % dieser 20-25-jährigen jungen Männer wurden während der Obduktion starke Veränderungen des arteriellen Gefäßsystems, besonders der Aorta, festgestellt.
Derartige Reaktionen sind offensichtlich auf die nerval gesteuerte außerordentliche Empfindlichkeit der Fibroblasten auf endogene und exogene Reize zurückzuführen. Das bestätigen Untersuchungen von Hauss et al. [1968], die nach einer Lärmbelastung innerhalb von wenigen Minuten einen Sklerosierungsschub infolge vermehrter Kollagensynthese der Fibroblasten im Tierexperiment nachweisen konnten.

Über ähnliche Befunde berichten auch Heine und Heinrich [1980], die in der Grundsubstanz der pulmonalen Alveolarsysteme nach einem Polytrauma innerhalb von 30 Minuten eine schockinduzierte Kollagenzunahme beobachteten. Nach Wochen entwickelte sich daraus eine histologisch nachweisbare fibrosierte „Schocklunge“ [Schlitter 1995]. Einen analogen, histologisch nachweisbaren Befund einer funktionslosen Lungenfibrose fand Schlitter [1994] nach Durchstrahlung der Lunge mit hoch energetischen ionisierenden Strahlen.
**Anderson [1965] wies bei Opfern des Atombombenabwurfs in der japanischen Stadt Hiroshima eine biochemische Veränderung im Verhältnis Mucopolysaccharide der Grundsubstanz zur Kollagenvermehrung nach. Er interpretierte dies als ein biochemisches Voraltern.**
Schlitter [1995] berichtete, dass Embryonen, die „in Utero“ aus diagnostischen Gründen einer Ganzkörperbestrahlung ausgesetzt waren, im frühen Lebensalter an Leukämie und Krebs erkrankten. Nach Schlitter [1995] wurden ähnliche Befunde nach der Reaktorkatastrophe in Tschernobyl 1986 erhoben, nach der viele Menschen an Strahlenkrankheiten starben. Veretenina et al. [2003] vertreten die Auffassung, dass Schadstoffe der Umwelt, aber auch Arzneimittel, durch die Verursachung von ungleichen Mengenverhältnissen in der systemischen Mineralregulierung in den extrazellulären Räumen „chemischen Stress“ auslösen. **Er besteht ihrer Meinung nach darin, dass durch die auf diese Weise verschmutzte extrazelluläre Matrix die „Zellen ersticken“ und ihre Funktion nicht ausfüllen können.**
Unter dem Aspekt der unspezifischen Reizung der Grundsubstanz durch psychosoziale, chemische und Strahleneinwirkungen kann folgende stressinduzierte pathophysiologische Reaktionskette ablaufen.

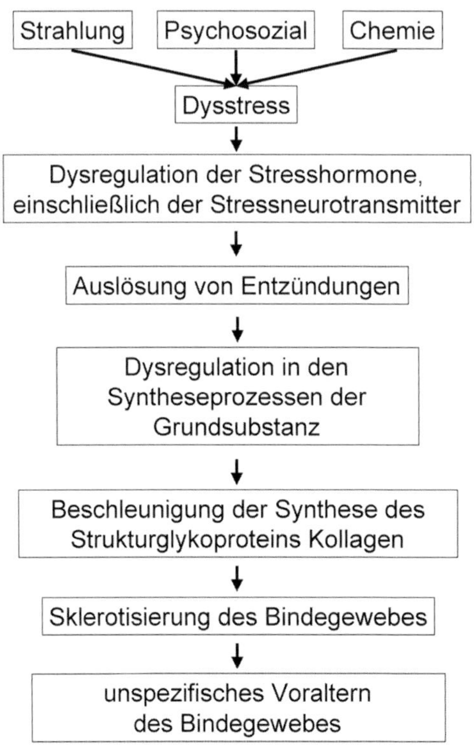


*Abbildung 85:*
*Vereinfachtes Schema der Dysstresswirkung in der Grundsubstanz der extrazellulären Matrix*

**Offensichtlich verändern emotionelle Dysstresswirkung, Schock, chemische Schadstoffe, ionisierende und nicht ionisierende Strahlung das Molekularsieb der Grundsubstanz der extrazellulären Matrix.** Dadurch wird über Entzündungsprozesse der vorzeitige biologische Alterungsprozess ausgelöst.
Die Dysstressüberforderung „der Grundsubstanz ist eine wesentliche pathophysiologische Grundlage chronisch entzündicher Erkrankungen einschließlich maligner Tumorerkrankungen. Weil die Fibroblasten auf die verschiedenen Reizqualitäten unspezifisch reagieren und sie nicht zwischen ‚guten' und ‚bösen' Reizen unterscheiden können, kann es auch keine krebsspezifischen Reize geben" [Schlitter 1995].

Dass es keine krebsspezifischen Reize gibt, hatte der international bekannte Krebsforscher Arnold Graffi bereits 1949 erkannt, als er nach intensiv kanzerogenen chemischen Reizen (z. B. Benzpyren, Methylcholanthren u. a.) lediglich ein rascheres Voraltern der Bindegewebsstrukturen feststellen konnte [Graffi 1949]. Der Alterungsprozess des Bindegewebes ist mit einer Vermehrung des Strukturglykoproteins Kollagen und Reduzierung der Proteoglykane, außerdem mit einer Verdickung der Basalmembran verbunden [Schlitter 1995]. Das führt zur Funktionslähmung der extrazellulären Matrix [Schlitter 1995].
Perger [1979, 1978] fand bei der Funktionslähmung der extrazellulären Matrix einen „Mangel in der gesamten Stoffwechsellage einschließlich der Elektrolyte", der bis zum Adrenalinmangel geht [Fryda 1989]. Dies bedeutet einen für Krebskranke charakteristischen und bis zum Leistungsknick gehenden Verluststoffwechsel. Dieser ergibt sich bei chronisch progredienten Entzündungen und Neoplasien aus einer chronischen Dauerdepolarisierung der Zellmembranen aufgrund einer chronischen Erregung des Stoffwechsels in der Grundsubstanz und innerhalb der abhängigen Gewebszellen [Büchner 1962, 1964; Perger 1990, 1988a und b]. Die als Grundlage allen Lebens existierende Natriumpumpe ist chemisch eine $Na^+$-$K^+$-ATPase. Für die hierbei notwendige Energiebereitstellung werden ca. 20-30 % des Grundumsatzes verbraucht. Deshalb ist nach Perger [1990] die chronische Depolarisation der Grundsubstanz bei Tumoerkrankungen verbunden mit einem zunehmenden Mangel an Adenosin-Tri-Phosphaten, der als Folge die Energiefreisetzung für die $K^+/Na^+$, $Ca^{++}$-Ionenpumpe inhibiert. Bei entzündlichen Systemerkrankungen fand sich ein durchschnittliches Defizit von 18-20 %, bei Krebserkrankungen von 30-34 % [Perger 1978]. Derartige Vorstellungen äußerte 1924 der Berliner Nobelpreisträger Otto Warburg. Er charakterisierte den Krebs als Stoffwechselerkrankung. Der Verluststoffwechsel bei Krebskranken ergibt sich aus weiteren Untersuchungsergebnissen von Perger [1996] und Bergsmann [1963, 1990]. Sie wiesen im venösen Blut von Tumorkranken eine Absenkung des Oxy-Hämoglobins von normal ca. 40 % auf 20-15 % nach. Hieraus ergibt sich ein erhöhter Sauerstoffverbrauch in der extrazellulären Matrix aufgrund eines vermehrten Energiebedarfs bei Entzündungen und Neoplasien.

Die Unterschätzung oder sogar Ignorierung des emotionellen Stresses in seiner Dysstressform bezüglich Verursachern von Tumorerkrankungen und im Therapieverlauf ist meines Erachtens unverantwortlich. Die außerordentliche Bedeutung von Dysstress im Krebsgeschehen erklärt auch die Tatsache, dass Meditation, meditatives Atmen, Visualisierung, autogenes Training usw. sehr effektiv bei der Krebstherapie sein können (siehe Kapitel 8, 23-28).

## ■ 62_ Die Hypothese Virchows über die Rolle der Entzündung bei der Krebsentstehung nach ca. 150 Jahren auch in Deutschland anerkannt

Die Hypothese von Rudolf Virchow über die Rolle chronischer Entzündungen bei der Entstehung von Krebserkrankungen ist nunmehr auf dem Umweg über die USA nach fast 150 Jahren in Deutschland bei einigen Onkologen auf Interesse gestoßen. Im eigenen Land soll der „Prophet" nichts gelten, offensichtlich auch nicht im Nachbarland, denn sonst hätte man sich doch mit den ausgezeichneten Forschungsergebnissen des österreichischen Arztes und Wissenschaftlers Perger [1990] beschäftigt, der anhand der vegetativen Regulationsstarre identische pathologische Erscheinungen bei Kranken mit chronischen Entzündungen und Krebs (Malignom) nachweisen konnte.

Anfang 2006 fand am Deutschen Krebsforschungsinstitut in Heidelberg ein „Internationales Expertentreffen" statt. Die Ergebnisse dieser Expertenrunde wurden im Deutschen Ärzteblatt 103/10 März 2006, S. C492 als Medizinreport von Ingeborg Bördlein zusammengefasst dargestellt.

**Nachfolgend möchte ich einige dieser Ergebnisse im Zusammenhang mit dem Thema chronische Entzündung und Krebs vorstellen.**

1_ Die stufenweise Entwicklung von malignen Tumoren auf der Grundlage von langzeitig bestehendem oxidativem Stress (freie-Radikale-Überschuss) und Entzündungen (Inflammationen) kann, wie an konkreten Beispielen, als erwiesen angesehen werden. Folglich dürften die Antioxidantieneffekte bei Krebskranken Realität sein und keine Phantasie einiger „Außenseiter", wie dies von einem Apotheker im Internet zu Therapieerfolgen mit Klinoptilolith-Zeolith behauptet wurde.

2_ Chronische Entzündungen sind Triggerfaktoren für die Entwicklung des Malignoms, was nach Meinung von Curtis Harris vom USA-Nationalen Krebsinstitut (NCI) mindestens für jede fünfte Krebserkrankung zutrifft. Perger [1990] konnte diese Erscheinung bei 25 % seiner Patienten innerhalb von zwei Jahren nach dem Nachweis der Regulationsstarre feststellen.

Die Heidelberger Expertenrunde ging aber davon aus, dass dies für weitaus mehr Krebskranke zutrifft, als heute bekannt wäre. Das würde voll und ganz mit den Auffassungen des Berliner Röntgenarztes Eugen Schlitter [1995] übereinstimmen.

3_ Als chronische Entzündungen, die ein höheres Risiko für die Krebsentwicklung bedeuten, führte die Heidelberger Expertenrunde folgendes an:
- „die entzündlichen Darmerkrankungen Morbus Crohn und Colitis ulcerosa
- Entzündungen auf viraler Basis, beispielsweise die Hepatitis B und C
- bakteriell verursachte Inflammationen durch Helicobacter pylori
- parasitär bedingte Entzündungen, zum Beispiel durch den Leberegel
- Sodbrennen erhöht das Risiko für ein Ösophaguskarzinom um das Fünfzig- bis Hundertfache
- Asbestexposition für die Entstehung eines Bronchialkarzinoms um mehr als das Zehnfache." [Bördlein 2006]

In Vergleich zu den auf die zuvor angeführten wissenschaftlichen Erkenntnisse zur Entzündung bei der Krebsentstehung [Perger 1981, 1978, 1990; Per 2007; Dvorak 1986; Balkwill und Mantovani 2001; Peck et al. 2005; Huang et al. 1998; Mantovani et al. 1992; Karin et al. 2005; Baxevanis et al. 1993; Marx 2004; Wallace 2002; Calcani und Elenkov 2006; Glaser 2005; Pert 2007; Servan-Schreiber 2008; Kellner 1977] haben die Heidelberger Experten die Entzündungsursachen entsprechend des heutigen wissenschaftlichen Erkenntnisstands stark eingeschränkt. Sie erwähnen in keiner Weise die vielen Giftstoffe, die sich bei dem heutigen Menschen im Körper durch die Umweltverschmutzung festsetzen [Übersicht: Servan Schreiber 2008]. Sie lassen den emotionellen Stress [Pert 2007; Glaser 2005; Calcagni und Elenkov 2006] sowie den Bewegungsmangel [Servan-Schreiber 2008] völlig außer Acht.
Nachfolgend möchte ich den Umfang an möglichen Entzündungsursachen nach meinem Namensvetter und Studienkollegen Arno Hecht darstellen. Diese Entzündungsursachen sollten bei der komplexen Betrachtungen der Beziehung chronischer Entzündungen – Krebserkrankungen mit beachtet werden.

A. Hecht et al. [1973] gehen davon aus, dass Reize, die Entzündungen auslösen können in ihrer Art sehr vielgestaltig sein können, aber örtlich angreifen müssen. Sie unterscheiden:

„1_ **Die inneren autogenen Reize**

Sie entstehen im gleichen Organismus sekundär als Folge anderweitiger krankhafter Vorgänge und Veränderungen. Zu den inneren entzündungserregenden Reizen zählen:

- Urämie (urämische Gastritis, Pericarditis)
- bösartige Gewächse (Stromareaktion)
- fermentative Zerstörung körpereigener Zellen bzw. körpereigenen Gewebes (z. B. Fettgewebsnekrosen)

2_ **Die äußeren heterogenen Reize**

Sie sind nach A. Hecht et al. [1973] außerordentlich mannigfaltig und von der Außenwelt her an die Zelle herangetragen. Sie können das Leben der Zelle und damit den Zellstoffwechsel in positivem oder negativem Sinn beeinflussen. Zu diesen Reizen zählen:

- Mikroorganismen (Bakterien, Pilze, Viren)
- tierische Organismen (Protozoen, Würmer, Insekten)
- toxische Substanzen (Ekto- und Endotoxine von Bakterien)
- chemische Substanzen (Säuren, Laugen)
- mechanische Reize (Fremdkörper, Reibung, Druck)
- thermische Reize (Kälte, Hitze)
- aktinische Reize (Röntgenstrahlen, Radiumstrahlen, ultraviolette Strahlen)

Die Pathogenität der angeführten Ursachen ist unterschiedlich. Außerdem spielen die Qualität und die Quantität der verschiedenen Ursachen für den Charakter der ausgelösten Entzündungen eine bedeutsame Rolle [A. Hecht et al. 1973].

Die Antwort auf einen entzündungserregenden Reiz kann in Steigerung, Hemmung oder Abartigkeit der Intensität der Lebensvorgänge und in Intensivierung oder Lähmung der Funktionen bestehen. Es kann aber auch ein morphologisch sichtbarer Schaden am gereizten Substrat auftreten.

Die Beantwortung eines Reizes ist in der Regel auf den Ort der Reizeinwirkung beschränkt und somit herdförmig. Zuständig für die Reizbeantwortung ist das Gefäßbindegewebe, das auch sekundär das umgebende Gewebsparenchym mit einbeziehen kann." [A. Hecht et al. 1973]

Meines Erachtens sind auch in dieser Zusammenstellung die Verursacher für chronische Entzündungen, die bei der Entartungspathogenese eine Rolle spielen können, noch längst nicht vollständig aufgezählt worden. So fehlen auf jeden Fall der emotionelle Dysstress, die negativen Emotionen und die emotionelle Hemmung.

Nun wieder zurück zu der Heidelberger Expertentagung [Bördlein 2006]. Berechtigt wird von den Experten dem oxidativen Stress (Überschuss an freien Radikalen) die gebührende Aufmerksamkeit bei der Entzündungs- und somit bei der Krebsgenese geschenkt. C. C. Harris soll nach dem Bericht von Bördlein [2006] folgende Erklärung für diesen Prozess gegeben haben: „Chronische, schwelende Entzündungen lösen in einem lebenden Organismus eine Kaskade von Reaktionen aus. Es werden Peptide aus Nervenzellen, Zytokine oder Rezeptormoleküle aktiviert und im Überschuss zum ‚Entzündungsherd' dirigiert. Dort entsteht nach einiger Zeit eine Atmungsexplosion in Form einer vermehrten Aufnahme von Sauerstoff, wodurch dysregulatorisch verstärkt freie Radikale aus Leukozyten und Makrophagen freigesetzt werden. Bekanntlich wird die Überproduktion von freien Radikalen als oxidativer Stress bezeichnet."

Die Autorin dieses Berichts [Bördlein 2006] zitiert Prof. Dr. med. Helmut K. Seitz Salem, der sich mit dem metabolischen Syndrom der Adipositas und dem Leberkarzinom in Verbindung mit oxidativem Stress und Entzündungen beschäftigt hat. Nach H. K. Seitz geht der Weg im Prozess von Hepatitis C-Virus über sein Co-Protein und das NS5A-Protein zu oxidativem Stress. In gleicher Weise kann eine virusbedingte Entzündung Oxidationsprozesse in Gang setzen und bei der Umwandlung von Alkohol zu Azetaldehyd über das Cytochrom P4502E1 freie Radikale entstehen lassen.

Ein Risiko für ein Leberkarzinom sei nach Seitz auch die nichtalkoholische Steatohepatis. Für diese Leberentzündungen sind besonders übergewichtige Typ-2-Diabetiker mit metabolischem Syndrom sensibel. Der übermäßige Fettgehalt macht die Leber sehr empfindlich gegenüber oxidativem Stress. Die dabei entstehenden freien Sauerstoffradikale greifen die Leberzellen an. Infolgedessen entsteht eine pathologische Bindegewebsvermehrung und Krebsbildung.

Die Zunahme der Übergewichtigen in Deutschland (80 % aller 50-60-Jährigen und 40 % aller 20-30-Jährigen deutschen Männer sind übergewichtig) wird schätzungsweise dazu führen, dass das Risiko für verschiedene Organkrebserkrankungen, vor allem der Leberkrebs um das Sechsfache zunehmen wird.

In Zusammenhang mit diesen Erkenntnissen, die besagen, dass sich bei adipösen Menschen das Krebsrisiko erhöht, sind die zunehmenden Gifte der Umweltverschmutzung zu diskutieren, auf die besonders Servan-Schreiber in seinem Antikrebsbuch [Servan-Schreiber 2008] verweist. Nicht das Klima, sondern die Umweltgifte gefährden Gesundheit und Leben der Menschen. Das werden folgende Beispiele demonstrieren.

## Untersuchungen der Europäischen Sektion des WWF (World Widelife Fund) des Bluts und Urins

Im Jahr 2004 ergaben bei 39 Mitgliedern des Europäischen Parlaments und 14 Gesundheitsministern verschiedener Europäischer Länder Untersuchungen (53 Personen)

- 13 chemische Rückstandsprodukte von Phthalaten und Perfluorverbindungen
- 25 chemische Substanzen pur, davon waren

1 x Flammenschutzmittel
2 x Pestizide
22 x PCB (polychlorierte Biphenyle)
[WWF-France (Hg.) 2004: Planite. Attitude Sante, Paris]

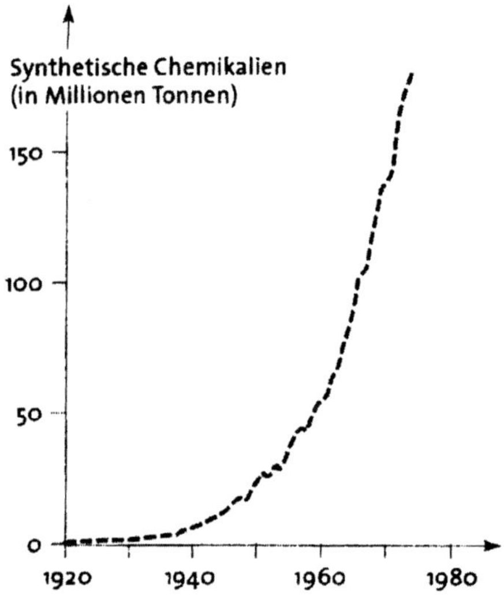


*Abbildung 86:*
*Produktion von synthetischen Chemikalien weltweit [nach Servan-Schreiber 2008]*

Die Produktion synthetischer Chemikalien, einschließlich der Pestizide, ist ein entzündungsstimulierendes neues Phänomen, das seit Mitte des 20. Jahrhunderts verstärkt auftritt [Servan und Schreiber 2008]. Diese Giftstoffe können mit der Nahrung, der Atmung, der Medikamente und mit Trinkflüssigkeiten in den menschlichen Körper gelangen. Als Beispiele sollen stichwortartig einige Informationen angeführt werden.

## Pressekonferenz am 03.09.2007 des Journalistenclubs Japans (The Foreign Correspondent's Club)

**Laborwerte:** Im Fleisch von Delphinen beträgt das Hg das 10-fache des Grenzwerts. Örtliche Supermärkte entfernten das belastete Delphinfleisch. Die Schulkantinen erhielten weiter dieses Hg-belastete Fleisch. Laborwerte vorgelegt von japanischem Parlamentsmitglied Junichiro Yasmashila.

## Dioxin und fettlösliches Gift

Food Watch berichtet 2008:
Dorschleber, Aal: Dioxingrenzwert von 8 Pikogramm/g mehrfach überschritten
Milchprodukte: Grenzwert 3 Pikogramm/g

Die EU diskutiert darüber, den Grenzwert für Dioxin auf 25 Pikogramm/g heraufzusetzen [Raum und Zeit 156 2008, S. 37].
Frustaci et al. [1999] berichten über 13 Patienten mit idiopathischer Kardiomyopathie mit folgenden Befunden:

- Hg 22.000-fach im Körper
- Antimon (Stibium Sb) stark erhöht
- Anreicherung in Leber und Schilddrüse
- Vergiftung: Ähnliche Erscheinungen wie bei Arsenvergiftung

## Uran im Trinkwasser in deutschen Ortschaften

In deutschen Ortschaften überschritt die Urankonzentration bei 150 Messwerten den zulässigen Leitwert von 10 µg/l:

- Maroldweisach (Bayern) 39 µg/l
- Lobenbrot (Esslingen) 33 µg/l
- Reimershaben (Güstrow) 30 µg/l

In weiteren 800 Proben lagen die Werte zwischen 2 und 10 µg/l. Für Säuglinge sind > 2 µg/l schon gefährlich. Radium schädigt durch Strahlung (Nierenkrebs) und chemische Reaktion (Knochenschäden, Leberschäden, innere Blutungen).
Forderung Grenzwert < 2 µg/l real [Mieter Magazin MM10/08, S. 10]

## Antiadipositum

Der Wirkstoff Acomplia (Wirkstoff: Rimonabaut) der Firma Sanofi-Aventis wurde vom Markt genommen: negatives Nutzen-Risiko-Verhältnis.
Nebenwirkungen:

- Depression
- Schlafstörungen
- Angst
- Aggression
- Anstieg von Suizid

[Deutsches Ärzteblatt 105/44 2008, S. 1916]

## Süß-Stoff Aspartam = süßes Nervengift

Aspartam ist ein weit verbreiteter Zuckerersatz in Light-Limonaden (z. B. Diätcola), Fruchtsäften, Tafelsüß-Stoff, zuckerfreien Bonbons, Kaugummi.
Aspartam = Synthetischer Dipeptidmethylester
Er besteht aus

- 50 % isoliertes Phenylalanin
- 40 % isolierte Asparaginsäure
- 10 % toxisches Methanol

Das alles sind Neurotoxine.
Aspartam ist ein Acetylcholin-Killer. Er senkt Acetylcholin um > 80 %.
Bei Frauen in der Schwangerschaft: Aspartam erhöht freie Radikale um > 50 %.
Im Vergleich zur Mutter wurde im Blut des Embryos die doppelte Menge von Aspartam gefunden [Frieder und Grimm 1984; Czura 2003].

Nebenwirkungen von Aspartam, veröffentlicht von der Federal Drug and Food Administration (FDA), der amerikanischen Zulassungsbehörde für Lebensmittel und Medikamente:

- Angstzustände
- Asthma
- Unterleibsschmerzen
- Gehirnkrebs
- Atembeschwerden
- Schmerzen beim Urinieren
- chronischer Husten
- Depressionen
- Gedächtnisverlust
- extremer Durst oder Hunger
- Haarausfall
- hoher Blutdruck
- Konzentrationsschwierigkeiten
- Kehlkopfentzündung
- Juckreiz und Hautbeschwerden
- Muskelkrämpfe
- Zittern
- Gelenkschmerzen
- Atembeschwerden
- Tinnitus
- Gliederschmerzen und Beschwerden
- allergische Reaktionen
- Phobien
- Persönlichkeitsveränderungen
- Sehbeschwerden
- Arthritis
- asthmatische Reaktionen
- Probleme der Blutzuckerkontrolle (Hypoglykämie und Hyperglykämie)
- Brennen der Augen und des Rachens
- Hüftschmerzen
- chronische Müdigkeit
- Durchfall
- Müdigkeit
- Durchblutungsstörungen
- Herzrhythmusstörungen
- Impotenz und Sexualprobleme
- Infektionskrankheiten
- Schlafstörungen
- Schwellungen
- Schwindelanfälle
- nervöse Beschwerden
- Übelkeit und Erbrechen
- Hörbeschwerden
- Menstruationsbeschwerden und Zyklusveränderungen
- Panikzustände
- Sprachstörungen
- Schluckbeschwerden
- Gewichtszunahme

[Schmidt 2008]

Nach Davis und Magee [1979] spielt die Produktion synthetischer Chemikalien, einschließlich der Pestizide, seit Ende des 20. Jahrhunderts eine große Rolle im Zusammenhang mit der Krebserkrankung. Dabei wurde festgestellt, dass sich viele entzündungserregende Substanzen, wie z. B. das Benzopyren des Tabakrauchs im Fettgewebe festsetzen [Irigaray et al. 2006]. In den USA und Westeuropa sollen in den letzten 50 Jahren die Krebsarten zugenommen haben, die von Fettgewebe umgeben sind, z. B. Brust-, Eierstock-, Prostata-, Darm- und Lymphsystemkrebs [Servan-Schreiber 2008]. Nur haben aber die Heidelberger Experten diese Umweltgifte nicht mit berücksichtigt und Servan-Schreiber [2008] nicht die Leber. Da die Leber besondere „Entgiftungsfunktionen ausübt", kann angenommen werden, dass sich auch im Leberfett bzw. in der Fettleber Umweltgifte mit entzündungs- und somit krebsauslösenden Stoffen deponieren. Dieser Frage müsste unbedingt nachgegangen werden.
In diesem Kontext sei noch erwähnt, dass Experten der französischen Lebensmittelsicherheit nachgewiesen haben, dass Milch die normal verkauft wird, Dioxin und PCB enthält. Studien in Westeuropa zeigten, dass in der Milch auch Pestizide wie DDT und Lindan nach-

gewiesen wurden. Diese Stoffe sind seit Jahren verboten [Eikelenboom 1977; Kouba 2003; Agence Francaise de Sécurité Sanitaire des Aliments 2005].
Servan-Schreiber [2008] vertritt die Auffassung, dass über 90 Prozent der Umweltschadstoffe über Fleisch und Milch in den menschlichen Körper kommen. Dazu gehören solche Gifte wie Dioxin, polychorierte Biphenyle (PCB), Herbizide und Pestizide. Man muss aber auch die Russpartikel des Autoverkehrs und der Industrie mit berücksichtigen.
Allgemein anerkannt ist, dass alle diese Stoffe oxidativen Stress auslösen, also einen Überschuss an freien Sauerstoffradikalen, freisetzen. Auf diese Weise können diese Schadstoffe in doppelter Weise an der Entstehung chronischer Entzündungsprozesse teilhaben, die sich zum Vorläufer der Krebserkrankungen entwickeln. Einmal als entzündungsfördernder Schadstoff und zum anderen als entzündungsförderndes freies Radikal.

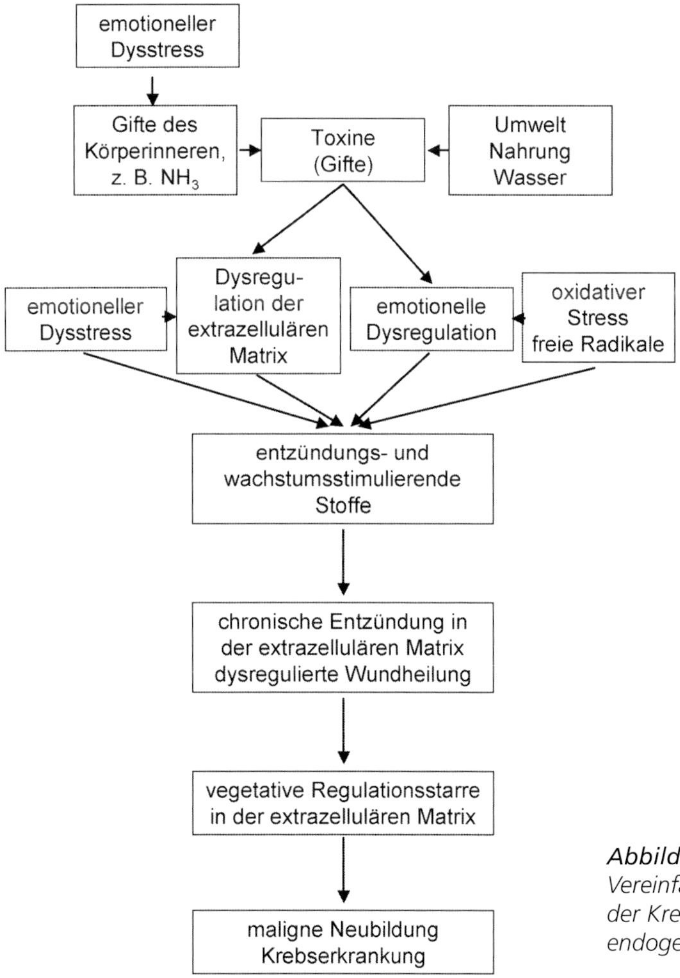


*Abbildung 87:*
*Vereinfachtes Schema zur Darstellung der Krebsentwicklung unter dem Aspekt endogener und exogener toxischer Stoffe*

In diesem Zusammenhang stellt sich abschließend nachdrücklich die Frage, ob es eigentlich direkt wirkende kanzerogene Stoffe überhaupt gibt. Seitdem man weiß, dass Entzündungen auch durch Schadstoffe ausgelöst werden und bei der Krebsentwicklung Entzündungen bzw. Regulationsstarre als Vorläufer eine Rolle spielen, kann die Hypothese von spezifischen kanzerogenen Stoffen nicht mehr aufrecht erhalten werden [Schlitter 1995]. Das erkannte, wie schon erwähnt, der international bekannte Krebsforscher Arnold Graffi [1949] des Forschungszentrums Berlin-Buch schon recht früh. Ungeachtet der wissenschaftlichen Beweise erscheinen kontinuierlich wissenschaftliche Publikationen und Medienmeldungen über die Entdeckung neuer kanzerogener (krebserzeugender) Stoffe. Es ist bedauerlich, dass sich solche Dogmen des Unvernünftigen lange halten und geglaubt werden, obgleich sie nur eine Irreführung darstellen. Für die Krebsgenese bietet sich daher die in Abbildung 87 dargestellte Verlaufskette an.

## ■ 63_ Wie können die Entzündung und die Regulationsstarre des vegetativen Systems mit einfachen Methoden gemessen werden?

Die überzeugenden Langzeituntersuchungen von Perger [1990] sind sehr aufwendig und in dem praktischen Alltag der medizinischen Betreuung nicht anzuwenden. Aus diesem Grund gibt es Bemühungen einfache Messungen für die Früherkennung von chronischen Entzündungen, Regulationsstarre und somit sehr frühe Erkennung der Krebserkrankungen zu finden. Einige mögliche sollen vorgestellt werden.

1_ Glasgower Entzündungsmarker zur Bestimmung der Entzündungsstoffe mit Überlebensprognose. Hakinson et al. [1998] gingen davon aus, dass der von Krebszellen verursachte Entzündungsprozess bekannt sein sollte, um den Zustand des Tumors zu beurteilen und möglicherweise eine Vorhersage für die Überlebenszeit treffen zu können. Voraussetzung dafür ist, dass die Produktion der Entzündungsstoffe, die ein Tumor bewirkt, erfasst werden. Ein derartiger Entzündungsmarker wurde im Glasgow-Hospital entwickelt und angewendet [Hankison et al. 1998; Chan et al. 1998, 2002; Michaud et al. 2002, 2005; Franceschi et al. 2001].
Aus Blutproben wurde der insulinlike growth factor 1 bestimmt. Die Forscher haben dazu eine einfache Formel zur Einschätzung des individuellen Risikos entwickelt. Sie basiert auf zwei Blutproben, die den Grad der Entzündungen zeigen:
CRP (C-reaktives Protein) < 10 mg/l UND Albumin > 35 g/l = minimales Risiko
CRP > 10 mg/l ODER Albumin < 35 g/l = mäßiges Risiko
CRP > 10 mg/l UND Albumin < 35 g/l = hohes Risiko
Untersuchungen ergaben, dass der Entzündungsmarker ein besserer Indikator für die Überlebensdauer von Krebskranken war als das Kriterium allgemeiner Gesundheitszustand des Patienten bei der Diagnosestellung der Tumorerkrankung.
Wenn man den Grad der Entzündung, die bei einem Tumor vorliegt, objektivieren kann, sollte es möglich sein, den Prozess mit Entzündungshemmern zu stoppen. Solche Überlegungen wurden auch von Augustin et al. [2003] und Bouche et al. [2002] angestellt. Sie verabreichten den Patienten entzündungshemmende Medikamente wie Ibuprofen und Diclofenac. Diese Autoren wollen festgestellt haben, dass Patienten, die diese Medikamen-

te regelmäßig einnehmen, wohl weniger anfällig gegen Krebserkrankungen sind, aber stark unter den Nebenwirkungen, die das Risiko für Gastritis und Magengeschwüre erhöhen, leiden.

In diesen Fällen wäre es angebracht Stoffe zu verwenden, die das Bindegewebe regulieren. Das sind das $SiO_2$ (Kieselsäure) bzw. $SiO_2$-reiche Naturmineralien. Deren Wirkungen wurden in den Kapiteln 49-50 ausführlich beschrieben. Die Anwendung des Entzündungsmarkers in den Vorsorgeuntersuchungen im Rahmen von Screenings wäre meines Erachtens eine weitere Möglichkeit.

**2**_ Methoden zur Bestimmung des oxidativen Stresses

Die gebräuchlichen Methoden, die ich in Kapitel 51 beschrieben habe, sollen in diesem Zusammenhang nur noch einmal kurz aufgezählt werden.

| **Pro-Oxidantien Status** | **Anti-Oxidantien Status** |
|---|---|
| D-ROMs Test (FR-Analyse) | OXY-adsorbent Test |
| TBAR (MDA) | TRAP |
| Lipoperoxide | TAS |
| ESR (Elektrospektroskopie) | SHp Test |
| Chemoluminescence | BAP Test |

Eigentlich sollte einer dieser Tests bei Screenings im Rahmen der Krebsvorsorge als Standard angewendet werden.

**3**_ Messungen der elektrodermalen Aktivität (Kapitel 8 und 15) zur Feststellung von Erschöpfungszuständen des emotionalen vegetativen Systems aus denen auf Regulationsstarre zu schließen wäre.

**4**_ Elektrophysiologische Untersuchungen des Schlafs.

Schlafstörungen können wichtige Hinweise auf chronische Entzündungen und auf mögliche Krebserkrankungen geben. Dazu eignet sich der ambulante automatische Schlafanalysator vorzüglich (Kapitel 43).

Wichtig wäre auch, dass diesbezüglich weitere, möglichst non-invasive Methoden entwickelt würden. So z. B. Messgeräte zur Verifizierung des negativen Überschusspotentials oder der Funktion des epineuralen Gleichstromsteuerungssystems [Becker 1994].

## ■ 64_ Altersbedingte Veränderungen der extrazellulären Matrix und Verzögerung dieses Alterungsprozesses durch $SiO_2$-reiche Naturmineralien

Der russische Bakteriologe, Entdecker der Phagozyten und der Phagozytose, Nobelpreisträger (1908) Iljin I. Metschnikov (1845-1916), prägte, wie schon erwähnt, den Satz: „Man ist so alt wie sein Bindegewebe". In der Tat, mit zunehmendem biologischem Alter nimmt die Straffheit des Bindegewebes ab, es bilden sich Falten und Runzeln auf der Haut. Es entwickeln sich sklerotisierende Veränderungen im Bindegewebe. Dies ist darauf zurückzuführen, dass es im biologischen Alterungsprozess zu folgenden Veränderungen in der extrazellulären Matrix und der Grundsubstanz kommt:

- Vermehrung des Strukturproteins Kollagen
- Reduzierung der Proteoglykane
- Dysfunktion des Glykokalyx und somit Störungen in der rhythmischen Kommunikation
- Dysregulation im FGF-Zytokinsystem
- Unordnung in der intra- und intermolekularen Quervernetzung (Störungen der Vernetzungsproteinsynthese)
- Dehydratation der Körperflüssigkeit
- Veränderungen in der kolloidalen Phase der Grundsubstanz
- Verminderung des Quellvermögens des Gewebes
- Abnahme des Hyaluronsäuregehalts
- Zunahme von Chondroitinsulfat in den Blutgefäßwänden, weil sulfierte MPS (Mukopolysaccharide) eine hohe Affinität zu $Ca^{++}$-Ionen haben
- Verminderung des $SiO_2$-Gehalts und infolgedessen
- Dehydratation des Gewebes
- Verlust der Quellfähigkeit
- Verminderter oder gestörter Ablauf der Proteinsynthese
- Unordnung in der kolloidalen Phase der Grundsubstanz
- Störungen in den $Ca^{++}$-Funktionen und Förderung der Arteriosklerosebildung

[Garnik et al. 1998; Kaufmann 1997; Schlitter 1995; Vakil und Sparberg 1990; Carlisle 1986a und b; Voronkov et al. 1975; A. Hecht et al. 1973; Scholl und Letters 1959; Fischer 1951].

## Alterungsprozess – eine kolloid-physikalische Veränderung des lebenden Gewebes

Ausführlich hat sich Kober [1955] mit dem $SiO_2$ im Kolloidsystem des menschlichen Körpers beschäftigt. **Er wies nach, dass jedes Kolloid die Eigenschaft besitzt, mit fortschreitendem Alter seine Teilchen zu vergrößern, Wasser abzugeben (Synäresis) und somit seine Oberfläche zu verkleinern.**

Kober [1955] vertritt die Auffassung, dass sich das exogene kolloidale $SiO_2$ genauso wie das endogene Kolloidsystem im menschlichen Körper verhält. Untersuchungen zeigten folgendes: Wenn man $SiO_2$ luftdicht in ein Glas einschließt, *„dann bildet sich wasserärmeres Gel und gleichzeitig das Synäresiswasser"*. Wird das kolloidale $SiO_2$-Gel mit Fett verrieben, entsteht eine Emulsion, die kein Wasser mehr abspalten und in bestimmten Grenzen beständig bleiben kann.

| | | |
|---|---|---|
| Kolloidteilchen | → | Vergrößerung |
| Hydratation | → | Verminderung |
| Adsorptionsfläche | → | Verkleinerung |
| Ionenaustausch | → | Verminderung |
| Proteinsynthese | → | Verminderung |
| Kollagenproduktion | → | Steigerung |
| Molekularsiebfunktion | → | Einschränkung |

*Tabelle 20:*
*Veränderungen der kolloidalen Solphase der Grundsubstanz der extrazellulären Matrix im biologischen Alterungsprozess*

**Ausgehend von der Tatsache, dass der kindliche und jugendliche Organismus mehr SiO2 besitzt, dieses aber in aktiver, fein verteilter Form der kolloidalen Phase und der Organismus eines alten Menschen weniger $SiO_2$ ausweist und dieses nur in einer inaktiven, groben, abgelagerten Form, ist das Altern als eine kolloidphysikalische Veränderung durch Verkleinerung der „inneren Oberfläche" aufzufassen, die ihrerseits eine Teilchenvergrößerung verursacht und somit auch ein Verminderung des Wassergehalts des Organismus. Infolgedessen verliert das Gewebe seine Straffheit und Elastizität. Es kommt zu Regulationsstarre, Alterung des Bindegewebes und Präcancerose.**

Kolloidales Siliziumdioxyd vermag in seiner fein verteilten aktiven Form derartige Altersvorgänge aufzuhalten und unter Umständen auch reversibel zu machen. Die jugendliche Aktivität des Gewebes wird durch die verbesserten Stoffwechselvorgänge und eine aktivere Zellteilungsfähigkeit bewirkt [Voronkov et al. 1975; Bürger 1958]. Das in sehr geringen Mengen im Organismus vorkommende kolloidale Siliziumdioxyd vermag nach Kober [1955] einerseits die Dehydratation des Gewebes, aber ebenfalls eine übermäßige Quellung des Gewebes zu verhindern, eine optimale Durchlässigkeit für Nährstoffe und Stoffwechselendprodukte zu sichern und durch die adsorptive Konzentrationserhöhung wichtige biochemische Umsetzungen im Zellbereich zu realisieren. Folglich können biochemische Vorgänge der Zelle nur durch kolloid-physikalische Prozesse des $SiO_2$ in der extrazellulären Matrix gewährleistet werden. **Die Wirkung der Kieselsäure (Siliziumdioxid) ist weniger ein chemischer als vielmehr ein kolloidphysikalischer Prozess.**

### Das kolloidale Siliziumdioxid im Alterungsprozess des Menschen

Der bekannte deutsche Internist Max Bürger [1958] postulierte, dass mit fortschreitendem Alter (Biomorphose, Biorheuse) das Gewebe des Menschen durch langsamen Wasserverlust einen Verdichtungsprozess erfährt. Er erkannte, dass hierbei kolloidale physikalische Vorgänge eine Rolle spielen und eine Dehydratation des Eiweißes stattfindet.

**Die wichtigste Voraussetzung für die sich im Plasma vollziehenden Regulationsprozesse ist die optimale Wasserbindung und Quellung des Eiweißstoffs, die durch das „Verhältnis Base zu Säure im Proteinat" beeinflusst wurde. Die optimale Wasserbindung wird dann erreicht, wenn faktisch der Zustand physiologischer Kochsalzlösung (0,9 %) gegenwärtig ist. Hierbei ist von Bedeutung, dass durch kolloidales $SiO_2$ 40 % und mehr Wasser gebunden werden können. (Dazu ist es erforderlich, dass vor allem ältere Menschen viel Wasser trinken.)**

Es handelt sich dabei um gebundenes Hydratwasser und nicht um Wasser im freien Zustand. Alle elementaren Lebensvorgänge, z. B. der Stoffwechselauf- und -abbau, Fermentreaktionen, können nur im hochhydratisierten Eiweiß ablaufen. Sind Störungen der Hydratation im Eiweißstoffwechselprozess vorhanden, wie es im Alterungsprozess bzw. bei Verhärtungen des Gewebes, bei Gerinnungen und Blutdruckerhöhungen (Gefäßwandverkalkung) der Fall ist, so ist die Anregung des Hydratationsprozesses angezeigt, welche z. B. durch das kolloidale $SiO_2$ erreicht werden kann. In diesem Zusammenhang ist ein weiteres Mal zu erwähnen, dass kolloidales $SiO_2$ in der Lage sein kann, aus Aminosäuren hochmolekulare Eiweißkörper im menschlichen Körper zu „synthetisieren" [Birkhofer und Ritter 1958; Scholl und Letters 1959]. In jüngster Zeit wurden diese älteren Befunde erneut bestätigt. So berichteten Davis et al. [2002] über die synthetisierende Funktion von Siliziumdioxid bei dem Aufbau von bioaktiven Peptiden, insbesondere des RGD-Peptids (Arg-Gly-Asp).

Der Vergleich der wesentlichen Eigenschaften der Grundsubstanz der extrazellulären Matrix und des kolloidalen $SiO_2$, zeigen **die nahezu identischen Eigenschaften der Grundsubstanz der extrazellulären Matrix und des kolloidalen $SiO_2$ und lassen auf ein einheitliches System Grundsubstanz ↔ $SiO_2$-Funktionen schließen.**

| **Grundsubstanz der extrazellulären Matrix** | **kolloidales $SiO_2$** |
|---|---|
| Molekularsiebfunktion | Molekularsiebfunktion |
| Ionenaustauschfunktion | Ionenaustauschfunktion |
| Katalysatorfunktion | Katalysatorfunktion |
| Hydratation | Hydratation |
| Adsorption | Adsorption |
| Bildung von Proteinen (Struktur und Vernetzung) | Proteinaufbau |
| elektrostatische Bindung | elektrostatische Bindung |
| kolloidale Phase | kolloidale Phase |
| Basen-Säure-Homöostase | Basen-Säure-Homöostase |
| Zellreparatur | Zellreparatur |
| Gewebereparatur | Gewebereparatur |
| Mineralhomöostase | Mineralhomöostase |
| Rhythmus | Rhythmus |
| ? | vorgenetisches Gedächtnis |
| Halbleiterfunktion | Halbleiterfunktion |

*Tabelle 21:*
*Eigenschaften-Vergleich der Grundsubstanz der extrazellulären Matrix und des kolloidalen $SiO_2$*

Mit $SiO_2$-reichen Mineralien wie mit Klinoptilolith-Zeolith, Montmorillonit, Bentonit und Tonen ist der Alterungsprozess des Bindegewebes nicht nur zu verzögern, sondern sogar rückgängig zu machen. Dies ist gleichzeitig ein guter Schutz gegen die Krebserkrankung.
Ich nehme seit etwa 10 Jahren täglich 6-10 g Klinoptilolith-Zeolith und Montmorillonit und fühle mich als 85-jähriger jung sowie körperlich und geistig leistungsfähig. Ich trinke aber auch tagsüber stündlich ein Glas Wasser.

## ■ 65_ Das neuropsychoimmunologische System – ein Schutzschild gegen Krebserkrankung

In vorausgegangenen Kapiteln (siehe Kapitel 21-26) habe ich zeigen können, dass zwischen den Funktionen der Gehirnfunktionen und denen des Immunsystems auf molekularer Ebene enge Wechselbeziehungen bestehen. So befinden sich an Nervenzellen-Rezeptoren bestimmte Immunpeptid-Transmitter und an „natürlichen Killerzellen" sind Rezeptoren für die verschiedensten Neurotransmitter vorhanden. Aufgrund dessen wurde der Begriff „Neuro-Psycho-Immunologie" eingeführt. Diese Fachrichtung hat sich zwischenzeitlich fest in der Medizin etabliert.
Ich erweitere diesen Begriff indem ich das Wörtchen „Bio" noch einsetze, um damit auch die Funktionsprinzipien des endokrinen Systems und physiologischer Vorgänge mit zu integrieren. Im engeren Sinne ist hierbei die HHNA (Hypothalamus-Hypophysen-Nebennieren Achse) das Zentrum der Regulationsabläufe.

### Die Hypothalamus-Hypophysen-Nebennieren Achse (HHNA)

Mit der Entwicklung der Psychoneuroendokrinologie und Psychoneuroimmunologie wurden die Erkenntnisse gewonnen, dass die Hypophyse, wie bisher vertreten wurde, nicht ein autonomes endokrines System mit Einflussnahme vor allem auf die Nebennierenfunktion ist, sondern unter steuernder Kontrolle des Hypothalamus steht und von diesem abhängig ist. Dies ist sowohl für den Bereich Psychoneuroendokrinologie als auch Psychoneuroimmunologie gleichermaßen wichtig. [Hesch 1989; Hellhammer et al. 2003; Deetjen und Speckmann 1994; Kiecolt-Glaser et al. 2002; Ferrucci et al. 1999; Dantzer und Kelley 1993]. So nimmt in den beiden angeführten Fachdisziplinen Psychoneuroendokrinologie und Psychoneuroimmunologie der Terminus Hypothalamus-Hypophysen-Nebennierenachse (HHNA) einen zentralen Platz ein.

Das Funktionsschema in Abbildung 88 stellt dar, dass die HHN-Achse ein neuroendokrines immunologisches Netzwerk mit negativer Rückkopplung (negatives Feedback) ist.
Sowohl Stressoren aus dem psychischen Bereich als auch entzündungsassoziierte Zytokine (z. B. IL-1, IL-6, TNF) vermögen dieses funktionelle System über die höheren Zentren des Gehirns zu aktivieren. Aus dem engeren Regelkreis der HHN-Achse wird bestätigt, dass der übermäßige Anstieg von Cortisol im Blut und Gewebe ein hemmendes negatives Feedback, sowohl zur Hypophyse als auch zum Hypothalamus, ausüben kann. Das ist eine doppelte Sicherung des Organismus gegen Überflutung des Gewebes mit Cortisol. Damit wird auch ein immunologischer Entgleisungsprozess verhindert [Besedovsky und del Rey 1986; Besedovsky et al. 1986]. Die besondere klinische Relevanz der in zahlreichen Arbeiten erzielten Ergebnisse, wurde von Hellhammer und Birke [1996] ausführlich beschrieben.
Aus diesem neuroendokrinen Mechanismus wird ersichtlich, dass auch exogen zugeführtes Kortison diesen Mechanismus überfordern und zu Regulationsstörungen führen kann, z. B. Entzündungsstimulierung und Wachstumsförderung bei der onkologischen Erkrankung.

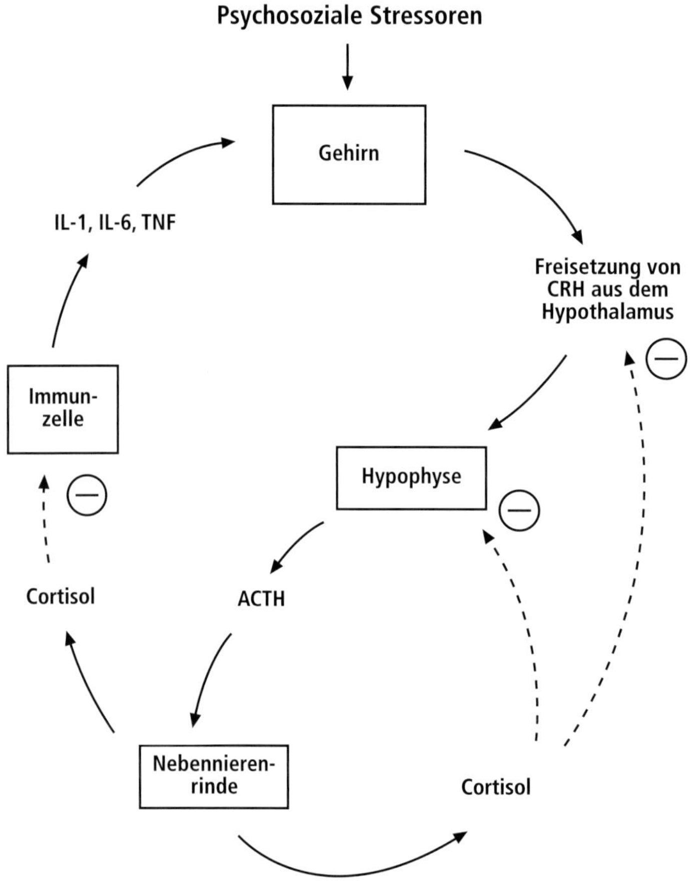


*Abbildung 88:*
*Die HHNA und das neuroendokrine-immuno Netzwerk im funktionellen Stresssystem (nach [Hellhammer et al 2003])*

## Zum Neuropsychoimmunsystem

Ebenso wie das vegetative System und das Hormonsystem unterliegt das Immunsystem der Steuerung und Regulation der verschiedenen Regionen des Gehirns und ist eng mit dem hormonellen System verbunden. Bestimmte Hormone stimulieren die Rezeptoren des Immunsystems und veranlassen immunologische Wirkungen. Das Immunsystem ist ähnlich wie das Hormonsystem über den ganzen Körper verstreut. Dazu gehören Knochenmark, Thymus, Milz, Lymphknoten, Tonsillen (Mandeln), Peyersche Platten. Bei Stress wird aber nicht nur Cortisol freigesetzt, sondern zahlreiche andere Hormone. Infolgedessen können massive Veränderungen im Immunsystem vor sich gehen. Nach neuesten Erkenntnissen bestehen enge Beziehungen zwischen Zellen des Gehirns und Zellen des Immunsystems. Vor allem sollen Nerven- und Immunzellen während des Deltaschlafs (Tiefschlaf) miteinander kommunizieren [Brown et al. 1996] (Somnoimmunologie).

Daraus ist abzuleiten, dass chronische Schlafstörungen und häufige Störungen der Tiefschlafphase durch nächtlichen Lärm das Immunsystem schwächen können. Dem Schlafmediziner ist dieser Zusammenhang nicht unbekannt. Es wird immer wieder beobachtet, dass chronisch Schlafgestörte anfälliger gegen Infektionen sind als Schlafgesunde. Da nächtlicher Lärm Schlafstörungen und eine veränderte Ausschüttung von Hormonen verursachen kann [Maschke 1995, 1997], besteht die Gefahr, dass neben der lärmbedingten Stressinduzie-

rung, die Gesundheit auch durch die Schwächung des Immunsystems beeinträchtigt wird. Chronisch Kranke und besonders Krebskranke benötigen unbedingt Lärmschutz.
Es bestehen direkte Inervationen der Anteile des Immunsystems (z. B. Thymus, Milz, Lymphknoten, Knochenmark) [Chrousos und Gold 1992; Felten und Felten 1991; Schedlowski und Tewes 1996). Untersuchungen bei Tandemfallschirmsprüngen zeigten eine Erhöhung der Killerzellen, die durch stressbedingte Aktivitätssteigerungen im Immunsystem über das sympathische Nervensystem ausgelöst wurde.
Eine dauerhafte Immunsuppression soll mit chronischem Dysstress einhergehen. Es ist bekannt, dass mit chronischem Stress assoziierter vermehrter Alkohol- und Nikotinkonsum, veränderte Ernährungs- und Schlafgewohnheiten, wenig körperliche Bewegung und daraus resultierendes Übergewicht die chronische Suppression des Immunsystems verstärken und unterhalten können [Kiecolt-Glaser und Glaser 1988]. Bei derartiger Lebensweise soll der Mensch depressiver und ängstlicher sowie infektanfälliger werden (siehe Kapitel 26).

## ■ 66_ Können bestimmte Medikamente bei der Krebsentstehung eine Rolle spielen? Ja! Die krebserzeugende Wirkung der Cholesterinsenker

Viele der heute verordneten Arzneimittel haben teilweise erhebliche unerwünschte Nebenwirkungen zu verzeichnen. Die meisten Beipackzettel von Arzneimitteln weisen eine längere Liste von diesen unerwünschten Nebenwirkungen aus. Im Deutschen Ärzteblatt, die Informationszeitschrift der Deutschen Bundesärztekammer, gibt es immer wieder Warnungen an die Ärzte bezüglich der unerwünschten Nebenwirkungen [Meyer 2006; Korzillus 2005; Koch 2005; v. Mach et al. 2006 u. a.]. Gravierend können sich Neuroleptika, wenn sie über lange Zeit appliziert werden, auf Gesundheit und Persönlichkeitsstruktur des Menschen auswirken, indem das Robotersyndrom, eine Symptomkombination von Morbus Parkinson und Demenz, ausgelöst wird [Zehentbauer 2000]. Ausführlich beschrieben ist auch das hohe Risiko bei Dauereinnahme von cholesterinsenkenden Mitteln, an Krebs zu erkranken.
Neben anderen [Apfelbaum 1994; Borges und Berger 1995; Colpo 2009] hat Prof. Dr. med. Hartenbach in seinem Buch „Die Cholesterinlüge" (Herbig Verlag, München, 7. Auflage, 2003) aufrüttelnd für Ärzte und Patienten, wissenschaftlich begründet Stellung zur Unwirksamkeit des Cholesterins auf das Herz-Kreislauf-System und zum Risiko an Krebs zu erkranken genommen. In einer kritisch ausgewerteten Recherche der internationalen einschlägigen Fachliteratur nahm auch Anthony Colpo in seinem 2009 in deutscher Sprache erschienenen Buch: „Der große Cholesterinschwindel". Kopp-Verlag, Rottenburg, Stellung. Er schätzt ein, dass der Glaube, dass Cholesterin die gefürchteten Volkskrankheiten Arteriosklerose und Herzinfarkt verursacht, völlig falsch ist und dennoch zum „heiligsten" Dogma der modernen Medizin gehört. Obendrein erhöhen die Cholesterinsenker das Risiko an Krebs zu erkranken und zu sterben. Was ist Cholesterin? Cholesterin ist ein lebenswichtiger körpereigener Wirkstoff. Cholesterin führt in unseren Lebensprozessen sehr wichtige Funktionen aus, die durch eine Senkung erheblich gestört werden können. Das soll in folgenden Beispielen kurz demonstriert werden [nach Hartenbach 2003].

1_ Cholesterin ist die Grundsubstanz für Cortisol, dem Aktivierungshormon und Stresshormon und dient der Aktivierung energetischer Substanzen, z. B. Glukose und Kalium.
2_ Cholesterin ist die Grundsubstanz für weibliche und männliche Sexualhormone und bewirkt eine Verbesserung der Vitalfunktionen bei Männern und Frauen, Muskel- und Knochenaufbau, Regulierung des Schlafbedürfnisses.
3_ Cholesterin ist die Grundsubstanz für das Hormon Aldosteron, welches den Mineralstoffwechsel reguliert und Elektrolytregulation bewirkt.
4_ Cholesterin ist die Grundsubstanz der Gallensäure, die der Fettverdauung und der Stuhlregulierung dient.
5_ Cholesterin ist die Grundsubstanz von Vitamin D und wird dringend zum Knochenaufbau und zum Gelenkaufbau benötigt.
6_ Cholesterin ist die Grundsubstanz für Mitochondrien und für die Zellmembran von Billiarden menschlicher Zellen.

Eine Senkung des Cholesterinspiegels kann daher zu schweren Störungen in den Lebensprozessen führen und das Risiko für die Krebserkrankung erhöhen. Dafür zeugen zahlreiche Studien [siehe Hartenbach 2003].

1_ In der berühmt-berüchtigten Simvastatin-(4-S-)Studie wurden 4.444 Personen überprüft. Das Ergebnis: „Ein erhöhter Cholesterinspiegel hat **keinen Einfluss auf die Entwicklung einer Arteriosklerose** oder den Herzinfarkt. **Eine Cholesterinsenkung ergibt keinen Sinn und ist daher nicht indiziert.“**
2_ Die Finnische multifaktorielle Studie, mit der Überprüfung des Cholesterinwerts an über 2.000 Personen zeigte bei den mit Cholesterin senkenden Medikamenten behandelten Personen eine **dreimal höhere Herzinfarktrate und ein Drittel mehr Todesfälle** als bei der unbehandelten Gruppe.
3_ Helsinki-Herz-Studie I (1987)
   - 700 Patienten
   - Durch Cholesterinsenkung **Zunahme der Todesfälle um 40 %**
   - **Zunahme der Krebstodesfälle um ca. 40 %**
4_ Helsinki-Studie II (1993)
   - Durch Senkung des Cholesterinspiegels **Zunahme der Todesfälle um 50 %**
   - **Zunahme der Krebstodesfälle um 40 %**
5_ Die Clofibrat-Studie überprüfte die Wirkung des Cholesterin senkenden Medikaments gleichen Namens an über 1.000 Personen. Eine **erschreckende Steigerung an Krebstodesfällen** führte zum **Verbot und Abbruch der Studie**
6_ Das National Heart, Lung and Blood Institute der USA machte eine über viele Jahre gehende Untersuchung der Wirksamkeit des Cholesterins an 650.000 Menschen.
   **Ein Einfluss auf die Entwicklung einer Arteriosklerose oder eines Herzinfarkts konnte nicht gefunden werden.**
   **Je höher der Cholesterinwert, umso weniger Krebshäufigkeit und auch weniger durch andere Krankheiten bedingte Todesfälle wurden registriert.**
7_ Franingham-Studie
   - 4.500 Personen. Sollte Nutzen der Cholesterinsenkung beweisen.
   - Ergebnis: **Durch Cholesterinsenkung**

- **erhebliche Steigerung an Krebstodesfällen**
- **aber keine Senkung der Arteriosklerose und des Herzinfarkts.**

**Zusammenfassend kann gesagt werden: Cholesterinsenkung kann bewirken:**

- Absinken der Sexualhormone
  → Abfall körperlicher Leistungsfähigkeit
  → Impotenz
  → Störung des Muskelaufbaus
- Absinken der Mineralkortikoide
  → Störung des Elektrolythaushalts
  → Störung der Steuerung des Stoffwechsels
- Schlafstörungen
- Störung des Knochenstoffwechsels
- Osteoporose
- Absinken des Blutzuckers
  → Muskelschwäche, Zittern
  → tödliches Koma
- Geringes Absenken des Kaliums
  → Absenken des Blutdrucks und der Herzleistung
- Kaliumabsturz
  → Herzstillstand → Tod

## Heutiger Erkenntnisstand

[nach Hartenbach 2002 und Colpo 2008]

1_ Cholesterin hat keinen Einfluss auf die Entwicklung einer Arteriosklerose oder eines Herzinfarkts.
2_ Hohe Cholesterinwerte sind verbunden mit hoher Lebenserwartung und geringer Krebshäufigkeit.
3_ Eine Senkung des Cholesterinspiegels ist verbunden mit zahlreichen Todesfällen und vermehrtem Auftreten von Krebsentwicklungen.
4_ Der „Normalwert" 200 mg/dl deklariert 80 % der gesunden Weltbevölkerung als „Cholesterinkranke"!
5_ Der Cholesterinspiegel des Menschen ist altersabhängig (Tabelle 22)

| Alter | Mittelwert | oberer Grenzwert | Behandlungs-indikation |
|---|---|---|---|
| 10-19 | 175 mg/dl | 230 mg/dl | ca. ab 300 mg/dl |
| 25-29 | 198 mg/dl | 270 mg/dl | ca. ab 350 mg/dl |
| 40-59 | 250 mg/dl | 350 mg/dl | ca. ab 400 mg/dl |
| 65-85 | leicht abnehmend | 330 mg/dl | ca. ab 400 mg/dl |

*Tabelle 22: Der Cholesterinspiegel ist altersabhängig [Hartenbach 2003]*

6_ Der Cholesterinspiegel des Menschen unterliegt starken Schwankungen durch:
- Tagesrhythmus
- Hormonproduktion
- Nahrungseinnahme
- Alter
- körperliche und geistige Belastungen

7_ Krebspatienten haben einen niedrigen Cholesterinspiegel (Prof. Walli, München)
8_ Sporadische Messungen des Cholesterins besagen nichts. Mehrmalmessungen sind erforderlich. [Hartenbach 2003]

Neueste Studien bestätigen die wissenschaftlichen Erkenntnisse von Hartenbach [2002] und Colpo [2009].
Journal of the American Medical Association 299 (2008), S. 1678
1_ 50 % Herzinfarkt-Patienten weisen keine hohen, sondern niedrige Cholesterinwerte aus
2_ Patienten mit hohen Cholesterinwerten haben keine veränderten oder verkalkten Herzkranzgefäße, sondern Koronaren wie Säuglinge
3_ Eine aggressive Cholesterinsenkung bringt keine Vorteile
4_ 500 Diabetiker von 2003-2007 wurden mit hohen Dosen Cholesterinsenkern behandelt. Ergenbis: genauso viel Herzinfarkte und Angina Pektoris-Anfälle wie nicht mit Cholesterinsenkern Behandelte
5_ Die hohe Dosierung hatte
- hohe Kosten
- hohes Risiko für Nebenwirkungen zu Folge

6_ Barbara Honard Leiterin dieser Studie:
„Vielleicht ist die aggressive Therapie gar nicht günstig für die Patienten"

New England Journal of Medicine 358 (2008), S. 1431
1_ Studie mit Kombinationspräparaten der Firma Merck und Schering-Plough aus Simavastin und Ezetimib:
Keine Wirkungen zur Verhinderung von Herz-Kreislauf-Erkrankungen
Arterioskleroseentwicklung gleich wie bei Unbehandelten
2_ Ärzte raten in USA, England und Deutschland:
vorläufig keine Cholesterinsenker
dafür gesunde Lebensweise
- gesunde Ernährung
- regelmäßig Sport

3_ Die Anhänger der Cholesterinsenkertherapie sind irritiert, schockiert und hilflos.
Beispiele: Englische Mediziner
Greg Brown und Allen Taylor
„Diese anscheinend sauber durchgeführte Studie widerspricht dramatisch unseren Erwartungen"
4_ Herausgeber des New England J. of Medicine, Gregory Curfman:
„Dieses Paradoxon steht völlig quer zu unserem traditionellen Verständnis von LDH-Cholesterin und Arteriosklerose"

In diesem Zusammenhang soll noch die Margarine angeführt werden. Margarine ist gesundheitsgefährlich, sie enthält u. a. Transfettsäuren. Das ist ein Giftstoff! Er bewirkt Veränderungen der Zellatmung und Veränderungen an den Membranen aller Zellen [Peter Yoda 2007]. Margarine wurde von Industrieunternehmen als Gesundheitsprodukt erklärt, ohne dass wissenschaftliche Belege vorliegen.
Eine Karikatur im Deutschen Ärzteblatt weist darauf hin, wem die Cholesterinsenkung wirklich hilft.

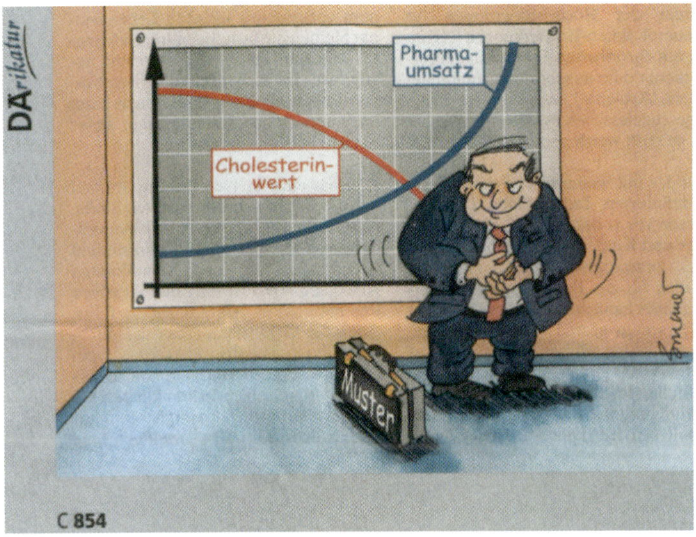


*Abbildung 89:*
*[Deutsches Ärzteblatt 101/16, 16.04.2004, S. C854]*

**Schlussfolgerung:** Cholesterinsenkende Medikamente
- haben keinen Einfluss auf die Verhinderung kardiologischer Erkrankungen
- dafür aber keinen geringen Einfluss auf die Krebsentstehung

Zur Krebsprophylaxe gehört daher das Vermeiden der Applikation von cholesterinsenkenden Arzneimitteln.

## ■ 67_ Körperbewegung und Bewegungsmangel im Krebsgeschehen

„Die Bewegung als solche kann ein beliebiges Mittel ersetzen, aber alle in der Welt existierenden Mittel können nicht die Bewegung ersetzen“ (Tissot, französischer Arzt, 18. Jahrhundert]).
Dieses Zitat von Tissot gilt heute ganz besonders, da sich viele Menschen ein bequemes Leben schaffen und gleichzeitig Unmengen von Arzneimitteln schlucken. (Aus allen Statistiken über die Kosten des Gesundheitswesens nehmen jene für Medikamente eine Spitzenposition ein.) Der Mensch hat sich also eine Welt geschaffen, für die er nicht geschaffen ist [Moore-Ede 1993]. Bequemlichkeit, Auto, Computer, Fernsehen, Faulheit führen zur Hypokinese = Bewegungsmangel. Der Bewegungsmangel und seine Auswirkungen wurden tief-

gründig durch die Weltraummedizin studiert [Grigorjev und Hecht 2001]. Die Untersuchungen des Bewegungsmangels (Hypokinese) in der Auswirkung auf die Gesundheit, wurden als Modell der Simulierung der Schwerelosigkeit auf der Erde in Vorbereitung bemannter Weltraumflüge vielfältig untersucht [Grigorjev und Hecht 2001]. Zu diesem Zweck unterlagen gesunde männliche Versuchspersonen 10-120 Tage strenger Bettruhe. Nach zwei Wochen wurden folgende **gesundheitliche Störungen** festgestellt:

- Muskelatrophie
- Anzeichen von Osteoporose
- Schlafstörungen
- Herzmuskelveränderung (EKG)
- Abnahme der Gedächtnisleistung
- Schwächung des Immunsystems
- Verlust der Elektrolyte (Mineralien)
- Störung der Schilddrüsenfunktion
- Anstieg der Stresshormone

und nach zehn Wochen strenger Bettruhe folgende pathologische Befunde:

- Starke Funktionseinschränkungen der Skelettmuskel
- Osteoporose
- starke Schlafstörungen
- Halluzinationen
- Herzmuskelveränderungen
  pathologisches EKG
- weiterer Verlust der Gedächtnisleistung
- weitere Schwächung des Immunsystems
- starker Mineralienverlust
- starker Anstieg der Stresshormone bzw. Erschöpfung der Nebennierenfunktion
- Neurose

**Der Bewegungsmangel hatte doppelte gesundheitsschädigende Wirkungen**

1_ Spezifisch, z. B.
  - Osteoporose
  - Muskelatrophie
  - Stoffwechselstörungen

2_ unspezifisch als Stressor mit starkem Anstieg (bis Überschuss) der Stresshormone.

Die ersten Ergebnisse der Weltraummedizin, die Mitte des vergangenen Jahrhunderts in die Öffentlichkeit kamen, gaben Anlass zu einer Revolution in der Medizin: Die Mobilisierung Frischoperierter oder frisch entbundener Frauen wurde eingeführt. Bis zu dieser Zeit (so hatte ich es noch als Student gelernt) war bei den meisten Erkrankungen Therapie Nr. 1: „strenge Bettruhe". Heute wissen wir, dass die Bewegungstherapie bzw. Physiotherapie einen wichtigen Platz in den chirurgischen Disziplinen einnimmt. Die Entbundene ist auch keine „Wöchnerin" mehr, wie das früher der Fall war. Damals musste sie mindestens eine Woche nach der Entbindung im Bett liegen.

Heute ist bekannt, dass sich eingeschränkte physische Aktivität negativ auf das Immunsystem auswirkt und z. B. die NK-Zellen-Aktivität vermindert [Cover und Irvin 1994]. Umgekehrt wurde festgestellt, dass die NK-Zellen-Aktivität und eine Plasmakonzentration von IL-1 und Interferon nach körperlichen Übungen erhöht sein kann.
Andere Untersuchungen zeigen, dass durch **körperlichen Übungen** (vor allem Joggen, Wandern, Nordic Walking, Schwimmen, Rudern und Tanzen) folgendes bewirkt wird:

- Stärken der Muskelkraft
- Verbessern der Durchblutung aller Gewebe
- Verhindern von Stoffwechselstörungen, vor allem Adipositas und Diabetes mellitus
- Regulieren des Herz-Kreislaufsystems
- Regulieren des Stress-Relaxationssystems
- Verbessern des Schlafs
- Beschleunigung von Heilungsprozessen
- Stimulierung und Regulierung von Hirnprozessen
- Neubildung von Nervenzellen bei jungen und alten Menschen als Schutz gegen Alzheimerkrankheit durch **Stimulierung der körpereigenen Apotheke** (Neurotransmitterproduktion)

→ Dopamin (Intelligenzhormon)
→ Endorphine (Glücks-, schmerzstillendes und Beruhigungshormon)
→ Glyzin (Beruhigungs- und schlafregulierendes Hormon)
[Rüegg 2006]

Bewegung ordnet die biologischen Rhythmen des Individuums durch Koordination von Schrittrhythmus und Atemrhythmus und stärkt die Harmonie von Körper, Geist und Seele. Körperbewegung, Joggen, Wandern, Nordic Walking, Tanzen stärken das psychische und psychosoziale Gesundsein. **Wissenschaftliche Untersuchungen ergaben**

- Rhythmisierung der Hirnfunktion
- Verbesserung der Kreativität, des Gedächtnisses und der Denkleistung
- Stimulierung positiver Emotionen und psychosozialer Beziehungen

[Bartmann 2005]

**Körperbewegung bewirkt:**

- Entwicklung des optimistischen Persönlichkeitstyps
- Steigerung des Selbstwertgefühls und Selbstbewusstseins
- Verbesserung der Körperwahrnehmung
- Entlastung von Alltagssorgen
- Stimulierung positiver Gefühle

[Bartmann 2005; Marlovits 2006]

Über die positive Auswirkung von körperlicher Aktivität in der Krebstherapie gibt es zahlreiche Studien [Friedenreich 2005, 2002; Leung et al. 2004; Barnard et al. 2003, 2006; Colbert et al. 2004; La Pirriere et al. 1990, 1991; Tehard et al. 2006; Meyerhardt et al. 2005; Patel et al. 2005; Nilsen 2006; Bardia et al. 2006; Irwin 2006; Abrahamson et al. 2006; Böhm 2009; Siegmund-Schultze 2009].

Den positiven Einfluss der körperlichen Aktivität, die täglich mindestens für die Dauer von einer Stunde realisiert wurde, war bei den verschiedensten Krebsformen zu beobachten. Größtenteils waren es Patienten mit Prostata-, Brustkrebs sowie mit Darmtumoren. Servan-Schreiber [2008] berichtet von einem 39-jährigen Marathonläufer, der ein metastasierendes Lungenkarzinom hatte und eine Lebensprognose von maximal zwei Jahren. Nach operativer Entfernung eines Lungenflügels und einer Chemotherapie begann er wieder zu laufen. Zunächst schaffte er nur 200 m, dann steigerte er sich und konnte nach einiger Zeit wieder Halbmarathon laufen. Sieben Jahre nach der Diagnose lebte er noch immer. In diesem Zusammenhang möchte ich an den Radrennfahrer Lance Armstrong erinnern, der nach Hodenkrebs mit Metastasen in der Lunge und im Gehirn sieben Mal hintereinander die „Tour de France" gewann. Er fuhr während der Krebstherapie täglich 0,5-2 h Rad.

Servan-Schreiber [2008] betont die Wichtigkeit der körperlichen Aktivität, vor allem für die Verminderung der Fettdepots, welche bei übergewichtigen Menschen eine „Giftmüllhalde" darstellen und zudem auch einen Überschuss an freien Radikalen produzieren. Körperliche Aktivität reduziert auch den Überschuss an Östrogen und Testosteron. Diese Hormone fördern das Wachstum von Krebszellen besonders bei Genitalienkrebs [Friedenreich et al. 2002]. Körperliche Aktivität kann auch die Entzündungen reduzieren. Dies haben Colbert et al. [2004] mittels Entzündungsmarkern festgestellt. Der Zytokinspiegel, der die Entzündungen fördert, wurde durch sportliche Aktivität gesenkt.
Servan-Schreiber kommt zu der Auffassung, dass körperliche Aktivität und Meditieren die gleichen positiven Effekte auf das Immunsystem ausüben. Folglich wären regelmäßiger Sport und regelmäßiges meditatives Atmen z. B. wichtige Faktoren in der Prophylaxe gegen Krebserkrankungen. In diese Richtung sollten noch mehr Studien durchgeführt werden. Aber jeder Mensch sollte ohne diese Studien abzuwarten sofort mit dieser Art von „Krebsprävention" beginnen.

Zu meiner Lebensweise gehört täglich mindestens eine Stunde Nordic Walking. Diese Sportart möchte ich allen älteren Menschen und besonders jenen, die an Krebs erkrankt sind, empfehlen.
**Nordic Walking gibt**
**1**_ größere Sicherheit beim Gehen durch die Stöcke.
**2**_ eine bessere Durchblutung des ganzen Körpers und somit eine Verbesserung der Sauerstoffaufnahme im Blut.
**3**_ die Möglichkeit, die Rhythmisierung der Körperprozesse zu gewährleisten, vor allem die Koordination von Atem-, Armbewegungs- und Schrittrhythmus.
Körperbewegung lindert auch Schmerzen und verhindert Entzündungsprozesse.

## ■ 68_ Flüssigkeits-(Wasser-)mangel im Prozess der Krebserkrankung

Der menschliche Körper besteht zu etwa 75 % aus Wasser und zu etwa 25 % aus festen Stoffen. Das Gehirn des Menschen ist ein Organ aus 86 % Wasser. Es ist sehr empfindlich gegen Wassermangel. Untersuchungen und praktische Erfahrungen zeigen, dass älter werdende Menschen zu wenig trinken. Das führt zur „Austrocknung" der Zellen, wodurch der Regulationsstarre und dem biologischen Alterungsprozess der extrazellulären Matrix Vorschub geleistet wird [Bürger 1958; Kober 1955; Scholl und Letters 1959; Perger 1990]. Wichtig ist dabei aber noch zu wissen, dass nicht jede Flüssigkeit Gutes im menschlichen Körper bewirkt. Cola und andere Limonaden sowie Kaffee sind nicht unbedingt empfehlenswert. Auf jeden Fall ist Wasser das beste Getränk. Wasser gilt mindestens seit der Antike als ein effektives Heilmittel gegen viele Erkrankungen.

Hippokrates (~ 470 v. Chr.) verordnete im Rahmen von Asklepioskuren Wasser zur Senkung von Fieber

- Heilbäder (kalt ↔ warm im Wechsel)
- Umschläge mit Wasser
- Trinken von Heilwasser

Was ist Wasser?

- Wasser ist eine Elektrolytflüssigkeit
- Wasser ist **keine neutrale** Flüssigkeit
- Ionenzusammensetzung des Wassers ist sehr unterschiedlich
- Wasser ist eine lebende Natursubstanz
- Wasser ist ein heilender Wirkstoff ohne unerwünschte Nebenwirkungen

**Wasser ist ein außergewöhnliches Element**

$H_2O$

| | | |
|---|---|---|
| fest | flüssig | gasförmig |
| kühlen | baden, trinken | inhalieren |

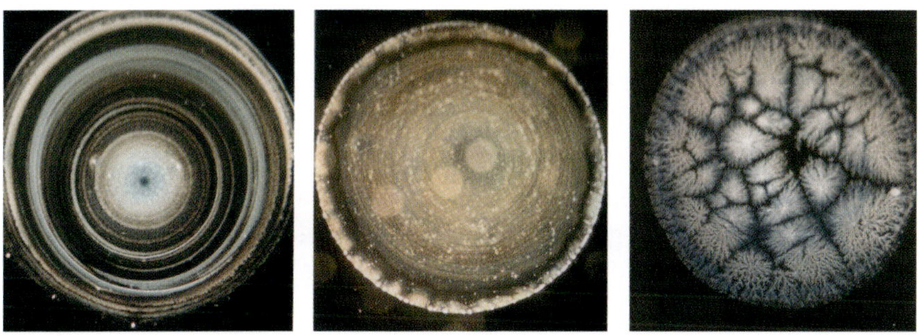

*Abbildung 90:*
*Kristallisierte Wassertropfen aus verschiedenen Quellen mit charakteristischer Struktur für das jeweilige Gewässer [Kröplin 2001]]*
*links: Bodensee-Wasser; Mitte: Brunnen in Rothenburg; rechts: Brunnen im Elsass*
*Wasser ist keine neutrale Flüssigkeit*

Der Wasserhaushalt und seine Regulation sind lebenswichtig. Vor allem gibt es ein Zusammenspiel zwischen Körperflüssigkeit und Elektrolyten. Wasser ist für die Transmitterproduktion erforderlich. Auch für die Säure-Basen-Balance und die Osmose ist Wasser unerlässlich.

**Im menschlichen Körper spielen zwei „funktionelle Arten" von Wasser eine Rolle.**

1_ Das aktive Wasser, vor allem für die Regulierung der Osmose. Dabei ist intrazelluläres und extrazelluläres Wasser vorhanden. Die Wasserzufuhr in die Zelle spielt sich an der Zellmembran ab, die semipermeabel (halbdurchlässig) ist.
2_ Freies Wasser als Reserve für neue biochemische Reaktionen innerhalb und außerhalb der Zelle. Dieses befindet sich vor allem in der extrazellulären Matrix.

**Bei Wassermangel also wenn zu wenig getrunken wird, werden**

- 60 % des intrazellulären Wassers
- 20 % des extrazellulären und
- 8 % Wasser aus der Blutflüssigkeit

aufgebraucht. Infolgedessen verdursten die Zellen. Sie nehmen Trockenpflaumen-Struktur an. Daraus entwickeln sich Entzündungen und chronische Erkrankungen [Batmanghelidj 2006, 2005, 2004].

**In diesem Zusammenhang sind noch zwei Begriffe wichtig.**

1_ Hydratation = Anreichern des Gewebes des menschlichen Körpers mit $H_2O$
2_ Dehydratation = Austrocknen des menschlichen Körpers durch mangelnde Zufuhr von $H_2O$ → Verdurstung

Die wissenschaftlichen Arbeiten des Iranischen Arztes F. Batmanghelidj [2006, 2005, 2004] haben in den letzen Jahren großes Aufsehen erregt. Von sechs seiner Bücher, die auch in deutscher Sprache erschienen sind, trägt das erste den Titel „Sie sind nicht krank, sie sind durstig". Um diesen Titel und die Konzeption von Dr. Batmanghelidj zu verstehen, muss man seine Geschichte (Biografie) kennen.
Er ist 1931 in Teheran geboren, studierte an der Elite-Universität in Edinburgh (England) und verfasste seine Doktorarbeit unter Anleitung des Entdeckers des Penicillins, Nobelpreisträger Sir Alexander Fleming (1881-1955). 1979 gründete er in Teheran ein Medizinisches Zentrum für Familien. Im gleichen Jahr war die Revolution im Iran. Er sollte, weil er Mitglied einer wohlhabenden Familie war, zum Tode verurteilt werden und wurde in das Massengefängnis Evin (mehrere 1.000 Häftlinge) gebracht.
Eines Nachts schrie und krümmte sich ein Häftling, weil er unerträgliche Magenschmerzen hatte. Dr. Batmanghelidj wurde als Arzt gerufen. Er war der einzige Arzt. Da er keine Medikamente hatte, gab er dem Häftling ein Glas Wasser. Ergebnis: Die Schmerzen ließen nach. Dann gab er nach einer halben Stunde ein zweites Glas Wasser und der Häftling war schmerzfrei. In den folgenden Tagen kamen viele Häftlinge mit Schmerzen, vor allem mit Magenschmerzen zu Batmanghelidj und er konnte ihr Leiden immer mit Wasser beseitigen. Da er bei Nobelpreisträger Sir Alexander Fleming promoviert und eine gute wissenschaftliche Schulung hatte, packte ihn der Forscherdrang. Er protokollierte jede seiner Wasser-Behandlungen. Nach einigen Monaten hatte er so viele Daten gewonnen, dass er sie zu einer

wissenschaftlichen Arbeit zusammenfassen konnte. Er übergab dem Richter, der seine Todesstrafe bestätigen sollte, diese Arbeit mit den Worten „Ich habe hier eine einzigartige Entdeckung gemacht, die Behandlung von Magengeschwüren mit Wasser. Wenn Sie mich auch erschießen, dann soll aber die Welt von dieser Entdeckung erfahren und auch davon, welche wissenschaftlichen Entdeckungen im Iran möglich sind." Seine Todesstrafe wurde in eine Gefängnisstrafe umgewandelt. Der Artikel mit diesen Forschungsergebnissen wurde 1982 im „Iranian Medical Council Journal" veröffentlicht. Innerhalb von 31 Monaten seiner Gefangenschaft behandelte er durch Wasserapplikation über 3.000 Patienten mit Magenschmerzen, im „größten Stresslabor der Welt", wie er formulierte. Er sollte vorzeitig entlassen werden, arbeitete aber vier Monate weiter im Gefängnis, um seine wissenschaftlichen Untersuchungen abzuschließen.
Nach seiner Entlassung aus dem Gefängnis 1982 begab er sich in die USA und führte dort seine Untersuchungen weiter, die ihn weltberühmt machten. Er konnte nachweisen, dass viele Erkrankungen mit auf die Dehydratation der Zellen zurückzuführen sind, weil viele Menschen zu wenig trinken oder zu wenig Wasser und dafür unphysiologisch wirkende Getränke. Die Dehydratation der Zellen führt zu Entzündungen, zu Schmerzen und zur Degeneration der Gewebe. Batmanghelidj beobachtete, dass das Durstgefühl mit zunehmendem Alter nachlässt und wenn ein älterer Mensch Durst verspürt, die Dehydratation der Zellen bereits im vollen Gange ist. Regelmäßiges Wassertrinken (ich empfehle und praktiziere es auch selbst, jede Stunde tagsüber ein Glas Wasser) ist besonders im Alter sehr wichtig. In Abbildung 91 ist die Dehydratation infolge Wassermangels im Kniegelenk dargestellt, wodurch es zu Degeneration des Knorpelgewebes und zu Schmerzen kommt.

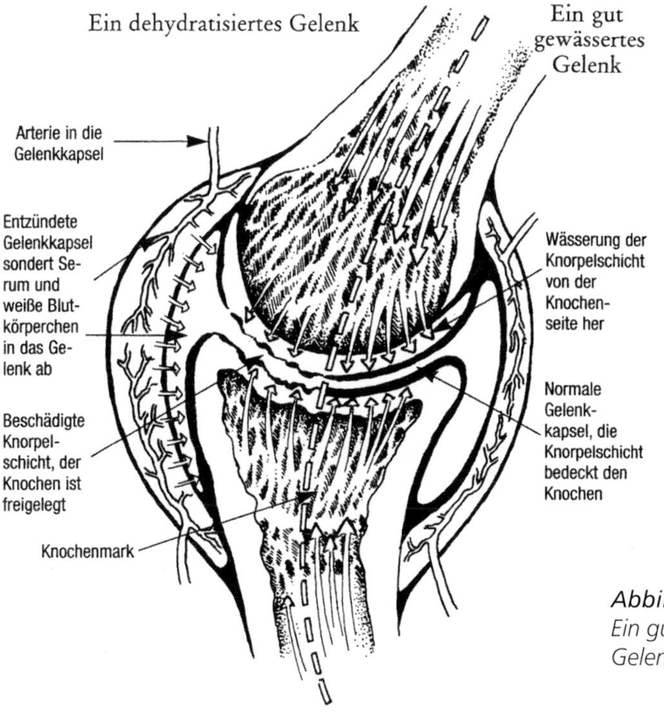


*Abbildung 91:*
*Ein gut gewässertes und ein dehydratisiertes Gelenk – ein Vergleich [Batmanghelidj 2004]*

Die Gelenkbewegung führt zu einem Vakuum im Gelenk. Wasser wird durch den Knochen und die Knorpelschicht in den Gelenkhohlraum gesogen – falls genügend vorhanden. In Abbildung 92 wird die Dehydratation in der Magenschleimhaut demonstriert. Infolge von Wassermangel wird die Salzsäurekonzentration im Magen erhöht. Das führt zu Entzündungen und zur Degeneration der Magenschleimhaut, also zu Magengeschwüren (Bakterien setzen sich in den Magen- und Darmgeschwüren erst später fest.)

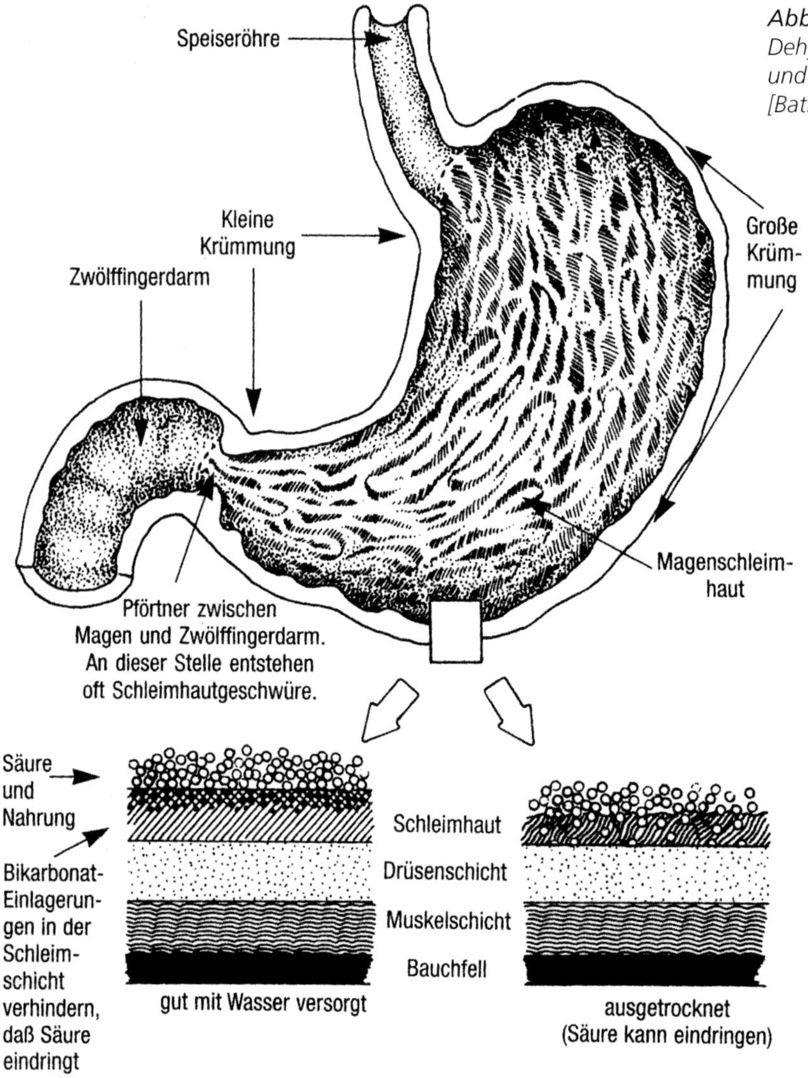


*Abbildung 92: Dehydratation im Magen und Zwölffingerdarm [Batmanghelidj 2004]*

Ich selbst habe viele Patienten mit starkem Sodbrennen und starkem Reflux mit Wasser (jede Stunde ein Glas Wasser tagsüber) von ihrem Leiden befreien können. Sodbrennen ist ein entzündungsfördernder Faktor, der die Regulationsstarre stimulieren kann.

Bei Autoimmunerkrankungen spielt nach Batmanghelidj [2004]der Wassermangel eine große Rolle, weil infolgedessen freie Radikale gebildet werden. So wie ich es auch pflege, empfiehlt er bei der Einnahme von Antioxidantien viel Wasser zu trinken, um die toxischen Abbauprodukte zu beseitigen.
Batmanghelidj hat sich auch intensiv mit der Wassertherapie bei Krebskranken beschäftigt. Er beschreibt u. a., dass das Histamin bei Wassermangel pathologische Prozesse auslöst und zwar wie folgt. „Wie Histamin bei dauerhaftem Wassermangel das Immunsystem blockiert ist einfach zu verstehen. Alle weißen Blutkörperchen (Leukozyten) im Körper haben Histaminrezeptoren. Zwei Arten von Lymphozyten, die zu den Leukozyten gehören, sind am Kontrollsystem des Immunsystems beteiligt: die ‚Helferzellen' und ‚Suppressorzellen'. Das Knochenmark enthält doppelt so viele Suppressorzellen wie Helferzellen. Die Suppressorzellen verhindern die Knochenmark bildenden Prozesse. So kommt es bei Wassermangel zur Hemmung der normalen Aktivität des Knochenmarks, was dazu führt, dass das Immunsystem den Bedürfnissen des Körpers nicht mehr gerecht werden kann.
Vasopressin als starker Cortison Releasing Factor (CRF) wirkt sich bei Dehydratation ebenfalls hemmend auf das Immunsystem aus. Die CRF-Stimulation sorgt dafür, dass einige weiße Blutkörperchen eine Substanz namens Interleukin-1 ausscheiden. Parallel hemmen diese starken Kortison freigebenden Substanzen zwei andere chemische Stoffe, die andernfalls den Einfluss von Interleukin-1 hemmen würden. Dies sind Interleukin-2 und Interferon. Beide Elemente sind für die Immunabwehr unverzichtbar. Sie instruieren die Zellen des Immunsystems im Kampf gegen Infektionen, Antigene und anomale Zellen – wie zum Beispiel die Krebszellen.
Leider hat die medizinische Krebsforschung bislang nicht verstanden, dass bei permanenter Dehydratation Histamin das Immunsystem bereits im Knochenmark unterdrückt, damit es nicht ‚heißläuft'. Diese Sicherheitsmaßnahme kann jedoch versagen. Als Folge davon können die als Lymphome, Myelome und Leukämie bekannten Erkrankungen entstehen." [Batmanghelidj 2005]

Batmanghelidj [2004, 2005, 2006] vertritt nun keinesfalls eine absolute Wassertherapie. Bei Krebserkrankten plädiert er aber für ausreichende Wasserzufuhr, um Dehydratation zu verhindern und damit Entzündungen und Gewebedegeneration.
Natürlich ist es notwendig, die Wasserzufuhr bei Krebspatienten differenziert anzugehen. Einem Nierenkrebs-Patienten wird man nicht unbedingt Mengen an Wasser zuführen, einer Brustkrebs-Patientin dagegen schon eher. Entscheidend ist, dass ein Arzt die Folgen von Wassermangel, die Dehydratation der Gewebe und deren Folgen kennt und diese durch ausreichende Flüssigkeitszufuhr beseitigt. Wie aus Batmanghelidjs wissenschaftlichen Arbeiten hervorgeht, verstärken sich Dehydratation und Dysstress (vermehrte Ausschüttung der Stresshormone und deren Wirkungsveränderung durch Wassermangel) gegenseitig, was dem Heilungsprozess bei einem Patienten entgegenwirkt.
Wer sich mit den Arbeiten von Batmanghelidj beschäftigt, wird zu der Auffassung kommen, dass man diese Erkenntnisse bei Krebspatienten unbedingt berücksichtigen sollte. Wasser hat auf jeden Fall keine unerwünschten Nebenwirkungen, aber dafür viele gesundheitsfördernden Wirkungen. Das wussten schon die Ärzte in der Antike.

## ■ 69_ Wir fressen uns zu Tode: Hohes Krebsrisiko bei Übergewicht und Adipositas

Diese Kapitelüberschrift habe ich dem Titel eines Buchs der russischen Ärztin Dr. Galina Schatalova entliehen. Sie hat jahrelang die russischen Kosmonauten medizinisch mit betreut und auch Mitglieder von Extremexpeditionen. 1990, damals 74 Jahre alt, unternahm sie mit den von ihr medizinisch betreuten Personen einen 500 km Fußmarsch durch die Wüste Karakum in Usbekistan. An jedem Tag wurden 70-72 km zurückgelegt. Die Gruppe der 40 Supermarathonläufer wurde geteilt: ca. die Hälfte wurde mit „normalen Ernährungsprinzipien" verpflegt: pro Tag 6.000 Kilokalorien, 190 g Eiweiß, 200 g Fett, 900 g Kohlenhydrate. Diese Nahrung bestand aus Nudeln, verschiedenen Arten Fleisch und Süßigkeiten. Die zweite Gruppe, speziell von Dr. Galina Schatalova betreut, erhielt pro Tag 1.200 Kilokalorien, 28 g Eiweiß, 25 g Fett und 180 g Kohlenhydrate. Die Nahrung bestand aus Rüben und Rübenkonzentrat, frischem Grün, Obst, Gemüse und Getreidekörnern (kein Fleisch, kein Fisch, keine Milchprodukte).
Die entsprechenden Gesundheits-Checks ergaben nach der Expedition, dass sich die nach den Prinzipien von Dr. Schatalova ernährten Sportler als widerstandsfähiger und robuster gegenüber den Strapazen des Wüstenmarschs erwiesen, als die nach üblichen sportwissenschaftlichen Prinzipien ernährten Marathonläufer. Die Konzeption von Dr. Schatalova [2002] wird in ihrem Buch „Wir fressen uns zu Tode" wie folgt formuliert: „Inspiriert von der hippokratischen Feststellung, dass unsere Lebensmittel unsere Heilmittel und unsere Heilmittel unsere Lebensmittel sein sollen, hat die russische Ärztin Galina Schatalova ein Konzept der natürlichen Gesundung entwickelt. Sie ist überzeugt, dass der Mensch bei artgerechter Ernährung ein Lebensalter von 150 Jahren erreichen kann. Strikt wendet sie sich gegen die Kalorientheorie der ausgewogenen Ernährung, die der Natur des Menschen entgegensteht. Ihrer Darlegung zufolge ist der menschliche Organismus ausschließlich auf pflanzliche Nahrungsmittel festgelegt und benötigt zur Erhaltung des Grundstoffwechsels nicht mehr als 250 bis 400 Kalorien täglicher Nahrungszufuhr. Alles, was wir zu viel essen, belastet den Körper und muss von ihm ‚entsorgt' werden, sodass der Mensch seine ‚normale Lebensdauer' von 150 Jahren nicht erreicht."
Sie beschäftigt sich aber nicht nur isoliert mit der gesunden Ernährung, sondern auch mit der Atmung des gesunden Menschen sowie mit der Bewegung und Abhärtung, alles als eine integrative Einheit.

Bezogen auf die Krebserkrankung vertritt Servan-Schreiber eine ähnliche Auffassung wie Dr. Galina Schatalova [2002]. Für die ansteigende Erkrankungsrate an Krebs führt er sechs Faktoren an, vor denen es sich zu schützen gilt und somit vor der Krebserkrankung:

1_ Die Verschmutzung der Umwelt und das durch Giftstoffe in unserem Körper erzeugte Ungleichgewicht.
2_ Die unphysiologische Ernährung der westlichen Welt.
3_ Die seelischen Wunden, die die körperlichen verstärken können.
4_ Bedingungen und Einflüsse, die zu chronischen Entzündungen führen und somit der Krebserkrankung Vorschub leisten.
5_ Mangelnde Bewegung.
6_ Genussmittelmissbrauch.

## Obst und Gemüse – gestern und heute

| | Mineralien und Vitamine Gehalt in Milligramm je 100 Gramm Lebensmittel | 1985 | 1996 | Differenz |
|---|---|---|---|---|
| **Brokkoli** | Kalzium | 103 | 33 | minus 68 % |
| | Folsäure | 47 | 23 | minus 52 % |
| | Magnesium | 24 | 18 | minus 25 % |
| **Bohnen** | Kalzium | 56 | 34 | minus 38 % |
| | Folsäure | 39 | 34 | minus 12 % |
| | Magnesium | 26 | 22 | minus 15 % |
| | Vitamin $B_6$ | 140 | 55 | minus 61 % |
| **Kartoffel** | Kalzium | 14 | 4 | minus 70 % |
| | Magnesium | 27 | 18 | minus 33 % |
| | Vitamin C | 20 | 25 | plus 25 % |
| **Möhren** | Kalzium | 37 | 31 | minus 17 % |
| | Magnesium | 21 | 9 | minus 57 % |
| **Spinat** | Magnesium | 62 | 19 | minus 68 % |
| | Vitamin $B_6$ | 200 | 82 | minus 59 % |
| | Vitamin C | 51 | 21 | minus 58 % |
| **Banane** | Kalzium | 8 | 7 | minus 12 % |
| | Folsäure | 23 | 3 | minus 84 % |
| | Magnesium | 31 | 27 | minus 13 % |
| | Vitamin $B_6$ | 330 | 22 | minus 92 % |
| **Erdbeere** | Kalzium | 21 | 18 | minus 14 % |
| | Magnesium | 12 | 13 | plus 8 % |
| | Vitamin C | 60 | 13 | minus 67 % |

Quelle: auf Basis der Daten vom Schwarzwaldsanatorium Obertal

*[Berner 1995]*

1_ Es gilt heute als erwiesen, dass Adipositas (Fettsucht) und Diabetes mellitus beachtenswerte Risikofaktoren für die Krebserkrankung darstellen [Heidelberger Expertenrunde 2006].
2_ Die aufgenommenen Nahrungsmittel sind mit zahlreichen Giftstoffen belastet, die gleichfalls entzündungsfördernd und gesundheitsschädlich sind [Servan-Schreiber 2008].
3_ Giftstoffe setzen sich bei Mensch und Tier vor allem im Fettgewebe fest. Damit sind wiederum die adipösen Menschen besonders gefährdet [Servan-Schreiber 2008], aber auch jene, die tierisches Fleich und Fett bevorzugen.
4_ Durch industrielle landwirtschaftliche Produktion und Produktionssteigerung mit ertragsfördernden Stoffen vermindern sich in den Naturprodukten die Vitamine und die Mineralien, wie es die Tabelle „Obst- und Gemüse – gestern und heute“ zeigt.

Diese aus heutiger Sicht schon veraltete Tabelle soll den Trend zeigen. Eine ähnliche Tabelle von 2008 habe ich leider nicht finden können.
Umweltgifte im Körper, Übergewicht und Diabetes mellitus sowie verminderte Qualität der Nahrungsmittel, teilweise durch Schadstoffbelastung, teilweise durch Mangel an Mineralien und Vitaminen sind Faktoren, die die Überproduktion von freien Radikalen stimulieren. Der ständige Gebrauch von Antioxidantien, wobei ich Naturmineralien wie Klinoptilolith-Zeolith den Vorzug gebe, sollte heute zur ständigen Ernährung gehören.
Da die Entwicklung der Fettsüchtigen zunimmt und bereits im Kindesalter beängstigende Ausmaße annimmt, möchte ich noch einige aufrüttelnde Fakten darlegen, die manchem Anlass geben sollten, nach dem Berliner Jargon FDH = „Friss die Hälfte“, denn dann schützt du dich vor der Krebserkrankung, zu handeln.

### Diabetes mellitus

Erkrankungen (Prävalenz)
Deutschland
1960 = 0,6 % der Bevölkerung
2001 = 8,0 % der Bevölkerung
Bevölkerung > 40 Jahre 25 %
2007: 6 Millionen Deutsche = Diabetiker
[Liebe et al. 2001]

### Übergewicht (Adipositas) und Diabetes mellitus Typ 2

BRD
57 % übergewichtig,
17 % davon krankheitsrelevantes Übergewicht
→ Diabetes mellitus Typ 2,
→ Herzinfarkt/Schlaganfall
Ernährungsschäden
Lebensverkürzung
Belastung der Volkswirtschaft (BRD 70 Mrd. Euro/Jahr)
[Barmer 2/2006, S. 21-23]

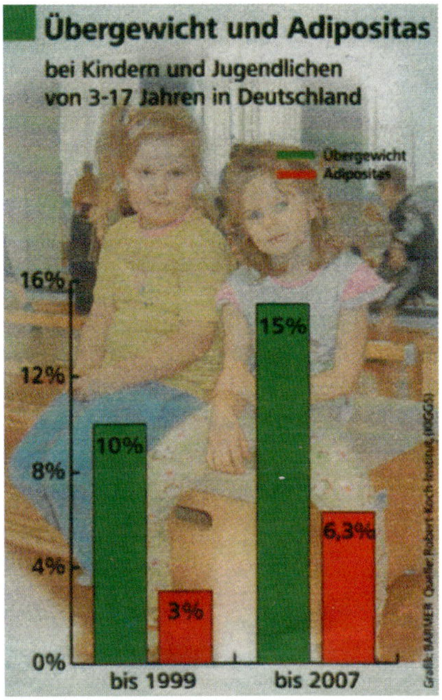


Abbildung 93: [Barmer 3/2007]

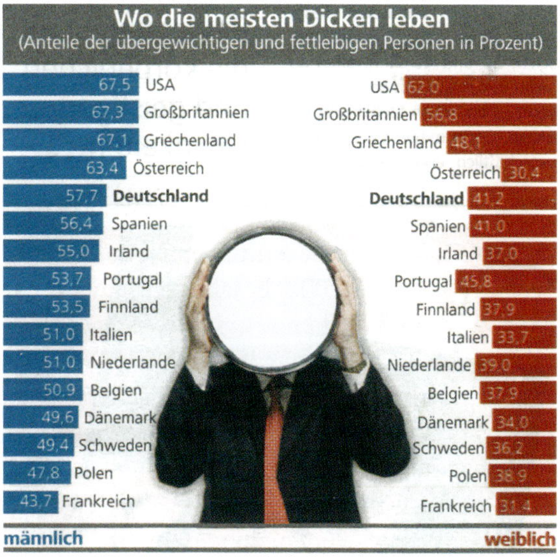
Wo die meisten Dicken leben
(Anteile der übergewichtigen und fettleibigen Personen in Prozent)
67,5 USA
67,3 Großbritannien
67,1 Griechenland
63,4 Österreich
57,7 Deutschland
56,4 Spanien
55,0 Irland
53,7 Portugal
53,5 Finnland
51,0 Italien
51,0 Niederlande
50,9 Belgien
49,6 Dänemark
49,4 Schweden
47,8 Polen
43,7 Frankreich
USA 62,0
Großbritannien 56,8
Griechenland 48,1
Österreich 30,4
Deutschland 41,2
Spanien 41,0
Irland 37,0
Portugal 45,8
Finnland 37,9
Italien 33,7
Niederlande 39,0
Belgien 37,9
Dänemark 34,0
Schweden 36,2
Polen 38,9
Frankreich 31,4
männlich
weiblich

Abbildung 94: [Barmer 2/2007]

Die beiden Abbildungen unterstützen die These von Dr. Galina Schatalova.
Zur Krebsprophylaxe gehören die beiden sich ergänzenden Lebensweisen: viel Bewegung und weniger Verpflegung, unterstützt durch frohe Stimmung und richtige rhythmische Atmung.

## ■ 70_ Erbliche und genetische Faktoren nur in geringem Maße an der Krebsentstehung beteiligt. „Die Versprechungen der Genforschung sind schon fast sträflich" [Cramer 2001]

Am 23.12.1971 wurde mit einer „berühmten" Rede des USA-Präsidenten Richard Nixon eine pompöse Aktion unter dem Motto „Kriegserklärung an den Krebs" gestartet. In diesem Rahmen wurden die „Gene" als Schwerpunkt der Krebsforschung deklariert, ohne jedoch dafür entsprechende wissenschaftliche Begründungen abzugeben. Wer nun Krebs-Gen-Forschung machen wollte, bekam auch die notwendigen Forschungsgelder, die keinesfalls knapp flossen [Yoda 2007].
Wie bereits erwähnt, hat das Nation Institute of Health (NHI) der USA 2007 eine Studie veröffentlicht, wonach in den wesentlichen Krebsarten Prostata-, Brust-, Darm- und Lungenkrebs in den letzten 40 Jahren keine wesentlichen Fortschritte erzielt worden sind [Webserver des NIH, USA 2007].
Bailer und Smith schrieben 1986 in ihrem Artikel „Fortschritte im Kampf gegen den Krebs", dass wir dabei sind, den Kampf zu verlieren. Sie stützten sich bei dieser Aussage auf eine gründliche statistische Analyse der Entwicklung der Häufigkeit des Auftretens von Tumorerkrankten in den USA in den Jahren 1950-1982, die zeigte, dass trotz aller Verbesserungen

der Diagnostik und der Therapie der „Krebs stetig an Häufigkeit zunahm". Es kann also festgestellt werden, dass in 38 Jahren nach der Kriegserklärung gegen den Krebs die „Waffe" Gene oder die Genforscher als Träger dieser Waffen keinen wesentlichen Fortschritt, trotz großer Summen an Forschungsgeldern, erreicht haben.
Kein geringerer als der deutsche Genforscher, der ehemalige Direktor des Max-Planck-Instituts für experimentelle Medizin Prof. Friedrich Cramer [2001] ist der Meinung „Wir haben in der Genforschung einen falschen Ansatz". Dies sagte er in einem Interview der Zeitschrift „Psychologie heute" vom September 2001 (Seite 28). Er fügte noch hinzu „Den Genforschern mangelt es an Weisheit, ihre Versprechungen sind schon fast sträflich. Das Machertum fängt an, die Genforschung zu dominieren."
Servan-Schreiber [2008] beschrieb in seinem Antikrebsbuch in der Einleitung das Genproblem bei onkologischen Erkrankungen wie folgt: „Wir alle leben mit Mythen, die unsere Fähigkeit zur Bekämpfung von Krebs schwächen. So sind zum Beispiel viele überzeugt, dass Krebs in erster Linie mit der genetischen Veranlagung zusammenhängt und nicht mit der Lebensweise. Die Wissenschaft hat bewiesen, dass es sich genau umgekehrt verhält."

„Würde Krebs über die Gene weitergegeben, müssten adoptierte Kinder die gleiche Krebsrate aufweisen wie ihre biologischen Eltern, nicht aber wie ihre Adoptiveltern. In Dänemark, wo sich mit einer detaillierten Gendatenbank die Herkunft jedes Menschen zurückverfolgen lässt, haben Forscher die biologischen Eltern von über 1.000 Kindern ausfindig gemacht, die nach der Geburt adoptiert wurden. Ihre Ergebnisse, die im angesehenen New England Journal of Medicine veröffentlicht wurden, zwingen uns, unsere bisherigen Annahmen über Krebs zu revidieren. Die Wissenschaftler stellten nämlich fest, dass es keinen Einfluss auf das Risiko an Krebs zu erkranken hat, wenn die biologischen Eltern eines Kindes (von denen seine Gene stammen) vor dem 50. Lebensjahr an Krebs starben. Dagegen erhöhte der Krebstod eines Adoptivelternteils (das Lebensgewohnheiten, aber nicht Gene weitergibt) vor dem 50. Lebensjahr das Risiko, dass das Adoptivkind ebenfalls an einer Krebserkrankung starb, um das Fünffache."
Mit dieser Einschätzung, mit der ich mich uneingeschränkt identifiziere, beruft sich Servan-Schreiber auf die Studien von Sörensen et al. [1998]. Diese Autoren schlussfolgern: „Erbliche genetische Faktoren leisten nur einen geringen Beitrag zur Empfänglichkeit für die meisten Formen von Neubildungen (Krebs)". Lichtenstein et al. [2000] verweisen in diesem Zusammenhang darauf, dass die Hauptursache für die häufigsten Krebsarten Faktoren der Umwelt sind. Servan-Schreiber [2008] billigt den genetischen Faktoren höchstens 15 % für die tödlichen Krebsursachen zu. Schlitter [1995] kam bei seinen Analysen und Recherchen nur auf 5 % Anteil von genetischen Faktoren an der Entstehung von Krebs.

Die Krebserkrankung ist also kein unabwendbares Lebensschicksal. Jeder kann sich z. B. durch seine Lebensweise vor Krebs schützen. Sicherlich gibt es auch Umweltfaktoren, gegen die man sich nicht wehren kann. In derartigen Fällen müssten die Regierungen zur Verantwortung gezogen werden, mit der Forderung mehr für die Volksgesundheit zu tun.
Neben dem Krebszell-Dogma haben wir im Krebsgeschehen nun auch noch das Gen-Dogma, welches den Krebs ebenfalls zum „unlösbaren Problem" macht. Was für den Krebs bezüglich der Gene zutrifft, ist meines Erachtens für die meisten Erkrankungen zutreffend. In

dem sehr interessanten Buch „Zellgeflüster" von Florianne Koechlin werden diesbezüglich Formulierungen gebracht, die ich besser nicht bringen könnte und zitiere sie deshalb [Koechlin 2005].

„Das Gendogma ist ebenfalls weit verbreitet, und sein Einfluss nimmt ständig zu. Der Grund liegt darin, dass ganz bestimmte Krankheiten tatsächlich durch ein einziges defektes Gen verursacht werden. Die Bluterkrankheit ist ein Beispiel dafür. ... Ausgehend von monogenetischen Erkrankungen werden immer mehr Krankheiten als genetisch bedingt oder durch genetische Faktoren beeinflusst beschrieben. Sie werden immer weniger als Reaktionen auf gestörte physische oder psychische Gleichgewichte gesehen, sondern als genetische Programmierungsfehler. Obwohl die meisten monogenetischen Erbkrankheiten extrem selten sind, wurden sie als Modell herangezogen, das dann auf komplexere Krankheiten wie Krebs oder Bluthochdruck und selbst auf menschliches Verhalten übertragen wurde. ... Trotz der großen Versprechen sind in der genetischen Medizin relativ wenige Fortschritte bei der Behandlung oder Heilung von Menschen zu sehen – gemessen an den investierten Forschungsmitteln. Bei Bluthochdruck beispielsweise sind einige Hundert Gene im Spiel, und vom Brustkrebs wissen wir, dass weniger als fünf Prozent aller Erkrankungen gravierend durch erbliche Faktoren beeinflusst sind. Bei allen anderen, also bei über 95 Prozent, spielen viele unterschiedliche Faktoren – Umwelt, Ernährung oder ‚Lifestyle' – eine Rolle."
Im Interesse der leidenden Patienten sollte endlich in der Medizin mit der Überschätzung der Gene Schluss gemacht werden. Forschungsgelder sollten anderen Zwecken dienen, z. B. der Lösung der Frage, warum Spontanheilungen von Krebskranken möglich sind, wie diese Heilung vor sich geht und wie man diese Erkenntnisse in die Therapie einfließen lassen kann.
Aber noch einem wichtigen Problem sollte sich die onkologische Forschung zuwenden: Die pränatale Ontogenese oder anders ausgedrückt: Die Lebensweise einer Schwangeren. Gesundheit und Krankheit können in erheblichem Maße, bereits vom Augenblick der Entstehung der Zygote (befruchtete Eizelle) an, spätestens aber in so genannten kritischen Differenzierungsphasen zentraler Regelstrukturen oder auch peripherer Organsysteme, umweltabhängig sein. Die Auseinandersetzung des Organismus mit seiner Umwelt verläuft in verschiedenen ontogenetischen Entwicklungetappen qualitativ und quantitativ unterschiedlich. Pränatal erfolgt der Einfluss der exogenen Umwelt auf den Feten vor allem mittelbar über den mütterlichen Organismus.
Er ist aber Veränderungen im inneren Milieu der Mutter, als der ihn unmittelbar umgebenen Umwelt, trotz zwischengeschalteter Schutzmechanismen, direkt ausgesetzt. Entwicklung, Differenzierung und Reifung der funktionellen Systeme, vor allem des ZNS eines Fötus, können von unterschiedlichen Faktoren beeinflusst werden [T. Hecht 1981]. Diese Faktoren sind ausschlaggebend dafür, ob die „lebenswichtige Anpassungsfähigkeit des Organismus zum Zeitpunkt der Geburt" [Anochin 1975] und darüber hinaus so vollkommen ist, „dass sie nicht nur ein Überleben schlechthin in der neuen Umwelt, sondern durch rechtzeitige und lückenlose Überführung zentraler ‚open loop'-Regelsysteme in ‚feedback'-Kontrollsysteme [Dörner 1972] die Adaptation weitgehend garantiert".
In seinem Buch: Selbstregulation, Autonomie und Gesundheit, berichtet Ronald Grossarth-Maticek [2003] über Risikofaktoren für Krebserkrankungen bei Kindern. Grossarth-Maticek

geht davon aus, dass die internationale wissenschaftliche Literatur bei der Ermittlung der Ursachen von Kinderkrebs (z. B. Leukämie, Hirntumoren) ratlos ist. Mit größter Zurückhaltung und nur als Hinweis für eine mögliche Hypothesenbildung legt er Ergebnisse vor, die er mit einer Befragung von Eltern, deren Kinder an Tumoren erkrankt waren, erzielt hat.
In die Untersuchung wurden Kinder von 3-12 Jahren einbezogen. Die Fragen und die Beziehung zu Hirntumoren bzw. zur Leukämie bei den Kindern sind in nachfolgender Tabelle auszugsweise dargestellt.

| Faktoren Hirntumore | bei Kindern Leukämie | bei Kindern Kontrollgruppe: | Kinder ohne Krebs |
|---|---|---|---|
| Mutter konsumierte Beruhigungsmittel | 4,1 % | 2,4 % | 0,7 % |
| Mutter konsumierte Schmerzmittel | 3,2 % | 3,0 % | 1,0 % |
| Mutter konsumierte Schlafmittel | 4,9 % | 4,1 % | 1,4 % |
| Mutter konsumierte Alkohol | 11,4 % | 9,5 % | 3,8 % |
| Mutter konsumierte Zigaretten | 30,9 % | 21,1 % | 20,5 % |
| Mutter hatte ausgepräten Stress | 21,1 % | 16,0 % | 5,5 % |
| Vorkommen von Kinderkrebs in der Verwandschaft | 0,8 % | 1,2 % | 0 % |
| Kind litt an Hirnentzündung | 4,9 % | 0 % | 0,3 % |
| Neuer Teppichboden während Krabbelphase | 12,2 % | 10,1 % | 0,7 % |
| Kind war unerwünscht | 11,4 % | 7,7 % | 1,7 % |
| Kind wurde von Eltern emotional abgewiesen | 7,3 % | 5,9 % | 0,3 % |
| Kind war passiv und wenig eigenaktiv | 16,3 % | 11,2 % | 1,0 % |
| Kind ist von Natur aus überruhig und gehemmt | 55,3 % | 41,4 % | 23,6 % |
| Bestrahlung der Mutter in der Schwangerschaft | 4,9 % | 4,1 % | 0 % |
| Mutter litt an Infektionen in der Schwangerschaft | 6,3 % | 2,4 % | 0,7 % |
| Kind erlebte intensive, immer wiederkehrende Schockerlebnisse | 57,7 % | 43,8 % | 3,8 % |

*Tabelle 23: Einige epigenetische Faktoren in der frühen Onkogenese, die bei Krebsentstehung im Kindeslater eine Rolle spielen können. Beispiele nach Grossarth-Maticek [2003]*

Grossarth-Maticek [2003] vertritt aufgrund dieser Ergebnisse die Auffassung, dass nicht ein einzelner Risikofaktor ausschlaggebend ist, sondern mehrere und deren mögliche Interaktion untereinander. Dieser Auffassung ist unbedingt zuzustimmen.
Auffallend sind die hohen Werte bei Alkohol- und Zigarettenkonsum und ausgeprägtem Stress während der Schwangerschaft seitens der Mutter. Das sind epigenetische Faktoren, die in der pränatalen Ontogenese des Kindes wirksam werden können [Hecht und Dörner 1978]. Vorkommen von Krebs in der Verwandtschaft wies dagegen äußerst niedrige Werte aus. Nicht zu verkennen sind auch postnatale ontogenetische Einflüsse zu sehen, wie z. B. wiederholte Schockerlebnisse während der frühen Kindheit. Die Onkologie wäre gut beraten, wenn sie sich mehr auf die epigenetischen Einflüsse, als auf die genetischen Faktoren bei der Krebsentstehung orientieren würde.

In diesem Zusammenhang möchte ich auf die Arbeiten von Pjotr Anochin [1975], einem russischen Physiologen, und seines Mitarbeiters Arschawski [1976], zur Systemogenese als allgemeines Entwicklungsgesetz und auf die von Günter Dörner, ehemaliger Direktor des Instituts für Endokrinologie der Berliner Charité verweisen, der in zahlreichen Modellexperimenten, an denen ich mich auch beteiligt habe, zeigen konnte, dass physiologische und pathologische Vorprogrammierung von Verhaltensweisen der Nachkommen möglich war, wenn der Neurotransmitter-Stoffwechsel der Muttertiere während der Trächtigkeit exogen verändert wurde. So zeigten z. B. Nachkommen von alkoholisierten Muttertieren erhebliche Schlafstörungen. [Anochin 1975; Dörner 1972, 1974, 1973, 1977; Dörner et al. 1976, 1981; K. Hecht und Dörner 1978; T. Hecht et al. 1977] Dörner [1977] Dörner et al. [1981] und Hecht und Dörner [1978] konnten an Ratten zeigen, dass die Applikation von transmitterverändernden Stoffen in den ersten Lebenstagen das Verhalten lebenslang prägen kann. Ein Stoff, Pyridostigmin, welches die Konzentration des Acetylcholins im Gehirn erhöht, bewirkte, dass die Tiere einen ausgeprägten Spieltrieb zeigten, motorisch sehr aktiv waren, gute Lernleistungen vollbrachten und geringe Stressempfindlichkeit ausweisen. Ein Stoff, Pargylin, welcher im Gehirn die Katecholaminkonzentration erhöht, bewirkte ein passives, träges Verhalten, eingeschränkte Lernfähigkeit und erhöhte Stress-Senibilität. Auch Hirnhypoxie während der Embryoentwicklung oder in den ersten Lebenstagen kann zu erheblichen festgeprägten Verhaltensweisen führen [Biesold 1977].
Diese Modellexperimente können die Befunde von Grossarth-Maticek erklären. Sie zeigen auch, dass die gesunde Lebensweise mit der Bildung der Zygote beginnen muss. Die Lebensweise einer Schwangeren reflektiert sich in dem Gesundheitszustand des Kindes und ist daher viel wichtiger für die Krebsprophylaxe, als die Orientierung auf das Phantom „Gene“. Das gleiche gilt für die frühe Kindheitsentwicklung, weil Dysstress, Medikamente und andere Einflüsse die Trensmitterfunktion irreversibel stören und Verhaltensänderung sowie Schwächung des Immunsystems bewirken können. Epigenetische und viel weniger genetische Faktoren scheinen in dem Krebsgeschehen eine wichtige Rolle zu spielen. Darauf sollte sich die Krebsforschung konzentrieren.

## ■ 71_ Krebserkrankung, eine psychoneurobioimmunologische Dysregulation, bedingt durch Umweltfaktoren und Lebensweise

Nach dem heutigen wissenschaftlichen Erkenntnisstand formuliere ich folgende Definition der Krebserkrankung:
Die Krebserkrankung ist eine chronische, über lange Zeit (bis Jahre und sogar Jahrzehnte) sich entwickelnde **psycho-neuro-bio-immunologisch** ganzheitliche Dysregulation (Regulationsstörung) eines Menschen, deren Hauptursachen in den gesundheitsschädigenden Umweltbedingungen und in dem teilweise selbst gewählten, teilweise von der Gesellschaft aufgezwungenen Lebensstil des modernen Menschen zu suchen sind.
Dem heutigen wissenschaftlichen Erkenntnisstand nach ist die Krebserkrankung nur in sehr geringem Umfang genetisch, dagegen aber epigenetisch bedingt und keinesfalls eine nur aus einer Zelle oder Stammzellen hervorgegangene lokale Erkrankung, sondern eine Regulationsstörung die im durch das vegetative Nervensystem direkt gesteuerten Bindegewebes ursächlich beginnt. Da sich das Bindegewebe, in dessen Zentrum die Grundsubstanz der extrazellulären Matrix steht, über den ganzen Körper strukturell und funktionell erstreckt, lässt sich davon die Metastasierung erklären. Die größte Bedeutung für die Entwicklung einer Krebserkrankung (eigentlich für jede Erkrankung) haben die psychonervalen Funktionen, an die die immunologischen Funktionen auf der Grundlage eines unermesslichen reaktionsschnellen Neurotransmitter-Systems untrennbar gebunden sind. (Es wird bereits von einer Neurotransmitter-Medizin gesprochen [Pert 2007].) Hierbei nehmen die Emotionen (Gefühle) als untrennbare Körper-Seele-Geist-Funktion eine zentrale Stellung ein. Gefühle reflektieren sich molekular [Pert 2007]. Die Schulung der Gefühle von der Kindheit an und die Entwicklung einer allumfassenden emotionalen Intelligenz [Coleman 1996] sollte daher ein fester Bestandteil einer Krebsprophylaxe und auch der Therapie von Krebskranken sein.

Die Krebserkrankung kann, wie jede andere chronische Erkrankung vom Selbstheilungssystem beeinflusst werden [Becker R. 1994], welches im Rahmen einer Therapie unbedingt einer Unterstützung bedarf. Die Krebserkrankung ist daher nicht als eine unheilbare Erkrankung zu akzeptieren. Mit diesem Dogma eines schicksalbedingten Krankseins muss endlich Schluss gemacht und den Menschen die „Krebsangst“ genommen werden.
In der Krebsdiagnostik müssen revolutionäre Veränderungen vollzogen werden, z. B. durch Einsatz elektrophysiologischer Verfahren, die auch die Bestimmung der funktionellen Dynamik der Neurotransmitter und immunologischer Parameter gestatten.

## ■ 72_ Vorschlag eines komplexen Therapieprogramms für Patienten mit psychoneurobioimmunologischer Dysregulation (Krebskranke)

An Hand von zwei Schemata möchte ich die wesentlichen Beschwerden eines Krebskranken und die dazu gehörigen möglichen therapeutischen Maßnahmen darstellen.
Bei diesen Schemata gehe ich von der Ganzheitlichkeit aus, die sowohl im Beschwerdebild als auch in den Therapieempfehlungen ihre Berücksichtigung finden muss. Es geht also nicht darum, das eine oder das andere zu tun, sondern alle angeführten Faktoren müssen integrativ und komplex angegangen werden. Diese Schemata sollen kein Dogma sein, sondern entsprechende Orientierung geben. Ergänzungen, z. B. mit Akupunktur oder anderen gebräuchlichen alternativen Therapien sind möglich und erwünscht.
Wir müssen immer davon ausgehen, dass ein Patient eine Persönlichkeit darstellt und die Medizin eine individuelle Disziplin ist. Dabei sollen auch die Wünsche der Patienten mit einbezogen werden.

**Was wünscht sich der Tumorkranke?**

- Heilung
- Zuwendung (nicht Mitleid) seitens der Ärzte und des medizinischen Personals sowie der gesellschaftlichen Umgebung
- keine Schmerzen
- guten Schlaf
- Befreiung von Angst und Depression
- humane milde Therapie
- geistig-seelische Kraft
- körperliche Kraft

Aus den Schemata wird ersichtlich, dass die aktive Mitwirkung, eine positive Einstellung sowie der Glaube an die Heilung des Leidens unbedingt erforderlich sind.

**Beschwerden und Befunde**

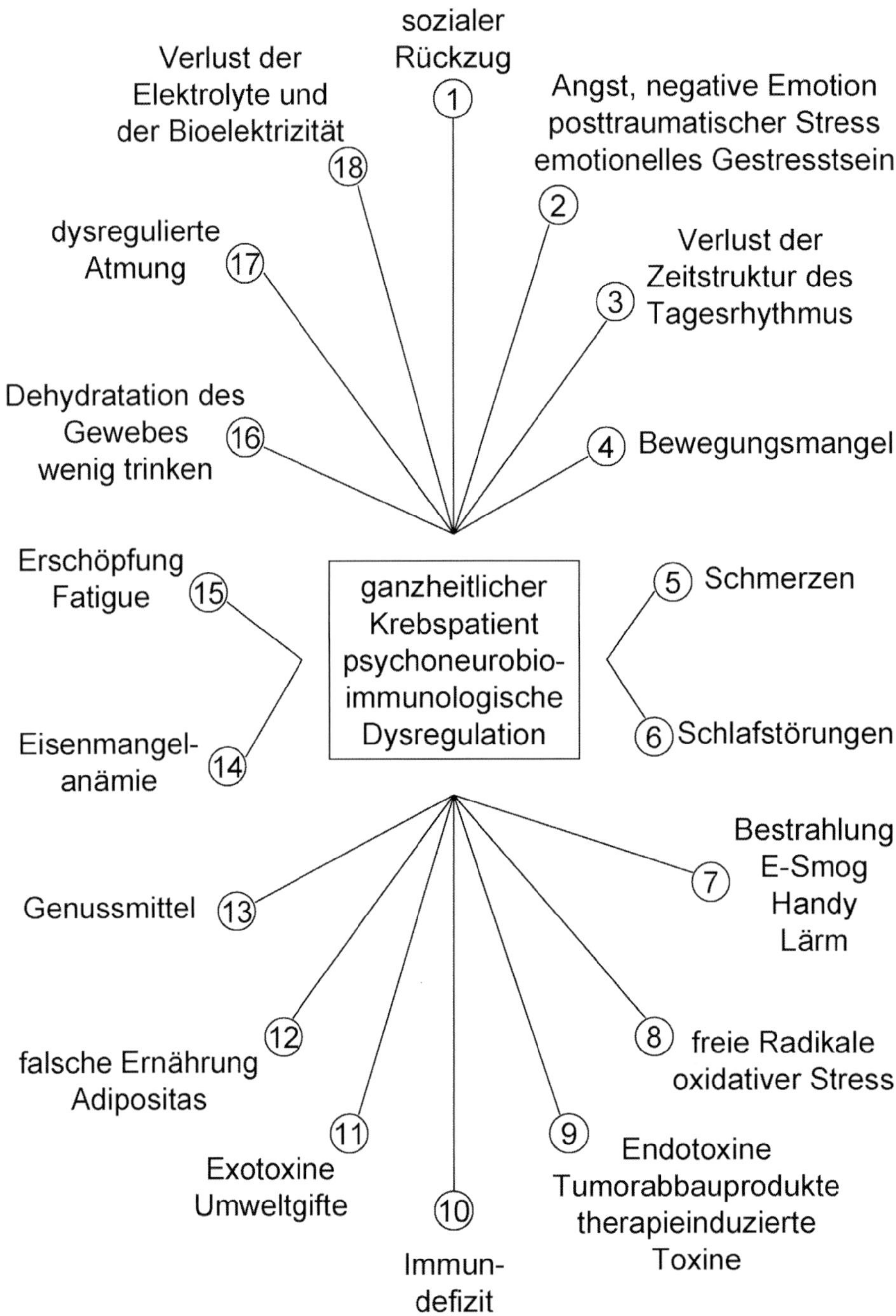


*Abbildung 95:*
*Welche Fakten sollen bei einer komplexen Therapie eines Krebskranken beachtet werden?*

## Was kann der Krebspatient tun?

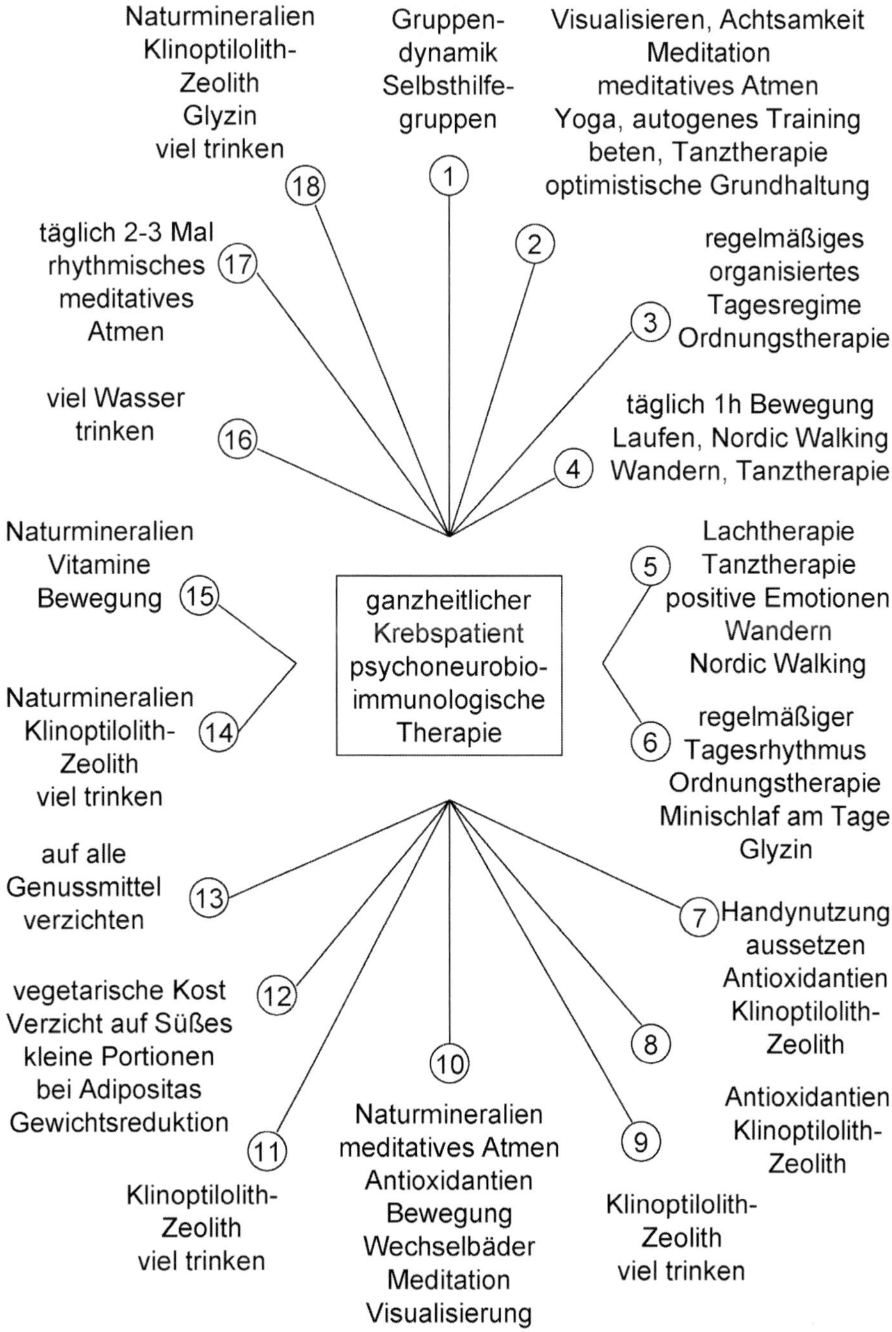


*Abbildung 96:*
*Was kann bei den vorhandenen Störfaktoren getan werden, um sie zu beseitigen?*

## ■ 73_ Ist die Auffassung dem Krebskranken keine falschen Hoffnungen zu machen berechtigt?

*„Der Himmel hat den Menschen als Gegengewicht*
*gegen die vielen Mühseligkeiten des Lebens drei Dinge gegeben:*
*Die Hoffnung, den Schlaf und das Lachen.“*
(Immanuel Kant 1724-1804)

Dieser Ausspruch des deutschen Philosophen Immanuel Kant ist meines Erachtens ein wichtiger Wegweiser, auch für Krebskranke. Ich persönlich würde noch den Glauben hinzufügen.
Hoffnung, Glauben, Lachen und ein Schlaf von guter Qualität sind Faktoren, die einen Menschen gesund erhalten, den Umgang mit Stress und negativen Emotionen erleichtern sowie Kranken bei der Genesung helfen. Schon Hippokrates (460-370 v. Chr.) hat vor über 2.400 Jahren postuliert, dass selbst ein todkranker Mensch durch den Glauben an die Heilkunst seines Arztes wieder gesund werden kann. Ich möchte hier hinzufügen, auch durch den Glauben an sich selbst, welcher Hoffnung in sich birgt, aber auch der Glaube an die eigenen Selbstheilungskräfte und auch der Glaube an Gott vermögen Schwerkranke wieder genesen lassen.
Nicht wenige Ärzte die Krebskranke behandeln vertreten die Auffassung, dass man ihnen keine falschen Hoffnungen machen sollte. Ich entgegne aber, und das habe ich in allen vorausgegangenen Kapiteln belegen können, dass Hoffnungslosigkeit (also negative Emotionen) den Kranken in eine passive Positionshaltung drängt, die keinesfalls die Selbstheilungskräfte stärkt. Ich gebe bezüglich „falsche Hoffnung machen“ jenen Ärzten recht (zu denen ich mich auch zähle), wenn sie verurteilen, dass in den Massenmedien laufend über neue Medikamente oder irgend welche neu entdeckten imaginären Gene, die Heilkraft besitzen sollen, berichtet wird und diese sich dann als „Luftblasen“ herausstellen. Auch würde es mir schwer fallen, einem Lungenkrebskranken, der weiter raucht, sich nicht bewegt, sein Übergewicht weiter vergrößert, eine pessimistische Grundhaltung einnimmt und sich auf die Ärzte verlässt, die ihm „schon helfen werden“, große Hoffnung auf eine Genesung zu geben.

Simonton et al. [1994] sehen die Hoffnung als einen wichtigen Faktor für die Heilung des Krebskranken und geben folgenden Rat. „Hoffnung ist ein wichtiges Überlebensmoment für den Krebspatienten. Die Hoffnungslosigkeit und das Gefühl, den Verhältnissen hilflos ausgeliefert zu sein, sind oft Wegbereiter für die Krebserkrankung. Die Hoffnung, die wir zu erwecken versuchen, ist in ihrem Kern Hinwendung zum Leben. Sie ist keine philosophische Schwärmerei, sondern eine Bedingung für das Überleben. Für jeden Patienten beinhaltet das Wiedergesundwerden eine Neudefinierung seiner Einstellung zu der lebensbedrohenden Krankheit, eine Wandlung, die ihn wieder hoffen lässt.“
Und Servan-Schreiber [2008] ergänzt dazu sinnvoll. Wir dürfen uns nicht hinter „einer engen Vorstellung von Medizin verschanzen, die jedem von uns die Macht nimmt, sich um sich selbst zu kümmern – als könnten wir nicht lernen, uns aktiv gegen Krebs zu schützen, vor und nach der Krankheit. Diese Passivität zu fördern, schafft eine Kultur der Hoffnungslosigkeit.“

„Schlimmer noch: Es ist eine falsche Hoffnungslosigkeit, weil alle medizinischen Belege dafür sprechen, dass wir erheblichen Einfluss auf die Fähigkeit unseres Körpers haben, die Mechanismen des Krebses zu schwächen. Genau das hat der World Cancer Research Fund in seinem Aufsehen erregenden Bericht festgestellt: ‚Im Prinzip sind die meisten Krebsfälle vermeidbar.' Ich für meinen Teil habe mich geweigert, mich der Passivität dieser falschen Hoffnungslosigkeit zu überlassen und habe alle hier beschriebenen Ansätze angewendet."
Damit meint er sich selbst und sein „Antikrebsbuch", das ich jedem der sich vor Krebs schützen möchte oder krebskrank ist empfehle. Die Quelle über den World Cancer Research Fund Bericht soll auch noch erwähnt werden. World Cancer Research Fund (2007): Food, Nutrition and the Prevention of Cancer. A Global Perspective. World Cancer Research Fund and American Institute for Research on Cancer, London, xxiii.

Nun möchte ich in diesem Zusammenhang noch ein weiteres Problem aufwerfen. Darf ein Arzt eine Prognose zur Lebensdauer von Krebspatienten geben?
Leider hat es sich in der Medizin eingebürgert, Krebskranken eine Prognose zu geben, wie lange sie noch leben würden. Die größten diesbezüglichen Fehleinschätzungen leistete sich die Medizin bei dem an Hodenkrebs erkrankten Radrennfahrer Lance Armstrong, dem man noch wenige Monate Lebenszeit gab, der aber zwischenzeitlich sieben Mal die Tour de France gewann.
**Eine derartige Prognose zu stellen ist meines Erachtens mit dem ärztlichen Handeln nicht vereinbar, denn ein Arzt verfügt überhaupt nicht über die Daten, die zu einer richtigen Prognose erforderlich sind.**
Um das zu verdeutlichen, sei ein Vergleich mit den Meteorologen gestattet.
Auch die Meteorologie muss als erstes Diagnosen auf der Basis von Daten stellen, um zu einer Prognose zu kommen. Gegenüber den Medizinern hat die Meteorologie den Vorteil, dass sie sich nur auf 15 Freiheitsgrade zu beziehen braucht (z. B. Lufttemperatur, -druck, -feuchtigkeit). Zur Prognose kommt der Meteorologe nur durch die Information vieler Wetterstationen und Wettersatelliten. Dennoch haben die Meteorologen sehr große Mühe, das Wetter für ein umrissenes Gebiet für 1 bis 2 Tage im Voraus richtig zu bestimmen.
Der Mensch, der als Patient vor dem Arzt steht, verfügt über das Steuerungssystem Gehirn mit ca. 100 Milliarden Nervenzellen, von denen jede einzelne Zelle bis zu 10.000 Verbindungsmöglichkeiten zu anderen Gehirnzellen herstellen kann. Schätzungsweise sollen auf dieser Basis beim Menschen über 1015 Freiheitsgrade für sein psychobiologisch-soziales Verhalten einbezogen werden können.
Eine chronische Krankheit benötigt für ihre Entwicklung bis zu 10 Jahren, das wären ca. 3650 Tage. Wenn diese Entwicklung aus einer subdisziplinären Sicht der Medizin betrachtet wird, dann ist es ein gewagtes Unterfangen, in einer sehr kurzen Zeit, die einem Arzt zur Verfügung steht, die richtige Prognose zu stellen. Da nähert man sich Dimensionen, die einem Lotteriespiel entsprechen. Es ist meines Erachtens vermessen, wenn ein Arzt einem Krebskranken prognostiziert, dass dieser nur noch wenige Wochen oder Monate zu leben hat. Das ist „Nocebo" und kann ein Voodoo-Urteil sein.
Dass dieses alltägliche Realität sein kann, schildert Bruce H. Lipton in seinem Buch „Intelligente Zellen – Wie Erfahrungen unsere Gene steuern". KOHA Verlag, Burgrain, 2007, in dem er Berichte über Nocebo vorstellt.

„Ein Bericht handelt von einem Arzt aus Nashville. Clifton Meador hat über dreißig Jahre lang die potenzielle Macht des Nocebo-Effekts erforscht. 1974 hatte Meador bei dem Patienten Sam Londe, einem Schuhverkäufer im Ruhestand, Speiseröhrenkrebs diagnostiziert. Diese Krankheit galt zu jener Zeit als hundertprozentig tödlich. Londes Krebs wurde behandelt, aber unter Medizinern war klar, dass sein Krebs wiederkehren würde. Daher war niemand überrascht, als er wenige Wochen nach der Diagnose starb.
Die Überraschung war jedoch groß, als man bei der Autopsie nur sehr wenig Krebs in seinem Körper fand, jedenfalls nicht genug, um daran zu sterben. In seiner Leber und Lunge fand man ein paar Flecken, aber keine Spur von dem Speiseröhrenkrebs, der angeblich für seinen Tod verantwortlich sein sollte. Meador sagte dem Discovery-Channel: ‚Er starb **mit** Krebs, aber nicht **an** Krebs.' Woran war Londe gestorben, wenn nicht an Krebs? Starb er, weil er glaubte, dass er sterben würde? Dieser Fall verfolgte Meador noch drei Jahrzehnte nach Londes Tod. „Ich dachte, er hätte Krebs. Er dachte, er hätte Krebs. Habe ich ihm irgendwie die Hoffnung genommen?" Solche Nocebo-Fälle legen den Verdacht nahe, dass Ärzte, Eltern und Lehrer uns die Hoffnung nehmen können, indem sie uns darauf programmieren, dass wir ohnmächtig sind."
Deshalb wäre es besser, wenn Ärzte durch ihr Charisma und ihre Empathie als Placebo wirken würden [Rüegg 2006] und sich in Fällen der Lebensprognose eines Krebskranken strengstens enthalten und sich nicht von der teuflischen Statistik missbrauchen lassen würden.

## ■ 74_ Anregung zum neuen Denken in der Krebsphilosophie und -therapie in Thesen

Zum Abschluss dieses Buchs möchte ich in Kurzform über die wesentlichen neuen wissenschaftlichen Erkenntnisse zur Krebsphilosophie und -therapie informieren. Die Thesenpostulate sind in den einzelnen Kapiteln ausführlich beschrieben und mit den Literaturquellen der internatonalen Schriften belegt. Es handelt sich also um harte Fakten und nicht um Spekulationen.

Wenn ich zum besseren Verständnis in 35 Thesen unterteile, so vertrete ich keinesfalls den einen oder anderen Teil separat, sondern integriert einen Synergismus der untrennbar ist.

1_ Die Diagnose Krebs (Sie haben einen Tumor) bedeutet gewöhnlich für die Betroffenen einen psychosozialen Sturz, der vergleichbar ist mit dem Sturz von einem hohen Berg in eine tiefe Gletscherspalte, zu der kein Zugang für Hilfe besteht. An einer solchen Stelle überfällt einen Menschen eine unheimliche Angst. Sie gleicht im Krebsfall dem Voodoourteil, das ein Schamane ausspricht, wodurch der Verwünschungstod ausgelöst wird. Die Angehörigen dieser noch heute z. B in Ozeanien lebenden Völkerstämme sind mit dem Glauben so fest verwurzelt, dass sie innerhalb von 24 Stunden vor Angst sterben, wenn durch Zeichen, Worte oder Riten der Verwünschungstod signalisiert wird. Der fest verwurzelte Glaube des modernen Menschen, dass die Krebserkrankung den unausweichlichen Tod bringt, kann eher zum Tode führen als die Erkrankung selbst. Das ist ein Noceboeffekt.

Herbert Benson [1997] bearbeitete Fälle von Opfern von Gewaltverbrechen, die gestorben waren, ohne jegliche Spuren von Verletzungen zu haben. Nur weil sie schreckliche Angst hatten, von dem Gewaltverbrecher getötet zu werden, starben sie. Über das gleiche Problem berichtet auch Bruce Lipton [2007].

2_ Ungeheuer belastet werden viele Menschen durch die Krebsangst, die sich bis zu einer speziellen Erkrankungsrichtung entwickelt hat und natürlich keinen positiven Einfluss auf die Heilungsprozesse haben kann (negative Emotionen). Leider wird die Krebsangst wie ein Herdfeuer in der Gesellschaft geschürt; wobei die Massenmedien häufig mit zur Verstärkung beitragen. Nicht wenige Menschen verfallen in Panik und zu unmotivierten Handlungen. In dem Buch „Oben ohne" berichtet Evelyn Heegs, deren Mutter sowie zwei Tanten und eine Großtante an Brustkrebs gestorben waren, über ihren Entschluss zur Amputation beider gesunden Brüste. Nach einem zweifelhaften Gentest hat man ihr prognostiziert, dass sie mit 80 %iger Wahrscheinlichkeit auch an Brustkrebs erkranken werde. Um dieses Risiko zu reduzieren, hat sie entschieden, sich beide **gesunde** Brüste amputieren zu lassen. Eine schreckliche Entscheidung aus meiner Sicht. Wer gibt ihr die Garantie, dass sie nicht an einer anderen Krebsart erkrankt? **Im Eid des Hippokrates heißt es: „Rein und heilig werde ich mein Leben und meine Kunst bewahren. Das Schneiden werde ich nicht anwenden."** Eine andere Patientin, deren Freundin an Leukämie gestorben war, hatte aus Krebsangst chronische Einschlafstörungen, aus denen sich, wie bekannt wegen Schwächung des Immunsystems, Krebs oder andere chronische Erkrankungen entwickeln können.
**Die Angst bringt uns um** [Lipton 2007]. Die Angst versetzt den Menschen in den Dauerzustand, in dem sich ein Sprinter in der Startposition „Auf die Plätze – fertig – los" befindet. Beim Sprinter wird die Aktionsbereitschaft mit dem Start in Aktivierung umgesetzt, was gleichbedeutend einer Erlösung ist. Menschen in Dauerangst oder Dauerstress leben ständig in Aktionsbereitschaft, setzen diese aber nicht in Aktivierung um, wodurch es zu einer Überflutung des gesamten Körpers mit Stresshormonen kommt, die schädliche Wirkungen verursachen. Ein Mensch mit Krebsangst erhöht daher als Gesunder das Risiko an Krebs zu erkranken und als Krebskranker seinen Gesundheitszustand zu verschlechtern.
Ganzheitliche, psychoneurobioimmunologisch orientierte Ärzte fordern, dass die Behandlung der Krebsangst der Patienten vordergründig erfolgen muss, weil sie den Heilungsprozess hemmen kann. Dies wird leider ungenügend beachtet. Des Weiteren ist eine breite Aufklärung der Bevölkerung erforderlich, in der entsprechend des heutigen Erkenntnisstands zum Inhalt haben muss, dass Krebskranke wieder gesund werden können und dass die sehr belastende Krebsangst unangebracht ist. Der Krebspatient muss aber auch darüber informiert werden, dass eine effektive Behandlung seine Aktivität fordert. Passivität und sich dem Schicksal ergeben verkürzt das Leben, wie es entsprechende Untersuchungen zeigten.

3_ Einsamkeit und soziale Isolierung des Krebskranken ist die zweite Belastung, die mit der Diagnose „Krebs" auftritt. Die Einsamkeit macht die Angst stärker und die Angst die Einsamkeit. Der Arzt Servan-Schreiber [2007] beschreibt in seinem Antikrebsbuch ein-

drucksvoll, wie er sich nach der Diagnose Krebs fühlte und wie ihn seine Umwelt aus der Gesellschaft ausgliederte:
„Ich geriet in eine graue Welt, in der die Patienten keinen Titel, keine Qualifikation, keinen Beruf hatten. Hier interessierte sich niemand dafür, was man im Leben machte oder was einem durch den Kopf ging."
„Plötzlich hatte ich das Gefühl, dass es einen Club der Lebenden gab und man mir signalisierte, dass ich nicht mehr Mitglied war. Ich bekam es mit der Angst zu tun; Angst, dass man mich einer anderen Kategorie zuordnet, der Kategorie von Menschen, die sich durch ihre Krankheit definieren. Ich hatte Angst, allmählich unsichtbar zu werden. Angst, nicht mehr richtig zu existieren, obwohl ich noch gar nicht tot war."
Dieses Beispiel zeigt: Ein an Krebs Erkrankter, gewollt oder ungewollt zumindest, wird als „Todeskandidat" aus der Gesellschaft „ausgegliedert". Das führt zur Vereinsamung des Leidenden. Der Berliner Physiologe Karl August Kirsch hat die physiologische Reflektion bei vereinsamten Menschen im Zusammenhang mit sozialer Isolierung bewiesen. Er fordert, dass die klinische Medizin sich das bisher von ihr vernachlässigte Syndrom der sozialen Isolation, die gepaart mit Einsamkeit und auch Hilflosigkeit, einhergeht, unbedingt wahrnimmt und die entsprechenden Konsequenzen zieht.
Einsamkeit und Hilflosigkeit sind starke Stressoren, die ein hohes Risiko an Krebs zu erkranken ausweisen und bei Krebserkrankten das Leben verkürzen können. Deshalb darf sich kein Krebskranker einsam fühlen, sondern sollte ausreichend ärztliche und pflegerische Zuwendung **erhalten, aber keine Bemitleidung.**

4_ „Die Menschen erbitten sich Gesundheit von den Göttern, dass sie selbst Gewalt über ihre Gesundheit haben, wissen sie nicht". Diese Worte schrieb der griechische Arzt und Philosoph Demokrit (460-370 v. Chr.). Mein Buch soll dazu dienen Anleitung zu geben, dass durch reale Wissensvermittlung erlernt wird, die Gewalt über das eigene Selbstheilungssystem zu übernehmen, es richtig zu steuern, um gegen die Krebserkrankung gefeit zu sein oder wenn man daran erkrankt ist, sie durchaus zu überwinden. Das ist kein formeller Trost, sondern Realität.
Ich verfüge über mindestens 20 wissenschaftliche ärztliche Arbeiten, aus denen hervorgeht, dass es so genannte Spontanremmissionen bzw. -regressionen oder Spontanheilungen tatsächlich gegeben hat, immer wieder geben wird und deshalb nach jedem aussichtslosen Fall geben kann. Die Schulmedizin verneint diese Tatsache oder zweifelt daran, obgleich sie von dem USA-Wissenschaftler Prof. Dr. Zhen Cui mittels tierexperimenteller Modelle reproduzierbar bewiesen wurde. Dass man nach einer Erkrankung an Krebs nicht nur wieder genesen, sondern Spitzenleistungen vollbringen kann, verdeutlicht uns das Beispiel des amerikanischen Radsportlers Lance Armstrong, der an Hodenkrebs erkrankt, mit Metastasen in Gehirn und Lunge, durch Willensstärke und Hoffnung und Mentaltraining bzw. gute psychische Führung der Ärzte und Psychologen und pflegerische Zuwendung sowie regelmäßiges physisches Training gesund wurde und bald danach siebenmal hintereinander das schwerste Radrennen der Welt über jeweils mehr als 3.500 km (in Etappen) gewann. Ähnliches kann im Grunde genommen jeder erreichen, der an Krebs erkrankt ist.

5_ „Der Himmel hat den Menschen als Gegengewicht gegen die vielen Mühseligkeiten des Lebens drei Dinge gegeben: Die Hoffnung, den Schlaf und das Lachen." (Immanuel Kant 1724-1804) Ich möchte noch als viertes „Ding" den Glauben hinzufügen. Dieses „Quartett" Glaube, Hoffnung, Lachen (positive Emotionen) und Schlaf sollte für einen Krebskranken die Säulen für das Gesundwerden sein.
Diese Erkenntnisse hatte vor ca. 2.400 Jahren Hippokrates (460-370 v. Chr.), indem er folgende Thesen formulierte: „Ein Verlauf einer Krankheit wird weitgehend davon bestimmt, wie der Patient psychisch auf seine Krankheit reagiert" und „Ein Patient, der schon vom Tode gezeichnet ist, kann dennoch durch den Glauben an die Kunst des Arztes genesen".
Ich möchte hier ergänzen. Der Glaube an den Arzt ist dann effektiv, wenn er etwas von Psychoneuroimmunologie, also von der Ganzheit des Menschen, versteht und den Menschen in seiner Einheit Körper – Geist – Seele (Emotionen) betrachtet. Aber auch der Glaube an die eigenen Selbstheilungskräfte, an sich selbst oder auch an Gott ist dazu angetan, die Krebserkrankung zu überwinden.

6_ Die Selbstheilung bzw. die Selbstheilungskräfte sind bewiesene Realität. Darauf verwiesen bereits diese Nobelpreisträger:
- Urwalddoktor Albert Schweitzer (1875-1965): „Wir Ärzte tun nichts anderes als den Doktor des Inneren zu unterstützen und anzuspornen. Heilen ist Selbstheilung." und
- der russische Physiologe Iwan Petrowitsch Pawlow (1849-1936) auf der Konferenz der Militärärztlichen Akademie in Sankt Petersburg im Jahre 1885, in dem dieser äußerte, dass „die außergewöhnlichen Stimuli, die sich in Form der krankheitserregenden Ursachen melden, gleichzeitig auch Reize für die Schutzmechanismen des Organismus sind, die den Kampf mit den entsprechenden pathologischen Erregern aufnehmen."

Damit gab Pawlow die Grundlage des Begriffs Sanogenese (Gesundheitsentwicklung) als Gegenspieler der Pathogenese (Krankheitsentwicklung). Der amerikanische Arzt Robert Becker beschreibt das neuropsychophysiologische Heilungssystem, welches er als „epineurales Gleichstromsteuerungssystem" bezeichnete. Die seit etwa 30 Jahren in der internationalen Medizin fest etablierte Neuropsychoimmunologie (oder speziell für den Schlaf ausgerichtet die Somnoimmunologie) schuf das Grundgerüst dafür, wonach wir heute wissen, dass durch psychische Prozesse wie Glaube, Hoffnung und Lachen das Immunsystem über Neurotransmitter (Neuropeptide) bewusst und unbewusst gesteuert werden kann. Wehrkamp et al. [2007] machten darauf aufmerksam, dass der Mensch über körpereigene „Antibiotika" verfügt, die sich als „Peptide" nachweisen lassen.
Die Selbstheilung wird von Schulmedizinern oft belächelt oder sogar arrogant in die „Esoterik" versetzt. Offensichtlich hat die deutsche Justiz bessere Erkenntnisse als manche Mediziner. Prof. Dr. Jürgen Rost von der Universität Kiel, der eine Ganzheitstherapie erfolgreich betreibt, die er Synergetik-Therapie nennt, in der das Selbstheilungskonzept Mittelpunkt ist, berichtet von folgendem Beschluss zweier Gerichte: „So habe das Oberverwaltungsgericht Lüneburg bereits am 27. Mai 2004 gemäß Artikel 12 des Grundgesetzes den Synergetik-Therapeuten und -Profilern unwiderruflich den Berufsstatus erteilt und damit zugleich einen vorläufigen Rechtsschutz gewährt. Der Bayerische Verwaltungsgerichtshof definierte dann am 5. Juli 2005 die Synergetik-Therapie als eine ‚Methode der

Selbsterkenntnis, Selbstveränderung und darauf beruhenden Selbstheilung ..., die sich von einer psychiatrischen, psychotherapeutischen oder von Heilpraktikern durchgeführten psychischen Behandlung nicht grundsätzlich, sondern nur graduell unterscheidet, ... als eine Art homöopathieähnliches psychotherapeutisches Verfahren'". [Rost 2008]
Es gibt daher keinen Grund für die Behauptung der Unheilbarkeit von Krebserkrankten. Wie die wissenschaftlichen Beweise es zeigen, ist der Krebspatient in der Lage, wie jeder andere Kranke, geheilt zu werden. Dafür ist aber die richtige, auf das Individuum abgestimmte Therapie erforderlich. Für Krebskranke, z. B. das ganzheitliche Körper-Geist-Seeleprogramm von Ornish und Spiegel oder die Synergetiktherapie von Rost und anderen. „Selbstheilung" ist möglich, wenn man sich auf eine bestimmte Lebensweise einstellt. In diesem Zusammenhang sind auch die wissenschaftlich fundierten Auffassungen von Grossarth-Maticek [2003, 2008] von der Selbstregulation und Autonomie und von einer synergistischen Präventivmedizin sowie die Ganzheitsaufffassung von Braun von Gladiß [2009] zu erwähnen.

7_ Was ist Krebserkrankung? Der „Krebs" ist eine den ganzen Menschen erfassende Erkrankung, die durch die Dysregulation (Regulationsstörung) des psychoneurobioimmunologischen Funktionssystems des Menschen entsteht.
Die Krebserkrankung ist **keinesfalls** eine lokale Erkrankung der Körperregionen, in denen sich der Tumor befindet. Dafür sprechen u. a. folgende belastenden Symptome, die bei jedem Krebskranken festgestellt werden können.

- Angst
  - vor dem Sterben
  - vor Schmerzen
  - vor Therapiequalen
  - vor Operation und Narkose
- Eisenmangelanämie
- gestörte Zeitstruktur
- Einsamkeit
- Schmerzen
- Depressionen
- Mineralienmangel
- Hoffnungslosigkeit
- Vitaminmangel
- Schlafdefizit
- Bewegungsmangel
- Erschöpfung
- chronische Entzündungen

Psychoneurobioimmunologische Regulation reflektiert die Ganzheitlichkeit des Menschen als eine Persönlichkeit, respektiert die Einheitlichkeit psychobiologischer Prozesse und verbietet eine Unterteilung der Diagnose und Therapie in „seelenlose Körper" und „körperlose Seelen" (Üxküll), wie das derzeitig in der Medizin und Psychologie vielfach praktiziert wird.

8_ Die Emotionen, auch als Gefühle oder Seelisches oder Seele bezeichnet, sind neben dem Gedächtnis die wichtigste Funktion des menschlichen Gehirns. Emotionen reflektieren sich bis in den biomolekularen Regulationsbereich, wobei sich die Neurotransmitter (Neuropeptid-Rezeptorfunktion) faktisch als das materielle Substrat der psychischen erlebten Emotionen darstellen. Damit ist auch bewiesen, dass sich eine Trennung in Körper und Geist (Seele) vom realen wissenschaftlichen Erkenntnisstand verbietet (Pert). Eine solche Trennung muss sogar als unwissenschaftlich bezeichnet werden.

9_ Diese unbestreitbare Tatsache belegt und setzt voraus, dass der Mensch die Fähigkeit besitzt, durch Visualisierung, Meditation, meditatives Atmen, autogenes Training usw. z. B. die natürlichen Killer-Zellen gegen die Krebszellen zwecks deren Vernichtung zu aktivieren und solche Neurotransmitter (Neuropeptide) im Körper freizusetzen, durch welche positive Emotionen ausgelöst und negative erloschen werden können. Der Geist beherrscht den Körper [Lipton 2007].

10_ In der schulmedizinischen Konzeption wird das Psychische ausgeklammert, ignoriert und nur der Körper behandelt. Diese Konzeption kritisiert schon der griechische Philosoph Platon (427-347 v. Chr.), weil die Ganzheit schon damals von einigen Ärztegruppen nicht berücksichtigt wurde, wie folgt: „Denn das ist der größte Fehler bei der Behandlung der Krankheit, dass Leib und Seele allzu sehr voneinander getrennt werden, wobei sie doch nicht getrennt werden können. Aber das gerade übersehen die griechischen Ärzte, und darum entgehen ihnen so viele Krankheiten; sie sehen nämlich niemals das Ganze. Dem Ganzen sollten sie ihre Sorge zuwenden; denn dort, wo das Ganze sich übel befindet, kann unmöglich ein Teil gesund sein."

Dies gilt ganz besonders für die Krebserkrankten. Die Ausklammerung des Psychischen und nur die Behandlung des Körpers, wie es die heutige Schulmedizin praktiziert, geht auf René Descartes (1596-1650) zurück. Dieser französische Philosoph stellte vor ca. 350 Jahren die Hypothese auf, dass der Mensch aus zwei unabhängigen „Existenzen" bestehe: 1. Aus einem materiell, mechanisch funktionierenden Körper und 2. aus einer körperlosen unsterblichen Seele. Die Ärzte konzentrierten sich von nun an nur auf Organe und Gewebe und ignorierten das Wesentliche des Menschen, seinen Geist und seine Emotionen, ohne die der Körper gar nicht funktionieren kann. Die einseitig ausgerichtete, einfach nicht akzeptable Hypothese findet sogar im Grundgesetz der Bundesrepublik ihren Niederschlag, indem nur der körperlichen Unversehrtheit, aber nicht der psychischen Unversehrtheit des Menschen Schutz geboten wird.

Für den Krebskranken kann eine derartige, einseitige Einstellung eines Arztes zur Tragödie werden. Er bekommt nämlich gewöhnlich das Therapiequartett: Operation, Chemotherapie, Strahlentherapie und Hormontherapie angeboten. Das ist gleichzusetzen mit einem Reparaturdienst einer Maschine oder eines Autos. Zur Ehre ganzheitlich denkender Ärzte muss festgestellt werden, dass sich in manchen Kliniken die Psychoonkologie immer mehr durchsetzt.

11_ Die Emotionen und die emotionelle Intelligenz sind für den kranken Menschen sehr wichtig. Das Dominieren positiver Emotionen, das gleichzusetzen ist mit optimistischer Grundeinstellung eines Menschen, ist dem Gesundsein förderlich und gilt als ein wichtiger Komplex der Prävention.

Das Dominieren von negativen Emotionen, die emotionelle Gehemmtheit und die Unterdrückung von Emotionen sind gleichzusetzen mit einer pessimistischen Grundhaltung. Diese stimuliert Stresshormone und lähmt die Immunprozesse, fördert die Entwicklung von Erkrankungen, verzögert Heilungsprozesse und führt zum depressiven Stimmungstief sowie zu Schlafstörungen.

12_ Die Stimulierung positiver Emotionen durch fröhliche, lustige Gruppendynamik, durch Musik, Musizieren und Singen, durch Lachtherapie und durch ein optimistisches Engagement im täglichen Leben sowie Willensstärke und Zielstrebigkeit in Richtung Gesundsein bzw. Genesung, wie auch Visualisierung, Meditation usw. sind wichtige Faktoren mit Heilwirkung, besonders bei Tumorerkrankungen. Positive Emotionen stimulieren das Immunsystem, z. B. die Aktivität der natürlichen Killerzellen zur Vernichtung der Krebszellen. Die Emotionen beherrschen unbestreitbar die körperlichen Prozesse.

13_ Die psychoneurobioimmunologische Dysregulation wird auch durch Wirkungen von chemischen und physikalischen Umweltfaktoren, von Dysstress und dominierenden negativen Emotionen sowie von einer unphysiologischen Lebensweise ausgelöst.

14_ Unter den krankmachenden Schadfaktoren spielen besonders chemische Giftstoffe eine Rolle, die sich in der Luft, im Wasser, vor allem aber in der Nahrung befinden. Hierzu zählen Schwermetalle, Pestizide sowie andere Pflanzenschutzmittel und Wachstumsfaktoren sowie die zahlreichen polychlorierten Biphenyle (PCB), Phthalate, Perfluorverbindungen, Rußpartikel aus Abgasen der Verkehrsfahrzeuge. Alle diese Stoffe führen zu einer schleichenden Vergiftung breiter Bevölkerungskreise und auch von Regierungskreisen. Untersuchungen der Europäischen Sektion des WWF (World Wide Fund for Nature) des Bluts und Urins von 39 Mitgliedern des Europäischen Parlaments und 14 Gesundheitsministern verschiedener Europäischer Länder im Jahr 2004 ergaben bezogen auf 53 Untersuchten:
13 chemische Rückstandsprodukte von Phthalaten und Perfluorverbindungen sowie
25 chemische Substanzen, pur, davon waren
  1 x Pflanzenschutzmittel
  2 x Pestizide
  22 x PCB (Polychlorierte Biphenyle)
Es ist daher unverständlich, dass das Europaparlament am 15.01.2009 einen weichen Beschluss zum Verbot der Anwendung von giftigen Pflanzenschutzmitteln fasste und festlegte, dass von 20 solchen Stoffen bis Ende des Jahres zwei nicht mehr produziert und angewendet werden dürfen, die anderen 18 sollen im Laufe von Jahrzehnten nicht mehr zur Anwendung kommen. Ökonomie rangiert hier offensichtlich verantwortungslos vor Gesundheit.

15_ Alle Umweltgiftstoffe rufen im menschlichen Körper mehr oder weniger intensive Entzündungen hervor. Es gilt als bewiesen, dass derartige Giftstoffe entzündungshemmende Neurotransmitter und Neuropeptide unterdrücken und bremsen, dagegen werden entzündungsfördernde Neurotransmitter und Neuropeptide stimuliert und diese überschwemmen die extrazelluläre Matrix. Infolgedessen werden die Entzündungen chronifiziert, wodurch sich eine vegetative Regulationsstarre ergibt, welche die Basis für Präkanzerose darstellt, aus der sich im Laufe von 2-10 Jahren Tumoren entwickeln können.

16_ Die Umweltgiftstoffe rufen also Entzündungen hervor, aus denen sich Tumoren entwickeln können. Folglich gibt es primär gar keine kanzerogenen Stoffe, über die unsinniger Weise so viel „geforscht" und geschrieben wird, sondern entzündungsfördernde Stoffe, die unspezifisch die Grundsubstanz der extrazellulären Matrix reizen, Dysregulationen hervorrufen, die bis zur Regulationsstarre des vegetativen Systems geht, die faktisch eine Präkanzerose darstellt. Erst damit ist die Entwicklung einer Krebserkrankung gegeben, die 2-10 Jahre dauern kann.

17_ Der gleiche Prozess, den chemische Schadstoffe in Gang setzen, wird auch durch ionisierende und nichtionisierende Strahlung, vor allem durch hochfrequente EMF-Strahlung, in der extrazellulären Matrix ausgelöst.

18_ Tumoren werden wegen ihrer Entzündungsvorstufe als Wunden, die nicht heilen, charakterisiert. Virchow beschreibt die Neubildungen (Krebs) als „aus dem Ruder gelaufene Versuche, eine Wunde zu heilen", wobei Entzündungsprozesse im Bindegewebe permanent dysregulierend wirken.

19_ Die Hypothese, dass die Krebserkrankung aus jeweils einer Zelle oder Krebsstammzellen entstanden sein soll, ist eine zum Dogma erhobene unrealistische Hypothese, die das Krebsproblem unlösbar macht.

20_ Die Krebserkrankung beginnt immer im Bindegewebe (Virchow) und wie wir heute wissen, in dessen flüssigen Teil, der Grundsubstanz der extrazellulären Matrix. Wenn Rudolf Virchow in Bezug auf die zellständige Karzinogenese von manchen Wissenschaftlern zitiert wird, so ist dies eine völlig falsche Auslegung der Virchow'schen Zellularpathologie. Man muss vermuten, dass diese Autoren niemals das Originalbuch Rudolf Virchows gelesen haben.

21_ Erbliche und genetische Faktoren sind nur in geringem Maße (5 %, höchstens bis 15 %) an der Krebsentstehung beteiligt. Mit dieser bewiesenen wissenschaftlichen Erkenntnis fällt eine weitere dogmatische Bastion der heutigen Krebsforschung (die viel Geld verschlungen hat), die bisher das Krebsproblem unlösbar machte. **Genforscher Friedrich Cramer [2001]: „Die Genforschung hat einen falschen Ansatz. Die Versprechungen der Genforschung sind schon fast sträflich."**
Wie recht Friedrich Cramer hat, zeigt ein 2007 vom Nationalen Gesundheits-Institut (NIH) der USA herausgegebener Bericht, wonach die Überlebensraten bei den vier häufigsten Krebsarten (Lunge, Darm, Mamma und Prostata) in den letzen 40 Jahren nicht verbessert werden konnten. Besser wäre es, auf die epigenetischen Faktoren zu achten, die bei der Krebsentstehung eine Rolle spielen können [Grossarth-Maticek 2003, S. 23]

22_ So genannte Spontanremissionen bzw. Spontanregressionen, besser wären sie als Selbstheilung zu bezeichnen, kommen häufiger vor als von den Spezialisten zugegeben wird. Sie finden aber wenig oder keine Beachtung.

Nichtonkologen haben an verschiedenen Orten, vor allem in den USA, mit einem Körper-Geist-Seeleprogramm, in welchem Meditation, meditatives Atmen, autogenes Training, Visualisierung, Yoga, Antioxidantienapplikationen, Umstellung der Lebensweise und Ernährung sowie Entwicklung eines Gruppenlebens enthalten sind, Krebspatienten geheilt bzw. deren Leben in guter Lebensqualität erheblich verlängert, im Vergleich mit jenen, die dieses Programm nicht absolviert hatten.
Von Cui [2003]wurde das tierexperimentelle Modell der spontanen Regression geschaffen, welches die Selbstheilung von Krebskranken wissenschaftlich fundiert und bestätigt.

23_ Permanenter Dysstress, auch in Form negativer Emotionen (Angst, Ärger, emotionelle Gehemmtheit, unterdrückte Emotionen usw.) ist mit dem Gesundheitsrisiko eines Rauchers gleichzusetzen [Benson 1997]. Bei Dysstress wird das Gewebe mit Stresshormonen, z. B. Cortisol und Endorphin, überschwemmt, dadurch wird das Immunsystem stark geschwächt. So werden die natürlichen Killerzellen in ihrer Aktivität gehemmt und das Hilflosigkeitssyndrom ausgelöst, welches entzündungsfördernde Information an die extrazelluläre Matrix gibt. Daran schließt sich die schon erwähnte Reaktionskette: chronische Entzündungen → Regulationsstarre des vegetativen Systems → Präkanzerose in der extrazellulären Matrix und schließlich die mögliche Tumorentwicklung an.
Dysstressbewältigung sollte folglich zu jeder Krebstherapie gehören, z. B. mit Meditation, meditativer Atmung, Visualisierung, aber auch durch Bewegung (Wandern, Joggen) sowie durch Gruppendynamik.

24_ Bei jedem Krebskranken liegt schon allein infolge die Bildung von Endotoxinen durch Entzündungsprozesse und durch Abbauprodukte der Krebsgeschwulst oxidativer Stress, also ein Überschuss von freien Radikalen vor. Durch Chemo- und Strahlentherapie werden gleichfalls freie Radikale gebildet. Freie Radikale sind aggressive Sauerstoffverbindungen.
Warum bilden sie sich? Unter bestimmten Umständen ist es notwendig, dass sich in unserem Körper aggressive Sauerstoffradikale bilden, z. B. in Form von Superoxidanion, Perhydroxoradikal, Hydroxyradikal, Wasserstoffsuperoxid, z. B. zur Beseitigung von Krankheitserregern (Bakterien). Wenn jedoch Störungen in der Enzymregulation, die z. B. durch Umweltgifte ausgelöst werden, vorliegen, dann werden diese Sauerstoffradikale in einer Übermenge produziert und zum Gift für den menschlichen Körper. Wenn das ständig der Fall ist, kann rasch ein vorzeitiges Altern der extrazellulären Matrix und somit allgemein (der Mensch ist so alt wie seine extrazelluläre Matrix) beginnen.
Bei Krebskranken hemmen freie Radikale im Überschuss die Immunaktivität, sie verstärken Entzündungsprozesse und stimulieren das Krebswachstum. Deshalb ist bei jeder Krebstherapie eine Behandlung mit Antioxidantien zwingend erforderlich. Anitoxidantieneffekte haben z. B. Vitamin E, Vitamin C, Selen, Magnesium und vor allem die siliziumdioxidreichen Naturmineralien Klinoptilolith-Zeolith und Montmorillonit.

25_ Aufgrund meiner Erfahrungen gebe ich unter den zahlreichen Antioxidantien den $SiO_2$-reichen Naturmineralien Klinoptilolith-Zeolith und Montmorillonit in Kombination mit Lycopin, Betanin, Spirulina und Glyzin den Vorzug. Ohne Nebenwirkungen und ohne Gefahr einer Überdosierung können täglich bis zu 10 g auf den Tag verteilt verabreicht werden. (Bitte fragen Sie aber Ihren Therapeuten, ob das für Sie speziell zutrifft. Jede Therapie sollte nur individuell erfolgen.)

**26**_ Der Mensch ist ein elektrisches, elektrolytisches und magnetisches Wesen. Jedem Menschen sind die Messungen der elektrischen Potentiale wie EKG und EEG bekannt. Wie in der Technik die Elektrizität der entscheidende Energieträger ist, so ist es die Bioelektrizität in den Lebensenergieprozessen. Der klinische Tod wird durch das „Abschalten" der hirnelektrischen Potentiale bestimmt. Die Elektrolyte, also Mineralien, sind quasi die Stoffe, die den elektrischen Bioakku des Menschen speisen und wieder auffüllen. Da bei Krebskranken gewöhnlich Mineralienmangel herrscht, ist die Zufuhr von Mineralien unbedingt erforderlich (bitte aber nicht solche vom Supermarkt). Die erwähnten $SiO_2$-reichen Mineralien liefern gewöhnlich auch alle anderen Elemente mit (ca. 30). Das ist ein weiterer Grund für die Einnahme von Klinoptilolith-Zeolith und Montmorillonit bei Krebserkrankung. Leider lehnen viele Ärzte diese Applikation bei Krebspatienten aus Unkenntnis ab. Klinoptilolith-Zeolith und Montmorillonit vermögen auch Giftstoffe aus dem menschlichen Körpers auszuführen [Hecht und Hecht-Savoley 2007/2008].

**27**_ Ein Schlaf von guter Qualität ist ein wesentlicher Faktor der Prävention gegen Tumorerkrankungen, weil infolgedessen das Immunsystem gestärkt wird. Die Somnoimmunologie (Schlafimmunologie) ist heute eine wichtige medizinische Richtung, der vor allem bei Krebserkrankten mehr Aufmerksamkeit geschenkt werden **muss.** Ein gesunder Schlaf von hoher Qualität ist aber nicht mit Schlafmitteln (Hypnotika) zu erreichen. Chronische Schlafstörungen erhöhen das Risiko an Krebs zu erkranken. Schlafstörungen sind aber besonders bei Krebskranken weit verbreitet. 40 % aller Arzneimittel, die Krebskranke erhalten, sind Hypnotika (Schlafmittel). Diese haben meistens ein hohes Suchtpotential, unerwünschte Nebenwirkungen und vermögen den Krankheitsverlauf eher zu verschlechtern als zu bessern, weil kein natürlicher Schlaf mit ihnen erreicht wird. Glyzin und die $SiO_2$-haltigen Naturmineralien sind dagegen hilfreicher.

**28**_ Wie eine gute Qualität des Schlafs zu einem gesunden Menschen gehört, zählt auch in gleicher Weise der Prozess des „Richtiggehens" seiner inneren Uhr dazu. Ein regelmäßiger Schlaf-Wach-Rhythmus und regelmäßige Einnahme von Mahlzeiten tragen wesentlich zur Gesundung bei. Der Zerfall der Tageszeitstruktur ist bei älteren Menschen zu beobachten, wodurch der Alterungsprozess beschleunigt wird. Auch Krebskranke zeigen sehr häufig einen Zerfall der Tageszeitstruktur, wodurch dem Heilungsprozess entgegengewirkt wird, wenn nicht entsprechende Korrekturen vorgenommen werden. „Alles Leben ist Rhythmus" soll Albert Einstein postuliert haben und das gilt vor allem für einen Krebskranken. Regelmäßigkeit und Rhythmus halten gesund und machen gesund. Der Zerfall der Tageszeitstruktur muss unbedingt verhindert werden. Das sollte ein Grundprinzip jeder Krebstherapie sein. Mehrschichtarbeiter (-innen) haben ein 4-fach größeres Risiko an Krebs zu erkranken, als diejenigen im Einschichtsystem.

**29**_ Der französische Arzt Tissot formulierte schon im 19. Jahrhundert: „Die Bewegung kann alle Arzneimittel ersetzen, aber kein Arzneimittel kann die Bewegung ersetzen." Körperbewegung wie Laufen, Gehen, Wandern, Nordic Walking, Schwimmen, Rudern, Radfahren und auch Tanzen sind adäquate Sportarten zur Gesunderhaltung. Diese Bewegungsarten, wenn sie regelmäßig durchgeführt werden, stimulieren positiv wirkende Transmitter wie z. B. Dopamin, Glyzin, Endorphine. Kürzlich wurde nachgewiesen, dass Körperbewegung das Nachwachsen der Gehirnnervenzellen bis ins hohe Alter stimuliert. Bei einer Literaturrecherche war ich über die vielen Studien erstaunt, die belegen, dass die regelmäßige Körperbewegung von Krebskranken eine hervorragende Rolle im Genesungsprozess spielt. Jeder Krebskranke sollte sich bemühen, täglich mindestens eine Stunde Bewegung zu absolvieren.

30_ Wasser ist seit Jahrtausenden als Heilmittel bekannt. Bei älteren und kranken Menschen wird beobachtet, dass sie wenig trinken. Das führt zum Verdursten der Zellen und zu Deformations- und Entzündungsprozessen im Gewebe. Für Krebskranke ist das Trinken daher sehr wichtig, weil damit auch Toxine „ausgespült“ werden können. Es kommt aber auch darauf an, was man trinkt. Am besten ist Wasser, weil es getrunken auch eine große Heilkraft besitzt, Schmerzen und Entzündungen lindern und Heilungsprozesse beschleunigen kann.
Der menschliche Körper besteht zu etwa 75 % aus Wasser und zu etwa 25 % aus festen Stoffen. Das Gehirn des Menschen ist ein Organ aus 86 % Wasser. Es ist sehr empfindlich gegen Wassermangel. Wasser ist eine Elektrolytflüssigkeit. Wasser ist keine neutrale Flüssigkeit. Die Ionenzusammensetzung des Wassers ist sehr unterschiedlich. Wasser ist eine lebende Natursubstanz. Wasser ist ein heilender Wirkstoff ohne unerwünschte Nebenwirkungen.

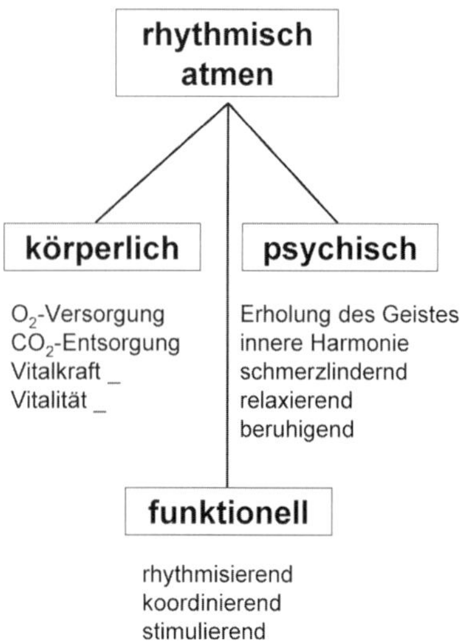


**31_ Das richtige Atmen erhält und macht gesund.**

| | |
|---|---|
| Ohne Atmen | 1-2 Min. bewusstlos |
| | 5-7 Min. tot |
| Ohne Trinken | 3-4 Tage gesundheitliche Schäden |
| Ohne Essen | 3-4 Wochen ohne Schäden |

**Der heutige Mensch atmet arrhythmisch, zu schnell und zu oberflächlich.**

| | |
|---|---|
| Ursachen | Dysstress |
| | Luftverschmutzung |
| | moderne Lebensweise |

Nicht richtiges Atmen → Zellen ersticken
Zu wenig Trinken → Zellen verdursten
Zu viel Essen → Zellen verhungern

Entscheidend ist, dass der Mensch ruhig, langsam und rhythmisch atmet. Dabei soll er möglichst mit geschlossenen Augen mit hoher Konzentration seinen Atemrhythmus wahrnehmen und steuern (siehe Kapitel 8)

**Folgen des nicht richtigen rhythmischen Atmens:**
Verschlackung (Vergiftung), Übersäuerung, Störung Säure-Basen Balance, Schmerzen in Kopf, Nacken, Rücken, Schulter, Beinen, Armen; Verminderung der unspezifischen Immunaktivität, vorzeitiges Altern, erhöhte Infektanfälligkeit, Schlafstörungen, chroni-

sche Müdigkeit, Erschöpfung, Bronchitis, Asthma, Angststörungen, Dysstress, oxidativer Stress, Verspannung, Depressionen, Burn-out-Syndrom. Zur Gesundung eines Krebskranken gehören daher unbedingt regelmäßige rhythmische Atemübungen, möglichst in Form des Meditativen Atmens.

**32_** Was wünscht sich der Tumorkranke?

- Heilung
- keine Belastung durch die Therapien
- Zuwendung und Verständnis
- kein Mitleid
- psychische Betreuung und Führung
- keine Schmerzen
- guten Schlaf
- Befreiung von Angst, Erschöpfung und Depressionen
- geistige-seelische Kraft und Willensstärke
- wie ein normaler gesunder Mensch behandelt zu werden

**33_** Der Urvater der wissenschaftlich betriebenen Medizin gab Ärzten und Patienten folgende Ratschläge: Hippokrates (400-375 v. Chr.):
*„Die Umgebung formt nicht nur den Körper des Menschen, sondern auch seinen Charakter."*
*„Sei mäßig im Schlafen, Trinken und Essen, in der Arbeit und im Gebrauch deines Weibes."*
*„Alles was in einem Lande wächst – dazu gehört auch der Mensch – steht im Einklang mit der Natur."*
*„Die Natur findet von selbst ihren Weg, sie braucht sich nicht zu überlegen – und weiß auch das Nötige zu tun."*
*„Euer Nahrungsmittel soll Heilmittel und Euer Heilmittel soll Nahrungsmittel sein."*
*„Das beste Mittel ist in vielen Fällen kein Mittel zu verordnen!"*

Hippokrates schenkte der Selbstorganisation und Selbstheilung, die „durch eigene Intelligenz des Menschen" zu erreichen sind, der Qualität des Schlafs als Resistenz erhöhendes und heilendes Mittel und der Wechselbeziehung (Regulation) zwischen Mensch und Umwelt große Aufmerksamkeit. Eine ganz besondere Stellung nahm bei Hippokrates der Schlaf in seinem Denken und Handeln ein. Jede stationäre Behandlung wurde nach seiner Anweisung, mit einer 2-3-wöchigen Schlaftherapie eingeleitet, „damit die Seele ihre Ruhe findet". Dabei spielte weniger die Dauer, als die Rhythmizität und Qualität des Schlafs eine Rolle. (Hippokrates über die Umwelt. Herausgeber und Übersetzer Hans Diller, Akademie-Verlag, Berlin, 1970)

**34_** Von dem griechisch-römischen Arzt Galenos (129-199) stammt folgende Erkenntnis: „Heilkunst ist Lebenskunst. Man muss auf die Natur des Kranken achten, denn für jeden besteht eine besondere Therapie." „Kein Mensch ist wie der andere. man darf nicht einfach von Krankheiten sprechen und davon, wie sie behandelt werden." **„Es gibt eigentlich keine Krankheiten, sondern nur kranke Menschen."**
Der Leser wird merken, dass ich den Begriff Krankheit größtenteils vermeide. Krankheit ist ein Abstraktum. Infolgedessen kann ein Arzt oder Heilberufler keine Krankheit heilen, sondern nur den kranken Menschen und der ist eine Persönlichkeit mit unwie-

derholbaren Eigenschaften. Weiner [1990] schreibt kritisch: „Krankheiten sind von Menschen entworfene Begriffskategorien, welche den Menschen aufgestülpt werden. Sie können in manchen Fällen angemessen sein, in anderen aber nicht". Deshalb versuche ich lieber die Begriffe „Kranksein" oder „Gesundsein" zu gebrauchen, um mich konkreter auszudrücken. **Folglich ist ausschließlich der Krebskranke und nicht die Krebskrankheit heilbar.**

35_ Obgleich der deutsche Dichter Berthold Brecht das „Denken als das größte Vergnügen" der Menschheit bezeichnete, fällt nicht wenigen unserer Zeitgenossen, darunter auch Ärzten, das Denken und ganz besonders ein neues Denken, schwer. Das hatte aber auch schon früher Arthur Schopenhauer (1788-1860) beobachtet, denn er gab folgende Einschätzung: **„Wichtige Erkenntnisse durchlaufen drei Stadien. Zuerst werden sie belächelt, dann heftig bekämpft und schließlich als Selbstverständlichkeiten angenommen."** In der Medizin läuft das manchmal etwas anders als in der Philosophie: **Nach wichtigen Erkenntnissen erfolgt Bestrafung, Rufmord, Entlassung aus dem Staatsdienst, Nobelpreis, Aufnahme als Selbstverständlichkeit. Das widerfuhr Dr. med. Werner Forsmann 1929 nach seinem Selbstversuch mit Herzkatheter und röntgenologischem Nachweis. Heute ist der Herzkatheter nicht mehr aus der Kardiologischen Diagnostik wegzudenken.**

Ich würde mich freuen, wenn sich viele Menschen, vor allem aber Ärzte und andere Heilberufler, denen Denken Freude bereitet, dieses Buch lesen und die gewonnenen Erkenntnisse in das tägliche Leben überführen würden. Hierbei sollte man nicht vergessen, dass Denken und Fühlen (Emotionen) zusammen gehören wie ein Paar Schuhe.

Dieses Buch ist kein Lehrbuch und soll auch keinesfalls als die Verkündung der absoluten Wahrheit ausgelegt werden, die wir sowieso niemals erlangen werden. Erreichen möchte ich aber, dass alte verkrustete Denkstrukturen, die dazu führen mehr Leid zu schaffen als Leiden zu beseitigen, aufgebrochen werden und dass vor allem der Natur die volle Aufmerksamkeit zu schenken ist. Die Rückkehr zur Natur wird uns gesünder und glücklicher machen. Der Entdecker des Modells der Spontanheilung der Krebserkrankung, Prof. Dr. Zhen Cui, formulierte: **„Wir sollten einfach dankbar sein, dass sich die Natur nicht an die Lehrbücher hält".** Das sollten vor allem die heutigen Leitlinienverfasser zur Kenntnis nehmen, die weitab von der Natur sind. Die Hinwendung der Medizin zur Natur würde das Krebsproblem lösbarer machen und vielen Menschen schweres Leiden ersparen.

In Asklepioskuren, die ich in Anlehnung an die von Hippokrates begründeten Asklepiosgesundheitszentren (z. B. in Pergamon) im internationalen Naturheilkurzentrum NaturMed in Davutlar (Westtürkei, unweit von Pergamon) durchführe, lasse ich die Kurgäste (die ich als Gesundheitsfreunde anspreche) nach jeder Gruppenprozedur im Chor sagen: **„Ich bin gesund, ich bin glücklich, ich bin stark, ich bin jung, ich bin schön".** Diese Sprechtherapie (die ist auch schon vor 2.400 Jahren in den Asklepiosgesundheitszentren durchgeführt worden) wiederhole ich täglich 3-4 Mal, manchmal in vier verschiedenen Sprachen. Sie wird von den Gesundheitsfreunden begeistert aufgenommen und hat eine starke positive Wirkung auf das Gesundwerden und Gesundsein. Von nicht Wenigen wird diese Sprechtherapie mit Vergnügen zu Hause fortgeführt, wodurch eine positive Grundeinstellung verinnerlicht wird. Die Sprechtherapie möchte ich auch den Krebskranken empfehlen.

# ■ 75_ Weiterführende Literaturempfehlungen


Batmanghelidj, F. (2004): *Wasser – die gesunde Lösung.* Ein Umlernbuch. Kapitel 10: Neue Aussichten zu Aids . VAK Verlag, Kirchzarten bei Freiburg, S. 131-145

Benson, Herbert (1997): *Heilung durch Glauben.* Die Beweise. Selbstheilung in der neuen Medizin. Heyne Verlag, München

Goleman, Daniel (1995): *Emotionale Intelligenz.* Carl Hanser Verlag

Grossarth-Maticek, Ronald (2003): *Selbstregulation, Autonomie und Gesundheit.* Walter de Gruyter Verlag, Berlin, New York

Grossarth-Maticek, Ronald (2008): *Synergetische Präventivmedizin.* Springer Medizin Verlag, Heidelberg

Hecht, Karl (2002): *Gut Schlafen.* Ullstein-Bild, Berlin, München (mit CE zum meditativen Atmen und zur Visualisierung)

Hecht, Karl; Elena Hecht-Savoley (2005, 2007): *Naturmineralien, Regulation, Gesundheit.* Schibri-Verlag, Berlin, Milow, 1. und 2. Auflage

Hecht, Karl; Elena Hecht-Savoley (2008): *Klinoptilolith-Zeolith – Siliziummineralien und Gesundheit.* Spurbuchverlag, Baunach, ISBN 987-3-88778-322-8

Issel, Josef (1981): *Mein Kampf gegen den Krebs – Erinnerungen eines Arztes.* Bertelsman Verlag, München

Kabat-Zinn, Jon (2008): *Zur Besinnung kommen: Die Weisheit der Sinne und der Sinn der Achtsamkeit in einer aus den Fugen geratenen Welt.* Arbor Verlag, Freiamt, Schwarzwald

Ornish, Dean (1999): *Die revolutionäre Therapie: Heilen durch Liebe.* Mosaik Verlag, München

Pert, Candance (2007): *Moleküle der Gefühle.* Körper, Geist und Emotionen. Rowohlt Taschenbuch, Verlag Reinbeck

Rüegg, Johann Caspar (2006): *Gehirn , Psyche und Körper.* Schattauer Verlag, 3. Auflage

Servan-Schreiber, David (2006): *Die neue Medizin der Emotionen.* Goldmann, München

Sevan-Schreiber, David (2008): *Das Antikrebsbuch.* Verlag Antje Kunstmann, München

Simonton, Carl; Stephanie Matthews Simonton; James Creighton (1994): *Wieder gesund werden.* Eine Anleitung zur Aktivierung der Selbstheilungskräfte für Krebspatienten und ihre Angehörigen. Rowohlt-Sachbuch, Reinbeck bei Hamburg

Traue, Harald (1998): *Emotion und Gesundheit. Die psychobiologische Regulation durch Hemmungen.* Spektrum, Akademischer Verlag, Heidelberg, Berlin

Weil, Andrew (1995): *Spontanheilung.* Die Heilung kommt von innen. Bertelsmannverlag, München

Yoda, Peter (2007): *Ein medizinischer Insider packt aus.* Sensei Verlag, Kernen

Zehentbauer, Josef (2000): *Körpereigene Drogen.* Die ungenutzten Fähigkeiten unseres Gehirns. 8. Auflage, Artenis und Winkler, München, Zürich


# ■ 76_ Literaturverzeichnis


Abrahamson, P. E.; M. D. Gammon; M. J. Lund et al. (2006): Recreational physical activity and survival among young women with breast cancer. *Cancer 107* (8), S. 1777-1785

Ader, R.; N. Cohen (1975): Behaviourally conditioned immunosuppressions. *Psychosomatic Medicine 37,* S. 333-340

Ader, R.; N. Cohen (1985): CNS-immune system interactions. Conditioning phenomena. *Behav. Brain. Sci. 8,* S. 379-425

Ader, R.; N. Cohen (1991): The influence of conditioning on immune response. In: R. Ader; D. L. Felten; N. Cohen (eds): *Psychoneuroimmunology.* 2nd ed., Academic Press, San Diego, S. 611-646

Ader, R.; N. Cohen (1993): Psychoneuroimmunology: conditioning and stress. *Ann. Rev. Psychol. 44,* S. 53-85

Agence Francaise de Sécurité Sanitaire des Aliments (2005): Avis de l'Agence francaise de sécurité sanitaire des aliments relative à l'évaluation de l'exposition de la population francaise aux dioxins, furans et PCB de type dioxine. Report Saisine Nr. 2005-SA-0372

Adlkofer, F. (2008): Die Entwarnung vor gesundheitlichen Risiken des Mobilfunks durch das Deutsch Mobilfunk Forschungsprogramm (DMF) beruht mehr auf Wunschdenken als auf Fakten. In: K. Hecht; M. Kern; K. Richter; H.-Ch. Schreiner (Hrg.): Schriftenreihe der Kompetenzinitiative zum Schutz von Menschen, Umwelt und Demokratie e. V., Heft 3, S. 4-23

Allison, D. G.; R. W. Dougherty; E. F. Bucklin; E. E. Snyder (1974): Grain overload in cattle and sheep. Chance in microbial populatios. *Amerik. J. Vet. Res.* 36, S. 181

Armour, J. A.; J. Ardell (1994): *Neurocardiology.* Oxford University Press, New York

Amour, J. A.; C. C. Kember (eds) (2004): *Cardiac Sensory Neurons.* New York Oxford University Press

Ancoli-Israel, S.; L. Liu; M. R. Marler et al. (2006): Fatigue, sleep, and circadian rhythms prior to chemotherapy for breast cancer. *Support Care Cancer 14,* S. 201-209

Anderson, R. E. (1965): Aging in Hiroshima Atomic Bomb Survivors. *Arch. Path. Anat. 79,* S. 1

Anochin, P. K. (1935): *Das Problem des Zentrums und der Peripherie in der modernen Physiologie der Nerventätigkeit.* Sammelband von Arbeiten unter der Redaktion von P. K. Anochin, Gorki, S. 7-12 (russ.)

Anochin, P. K. (1970): Das funktionelle System als Grundlage der physiologischen Architektur des Verhaltensaktes. Abhandlungen aus dem Gebiet der Hirnforschung und Verhaltenspsychologie, Band 1. Fischer Verlag, Jena

Anochin, P. K. (1975): Systemogenese als allgemeines Entwicklungsgesetz der Entwicklung des Gehirns. In: *Abriss des physiologischen funktionellen Systems.* Moskau, S. 273-306

Anochin, P. K. (1978): Beiträge zur allgemeinen Theorie des funktionellen Systems. *Abh. aus dem Gebiet der Hirnforschung und Verhaltensphysiologie.* VEB G. Fischer Verlag, Jena, Bd. 8

Apfelbaum, M. (1994): Service de Nutritien, Hospital Bichat, Paris. Prof. für Ernährungswissenschaft: Wer keine angeborene Cholesterinkrankheit hat, sollte sich nicht um seinen Cholesterinspiegel kümmern. Jatros *Kardiologie 3,* Supplement, S. 10-12

Arendt, J. (1988): *Melatonin and the Human Circadian System.* Melatonin Clinical Perspectives. Oxford University Press

Armstrong, L.; S. Jenkins (2000): *Tour des Lebens.* Wie ich den Krebs besiegte und die Tour de France gewann. Verlagsgruppe Lübbe, Bergisch Gladbach

Arschawski, I. A. (1976): Biologische und medizinische Probleme der Adaptation und des Stresses in der Entwicklungsperiode. (russ.) In: Aktualyje Problema Stressa Kischinjow. S. 5-21

Arslan, S.; Yo Carnot; G. Perres (1968): Intestinal absorption and blood transport of Silicon. *C. R. Soc. Biol. 162/8-9,* S. 1513-1516

Aschoff, J. (1963): Gesetzmäßigkeiten der biologischen Tagesperiodik. *Dtsch. med. Wschr. 88,* S. 1930-1937

Aschoff, J. (1966): Physiologie biologischer Rhythmen. *Ärztl. Praxis 18,* S. 1569, 1593- 1597

Aschoff, J. (1971a): Eigenschaften der menschlichen Tagesperiodik. *Schriftenreihe Arbeitsmedizin – Sozialmedizin – Arbeitshygiene: Aktuelle Probleme der Arbeitswelt 38,* A. W. Genter Verlag, Stuttgart, S. 21-43

Aschoff, J. (1971b): Circadiane Periodik als Grundlage des Schlaf-Wach-Rhythmus. In: W. Baust (Hrsg.): *Ermüdung, Schlaf und Traum.* Fischer Taschenbuch Verlag, Frankfurt a. M., S. 76-111

Aschoff, J. (1973): Das circadiane System. Grundlagen der Tagesperiodik und ihre Bedeutung für angewandte Physiologie und Klinik. *Verh. Dts. Ges. Inn. Med. 79,* S. 19-31

Atwood, C. S.; I. R. James; R. Keil; N. K. Roberts; P. E. Hartmann (1991): Circadian changes in salivary constituents and conductivity in women and men. *Chronobiologia 18,* S. 1125-1140

Augustin, L. S. A.; J. Polesel; C. Bosetti et al. (2003): Dietar glycemic index, glycemic load and ovarin cancer risk: a case-control study in Italy. *Annals of Oncology 14* (1), S. 78-84

Avzyn, A. P.; V. A. Shakhlamov; M. A. Rish; L. S. Stročkova (1991): *Mikroelementosen des Menschen.* Medizina, Moskau, S. 1-496

v. Baalen, D. C.; M. J. de Vrfies; T. M. Gondrie (1987): Psycho-social correlates of „spontaneous" regression in cancer. Monografie, Abteilung für Allgemeine Pathologie, Medizinische Fakultät der Erasmus-Universität Rotterdam

Babenko, G. A.; T. P. Maksimuchuk (1982): Effect of trace element deficiencies on the activity of metalloenzymes and growth of Guerin carcinoma. *Ukrainskie Biokhimicheskii Zhurnal 54/1,* S. 55-60

Bachen, E. A.; S. B. Manuk; A. L. Marciand; S. Cohen; S. B. Malkoff; M. F. Muldoon; B. S. Rabin (1992): Lymphozyt subset and cellular immune responses to a brief experimental stressor. *Psychosomatic Medicine 54,* S. 673-679

Bailer, J. C.; E. M. Smith (1986): Progress against cancer? *New England Journal of Medicine 314,* S. 1226

Baker, R. R. (1988): Human magnetoreception for navigation. In: M. E. O'Conner; R. H. Loveleg (ed.): Electromagnetic Fields and Neurobehavioral Funkction. Alan R. Lis, New York

Balkwill, F.; A. Mantovani (2001): Inflammation and cancer: back to Virchow? *Lancet 357 (9255),* S. 539-545

Bals, R.; X. Wang; Z. Wu et al. (1998): Human beta-defensin 2 is a salt-sensitive peptide antibiotic expressed in human lung. *J Clin Invest 102,* S. 874-880

Bals, R. (2000): *Antimikrobielle Peptide und Peptidantibiotika.* Medizinische Klinik München. Urban und Vogel, 95, S. 496-502

Baltrush, H. J.; K. Austerheim; E. Baltrusch (1964): Nervensystem – neoplastischer Prozess: ein altes Problem. *Z. Psychosomat. Med. 10,* S. 157

Barasch, M. I. (1996): *Ich suchte meine Seele und wurde gesund – Heilung als Reise nach Innen.* Scherz Verlag, Bern, München, Berlin

Bardia, A.; L. C. Hartmann; C. M. Vachon et al. (2006): Recreational physical activity and risk of postmenopausal breast cancer based on hormone receptor status. *Archieves of Internal Medicine 166 (22),* S. 2478-2483

Barmer (2006): Ausgabe 2/2006, S. 21-23

Barmer (2007a): Ausgabe 2/2007

Barmer (2007b): Ausgabe 3/2007

Barnard, R. J.; T. H. Ngo; P.-S. Leung; W. J. Aronson; L. A. Golding (2003): A low-fat diet and/or strenuous exercise alters the IGF axis in vivo and reduces prostate tumor cell growth in vitro. *Prostate 56 (3),* S. 201-206

Barnard, R. J.; J. H. Gonzalez; M. E. Liva; T. H. Ngo (2006): Effects of a low-fat, high-fiber diet and exercise program on breast cancer risk factors in vivo ant tumor cell growth and apoptosis in vitro. *Nutr Cancer 55 (1),* S. 28-34

Barr, F. E.; J. S. Saloma; A. Buchele (1983): Melatonin: The Organization Molecule. *Medical Hypotheses 22,* S. 1-140

Bartmann (2005): *Laufen und Joggen für die Psyche.* DGT-Verlag, Tübingen

Bartos, J.; J. Habrda (1974): Bentonit in der Prävenz und Therapie von Durchfallerkrankungen neugeborener Kälber. *Vet. Med. (Praha) 19,* 12 S. 707-716

Batmanghelidj, F. (2004): *Wasser – die gesunde Lösung.* VAK Verlag, Kirchzarten bei Freiburg

Batmanghelidj, F. (2005): *Sie sind nicht krank, sie sind durstig.* VAK-Verlags GmbH, Kirchzarten

Batmanghelidj, F. (2006): *Die Wasserkur bei Übergewicht, Depession und Krebs.* VAK Verlags GmbH, Kirchzarten

Bauer, K. H. (1963): *Das Krebsproblem.* 1. u. 2. Auflage, Springer Verlag, Berlin, Göttingen, Heidelberg (1949 und 1963)

Baumann, H.; R. Baumann (1968): Zum Problem der Signalverarbeitung des Gehirns und den Einfluss monotoner akustischer Reize. In: St. Nitschkoff; G. Kriwizkaja (Hrsg.): *Lärmbelastung, akustischer Reiz und neurovegetative Steuerungen.* Georg Thieme Verlag, Leipzig, S. 46-60

Baxevanis, C. N.; J. G. Reclos; A. D. Gritzapis; G. V. Dedousis; I. Missitzis; M. Paparnichail (1993): Elevated prostaglandin F2 production by monocytes is responsible for the depressed levels of natural killer and lymphokineactivated killer cell function in patients with breast cancedr. *Cancer 72 (2),* S. 491-501

Beatson, G. T. (1896): On treatment of inoperable cases of carcinoma of mamma; suggestion for a new method of treatment with illustrative cases. *Lancet 2*, 104, S. 162

Beck, A. T.; C. H. Ward; M. Mendelson; J. E. Mock; J. K. Erbaugh (1961): An inventory for measuring depression. *Arch. Gen. Psychiat. 4*, S. 561-571

Becker, K.; A. B. Schirmer; H. Schirmer (1998): Malaria und Psyche. In: R. Haux; A. W. Bauer; W. Eich; W. Herzog; J. C. Rüegg; J. Windeler (Hrsg.): *Wissenschaftlichkeit in der Medizin.* Teil II: Physiologie und Psychosomatik. Versuche einer Annäherung. VAS Frankfurt a. M., S. 39-59

Becker, R. O.; A. A. Marino (1962): *Electromagnetism and Life.* State University of New York Press, Albany New York

Becker, R. O. (1994): *Heilkraft und Gefahren der Elektrizität.* Scherz Verlag - Neue Wissenschaft, Bern, München, Wien (Übersetzung aus dem Englischen)

Becker, R. O.; G. Selden (1985): *The Body Electric: Electromagnetism and the Foundation of Life.* New York

Becket, A. H.; P. J. Anderson (1960): In: Voronkov, M. G.; G. L. Zelchan; E. Lukevitz (1975): Silizium und Leben. Akademie-Verlag, Berlin, S. 12-52, *J. Pharm. Pharmacol. 12*, S. 228

Beckmann, D. B.; B. N. Ames (1998): The free radical theorie of aging matures. *Physiol Rev 78*, S. 547-581

Belizkiy I. A.; Ja. B. Novoselov (2006): Gegenwärtige Vorstellungen von der Wirkung des Mineralischen Nahrungsergänzungsmittels Litovit beim Menschen. Informationsposter der Wissenschaftlichen Produktionsgesellschaft NOV, Novosibirsk (russisch)

Benninghoff, I. (1985) *Makroskopische und mikroskopische Anatomie des Menschen.* Band 1, Urban & Schwarzenberg, München u. a.

Benson, H. (1997): *Heilung durch Glauben.* Die Beweise. Selbstheilung in der neuen Medizin. Heyne Verlag, München

Benshop, R. J.; G. L. R. Godaert; R. Geenen; J. F.-Brosschot; M. B. M. de Smet; M. Olff; C. J. Heijnen; R. E. Ballieux (1995): Relationships between cardiovascular and immunologic changes in an expereimentla stress model. *Psychological Medicine 25*, S. 323-327

Benshop, R. J.; R. Jacobs; B. Sommer; Th. Schürmeyer; R. E. Schmidt; M. Schedlowski (1996): Propanolol and Olprazolam differentially effect immunologic chances induced by acute emotional stress. *FASEB J. 10*, S. 517-524

Berger, A. M.; L. Farr (1999): The influence of daytime inactivity and nighttime restlessness on cancer-related fatigue. Oncol Nurs Forum 26, S. 1663-1671

Berger, A. M.; L. A. Farr; B. R. Kuhn et al. (2007): Values of sleep/wake, activity/rest, circadian rhythms, and fatigue prior to adjuvant breast cancer chemotherapy. *J Pain Symptom Manage 33*, S. 398-409

Bergsmann, O. (1963): Begünstigen banale extrapulmonale Herde homolateralen Beginn der Lungentuberkulose? Beitr. klin. Tbk. 125, S. 506

Bergsmann, O. (1990): In: A. Pischinger (Hrsg.): *Das System der Grundregulation.* 8. Aufl. 2. Teil: Grundsystem, Regulation und Regulationsstörung in der Praxis der Rehabilitation. S. 89-139

Berner, H.-G. (1995): *An vollen Töpfen verhungern.* Promedico Verlag für Wissenschaft und Medizin, Hamburg

Besedovsky, H. O.; A. del Rey (1986): Immuno-neuroendocrine network. *Prog. Immunol. 6*, S. 578-587

Besedovsky, H. O.; A. del Rey; E. Sorken; C. A. Dinarello (1986): Immunoagiclatory feedback between interleukin and glucocorticoid hormones. *Science 233*, S. 652-654

Bettermann, H.; M. Kröz; M. Girke; C. Heckmann (2001): Heart rate dynamics and cardiorespiratory coordination in diabetic and breast cancer patients. *Clin. Physiol. (vol. 21)*, No. 4, S. 411-420

Bgatova, N. P.; Ya. B. Novoselov (2000): Anwendung der biologisch-aktiven Nahrungsergänzungsmittel in Form von Naturmineralien zur Detoxikation des Organismus. (russisch) Ekor, Novosibirsk, S. 1-238

Biesalski; H. K. (2007): Mikronährstoffe und Antioxidantien auf der Intensivstation. *Med. Report 31/1*, S. 2-3

Birbaumer, N.; R. R. Schmidt (1996): *Biologische Psychologie.* Springer Verlag, Berlin, Heidelberg u. a.

Birkhofer, L.; H. Ritter (1958): In: Kaufmann, K. (1997): Silizium - Heilung durch Ursubstanz. Helfer-Verlag E. Schwabe GmbH, Bad Hamburg, *Liebig's Annals of Chem. 612*, 22

Blanquer, A.; J. G. Veyrat (1995): Le corps malade du psychotique. Balancement entre symptômes psychiatriques et maladies somatiyues chez les patients psychotiques. *Ann. Méd. Psychol. 153*, S. 1-18

Blask, D. E. (1984): The pineal: An oncostatic gland? Extremly long frequency electromagnetic fields. *The Question of a Cancer.* Eds Columbus OH, Batelle, Paris

Blask, D.; S. Hill (1986): Effects of melatonin on cancer: Studies on MCF-7-human breast cancer cells in culture. *J. Neural Transm. 21 (Suppl.)*, S. 433-449

Block, G.; B. Patterson; A. Subar (1992): Fruits, vegetables and cancer prevention. A. rewiev of the epidemiologic evidence. *Nutr Cancer 18*, S. 1-29

Bodey, B.; B. Bodey jr.; S. Siegel et al. (1998): The spontaneous regression of neoplasms in mammals: possible mechanisms and their application in immunotherapy. *In Vivo 12 (1)*, S. 571-578

Bogendörfer, L. (1927a): Über den Einfluss des Zentralnervensystems auf Immunitätsvorgänge. *Arch. Exp. Path. Pharmakol. 124*, S. 65

Bogendörfer, L. (1927b): Über den Einfluss des Zentralnervensystems auf Immunitätsvorgänge der zeitlichen Verhältnisse. *Arch. Exp. Path. Pharmakol. 126*, S. 378

Bogendörfer, L. (1928): Über den Einfluss des Zentralnervensystems auf Immunitätsvorgänge. Beziehungen des Sympathikus zum Zustandekommen der Agglutination. *Arch. Exp. Path. Pharmak. 133*, S. 107

Böhm, U. (2009): Sport und Krebs: Können wir dem Krebs davonlaufen? *OM und Ernährung 126*, S. F30-F33

Borai, N. A.; V. F. Naggar; S. S. Elgamol (1983): Dissolotion rate studies of some oral hypoglycemic agents from drug-montmorillonits adsorbates. *Pharm. Ind. 45*, S. 1014-1016

Bördlein, I. (2006): Wie chronische Entzündungen zu Krebserkrankungen führen. *Deutschen Ärzteblatt 103/10* März 2006, S. C492

Borgers, D.; M. Berger (1995): *Cholesterin: Risiko für Prävention und Gesundheitspolitik.* Blackwell Wissenschaftsverlag, Berlin, Wien

Born, J.; S. Muth; H. L. Fehm (1988a): The significance of sleep onset and slow wave sleep for necturnal release of growth hormone (GH) and cortisol. *Psychoneuroendocrinology 13*, S. 233-243

Born, J.; U. Schenk; E. Späth-Schwalbe; H. L. Fehm (1988b): Influences of partial REM Sleep deprivation and awakenings on nocturnal cortisol release. *Biol. Psychiat. 24,* S. 801-811

Born, J.; Pietrowsky; W. Kern; H. L. Fehm (1993): Hormone als Determinanten des Schlafes. In: K. Hecht; J. H. Peter; A. Engfer; M. Poppei (Hrsg.): *Schlaf, Gesundheit, Leistungsfähigkeit.* Springer Verlag, Berlin, Heidelberg u. a., S. 87-99

Born, J.; H. L. Fehm (2000): The neuroendocrine recovery function of sleep. *Noise & Health 7,* S. 25-37

Boucsein, W. (1988): *Elektrodermale Aktivität.* Springer Verlag Berlin u. a.

Bouche, C.; S. W. Rizkalla; J. Luo et al. (2002): Five-week, new glycemic index diet decreases total fat mass and improves plasma lipid profile in moderately overweight nondiabetic men. *Diabetes Cares 25 (5),* S. 822-828

Bower, J. E.; P. A. Ganz; K. A. Desmond et al. (2000): Fatigue in breast cancer survivors: occurrence, correlates, and impact on puality of life. *J Clin Oncol 18,* S. 743-753

Bower, J. E.; P. A. Ganz; K. A. Desmond et al. (2006): Fatigue in long-term breast carcinoma survivors: a longitudinal investigation. *Cancer 106,* S. 751-758

Brandenberger, G.; M. Follenius; A. Muzet; J. Ehrhart; J. P. Schieber (1985): Ultradian oscillations in plasma renin activity: their relationship to meals and sleep stages. *J. Clin. Endocrinol. Metab. 61,* S. 280-286

Braun von Gladiß, K. (2009): Krebs – Versteckte Muster hinter der Krankheit. *Sonderheft Raum und Zeit* „Ganzheitliche Medizin" 1/1, S. 88-93

Bremmer, J. D.; M. Narayan; E. R. Anderson; I. H. Staib; H. L. Miller; D. S. Charney (2000): Hippicampal volume reduction in major depression. *Am J Psychiatry 157,* S. 115-118

Broeckel, J. A.; P. B. Jacobsen; J. Horton et al. (1998): Characteristics and correlates of fatigue after adjuvant chemotherapy for breast cancer. *J Clin Oncol 16,* S. 1689-1696

Brown, G. W.; T. O. Harris (1989): *Life Events and Illness.* Guilford Press, New York, S. 3-45

Brown, R. G. Pang; A. J. Husband; G. M. King (1990): Supression of immunity to influenza virus, infection in the respiratory tract following sleep disturbance. *Regional Immunology 2,* S. 321-325

Brown, R.; G. Pang; A. J. Husband; M. G. King; D. F. Bull (1992): Sleep deprivation and the immune response to pathogenetic and non pathogenetic antigens. In: A. J. Husband (ed): *Behaviour and Immunity.* Boca Raton CRC Press, S. 127-136

Brown, R. (1996): Schlaf und Immunfunktionen. In: Schedlowski und Tews (Hrsg.): *Psychoneuroimmunologie.* Spektrum Akademischer Verlag, Heidelberg, Berlin, Oxford, S. 503-510

Browne, J. E.; J. R. Feldkamp; J. L. White; S. L. Hem (1980): Potential of organic cationsatured montmorillonite as treatment for poisoning by weak bases. *J. Pharmacent. Sei.* 69 12, S. 1393-1395

Büchner, R. (1962): Allgemeine Pathologie. 4. Aufl., Urban & Schwarzenberg Verlag, München, Berlin

Büchner, R. (1964): *Struktur, Stoffwechsel und Funktion in der modernen Pathologie.* Urban & Schwarzenberg Verlag, München, Berlin

Buck, G. (1984): *Vegetative Reagibilität und circadiane Phasenlage. Spektralanalytische Untersuchungen über die reaktivperiodische Überlagerung der Tagesgänge von Puls- und Atemfrequenz.* Med. Inaug.-Diss., Marburg/Lahn

Budylin, N. W. (1953): Zur Frage der Wirkung des Zentralnervensystems auf die Antikörperbildung. *Z. mikrobiologii, epidemiologii i immunologii (J. Mikrobiologie, Epidemiologie und Immunbiologie) 9* (russisch)

Bürger, M. (1958): Biomorphose – Biorheuse. *Zt. Altersforschung 10,* S. 240

Burrow, J. (1783): A practical essay on cancer. (Eine praktische Geschichte des Krebses) London

Buss, K. A.; J. R. Schumacher; I. Dolski; N. H. Kalin; H. H. Goldsmith; R. J. Davidson (2003): Right frontal brain activity, cortisol, and withdrawl behavior in 6-month-old infants. *Behav Neurosci 117,* S. 11-20

Calcagni, E.; I. Elenkiv (2006): Stress system activity, innatge and T helper cytokines, and susceptibility to immune-related diseases. Annals of the New York Academy of Sciences 1069, S. 62-76

Cannon, W. B. (1929): *Bodily Changes in Pain, Hunger, Fear and Rage.* Appelton, New York

Carins-Smith (1985): Bestanden die ersten Lebensformen aus Ton? *Spektrum der Wissenschaft 8,* S. 82-91

Carlisle, E. M. (1976): In vivo requirement for silicon in articular cartilage and connective tissue formation in the chick. *J. Nutr. 106,* S. 478-484

Carlisle, E. M.; D. L. Garvey (1982): The effect of silicon on formation of extracellular matrix components by chondrocytes in culture. *Fed. Proc.* 41, S. 461

Carlisle, E. M.; W. F. Alpenfels (1984): The role of silicon in proline synthesis. *Fed. Proc. 43,* S. 680

Carlisle, E. M. (1986a): *Silicon in Animal Tissues and Fluids.* Academic Press. Inc. New York

Carlisle, E. M. (1986b): Silicon as an essential trace element in animal nutrition. In: Ciba Foundation Symp. 121: Silicon biochemistry., John Wiley u. Sons, Chichester u. a., S. 123-139

Carlisle, E. M. (1986c): Silicon. In: W. Mertz (ed): *Trace Elements in Human and Animal Nutrition.* 5th edn. Academic Press, Orlando, Florida

Carlisle, E. M. (1986d): Effect of dietary silicon and aluminium on silicon and aluminium levels in rat brain. Alzheimer Dis. Assoc. Dis 1

Czura, C. J.; S. G. Friedman; K. J. Tracey (2003): Neural inhibition of inflammation: the cholinergic anti-inflammatory pathway. *J Endotoxin Res 9,* S. 409-413

Carringer, R. D.; B. J. Weber; T. J. Monaco (1975): Adsorption-Desorption of selected pesticides by organic matter and montmorillonit. *J. Agri. Food Chem. 23*

Cerutti, P. A. (1991): Oxidant stress and cancerogenesis. *Eur J Clin Invest 21,* S. 1-5

Cerutti, P. A. (1994): Oxy radicals and cancer. *Lancet 344,* S. 862-863

Challis, G. B.; H. J. Stam (1990): The spontaneous regression of cancer. A review of cases from 1900 to 1987. *Acta Oncologica 29 (5),* S. 545-550

Charlton, B.; A. Bacelj; T. E. Mandel (1988): Administration of silica particles or anti-Lyt2 antibody prevents beta-cell destruction in NOD mice given Cyclophosphamide. *Diabetes 37,* S. 930-935

Charnot, A. (1953): Maroc. med. 32, S. 589-597. In: M. G. Voronkov; G. L. Zelchan; E. Lukevitz (1975): *Silizium und Leben.* Akademie-Verlag, Berlin

Charnot, Y; G. Peres (1977): Silicon, endocrine balance and mineral metabolism (calcium and magnesium). Nobel-Symp. 1978. Volume Date 1977 40. Biochem. Silicon Reat. Probl. S. 269-280

Chan, J. M.; M. J. Stampfer; E. Giovannucci et al. (1998): Plasma insulin-like growth factor-I and prostate cancer risk: a prospective study. *Science 279 (5350),* S. 563-566

Chan, J. M.; M. J. Stampfer; J. Ma et al. (2002): Insulin-like growth factor-I (IGF-I) and IGF binding proterin-3 as predictors of advanced-stage prostate cancer. *Journal of the National Cancer Institute 94 (14),* S. 1099-1106

Chen, F.; P. Cole; L. Wen; Z. Mi; E. J. Trapido (1994): Estimates of trace elements in Chinese farmers. *Journal of Nutrition 124/2,* S. 196-201

Chinery, R.; J. A. Brockmen; M. O. Peeler et al. (1997): Antioxidants enhance the cytotoxicity of chemotherapeutics agents in colorectal cancer: Ap53 – independent induction of p21 WAF 1/CIP 1 via C/EBP beta. *Nature Medicine 3,* S. 1233-1241

Chrousos, G. P.; P. W. Gold (1992): The concepts of stress and stresssystem disorders. Overview of physical and behavioural homeostasis. *J. Americ. Med. Ass. 267,* S. 1244-1252

Di Clemente, R. J.; L. Temoshok (1985): Psychological adjustment to having cutaneous malignant melanoma as a predictor of follow-up clinical studies. *Psychosomatic Medicine 47,* S. 81

Colditz, G. A. L. G. Branch; R. J. Lipnic (1985): Increased green and yellow vegetable intake and lowered cancer death in an elderly population. *Am J Clin Nutr 41,* S. 32-36

Colpo, A. (2009): *Der große Cholesterinschwindel.* Kopp-Verlag, Rottenburg

Cohen, D. (1969): Detection and analysis of magnetfields produced by bioelectric currents in humans. *Journal of Applied Physes 40/3,* S. 1046-1048

Cohen, M.; M. Lippman; B. Chabner (1978): Role of pineal gland in etiology and treatment of breast cancer. *Lancet 2,* S. 814-816

Cohen, S., D. S. Krantz, G. W. Evans, D. Stockols (1980) Cardiovascular and behavioral effects of community noise. *Amer. Scientist 69,* S. 528-535

Cohenheim, J. F. (1877): *Vorlesungen über die allgemeine Pathologie.* A. Hirschwald Verlag, Berlin

Colbert, L. H.; M. Visser; E. M. Simonsick et al. (2004): Physical activity, exercise, and inflammatory markers in older adults: findings from the Health, Aging and Body Composition Study. *Journal of the American Geriatrics Society 52 (7),* S. 1098-1104

Cole, W. H. (1981): Efforts of explain spontaneous regression of cancer. *Journal of Surgical Oncology 17 (3),* S. 201-209

Coleman, D. (1995): Emotionale Intelligenz. München. Hanser Verlag

Colic, M.; K. Pavelic (2000): Molecular mechanisms of anticancer activity of natural dietetic products. *Journal of Molecular Medicine 78,* S. 333-336

Colic, M.; K. Pavelic (2002): Immunostimulatory effect of natural clinoptilolite as a possible mechanism of its antimetastatic ability. *Journal of Cancer Research and Clinical Oncology 128,* S. 37-44

Cornelli, R.; M. Cornelli; R. Terranova; S. Luca; G. Belcaro (2000a): *La Medicina Biologica 1,* S. 13-18

Cornelli, R.; M. Cornelli; R. Terranova; S. Luca; G. Belcaro (2000b): Invecciamento e radicali liberi. *Progress in Nutrition 3,* S. 37-50

Cousins, N. (1989): *Head First: The Biology of Hope.* Dutton, New York

Cover, H.; M. Irwin (1994): Immunity and depression. Insomnia, retardation and reduction of natural killer all activity. *Journal of Behavior Medicine 17,* S. 217-223

Cramer, F. (1998): *Symphonie des Lebendigen.* Versuche einer allgemeinen Resonanztheorie. Inseltaschenbuch 2188, Inselverlag Frankfurt/Main, Leipzig, S. 130

Cramer F. (2001): Interview: Wir haben in der Genforschung einen falschen Ansatz. *Psychologie Heute 9/2000,* S. 28-32

Cui, Z. (2003): The winding road to the discovery of the SR/CR mice. *Cancer Immunity 3,* S. 14

Cunningham. A. ÖJ.; C. V. Edmonds; C. Phillips; K. I. Soots; D. Hedley; G. A. Lockwood (2000): A prospective, longitudinal study of the relationship of psychological work to duration of survival in patients with metastatic cancer. *Psycho-Oncology 9 (4),* S. 323-339

Cunningham, A. J.; K. Watson (2004): How psychological therapy may prolong survival in cancer patients: new evidendce and a simple theory. *Intergrative Cancer Therapies 3 (3),* S. 214-229

Danzter, R.; K. W. Kelley (1989): Stress and immunity: an integrated view of relationships between the brain and the immune system. *Life Sci. 44,* S. 1995-2008

Dantzer, R.; R. M. Bluthe; S. Kent; G. Goodall (1993): Behavioural effects of cytokines on insight into mechanisms of sickness behaviour. In: E. De Souza (ed): *Methods in neuroscience 17,* Akademy Press Orlando, S. 130-149

Dashman, T.; G. Stotzky (1984): Adsorption and binding of peptides on homoionic montmorillonite and koalinite. *Soil. Biol. Biochem. 16,* S. 51-55

Dashman, T.; G. Stotzky (1986): Microbial utilization of amino acids and a peptide bound on homoioic montmorillonits and koalinite. *Soil. Biol. Biochem. 18,* S. 5-14

Daskaloff,. N. (2005): froximun: Auszüge vorliegender Forschungsergebnisse, November 2006, S. 41-42

Davidson, J. R.; A. W. MacLean; M. D. Brundage et al. (2002): Sleep disturbance in cancer patients. *Soc Sci Med 54,* S. 1309-1321

Davis, D. H.; C. S. Giannoulis; R. W. Johnson; T. A. Desai (2002): Immobilization of RGD to (111) silicon surfaces for enhanced cell adhesion and proliferation. *Biomaterials 23/19,* S. 4019-4027

DeKloet, E. R.; J. M. H. M. Reul (1987): Feedback action and tonic influence of corticosteroids on brain function: a concept arising from the heterogeneity of brain receptor systems. *Psychoneuroendocrinology 2,* S. 82-105

Deetjen; Speckman (1994): Physiologie. 2. Auflage, Urban und Schwarzenberg, München, Wien, Baltimore

Delva, V. A. (1963): Trace elements in malignant tumors of man. *Trudy Donetsk Gos Med. Inst. 23,* S. 17-21

Delva, V. A. (1973): Level of some trace elements in brain tumors in relation to the histostructures and phases of it's biological evolution. *Mikroelement Med. 4,* S. 64-69

Dembinski, Z.; W. Wieckowski; A. Kulinska (1985a): The influence of bentonite of polish production on chosen parameters of a healthy state and productivity in dairy cattle. *Med. Weter. 47,* 4, s. 220-223

Dembinski, Z.; B. Kosicki; S. Mroz-Dembinsi; L. Szozesnjak; W. Wieckwoaki (1985b): Influence of bentonite of polish production on the acid-alkaline balance of dairy cattle in the perinatal period. *Med. Weter. 41,* S. 377-314

Derer, L. (1956): Concealed nacroperiodicity in the reaction of the human organism. *Rev. Czechoslovak Med. 2,* S. 277

Derer, L. (1960): Rhythm and proliferation with special reference to the six-day rhythms of blood leukocyte. *Count Anns VII,* S. 117-134

Derogatis, L. R.; M. Feldstein; G. Morrwo et al. (1979): A survey of psychotropic drug prescriptions in an oncology population. *Cancer 44,* S. 1919-1929

Deutsches Ärzteblatt (2004): Jg. 101, Heft 16, 16.04.2004, S. C854

Deutsches Ärzteblatt (2008): Jg. 105, Heft 44 S. C1916

Diedrich, A.; R. Siems; K. Hecht (1989): Adaptationsprozesse in der Schlafpolygraphie bei Langzeituntersuchungen. *Wissenschaftliche Zeitschrift der Humboldt-Universität zu Berlin, Reihe Medizin 38/4,* S. 478-482

Dimitrocenko, V.; Z. M. Moroz (1972): Primobenic bentonitoy, prirodnych obogascennychzhiream, rezionsch zivotnych i ptizy. *Vestnik Salakochez, Nauki 9,* S. 12-18

Dörner, G. (1972): *Sexualhormonabhängige Gehirndifferenzierung und Sexualität.* Springer Verlag, Wien, New York

Dörner, G. (1973): Zur Bedeutung prä- und perinataler Umweltbedingungen für die postnatale Regelung neuroendokriner Systeme. *Endokrinologie 61,* S. 107-123

Dörner (1974): Umgebungsabhängige Gehirndifferenzierung und fundamentale Lebensprozesse. *Acta biol. med. germ. 33,* S. 129-148

Dörner, G.; K. Hecht; G. Hinz (1976): Teratopsychogenetic effects apparently produced by nonphysiological neurotransmitter concentrations during brain differentiation. *Endokrinologie 68,* S. 1-5

Dörner, G. (1977): Hormonabhängige Gehirndifferenzierung und ihre mögliche Bedeutung für die Teratopsychogenese. In: R. Baumann, K. Hecht (Hrsg.): *Stress, Neurosen, Herz-Kraislauf.* Berlin, S. 233-237

Dörner, G.; R. Tönjes; K. Hecht; G. Hinz; I. Poppei; A. Tsamalonkas (1981): Pyrostigmine administration in newborn rats prevent permanent mental III-Effects, produced by maternal deprivation. *Endokrinologie 77,* S. 101-104

Draganski, R; C. Gaser; V. Busch; G. Schuierer; U. Bogdahn; A. May (2004): Neuroplasticity: changes in grey matter induced by training. *Nature 427,* S. 311-312

Drenckhahn, D.; W. Zenker (1994): Hrsg. Benninghoff-Anatomie, Bd 1, 15. Auflage. Urban und Schwarzenberger Verlag, München, Wien, Baltimore

Dvorak, H. F. (1986): Tumors: wounds that do not heal. Similarities between tumor stroma generation and wound healing. *New England Journal of Medicine 315 (26),* S. 1650-1659

Edelman, S.; J. Lemon; D. R. Bell; A. D. Kidman (1999): Effects of group CBT on the survival time of patients with metastatic breast cancer. *Psycho-Oncology 8 (6),* S. 474-481

Ehlenz, K., J. H. Peter, H. Kaffarnik, P. v. Wichert (1993): Kardiovaskuläre Hormone und Schlafbedeutung für Hypertonie. In: K. Hecht, A. Engfer, J. H. Peter, M. Poppei: *Schlaf, Gesundheit, Leistungsfähigkeit.* Springer Verlag, Berlin u. a.; S. 243-261

Ehlers, K. (2009): Editorial Raum und Zeit 1/2009, S. 2

Eikelenboom, C. (1977): Nachweis von polychlorierten Biphenylen in Milch. *Zeitschrift für Lebensmittel-Untersuchung und -Forschung 163 (4),* S. 278

Ekman, P.; R. J. Davidson (1994): *The Natur of Emotion. Fundamental Questions.* Oxford University Press, New York

Elsaesser Valarino, E. (1995): *Erfahrungen an der Schwelle des Todes.* Seehammer Verlag, Wyam

Engstrom, C. A.; R. A. Strohl; L. Rose et al. (1999): Sleep alterations in cancer patients. *Cancer Nurs 22,* S. 143-148

Engström, S.; S. Bawin; W. R. Adey. (2000): Magnetic field sensitivity in the hippocampus. In: J. Walleczek (ed): *Self-organized Biological Dynamics & Nonlinear Control.* Cambrigke University Press, Cambridge, UK, S. 216-234

Eppinger, H.; L. Hess (1910): *Die Vagotonie.* Springer, Berlin

v. Euler, U. S.; J. H. Gaddum (1931): An unidentified depressor substance in certain tissue extracts. *J. Physiol. 72,* S. 74-87

Everson, T. C. (1967): Sopntaneous regression of cancer. *Progress in Clinical Cancer 3,* S. 79-95

Farris, J. (1938): Increase in lymphocytes in healthly persons under certain emotional states. *American Journal of Anatomy 63,* S. 297-323

Fawzy, F. I.; A. L. Canada; N. W. Fawzy (2003): Malignant melanoma: effects of a brief, structured psychiatric intervention on survival and recurrence at 10-year follow-up. *Archieves of General Psychiatry 60 (1),* S. 100-1003

Fehm, H. L.; J. Born (1991): Nocturnal cortisol secretion and REM sleep: Two coupled ultradian rhythms with different periodicities. *Neuroendocrinology 53,* S. 171-176

Felten, S. Y.; D. L. Felten (1991): Iunervation of lymphoed tissue. In: R. Ader, D. J. Felten; N. Cohen (ed): *Psychoimmunology.* 2nd ed., Academic Press, San Diego, S. 27-69

Féré, C (1988): Note sur les modifications de la tension électrique dans le corps humain.. *Comptes Rendus des Séances de la Société de Biologie 5,* S. 28-33

Ferrier, I. N.; J. Arend; E. C. Johnstone; T. J. Craw (1982): Reduced nocturnal melatonin secretion in chronic schizophrenia. Relationship to body wight. *Clin. Endocrinol. 17,* S. 181-186

Ferruci, L.; T. B. Harris; J. M. Guralnik; R. P. Tracy; M. C. Corti; H. J. Cohen; B. Peuninx; M. Pahor; R. Wallace; R. J. Havlik (1999): Serum IL-6 level and the development of disability in older persons. *J. Am. Gereatry soc. 47,* S. 639-646

Filipski, E.; V. M. King; X. Li; T. G. Granda; M. C. Mormont; B. Claustrat; M. H. Hastings; F. Levi (2003): Disruption of circadian coordination accelerates malignant growth in mice. *Pathol. Biol. (Paris) (vol. 51),* No. 4, S. 509-514

Filipski, E.; X. M. Li; F. Levi (2006): Disruption of circadian coordination and malignant growth. *Cancer Causes Control. (vol. 17),* No. 4, S. 509-514

Finkelstein, H. (1936): Überzeitliche Gesetzmäßigkeiten im Ablauf akuter fieberhafter Krankheiten. *Wiener Medizinische Wochenschrift 86,* S. 92-106

Fischer, M. H. (1951): *The Formation of Living Substance.* Steinkopff, Darmstadt

Fisher, L. K.; V. G. MacKay (1983): The investigation of sodium bicarbonate or bentonite as supplements in silages fed to lactating cows. *Can. J. Anim. Sci. 63,* S. 939-947

Follenius, M.; G. Brandenberger; C. Simon; J. L. Schlienger (1988): REM sleep in humans begins during decreased secretory activity of the anterior pituitary. *Sleep 11,* S. 546-554

Fortner, B. V.; E. J. Stepanski; S. C. Wang (2002): Sleep and quality of life in breast cancer patients. *J Pain Symptom Manage 24,* S. 471-480

Fox, B. H. (1989): Depressive symptoms and risk of cancer. *Jama 262,* S. 1231-1234

Franceschi, S.; L. Dal Maso; L. Augustin et al. (2001): Dietary glycemic load and colorectal cancer risk. *Annals of Oncology 12 (2),* S. 173-178

Freude, G.; P. Ullperger; S. Eggert; I. Ruppe (2000): Microwaves emmitted by cellular telephones affect human slow brain potentials. *Eur. J. App. Physiol. 81,* S. 18-27

Frasure-Smith, N.; F. Lesperance (2003): Depression and other psychological risks following myocardial infarction. *Arch Gen Psychiatry 60,* S. 627-632

Freyer, P. (2003): Fatigue als koexistierendes Tumorsyndrom ernst nehmen. *Med. Rev. 12,* S. 29

Friedenreich, C. M.; M. R. Orenstein (2002): Physical activity and cancer prevention: etiologic evidende and biological mechanisms. *Journal of Nutrition 132 (11 Suppl.),* S. 3456-3464

Friedenreich, C. M. (2005): Overview of the accociation between physical activity, obesity and cancer. In: *Eurocancer.* John Libbey Eurotex, Paris

Fujiki, H. (1999): Tow stages of cancer prevention with green tea. *J Canc Res Clin Oncol 125,* S. 589-597

Frustaci, A.; N. Magnavita et al. (1999): Markante Erhöhung myokardialer Spurenelemente bei der idiopathischen dilatativen Kardiomyopathie im Vergleich mit sekundärer Herzfunktionsstörung (kardiale Dysfunktion). *J. Am. Coll. Cardiol.* May, 33(6), S. 1578-83

Fryda, W. (1984): Adrenalinmangel als Ursache der Krebsentstehung. Schriftenreihe Krebsgeschehen. Bd. 27, Verlag für Medizin Dr. Ewald Fischer, Heidelberg (1984) und *Dtsch. Zschr. Onkol.* (DZO) (1989), S. 21-28

Fu, L.; H. Pelicano; J. Liu; P. Huang; C. Lee (2002): The circadian gene Period2 plays an important role in tumor suppression and DANN damage response in vivo. *Cell (vol. 111),* No. 1, S. 41-50

Fu, L.; C. C. Lee (2003): The circadian clock: pacemaker and tumour suppressor. *Nat. Rev. Cancer (vol. 3),* No. 5, S. 350-361

Galenus, C. (1913): *Über die krankhaften Geschwulste.* Leipzig

Gallup-Studie (1994) S. 120: Zitiert bei Elsaesser Valarino 1995

Galyean, M. L.; R. C. Chabot (1981):Effects of sodium bentonite, buffer salts, cement kiln dust and clinoptilolite on ruman characteristics of beef steers fed a higt roughahe diet. *J. Anim. Sci. 52,* 5, S. 1197.1294

Ganci, M.; A. J. Husband; H. Saxarra; M. G. King (1994): Pavlovian conditioning of nasal tryptase release in human subjekts with allergic rhinitis. *Physiol. Behav. 55,* S. 823-825

Garner, J. (1974): Spontaneous regressions: scientific documentation as a basis of the declaration of meracles. *Canadian Medical Sssociation Journal 111,* S. 1254

Garnick, J. J.; B. Singh; G. Winkley (1998): Effectiveness of a medicament containing silicon dioxide, aloe and allantoin on aphthous stomatitis. *Oral surgery, oral medicine, oral pathology, oral radiology, and endodontics 86(5),* S. 550-556

Gawler, I. (2001): You can conquer cancer – prevention and treatment. (Deutsche bearbeitete Ausgabe einer früheren Auflage: Krebs – ein Signal der Seele? Vorbeugen und Heilen ist möglich. Erd, München 1985

Gershon, M. D. (1999): The enteric nervours system: a "second brain". Hospital Practice (Office Edition) 34/7, S. 5-8, 31-32, 41-42

Giesen, M. (1982): *Untersuchungen über die Beziehungen zwischen circadianem Phasentyp und vegetativen Kenngrößen bei berufstätigen Frauen.* Med. Inaug. Diss., Marburg/Lahn

Gillin, J. C.; L. S. Jacobs; D. H. Fram; F. Snyder (1972): Acute effect of a glucocorticoid on normal human sleep. *Nature (London) 237,* S. 398-399

Giovannucci, E. et al. (1995): Intake of cartenoids and retinol in relation to risk of prostate cancer. *Journal of the National Cancer Institute 87,* S. 1767-1776

Giovanucci, E.; (1999): Tomatoes, tomato-based products, lycopene, and cancer: review of the epidemikologic literature. *J Natl Can Inst 91,* S. 317-331

Giovannucci, E.; Y. L. Liu; M. F. Leitzmann; M. Stampfer; W. C. Willett (2005): A prospective study of physical activity and incident and fatal prostate cancer. *Archieves of Internal Medicine 165,* S. 1005-1010

Glaser, R.; J. K. Kiecolt-Glaser; R. H. Bonneau; W. Malarkey; S. Kennedy; J. Hughes (1992): Stress-induced modulation of the immune response to reconbinant hepatitis B vaccine. *Pschosom. Med. 54,* S. 22-29

Glaser, R. (2005): Stress-associated immune dysregulation and its importance for human health: a personal history of psychoneuroimmunology. *Brain, Behavior, and Immunity 18 (1),* S. 3-11

Globa, L. J.; G. N. Nikovskaya; M. N. Rotmistov (1983): Kinetics of the interaction between bacteriophages T2 and MS2 and montmorillonits. *Dokt. Akad. Nauki Ukr. Ser. Geol. 01,* S. 52-54

Goldstein, F. (1932): In: K. Kaufmann (1997): *Silizium, Heilung durch Ursubstanz.* Helfer Verlag, E. Schwabe GmbH, Bad Homburg

Goleman, D. (1996): *Emotionale Intelligenz.* Carl Hanser Verlag, München, Berlin

Goodwin, P. J.; M. Leszcz; M. Ennis et al. (2001): The effect of group psychosocial support on survival in metastatic breast cancer. *New England Journal of Medicine 345 (24):* S. 1719-1726

Gordienko, A. N. (1954): *Der neuroreflektorische Mechanismus der Antikörperbildung und Regulation der Phagozytose.* Medgis, Moskva (russisch)

Gorokhov, W. K.; V. M. Duničev; O. A. Melnikov (1982): Zeolithe aus Sakhalin. Vladivostok, Dalnevostočnoe Knishnoe isdatelstovo, S. 1-105 (russisch)

Graffi, A. (1949): Beitrag zur Wirkungsweise der kanzerogenen Reize und zum chemischen Aufbau normaler und maligner Zellen. *Z. ärztl. Fortbild. 43,* S. 156-159

Greber, J. (1937): Der Verkehr mit der Geisterwelt; seine Gesetze und sein Zweck – Selbsterlebnisse eines katholischen Geistlichen. In: *Das Gesetz der Lebenskraft,* S. 66-93

Greer, S. (1974): Delay in the treatment of breast cancer. *Proceedings of the Royal Society of Medicine 6,* S. 470-481

Greer, S.; T. Morris (1975): Psychological attributes of women who develop breast cancer: A controlled study. *Journal of Psychosomatic Research 19,* S. 147-153

Greer, S.; T. Morris; K. W. Pettingale (1979): Psychological response to breast cancer: effect on outcome. *Lancet 2,* S. 785-787

Greer, S.; T. Morris; K. W. Pettingale; J. Haybittle (1985): Mental attitudes to cancer: an additional prognostic factor. *Lancet 1,* S. 750

Greer, S.; T. Morris; K. W. Pettingale; J. Haybittle (1990): Psychological response to breast cancer and fifteen-year outcome. *Lancet 1,* S. 49-50

Grigorjev, A.; K. Hecht (2001): Wirkungen von Hypokinese und Hypogravitation auf das ganzheitliche Funktionssystem des Menschen. In: K. Hecht; H.-Pl Scherf; O. König (Hrsg.): *Emotioneller Stress durch Überforderung und Unterforderung.* Schibri Verlag, Berlin, Milow, S. 35-51

Groopman, J. E. (1999): Chemotherapie induzierte Anämien bei Tumorkranken. *J. Nat. Cancer Insl. 91/19,* S. 1616-1634

Gross, J. (1989): Emotional expression in cancer onset and progression. *Social Science in Medicine 28,* S. 1239-1244

Gross, J. J.; O. P. John (1995): Facets of emotional expressivity: Three selfreport factors and their correlates. *Personality and Individuell Differences 19,* S. 555-568

Grossarth-Maticek, R. (2003): *Selbstregulation, Autonomie und Gesundheit.* Walter de Gruyter Verlag, Berlin, New York

Grossarth-Maticek, R. (2008): *Synergetische Präventivmedizin.* Springer Medizin Verlag, Heidelberg

Gutenbrunner, C.; G. Hildebrandt (1994): *Handbuch der Heilwasser-Trinkkuren – Theorie und Praxis.* Sonntag-Verlag, Stuttgart

Halberg, F. (1959/60): Physiology 24 hours periodicity, general and procedural considerations with reference to the adrenal cycle. Ztschr. *Vitamin-, Hormon- und Fermentforschung 10,* S. 225

Halberg, F. (1960): The 24-hour scale: A time dimension of adaptive functional organization. *Perspect. Biol. Med. 3,* S. 491

Halberg, F.; H. Watanabe (1992): Chronobiology and chronomedicine: *Medical Review, Tokyo,* S. 69-130

Halberg, F.; G. Cornélissen; K. Otsuka, S. Sánchez de la Peña; O. Schwartzkopff; Y. Watanabe, A. K. Pati, D. G. Wall; P. Delmore, K. Borer, L. A. Beaty, E. S. Nolley, C. Adams, J. Siegelova J.; P. Homolka; J. Dusek; B. Fiser, P. Prikryl (2005): Why and how to implement 7-day/24-hour blood pressure monitoring. Int J Geronto-Geriatrics 2005; 8 (1): 1-31. [Dated 2005 but published in June 2008.]

Halberg, F.; Zh. Wang; O. Schwartzkopff; G. Cornélissen (2003): Chronomik in der Öffentlichkeit. *Neuroendokrinology Letters 24 (Suppl. 1),* S. 74-83

Haldeman, R. G.; P. H. Emmett (1955): *J. Phys. Chem. 59,* S. 1039

Halsted, W. St. (1907): Ann Surg 46, S. 18. Zitiert bei Schlitter 1986

Hampel, I.; U. Jacobi (1986): Zur Bedeutung der natürlichen Ionenaustauscher Bentonit und Zeolith. *Mn. Vet. Med. 41,* S. 238-243

Hankinson, S. E.; W. C. Willett; G. A. Colditz et al. (1998): Circulating concentrations of insulin-like growth factor-I and risk of breast cancer. *Lancet 351 (9113),* S. 1393-1396

Harder, J; J. Bartels; E. Christophers (1997): A peptide antibiotic from human skin. *Nature 387,* S. 861

Harder, J.; J. Bartels; E. Christophers et al. (2001): Isolation and characterization of human β - defensin-3, a novel human inducible peptide antibiotic. *J Biol Chem 276,* S. 5707-5713

Hartenbach, W. (2002): *Die große Cholesterinlüge.* Herbig-Gesundheitsratgeber. 6. Auflage. Herbig Verlagsbuchhandlung, München, S. 1-157

Haus, E.; D. J. Lakatu; L. Sackett-Lundeen; L. Dumitriu; G. Niclan; E. Petrescu; L. Plinga; C. Bogdan (1998): Interaction of circadian ultradian and infrandian rhythms. In: Y. Touitou (Hrsg.): *Biological Clocks. Mechanism and Applications.* Elsever Science B. V, S. 141-150

Haus, W. H.; G. Junge-Hülsing (1961): Über die universelle Mesenchymreaktion. *Dtsch. med. Wschr. 86,* S. 763-768

Haus, W. H. (1992): Unspezifische Mesenchymreaktion und die primär chronischen Mesenchymerkrankungen (Übersicht). *Dt. Ärztebl. 89,* S. B-521-534

Head, J. F.; F. Wang; R. I. Elliott; J. L. McCoy (1993): Assessment of immunologic competence and host reactivity against tumor antigenes in breast cancer patients. Prognostic value and rationale of immunotherapy development. *Annals of the New York Academy of Science 690,* S. 340-342

Halsted, W. St. (1907): Ann Surg 46, S. 18. Zitiert bei Schlitter 1986

Hecht, A.; K. Lunzenauer, E. Schubert (1973): Allgemeine Pathologie. VEB-Verlag Volk und Gesundheit, Berlin, S. 226-249

Hecht, K.; R. Baumann; St. Nitschkoff (1973): Der Einfluss von Stressfaktoren auf zerebro-viszerale Regulationsmechanismen als pathogenetische Konstellation bei der Entstehung der arteriellen Hypertonie. *Erg. exp. Med. 21,* S. 109-151

Hecht, K.; R. Baumann (1974): Stresssensibilität und Adaptation. *Belr. Ges. Inn. Med. 8,* S. 673

Hecht, K.; G. Dörner (1978): Zur Möglichkeit einer Vorprogrammierung von Verhaltensweisen durch Veränderungen des Neurotransmitter-Stoffwechsels in der frühen postnatalen Ontogenese von Albinoratten. *Psychiatr. Neurol. Med. Psychol. 30,* S. 385-396

Hecht, K.; M. Airapetjanz; M. Chananaschwili; P. Oehme; M. Poppei (1982): Hypoxiegestörte Proteinsynthese im Gedächtnis des Gehirns. Ursache der Neurosen? Beiträge zur biologischen Psychiatrie. Leipzig

Hecht, K. (1984): Dynamik der Wechselbeziehungen zwischen Gesundheit und Krankheit. In: M. M. Chananaschwili; K. Hecht: *Neurosen.* Akademie Verlag Berlin, S. 93-99

Hecht, K., H.-U. Balzer, R. Siems, J. Fietze (1989): Zeitwahrnehmung nach Erwecken aus dem Tiefschlaf in Abhängigkeit vom Blutdruck. *Wiss. Zeitschr. der Humboldt-Universität zu Berlin,* Reihe Medizin 38/4, S. 491-493

Hecht, K., W. E. Voigt, E. Wachtel, P. Oehme, M. G. Airapetjanz (1990): Schlafregulierende Peptide. *Beiträge zur Wirkstoffforschung, Heft 37,* Akademie der Wissenschaften, Berlin, S. 1-187

Hecht, K.; H. Hüller (1985): *Untersuchungen zu Beziehungen zwischen psychophysiologischen und biochemischen Parametern unter der Erwartungsreaktion einer Venenpunktion.*

6. Gemeinschaftstagung der Gesellschaft für Experimentelle Medizin der DDR in Berlin. Abstracts, S. 528

Hecht, K.; H.-U. Balzer (1997): *Biologische Wirkungen elektromagnetischer Felder im Frequenzbereich 0 bis 3 GHz auf den Menschen.* Auftrag es Bundesinstituts für Telekommunikation. Auftrag Nr. 4231/630402. Inhaltliche Zusammenfassung einer Studie der russischsprachigen Literatur von 1960-1996

Hecht, K. (2001): Chronopsychobiologische Regulationsdiagnostik zur Verifizierung von funktionellen Zuständen und Dysregulationen. In: K. Hecht; H.-P. Scherf; O. König (Hrsg.): *Emotioneller Stress durch Überforderung und Unterforderung.* Schibri Verlag, Berlin, Milow, S. 193-252

Hecht, K. (2002): *Gut Schlafen.* Ullstein-Bild, Berlin

Hecht, K. (2006): Dokumentation (schriftliche Fassung) zum Vortrag anlässlich der Anhörung im Bayrischen Landtag zum Thema Mobilfunk/Elektrosmog/Gesundheit am 07.07.2006

Hecht, K.; E. Hecht-Savoley (2005/2007): *Naturmineralien, Regulation und Gesundheit.* Schibri Verlag, Berlin, Milow. 2. Auflage, 424 Seiten

Hecht, K.; M. Christl; Chr. Maschke; H.-P. Scherf (2007): Sleep – a multifrequent rhythmic-hierarchical acitve brainfunction. In: W. Kofler; E. Khalilov (eds): *Science without Borderline 3 (in print)*

Hecht, K.; E. Hecht-Savoley (2008): *Klinoptilolith-Zeolith – Siliziummineralien und Gesundheit.* Spurbuch Verlag, Baunach ISBN 987-3-88778-322-8

Hecht, T.; K. Hecht; T. Schlegel; M. Poppei, K. Treptow (1977a): Zum Einfluss von motorischem Training auf periodische bedingt-reflektorische Verläufe an normalen mit Stress belasteten Albinoratten. In: J.-H. Scharf; H. von Mayersbach (Hrsg.): *Die Zeit und das Leben. Chronobiologie.* Halle/Saale 1977, S. 477-483

Hecht, T.; K. Hecht; V. Moritz; F. Stahl; H. Woosmann; W. Dräger; R. Geppert (1977b): Zur Bedeutung einer postnatalen Stressung für die emotionelle Reaktivität und Pathogenese neurotischer Erscheinungen im Adulten Alter. In: R. Baumann; K. Hecht: *Stress, Neurosen und Herzkreislauf.* Berlin, S. 237-294

Heckmann, C. (1994): *Chronobiologische Bausteine zur pathologischen und therapeutischen Physiologie.* Habil. Schrift. Un. Witten-Herdecke.

Heeg, E.; T.; Heeg (2009): *Oben ohne.* Krüger Verlag, Frankfurt

Heine, H.; H. Heinrich (1980): Reactive behaviour of myocytes during long-term sympathetic stimulation as compared of spontaneous hypertension. *Fol. Angiol. 28,* S. 22-27

Heine, H.; M. Dormann (1984): Fibronectin-plasmin-sensitive glykoprotein of the transit zone. Protection by aprotinin. *Arzneim.-Forsch./Drug Res 34,* S. 696-698

Heine, H. (1987): Regulationsphänomene der Tumorgrundsubstanz. *Dtsch. Zschr. Onkol (DZO),* Krebsgeschehen 19, S. 67-72

Heine, H. (1989): Aufbau und Funktion der Grundsubstanz. In: A. Pischinger (Hrsg.): *Das System der Grundregulation.* Haug Verlag, Heidelberg, S. 13-87

Heine, H. (1990): In A. Pischinger (Hrsg.): *Das System der Grundregulation.* 8. erw. Aufl. 1. Teil: Aufbau und Funktion der Grundsubstanz, Haug Verlag, Heidelberg, S. 13-87

Heine, H. (1991): *Lehrbuch der biologischen Medizin.* Hippokrates, Stuttgart

Heine, H. (1992): Biorhythmus und Struktur der Grundsubstanz (Matrix) unter normalen und pathologischen Verhältnissen. In: H. Heine; P. Anastasiadis (eds): *Normal Matrix and Pathological Conditions.* Gustav Fischer Verlag, Stuttgart, Jena, New York, S. 1-10

Heinonen, O. P.; D. Alnabes; J. Virtamo et al. (1998): Prostate cancer and supplementation with alphy-tocopherol and beta carotene: Incidence and mortality in a controlled study. *Jnatl Cancer Ists 90,* S. 440-446

Hellhammer, D. H.; K. M. Birke (1996): Psychoneuroendokrinologische Grundlagen. In: A. Ehlers; K. Hohlweg (Hrsg.): *Gundlagen der klinischen Psychologie. Enzyklopädie der Psychologie.* Hogrefe, Göttingen

Hellhammer, D. (2001): *Wenn die Stressbremse nicht mehr funktioniert. Psychologie Heute 2,* S. 52-57

Hellhammer, D.; Cl. Kirschbaum; H. Lehnert (2003): Psychoendokrinologie. In: Uexküll: *Psychosomatische Medizin.* 6. Auflage, Urban-Fischer, München, Jena, S. 135-143

Herberman, R. B. (2001): Immunotherapy. In: R. J. Lenhard; R. Osteen; T. Gansler (Hg.): *Clinical Oncology.* American Cancer Society, Atlanta, S. 215-223

Herbert, T. B.; S. Cohen (1993): Depression and immunity: a meta-analytic review. *Psychol. Bull. 13,* S. 472-486

Hesch, R. D. (1989): Endokronologie. Urban-Schwarzenberg, München

Herrschbach, P. (2003): Progredientangst – Bedeutung und therapeutische Möglichkeiten. *Med. Review 8,* S. 16-17

Hess, W. R. (1949): *Das Zwischenhirn: Syndrome, Lokalisationen, Funktionen.* Benno Schwabe, Basel

Hicks, A. M.; G. Riedlinger; M. C. Willingham et al. (2006): Transferable anticancer innate immunity in spontaneous regression/complete resistance mice. *Proceedings of the National Academy of Science of the United States of America 103 (20),* S. 7753-7758

Hildebrandt, G. (1987): Phase Manipulation, shift work and jet lag. An Overview. In: J. E. Pauly; L. E. Scheving (eds): *Advances in Chronobiology.* Part B, Alan R. Liss., New York, S. 377-390

Hildebrandt, G. (1990): Circaseptane Reaktionsperiodik beim Menschen. Eine Zeitstruktur von Krankheit und Heilung. *Therapeutikon 4,* 7/8, S. 402-413

Hildebrandt, G.; I. Brand; L. Reges (1992): *Chronobiologie in der Naturheilkunde. Grundlage der Circaseptanperiodik.* Karl E. Haug, Heidelberg

Hildebrandt, G.; R. Moog (1993): Chronobiologische Aspekte der Schlafstörungen. In. K. Hecht; A. Engfer; J. H. Peter; M. Poppei (Hrsg.): *Schlaf, Gesundheit, Leistungsfähigkeit.* Springer-Verlag, Berlin, Heidelberg u. a., S. 57-68

Hildebrandt, G. (1998): Therapeutische Physiologie. In: *Handbuch der Balneologie und medizinischen Klimatologie.* Edited by C. Gutenbrunner, G. Hildebrandt. Springer, Berlin, S. 5-83

Hildebrandt, G.; M. Moser; M. Lehofer (1998): *Chronobiologie und Chronomedizin.* Hippokrates, Stuttgart

Hirshberg, C.; B. O'Regan (1993): *Spontaneous Remission:* Annotated Bibliography. Institute of Noetic Sciences, Sansalito

Hirshberg, C.; I. Marc (1997): Spontanheilungen. Wenn Krankheiten von allein verschwinden. Bechtermünz, Augsburg 1997

Hollman, P. C; M. G. Hertog; M. B. Katan (1996): Role of dietary flavonoidsin protection against cancer and coronary heat disease. *Biochem Soc Trans 24,* S. 785-789

Hilz, M.(1979): *Die Spurenelemente im Kaolinen, kaoliniti-schen Tonen und Bentoniten – ihr Verhalten bei Ionenaustau-schreaktionen und gegen Säuren.* Diss. Univers. München

Hochschild, A. R. (1990): *Das gekaufte Herz: Zur Kommer-zialisierung der Gefühle.* Campus, Frankfurt a. M.

Hoe, C. M.; J. S. Wilkinson (1973): Liver function: a review. *Austr. Vet. J. 49,* S. 163-169

Hoff, F. (1957): *Fieber, unspezifische Abwehrvorgänge, un-spezifische Therapie.* G. Thieme Verlag, Stuttgart

Höring, F. O. (1953): Fieberbehandlung als Regulationsthe-rapie. *Hippokrates 24,* S. 193-195

Horne, J. A.; M. J. McGrath (1984): The consolidation hy-pothesis for REM-sleep function: stress and other confoun-ding factors – a review. *Biol. Psychol. 18,* S. 165-184

Horne, J. A. (1985): Sleep function with particular refe-rence to sleep deprivation. *Ann. Clin. Res. 17,* S. 199-208

Horne, J. A. (1988): *Why we sleep – the function of sleep in humans and other mammals.* Oxford University Press, Oxford, New York, Tokio

Huang, M.; M. Stolina; S. Sharma et al. (1998): Non-small cell lung cancer cycloxygenase-2-dependent regulation of cytokine balance in lymphocytes and macrophages: up-regu-lation of interleukin 10 and down-regulation of interleukin 12 production. *Cancer Research 58 (6),* S. 1208-1216

Hufeland, Ch. W. (1860): *Makrobiotik, oder die Kunst, das menschliche Leben zu verlängern.* Verlag von Georg Reimer Berlin

Iler, R. K. (1979): *The Chemistry of Silica.* Wiley, New York

Imai, K.; S. Matsuyama; S. Miyake; K. Suga; K. Nakachi (2000): Natural cytotoxic activity of peripheral-blood lympho-cytes and cancer incidence: an 11-year follow-up study of a general population. *Lancet 356 (9244),* S. 1795-1799

The Institute of Noetic Sciences und William Poole (1993): The Heart of Healing. Turner Publishing, Atlanta

Irigaray, P.; V. Ogier; S. Jacquenet et al. (2006): Benzo(a)py-rene impairs betaadrenergic stimulation of adipose tissue li-polysis and causes weight again in mice. A novel molecular mechanism of toxicity for a common food pollutant. *FEBS Journal 273 (7),* S. 1362-1372

Ironson, G.; C. Wynings; N. Schneiderman et al. (1997): Posttraumatic stress symptoms, instrusive thoughts, loss, and immune function after Hurricane Andrew. *Psychosomatic Medicine 59,* S. 128-141

Irwin, M.; M. Brown; T. Patterson; R. Hauger; A. Mascovich; I. Grant (1991): Neuropeptide Y and natural killer cell activi-ty: findings in depression and Alzheimer caregiver stress. *FASEB 5,* S. 3100-3107

Irwin, M. L. (2006): Randomized controlled trials of phy-sical activity and breast cancer prevention. *Exercise and Sport Sciences Review 34 (4),* S. 182-193

Ising, H.; H. Lange-Achenfeldt; M. Eilts (2005): Bronchitis bei Kindern unter Belastung durch Stgraßenverkehrslärm und Abgase. *Somnologie 9 (2),* S. 105-110

Issels, J. (1972): *Mehr Heilungen von Krebs.* Helfer-Verlag, Bad Momber

Issels, J. (1981): *Mein Kampf gegen den Krebs – Erinnerun-gen eines Arztes.* Bertelsman Verlag, München

Ivković, S.; D. Zabcic (1999): Welche Rolle spielen Antio-xidantien bei Krebskrankheit? „Neue Wege in der Onkologie", Treviso

Ivković, S; V. Hegedusic; M. Colditz; D. Zabcic (2000): *Ma-gamin gegen freie Radikale.* Forschungsergebnisse. Berichte und Informationen zum Thema Megamin. Berlin

Ivković, S; D. Zabcic (2002a): The effect of tribomechani-cally activated zeolite (TMAZ) on total antioxidant status of healthy individuals ad patients with malignant disease. *Free Radic Biol. Med. 33,* Suppl. 1, S. 172

Ivković, S; D. Zabcic (2002b): Antioxidative Therapy: na-notechnology product TMA-Zeolite reduces oxidative stress in cancer and diabetic patients. *Free Radic. Biol. Med. 33 (suppl. 2),* S. 331

Ivković, S; V (2004): Vulkanisches Zeolithmineral: Studie belegt immunmodulatorische Effekte. NaturaMed Ärztezeit-schrift 20, 19. Jahrgang

Ivković, S.; D. Zabcic, (2004): Antioxidative Therapie: Na-notechnologie des Produkts TMA-Zeolite – Reduzierung von oxidativem Stress bei Krebs und Diabetes. 9th Annual Mee-ting of the Oxygen Society, San Antonio 2002

Ivković, S; M. Mannel; E. Walraph (2004a): Immunomodu-latory effects of tribomechanically activated zeolite (TMAZ) in secondary immunodeficiency – a clinical pilot study. SFRBM 11th Annual Meeting of the Society of Free Radical and Medicin Resort in St. Thomas, US Virgin Isalnds

Ivković, S; J. Schulz; P. Bendzko (2004b): Tribomechanica-ly activated zeolithe (TMAZ) al an adjuvant cancer treat-ment-promising results from clinical case observation. SFRBM 11th Annual Meeting of the Society of Free Radical and Me-dicin Resort in St. Thomas, US Virgin Isalnds

Ivković, S.; A. Müller-Schubert (2004c): *Oxidativer Stress Risikofaktor Nr. 1 für Ihre Gesundheit.* Astra GmbH, Schlan-stedt

Ivković, S. (2005): *Oxidativer Stress bei Diabetes mellitus.* Forschungsbericht Klinomed. Institut für angewandte Nano-technologie und Nanomedizin, Berlin-Buch

Ivković, S. (2006a): Diabetes mellitus. Wissenschaftlicher Vortrag (Manuskript) zur Megamin Produktvorstellung

Ivković, S. (2006b): Tumorkrankheiten. Wissenschaftlicher Vortrag (Manuskript) zur Megamin Produktvorstellung

Ivković, S. (2006c): HIV-AIDS und Hepatitis. Wissenschaft-licher Vortrag (Manuskript) zur Megamin Produktvorstellung

Ivković, S. (2006d): Bluthochdruck – Nanopressan. Wissen-schaftlicher Vortrag (Manuskript) zur Megamin Produkt-vorstellung

Ivković, S., D. Zabcic (2006): Influence of Megamin to total antioxidant status of patients with malignant disease. For-schungsbericht der Policlinic "Svecnjak", Kruzna 49, Zagreb, E-Mail: damir.zabcic@zg.tel.hr

Jarrett, R. J. (1974): Diurnal variation in glucose tolerance; associated changes in plasma insulin, growth hormone and non-esterified fatty acids and insulin sensivity. In: J. Aschoff; F. Ceresa; F. Halberg (Hrsg.): *Chronobiological Aspects of En-docrinology.* Schattauer, Stuttgart, New York, S. 229-238

Jerry, M. (1996): Psychoneuroimmunologie. In: R. Greger; U. Windhorst (eds): *Comprehensive Human Physiology.* From cellular mechanisms to integration. Vol. 2, Springer Berlin, Heidelberg, New York, S. 1731-1745

Jonas, B. S.; J. F. Lando (2000): Negative affect as a prospective risk factor for hypertension. *Psychosom Med 62,* S. 188-196

Jovanovič U. J. (1978): Schlaf und vegetatives Nervensystem. In: A. Trurm; W. Burkenayer (Hrsg.): *Klinische Pathologie des Nervensystems.* Bd. 1. Gustav-Fischer Verlag Jena; S. 377 ff

Kabat-Zinn, J. (2008): *Zur Besinnung kommen: Die Weisheit der Sinne und der Sinn der Achtsamkeit in einer aus den Fugen geratenen Welt.* Arbor Verlag, Freiamt, Schwarzwald

Kaczmarek, L. K. (1976): Frequency sensitive biochemical reaktion. *Biophys. Chem. 4,* S. 249-252

Khalilov, E. N.; R. A. Bagirov (2002): Natural Zeolites, their Properties, Production and Application. International Academy of Science Baku, ISBN 5 -8066.1006-4, S. 1-347 (russisch)

Kalliomaki, P. L.; P. Paakko; K. Malmqvist; J. Pallon; S. Antila; H. Vainio; K. Kalliomaki; S. Sutinen (1987): Miltielement analysis in humanb long tissue correlatet with smoking, pulmonary emphysema and lung cancer. *Journal of Aerosol Science 18/6,* S. 711-715

Kapskaya, E. I. (1968): Data on silicon metabolism in an animal. *Mikroelem. sel Khoz Med. 4,* S. 214-218

Karin, M.; F. R. Greten (2005): NF-kappaB: linking inflammation and immunity to cancer development and progression. *Nature Reviews Immunology 5 (10),* S. 749-759

Katic, M.; B. Bosnjak; K. Gall-Troselj; I. Dikie; K. Pavelic (2006): A clinoptilolite effect on cell media and the consequent effects on tumor cells in vitro. *Frontiers in Bioscience 11,* S. 1722-1732

Kaufmann, K. (1997): *Silizium - Heilung durch Ursubstanz.* Helfer-Verlag E. Schwabe GmbH, Bad Hamburg

Kawal, S. J. (1955): Emotions as a cause of cancer. Eighteenth and nineteenth century contributions. *Psychoanalytic Review 42,* S. 217-227

Kellner, G. (1977): Die chronische Entzündung. *Wiener med. Wochenschr. 127,* S. 301-306

Kesztyüs, L. (1967): *Immunität und Nervensystem.* Akadémiai Klado, Budapest

Kiecolt-Glaser, J. K.; R. Glaser; E. C. Shuttleworth; C. S. Dyer; P. Ogrocki; C. E. Speicher (1987): Chronic stress and immunity in family caregivers of Alzheimer's disease victims. *Psychosom. Med. 49,* S. 523-535

Kiecolt-Glaser, J. K.; L. McGuire; T. F. Robles; R. Glaser (2002): Psychoneuroimmunology and psychosomatic medicine. *Psychosom. Med. 64,* S. 15-28

Kirsch, K. A.; H.-Ch. Gunga; J. Titze; B. Johannes; K. Janiak (2001): Zur Physiologie der Einsamkeit. In: K. Hecht, H.-P. Scherf; O. König (Hrsg.): *Emotioneller Stress durch Überforderung und Unterforderung.* Schibri Verlag, Berlin, Milow, S. 23-34

Kirschwink, Ch. (1991): Ferromagnetic crystals (magnelite) in human tissue. *J. Exp. Biol. 92,* S. 333-335

Kleitman, N. (1963): *Sleep and Wakefulness as Alternating Phases in the Cycle of Existence.* Chicago University of Chicago Press

Kleitman, N. (1970): Implications of the rest-activity cycle: Implications for organizing activity. In: E. Hartmann (ed.): *Sleep and Dreaming.* Little, Brown, Boston

Knoerchen, H. P. (1974): *Tagesrhythmische Untersuchungen zum Mechanismus der Bronchodilatation bei Arbeit (bronchomotorische Arbeitsreaktion).* Med. Inaug.-Diss., Marburg/Lahn

Kober, B. (1955): Die Anwendung der Kieselsäure in der Heilkunde. Münchener Medizinische Woche 23, S. 767-770

Koch, K. (2005): Klinische Studien – Wie „korrekte" Statistiken täuschen können. *Deutsches Ärzteblatt 102/13,* S. C696

Koechlin, F. (2005): *Zellgeflüster.* Lenos-Verlag, Basel

Kondo, K. et al. (1999): Mechanistic Studies of Catechins as Antioxidants against Radical Oxidation. *Arch Biochem. Biophys 362,* S. 79-86

Koopman, C.; B. Nouriani; V. Erickson et al. (2002): Sleep disturbances in women with metaqstatic breast cancer. *Breast J 8,* S. 362-370

Korzilius, H. (2005): Patientensicherheit: Arzneitherapie – ein Hochrisikoprozess. *Deutsches Ärzteblatt 102/17,* S. C928-929

Kosterlitz, H. W.; I. Hughes (1977): Peptides with morphine-like action in the brain. *Br J Psychiatry 130,* S. 298-304

Kouba, M. (2003): Quality of organic animal products. *Lifestock Production Science 80,* S. 33-40

Kraetsch, D.; Th. Schikora (1986): Erweiterung der Einsatzpallete dür den einheimischen Bentonit für nichttradiotionelle Verwendungszwecke in der DDR. Forschungsbericht: Institut für mineralische Rohstoff- und Lagerstättenwirtschaft. Dresden

Krause, Ch, M.; M. Koivislo; L. Sillanmaki; A. Häggavist; C. Saarela; Ch. Haarale; A. Revonsuo; M. Laine; Hämäiainen (2002): Effect of mobile phones on human performance and EEG oscillatory activity. Tagungsbericht Tb 122, Schriftenreihe der Bundesanstalt für Arbeitsschutz und Arbeitsmedizin – Arbeitsmedizin, S. 119-127

Krivoy, W. A.; (1961): A comparison to the action of substance P and other naturally occuring polypeptides on spinal cord. *Proc Sci Soc Bosnia Herzogevina 1,* S. 131-137

Kripke, D. F.; L. Garfinkel; D. L. Wingard et al. (2002): Mortality associated with sleep duration and insomnia. *Arch Gen Psychiatry 59,* 131-136

Kröplin, B. (Hrsg.) (2001): *Welt in Tropfen – Gedächtnis- und Gedankenformen in Wasser.* Stuttgart. Buch zur Ausstellung

Kroll, W. (1958): *Der oxydative Abbau von Huminsäuren in Gegenwart von Kieselsäure.* Dissertation Landwirtschaftliche Fak. Göttingen vom 26.06.1958

Krueger, J. M.; J. R. Pappenheimer; M. L. Karnovsky (1982): The compostion of sleep-promoting factor isolated from human urine. *Journal of Biological Chemistry 257,* S. 1664-1667

Krueger, J. M.; M. L. Karnovsky; S. A. Martin; J. R. Pappenheimer; J. Walter; K. Biermann (1984): Peptidoglycans al promotors of slow wave sleep II. Somnogenic and pyrogenic activities of some naturally occurring murayl peptides: correlations with mass spectrometric structure determination. *J Biol Chem 259,* S. 13659-13662

Krueger, J. M.; L. A. Toth; A. B. Cady; L. Johannsen; F. Obal jr. (1988): Immunomodulation and sleep. In: S. Inoue; D. Schneider-Helmert (eds) Sleep Peptides: *Basic and Clinical Aproaches.* Tokyo, Berlin, S. 96-129

Krueger, J. M.; L. A. Toth; R. Flloyd; J. Fang; L. Kapas; S. Bredow; F. Obs (1994): Sleep, microbes and cytokines. *Neuroimmunomodulation I,* S. 100-109

Kruis, W.; P. Fric; J. Pokrotnieks et al. (2004): Maintaining remission of ulcerative colitis with the probiotic Escherichia coli Nissle 1917 ais as effective as with standard mesalazine. *Gut 53,* S. 1617-1623

Kuchler, T.; D. Henne-Bruns; S. Rappat et al. (1999): Impact of psychotherapeutic support on gastrointestinal cancer patients undergoing surgery: survival results of a trial. *Hepato-Gastroenterology 46 (25),* S. 322-335

Kübler-Ross, E. (1994): *Über den Tod und das Leben danach.* Verlag Die Silberschnur, Neuwied

Kudryashova, N. I. (2000a): Gesund durch Silizium. Moskwa, Obras-Kompani (russisch)

Kudryashova, I. (2000b): Behandlung mit Ton. (russisch) Moskau Opraz Kompanisdat., S. 1-94

Kurz, M. E.; J. C. Kurtz; C. W. Given et al.(1993): Loss of physical functioning among patients with cancer: a longitudinal view. *Cancer Pract 1,* S.275-281

Kvirikadze, N. A. (1967): Content of trace elements in the urine of patients with bladder tumors. *Soobsch. Akad. Aauk Grus. SSR 45/1,* S. 241-245

LaPerriere, A.; M. H. Antoni; N. Schneiderman et al. (1990): Exercise intervention attenuates emotional distress and natural killer cell decrements following notification of positive serologic status of HIV-1. Biofeedback and Self-Regulation 15, S. 229-242

LaPerriere, A.; A. Fletcher; M. Antoni; N. Kimas; G. Ironson; N. Schneiderman (1991): International Journal of Sports Medicine 12 (1), S. 53-57

Laborit, H.; F. Bruce; J. M. Jowany; J. Gerard; B. Weber (1961): Presse med. 69, S. 717. In: H. E. Schlitter (1977): Krebswachstum – gestörte Gewebsregunaeration durch dysregulierte Mesenchymfunktion. Verlag für Medizin, Heidelberg

Legrendere, R.; H. Pieron (1912): De la propriete hypnotixique des humerus developien an cours din e veille prolongue. Cons Rend Soc Biol Paris 72, S. 210-212

Landmann, R. M. A.; F. B. Müller; C. Perini; M. Wesp; P. Erne; E. R. Bühler (1984): Changes of immunoregulatory cells induced by psychological and physical stress; relationship to plasma catecholamines. *Clin Exp Immunology 58,* S. 127-135

Langley-Evand, S. C. (2000): Comsumption of black tea elictits an incrdease in plasma antioxidant potential in humans. *Int J Food Sci Nutr 51,* S. 309-315

Laptev, V. Ya (2000): Systemstörungen bei akuter Alkoholintoxikation. Dissertation, Novosibirsk, S. 1-169 (russisch)

LeDoux, J. E. (1998): Das Gedächtnis für Angst. In: O. Güntürkün (Hrsg.): *Biopsychologie.* Spektrum Akademischer Verlag, Heidelbergk, Berlin, Oxford, S. 96-103

Lelas, V (2002): *Projekt TMAZ-Megamin.* Zusammenfassung der Forschungsergebnisse 1997-2002. Informationsmaterial nur für Wissenschaftler, Ärzte, Heilpraktiker und Therapeuten, Zagreb 02.04.2002

Lembeck, E. (1953): *Zur Frage der zentralen Übertragung efferenter Imulse.* III. Das Vorkommen und die Bedeutung der Substanz P in den dorsalen Wurzeln des Rückenmarks. Naunyn-Schmiedebergs Arch. Pharmakol 219, S. 197-213

Leone, A. M.; R. E. Silman; B. T. Hill; R. D. H. Whelan; S. A. Shellard (1988): Growth inhibitory effects of melatonin and its metabolites againstg ovarian tumor cell lines in vitro. In: D. Gupta; A. Attanasio; R. J. Reiter (eds): *The Pineal Gland and Cancer.* Brain Research Promotion, London

Leung, P.-S.; W. J. Aronson; T. H. Ngo; L. A. Golding; R. J. Barnard (2004): Exercise alters the IGF axis in vivo and increases p53 protein in prostate tumor cells in vitro. *Journal of Applied Physiology 96 (2),* S. 450-454

Levin, R. D.; M. A. Daehler; J. F. Grutsch et al. (2005): Circadian function in patients with advanced non-small-cell lung cancer. *Br J Cancer 93,* S. 1202-1208

Levy, S. M.; R. B. Herberman; A. M. Malusish; B. Schlien; M. Lippman (1985): Prognostic risk assessment in primary breast cancer by behavioral and immunological parameters. *Health psychology 4 (2),* S. 99-113

Levy, S.; R. Herbermann; M. Lippman; T. d'Angelo (1987): Correlation of stress factors with sustained depression of natural killer cell activity and predicted prognosis in patients with breast cancer. *Journal of Clinical Oncology 5,* S. 348-353

Levy, S. M.; R. B. Herberman; M. Lippman; T. D'Angelo; J. Lee (1991): Immunological and psychosocial predictors of disease recurrence in patients with early-stage breast cancer. *Behavioral Medicine 17 (2),* S. 67-75

Lewy, A. J. (1983): Biochemistry and regulation of mammalian melatonin production. In R. Relkin (ed): *The Pineal Gland.* Elsevier Biomedical, Amsterdam

Lexikon der Neurowissenschaften: Band 1, S. 168, Spektrum Akademischer Verlag Heidelberg, Berlin

Liebl, A.; A. Neiss; A. Spannheimer; U. Reitberger; B . Wieseler; H. Slammer; A. Görtz (2002): Complication, Co-morbidity and blood glucose control in type-2-diabetes mellitus patients. In: Germany-results form the CODE-2 study. Exp. Clin. Endocrinol. Diabet. 110/1, S. 10-16

Lichtenstein, P.; N. V. Holm; P. K. Verkasalo et al. (2000): Environmental and heritable factors in the causation of cancer – analyses of cohorts of twins from Sweden, Denmark, and Finland. *New England Journal of medicine 343 (2),* S. 78-85

Linke, J. (2008): *Cancer Fatigue und gestörte Ruhe-/Aktivitäts-Regulation bei Mammakarzinom-Patieten.* Eine explorative Fall-Kontroll-Studie. Dissertation Medizinische Fakultät Charité Universitätsmedizin, Berlin

Linn, B. S.; M. W. Linn; L. Gurel (1068): Cumulative Illness Rating Scale. *J Am Geriatr Soc 16,* S. 622-626

Linn, M. W.; B. S. Linn; R. Harris (1982): Effects of counseling for late stage cancer patients. *Cancer 49 (5),* S. 1048-1055

Lipton, B. H. (2007): *Intelligente Zellen – Wie Erfahrungen unsere Gene steuern.* KOHA Verlag, Burgrain

Lis, C. G.; D. Gupta; J. F. Grutsch (2007): The relationship betrween insomnia and patient satisfaction with quality of life in cancer. *Support Care Cancer*

Lutgendorf, S. K.; A. K. Sood; B. Anderson et al. (2005): Social support, psychological distress, and natural killer cell activity in ovarian cancer. *Journal of Clinical Oncology 23 (28),* S. 7105-7113

von Mach, M.-A.; J. Kares; E. Solak; M. Lauterbach; L. S. Weilemann (2006): Unerwünschte Arzneimittelwirkungen. *Deutsches Ärzteblatt 103/11,* S. C571-576

Maercker, A. (1987): *Kognitive Prozesse, Stress und Substanz P.* Dissertation Med. Fak. HUB

Maestroni, G. J. M.; A. Conti; W. Pierpoli (1986): Role of the pineal gland immunity. Circadian synthesis and release of melatonin modulates the antibody responses and autogenizer immunsuppressive effect of carticosterone. *J. Neuroimmunnology 13,* S. 19-30

Maltoni, C.; F. Minardi (1988): First available results of long-term carcinogenicity bioassay on detergancy zeolites (MS 4A and MS 5A). *Ann. N. Y. Acad. Sci. 534,* S. 978-85

Manji, H. K.; G. I. Moore; G. Rajkowska; G. Chen (2000): Neuroplasticity and cellular resilience in mood disorders. *Mol Psychiatry 5,* S. 578-593

Mantovani, A.; B. Tottazzi; F. Colotta; S. Sozzani; L. Ruco (1992): The origin and function of tumor-associated macrophages. *Immunology Today 13 (7)*

Marczynski, B. (1988): Carcinogenesis as the result of the deficiency of some essential trace elements. *Medical Hypotheses 26/4,* S. 239-249

Marino, A. A. (1988): *Modern Bioelectricity.* Marcel Dekker, New York

Morishita, M.; M. Miyagi; Y. Yamasaki; K. Tsuruda; K. Kawahara; Y. Ivanosoto (1998): Pilot study on the effect of a mouthrinse containing silver zeolite on plaque formation. *Clin. Dent. 9,* S. 994-996

Marlovits (2006): *Laufpsychologie.* LAS-Verlag, Regensburg

Marx, J. (2004): Cancer research: Inflammation and cancer: the link grows stronger. *Science 306,* S. 5698

Maschke, C., D. Arndt, H. Ising, G. Laude, W. Thierfelder; S. Contzen (1995a): Der Einfluß von Nachtfluglärm auf die Streßhormonausscheidung von Flughafenanwohnern. *Abschlußbericht DFG Nr. Gr 452/8-2.* Gustav-Fischer Verlag, Stuttgart, New York

Maschke, Ch.; D. Arndt, H. Ising; G. Laude; W. Thierfelder; S. Contzen (1995b): *Nachtfluglärmwirkungen auf Anwohner.* Gustav Fischer Verlag, Stuttgart, New York

Maschke, Ch.; H. Ising; K. Hecht (1997a): Schlaf – nächtlicher Verkehrslärm – Stress – Gesundheit: Grundlagen und aktuelle Forschungsergebnisse. *Bundesgesundheitsblatt 40/1,* S. 3-10; *Bundesgesundheitsblatt 40/3,* S. 86-95

Maschke C.; M. Druba; F. Pleines (1997b): *Beeinträchtigung des Schlafes durch Lärm – Kriterien für schädliche Umwelteinwirkungen.* Umweltforschungsplan des Bundesministeriums für Umwelt, Naturschutz und Reaktorsicherheit, Forschungsbericht 97-10501213/07. Umweltbundesamt

Maschke, C; J. Harder; G. Cornélissen; K. Hecht; K. Otsuka; F. Halberg (2003): Chronocoepidemiology of "Strain": infradian chronomics of uninary cortisol and catecholamines during nightly exposure to noise. *Biomedicine and Pharmacotherapy 57,* S. 126-135

Maschke, C.; J. Feldmann; K. Hecht (2004): „Kritische Toleranzwerte" – lärmmedizinischer Fortschritt oder anachronistische Richtwerte in neuem Gewandt? *Zeitschrift für Lärmbekämpfung 51 (2),* S. 59-64

Maschke, C.; K. Hecht (2005a): Pathogenetische Mechanismen bei lärminduzierteen Krankheitsbildern. Schlussfolgerungen aus dem Spandauer Gesundheits-Survey. *Umweltmed. Forsch. Praxis 10/2,* S. 77-88

Maschke, C.; K. Hecht (2005b): Tag-Nacht Unterschiede in der multifaktoriellen Genese von lärminduzierten Erkrankungen. Ergebnisse einer epidemiologischen Studie. *Somnologie 9,* S. 96-104

Matsumoto, M.; S. Shinoda; H. Takahashi; Y. Saito (1984): Carbon-13 nuclear magnetic relaxation studies of benzene molecules adsorbed on the pillar interlayered montmorillonite. *Bull. Chem. Soc. Jpn. 57,* S. 1795-1800

McCorkle, R.; N. E. Strumpf; I. F. Nuamah et al. (2000): A specialized home care intervention improvessurvival among older post-surgical cancer patients. *Journal of the American Geriatrics Society 48 (12),* S. 1707-1713

McElroy, J. A.M; P. A. Newcomb; L. Titus-Ernstoff et al. (2006): Duration of sleep and breast cancer risk in a large populationbased case-control study. *J Sleeep Res 15,* S. 241-249

McEwen, B.; J. Schul (1993): Hormones rhythms and the blues. In: J. Schulkin (eds): *Hormonability Induced Changes in Mind and Brain.* Academic Press, San Diego

McGinity, J. W.; T. L. Lach (1976): In vitro adsorption of various pharmaceuticals to montmorillonite. *J. Pharm. Sci. 65,* S. 896

McKie, R. M. R. Reid; B. Junor (2003): Fatal melanoma transferred in aldonated kidney 16 years after melanoma surgery. *New England Journal of Medicine 348,* S. 567

Métalnikow, S. (1932): Die Rolle des Nervensystems und der psychischen Faktoren bei der Immunität. 2. *ges. exp. Medizin 84,* S. 89-96

Métalnikow, S. (1934): *Rôle du système nerveux et des facteurs biologiques et psychiques dans l'immunité.* Libraires de l'académie de medicine, Paris, Masson, Cie

Meyer, R. (2006): Asthma-Therapie - Risiko bestätigt: Lang wirkende BetaAgonisten erhöhen Gefahr tödlicher Exazerbationen. *Deutsches Ärzteblatt 103 (28-29),* S. C1613

Meyerhardt, J. A.; E. L. Giovannucci; M. D. Holmes et al. (2006a): Physical activity and survival after colorectal cancer diagnosis. Journal of Clinical Oncology 24 (22), S. 3527-3534

Meyerhardt, j. A.; D. Heseltine; D. Niedzwiecki et al. (2006b): Impact of physiccal activity on cancer recurrence and survival in patients with stage III colon cancer: findings from CALGB 89803. Journal of Clinical Oncology 24 (22), S. 3535-3541

Michaud, D. S.; S. Liu; E. Giovannucci; W.- C. Willett; G. A. Colditz; C. S. Fuchs (2002): Dietary sugar, glycemic load, and pancreatic cancer risk in a prospective study. *Journal of the National Cancer Institute 94,* S. 1293-1300

Michaud, D. S.; C. S. Fuchs; S. Liu; W. C. Willett; G. A. Coldizt; E. Giovannucci (2005): Dietary glycemic load, carbohydrate, sugar, and colorectal cancer risk in men and women. *Cancer Epidemiology, Biomarkers and Prevention 14,* S. 138-147

Mieter Magazin (2008): *MM 10/08,* S. 10

Miller, A. H.; G. M. Asnis; C. Lackner; U. Halbreich; A. J. Norm (1991): Depression, naturkiller cell activity and cortisol secretion. *Biological Psychiatry 29,* S. 878-886

Miller, H. (1969): Emotons and malignancy. Paper presendet at the American Society of Clinical Hypnosis Convention, San Francisco, November 1969

Monayenkow, A. M. (1955): Über Veränderungen der höheren Nerventätigkeit bei Immunisierung. *J. Mikrobiologie Epidemiologie und Immunbiologie 7,* S. 151-154 (russisch)

Monkhouse, D. C.; J. L. Lach (1972): Drug-excipient-interactions. *Can. J. Pharm. Sci. 7,* S. 29-46

Moody, R. A. (1976): *Leben nach dem Tod.* Rowohlt, Reinbeck

Moore-Ede, M. (1993): *Die Nonstopgesellschaft. Risikofaktoren und Grenzen menschlicher Leistungsfähigkeit in der 24-Stunden-Welt.* W. Heyne, München

Mormont, M. C.; F. Levi (1997): Circadian-system alterations during cancer processes: a review. *Int. J. Cancer (vol. 70)*, No. 2, S. 241-247

Mormont, M. C.; J. Waterhouse; P. Bleuzen; S. Giacchetti; A. jami; A. Bogdan; J. Lellouch; J. L. Misset; Y. Touitou; F. Levi (2000): Marked 24h rest/activity rhythms are associated with better quality of life, better response and longer survival in patients with metastatic colorectal cancer and good performance status. *Clin. Cancer Res. (vol. 6)*, No. 8, S. 3038-3045

Morse, M.; P. Perry (1994): *Verwandte vom Licht.* Knaur, München

Moser, M.; K. Schaumberger; E. Schernhammer; R. G. Stevens (2006): Cancer and rhythm. *Cancer Causes Control (vol. 17)*, No. 4, S. 483-487

Murr, C.; Widner; B. Sperner-Unterweger; M. Ledochowski; C. Schubert; D. Fuchs (2000): Immune reaction links disease progression in cancer patients with depression. *Med. Hypothese 55*, S. 138-140

Nakagawa, S.; Y. A. Ikemi (1975): A psychosomatic study of spontaneous regresssion of cancer. *Med Psicosomatica 20 (4)*, S. 378

Narita, T.; H. Kudo (1985): Effect of melatonin on B-16 melanoma growth in athymic mice. *Cancer Res. 45*, S. 4175-4177

Irmey, G. (2006): Pro und Contra Chemotherapie. *Naturarzt 12*, S. 6-10

Nekrassova, A. (2000): Die Heilung durch Ton. (russisch) Poliservis-M. Moskau S., S. 1-118

Nguyen, K. T.; T. Deak; S. M. Owens; T. Kohono; M. Fleshner; L. R- Watkins; S. F. Maier (1998): Exposure to acute stress induces brain interleukin-1 beta protein in the rat. *J. Neurosci 18*, S. 2239-2246

Niemann, H.; C. Maschke (2004): Interdisciplinary research network "Noise and Health" WHO-LARES-Study, Housing and Health Survey 2004. Final report

Niemann, H.; C. Maschke; K. Hecht (2005): Lärmbedingte Belästigung und Erkrankungsrisiko – Ergebnisse des Pan Europäischen LARES-Survey. *Bundesgesundheitsblatt Gesundheitsforschung Gesundheitsschutz 48 (3)*, S. 315-328

Nieschlag, E. (1974): Circadian rhythm of plasma testosteron. In: J. Aschoff; F. Ceresa; F. Halberg (ed.) *Chronobiological Aspects of Endocrinology.* Schattauer, Stuttgart, New York, S. 117-128

Nilsen, T. I. L. (2006): Recreational physical activity and risk of prostate cancer: A prospective population-based study in Norway (the HUNT study). *International Journal of Cancer 110*, S. 42-52

Nordenström, B. E. W. (1985): Biocinetic impacts on structure and imaging of the lung: The concept biologically closed electric circuits. *Amer. J. Roentg. 145*, S. 447-457

Noris, P.; G. Porter (1987): *I Choose Life.* Walpole N. H. Stillpoint Publishing

Oehme, P.; K. Hecht; L. Piesche; M. Hilse; M. Poppei (1980): Substance P as a modulator of physiological and pathologial processes. In: A. Marsan (ed.); W. Z. Traczyk: Neuropeptides and Neural Transmission. IBRO Series Vol. 7, Raven Press, New York, S. 73-84

Oehme, P.; M. Bienert; K. Hecht; J. Bergmann (1981): *Substanz P.* Kapitel 16: Substanz P und biorhythmische Prozesse. Beiträge zur Wirkstoffforschung, Heft 12, Akademie der Wissenschaften der DDR, Berlin, S. 142-149

Oehme, P.; K. Hecht; J. Jumatow; H. Repke; H. Hilse; A. Cordova (1987): Prevention of stress-induced involution of the thymus in rats by substance P (SP1-11) and its N-terminal fragments SP1-4. *Pharmazie 42*, S. 34-36

Oehme, P.; K. Hecht; W. Krause (1996): Stressforschung zwischen molekularer und supramolekularer Betrachtung. *Medizinische Monatszeitschrift für Pharmazeuten 19/9*, S. 270-274

Oehme, P.; K. Hecht; W. Krause (2001): Stressmechanismen aus molekularer und ganzheitlicher Sicht. In: K. Hecht; O. König; H.-P. Scherf (Hrsg.): Emotioneller Stress durch Überforderung und Unterforderung. Schibri-Verlag, Berlin, Milow, S. 15-22

Ohayon, M. M.; M. Caulet; P. Lemoine (1998): Comorbidity of mental and insomnia disorders in the general population. *Compr Psychiatry 39*, S. 185-197

Ohshima, S.; M. Takahama (1987): Elemental analysis of particulate pollutants in the human lung, lung cancer cases in four residential areas. *Igaka no Ayumi 140/3*, S. 169-170

Okuyama, t.; K. Tanaka; T. Akechi et al. (2001): Fatigue in ambulatory patients with advanced lung cancer: Prevalence, correlated factors, and screening. *J Pain Symptom Manage 22*, S. 554-564

O'Regan, B.; C. Hirshberg (1993): *Spontaneous Remission: An Annotated Bibliography.* Sausalito, Kalifornien

Ornish, D. (1992): *Revolution in der Herztherapie.* Kreuz Verlag, Die neue Gesundheit, Stuttgart, S. 1-496

Ornish, D. (1999): *Die revolutionäre Therapie: Heilen durch Liebe.* Mosaik Verlag, München, S. 1-315

Ornish, D.; G. Weidner; W. R. Fair et al. (2005): Intensive lifestyle changes may affect the progression of prostate cancer. *Journal of Urology 174 (3)*, S. 1065-1069, Diskussion 9-70

Oshilewski, U.; U. Kiesel; H. Kolb (1985): Administration of silica prevents diabetes in BB-rats. *Diabetes 34*, S. 197-199

Ostir, G. V.; K. L. Ottenbacher; K. S. Markides (2004): Onset of frailty in older adults and the protective role of positive affect. *Psychol Aging 19*, S. 402-408

Pace, T. T.; T. Mletzko; O. Alagbe et al. (2006) : Increasee stress-induced inflammatory responses in male patients with major depression and increased early life stress. *American Journal of Psychiatry 163 (9)*, S. 1630-1633

Palesh, O. G.; K. Collie; D. Batiuchok et al. (2007): A longitudinal study of depression, pain, and stress as predictors of sleep disturbance among women with metastatic breast cancer. *Biol Psychol 75*, S. 37-44

Paloucek, F. P.; J. B. Graham (1966): The influence of psycho-social factors on the prognosis in cancer of the cervix. *Annals of the New York Academy of Sciences 125*, S. 814-816

Panda, A. (1962): Indian Pulp and Paper 16, S. 470. In: Voronkov, M. G.; G. L. Zelchan; E. Lukevitz (1975): *Silizium und Leben.* Akademie-Verlag, Berlin

Papac, R. J. (1998): Spontaneous regression of cancer: possible mechanisms. *In Vivo 12 (6)*, S. 571-578

Pappenheimer, J. R.; T. B. Miller; G. A. Goodrich (1967): Sleep promoting effects of cerebrospinal fluid from sleep deprived goats. *Proc Natl Acad Sci 58*, S. 513-517

Pariante, C. M.; B. Carpiniello; M. G. Orru; R. Sitzia; A. Piras; A. M. G. Farci; G. S. del Giacco; G. Piludu; A. H. Miller

(1997): Chronic caregiving stress alters peripheral blood immune parameters: the role of age and severity of stress. *Psychother. Psychosom. 66, S.* 199-207

Patel, A. V.; C. Rodriguez; E. J. Jacobs; L. Solomon; M. J. Thun; E. E. Calle (2005): Recreational physical activity and risk of prostate cancer in a large cohort of U.S. men. *Cancer Epidemiology, Biomarkers and Prevention 14 (1),* S. 275-279

Pavelic, K; M. Hadzija; Lj Bedrica; J. Pavelic; I. Dikic; M. Katic; M. Kralj; M. H. Bosnar; S. Kapitanovic; M. Poljak-Blazi; S. Krizanac; R. Stojkovic; M. Jurin; B. Subotic; M. Colic (2001): Natural zeolite cliniptilolito: new adjuvant in anticancer therapy. *J. Mol. Med. 78,* S. 708-720

Pavelic, K.; M. Katic; V. Sverko et al. (2002): Immunostimulatory effect of natural clinoptilolite as a possible mechanism of its antimetastatic ability. *J. Cancer Res. Clin. Oncol. 128,* S. 37-44

Pavlova, N. T.; O. B. Zaizev (1999): Analyse der Erfahrungen bei der Anwendung von Litovit unter den Bedingungen einer Poliklinik. Proceedings der wissenschaftlich-praktischen Konferenz (mit internationaler Beteiligung) „Naturmineralien im Dienste der Menschheit". Novosibirsk, Verlag Ekor, S. 140-142 (russisch)

Pawlow, I. P. (1885): In: Zukowveresnikow, I. M. (1952): *Zurn vyss. nerv. dejatl. 2/1,* S. 10-19

Pawlow, I. P. (1927): Vorlesungen über die Tätigkeit der Großhirnhemisphären. Isdatelstwo akademii nank SSSR, Moskva; Verlag der Akademie der Wissenschaften der UDSSR, Moskau, Leningrad, Bd. 4. Deutsche Fassung: I. P. Pawlow: *Sämtliche Werke Bd. IV (1953),* Akademie Verlag, Berlin

Pawlow, I. P. (1931): Experimentelle Neurosen. *Deutsche Zeitschrift für Nervenheilkunde 124,* S. 137-139

Peek, R. M. Jr.; S. Mohia; Rn. N. DuBois (2005): Inflammation in the genesis and perpetuation of cancer: summary and recommendations from a national cancer institute-sponsored meeting. *Cancer Research 65 (19),* S. 8583-8586

Peper, E.; K. R. Pelletier (1969): *Spontanfeous Remission of Cancer: A Bibliography.* Mimeograph

Perger, F. (1978): Chronische Entzündung und Karzinom aus der Sicht des Grundsystems. *Wien. med. Wschr. 128,* S. 31-37

Perger, F. (1979): Das Grundsystem nach Pischinger. *Physikalische Medizin und Rehabilitation 20,* S. 275-287

Perger, F. (1981): Regulationsstörungen im Vorfeld der Malignomentwicklung. *Wien. med. Wschr. 131,* S. 189-196

Perger, F. (1988): Fragen der Herderkrankung. *Deutscher Zahnärztekalender,* Carl Hauser Verlag, München, Wien, S. 23-38

Perger, F.(1990a): In: A. Pischinger (Hrsg.): *Das System der Grundregulation.* 8. Aufl. 3. Teil: Die therapeutischen Konsequenzen aus der Grundregulationsforschung. Haug Verlag, Heidelberg, S. 140-231

Perger, F. (1990b): Die Revision des Herdbegriffs. *Der praktische Arzt. Österreichische Zeitschrift für Allgemeinmedizin 44,* S. 923-931

Persinger, M. A.; G. F. Lafrenière; K. P. Ossenkopf (1974): Behavioural physiological and histological chances in rats exposed during various developmental stages to ELF magnetic fields. In: M. A. Persinger (ed): *ELF and VLF Electromagnete Field Effects.* Plenum Press, New York, London, S. 177-226

Pert, C. B.; H. Solomon; S. H. Snyder (1973): Opiate receptor: Demonstration in nervous tissue. Science 3, S. 179

Pert, C. B.; A. M. Snowman; S. H. Snyder (1974): Localization of opiate receptor binding in synaptic membranes of the rat brain. *Brain Res. 70,* S. 184-188

Pert, C. B.; M. Ruff; R. Weber; M. Herkenham (1985): Neuropeptides and their receptors: A phychosomatic network. *The Journal of Immunology 135/2,* S. 820-226

Pert, C. B. (1986/87): The wisdom of the receptors. *Advances 1986/3, Nr. 3 und Neotic Sciences Review 1987*

Pert, C.B.; M. Ruff; D. Spencer, E. Rossi (1989): Selfreflective molecular psychology. *Psychological Perspectives, 20 (I),* S. 213-221

Pert, C. B.; H. E. Dreher; M. R. Ruff (1998): The psychosomatic network: foundations of mind-body medicine. *Altern Ther Health Med. 4,* S. 30-41

Pert, C. B. (2007): *Moleküle der Gefühle.* Körper, Geist und Emotionen. Rowohlt Taschenbuch, Verl. Reinbeck

Peter, J. H. (1991): Chronobiologie und Schlaf. *Internist 7,* S. 363-379

Peter, J. H.; D. Köhler; B. Knab; G. Mayer; T. Penzel; F. Raschke; J. Zulley (1995): *Weißbuch Schlafmedizin.* (DGSM u. AGNAK) R. Roederer Verlag Regensburg

Petkova, E.; t. Venkov; P. Choushkov; Yu Enchere; T. Stefanov (1982): Study on the prophylactic effect of the bulgarien preparation in degestive troubles with calves. *Vet. Med. Nauk. (Sofia) 19,* 1, S. 52-56

Pfeifer, B. L. (2006): Direktor Klinische Forschung Abt. Onkologie Aeskulapklinik, CH 6440 Brunnen. Brief an T. Lelas (01.11.2006) über Ergebnisse der Anwendung von TMAZ bei Patienten mit Prostatakrebs.

Philow, R.; A. S. Berkowitz (1988): Inhibition of dunning tumor growrh by melatonin. *J Urol 139,* S. 1099-1102

Pietta, P.; P. Simonetti; C. Gardana; A. Brusamolino; P. Morazzoni; E. Bombardelli (1998): Relationship between rate and extending of catechin absorption and plasma antioxidant status. Biochem Mol Biol Int 46, S. 895-903

Pirie, N. W. (1956): Brit. J. Philos. Sci. 6, S. 341. In: Voronkov, M. G.; G. L. Zelchan; E. Lukevitz (1975): *Silizium und Leben.* Akademie-Verlag, Berlin

Pischinger, A. (1990): *Das System der Grundregulation.* 1. Aufl. (1975) und 8. Aufl. (1990), Haug Verlag, Heidelberg

Plichta, P. (2006): *Benzin aus Sand. Die Silan-Revolution.* Herbig Verlag, München

Plonsker (1939): Tides and Fiver. Anales Pädiatric. *Jahrbuch der Kinderheilkunde 153/1*

Poljak-Blazi, M; M. Katic; M. Kralj; N. Zarkovic; T. Marotti; B. Bosajak; V. Sverko; T. Balog; K. Pavelic (2001): In vitro and in vivo effect of natural clinoptilolite on malignant tumors. *Stud. Surf Sci Catal. 135,* S. 5309-5316

Pollak, K. I. et al. (2007): Oncologist communication about emotion during visits with patients with advanced cancer. *Journal of Clinicla Oncology 25,* S. 5748-5752

Porubean, C. S.; C. J. Cajserna; J. L. White; S. L. Hem (1978): Mechanism of adsorption of clindamycin and tetracyclin by montmorillonite. *J. Pharm. Sci 67,* S. 1081

Powell, D.; S. Leeman; G. W. Tregear; H. D. Niall; J. T. Potts jr. (1973): Radioimmunoassay for substance P. *Natur New Biol 241,* S. 252-254

Presman, A. S. (1968): Elektromagnetfelder und lebendige Natur. Nauka, Moskau (russisch)

Presman, A. S. (1970): *Electromagnetic Fields and Life.* Plenum Press, New York, S. 141-55

Prigogine, I. (1979): *Vom Sein zum Werden.* Piper Verlag, München

Prigogine, I. (1992): Vorwort zu: P. Coveney; R. Highfield: Anti-Chaos: *Der Pfeil der Zeit in der Selbstorganisation des Lebens.* Rowohlt Verlag, Rumbeck bei Hamburg

Prigogine, I.; I. Stengers (1993): *Dialog mit der Natur.* Piper, München

Proskasy, W. F.; D. D. C. Raskin (Eds) (1973): *Electrodermal Activity in Psychological Research.* Academic Press, New York

Pukkala, E.; A. Auvinen, G. Wahlberg (1995): Incidence of cancer among Finnish airline cabin attendants. 1967-92, Bmj (vol. 311), No. 7006, S. 649-652

Račikov, S. V. (1999): *Veränderung des Gehalts der Spurenelemente und Ausführung der Radionuklide aus Organen und Gewebe der Rinderjungtiere bei Verfütterung von Zeolithergänzungen.* Dissertation, Brjansk. Landwirtschaftliche Staatsakademie des Ministeriums für Landwirtschaft und Lebensmittel der Russischen Föderation. S. 1-122

Rao, A. V.; S. Agarwal (2000): Role of antioxidant lycopene in cancer and heart disease. J Am Coll Nutr 19, S. 563-569

Reiche, E. M. V.; S. O. V. Nunes; K. H. Morimoto (2004): Stress, depression, the immune system, and cancer. *Lancet Oncology 5 (10),* S. 617-625

Reiter, R. J. (1980): The pinela and its hormones in the control of reproduction in mammals. *Endocrin Rev. 1,* S. 109-131

Reiter, R. J. (1988): Pineal gland, cellular proliferation and neoplastic growth: A historical account. In: D. Gupta; A. Attenasio; R. J. Reiter (eds): *The Pineal Gland and Cancer.* Brain Researdch Promotion, Tübingen, S. 41-64

Richardson, J. L.; R. D. Shelton; M. Krailo; A. M. Levine (1990): The effect of compliance with treatment on survival among patients with hematologic malignancies. *Journal of Clinical Oncology 8 (2),* S. 356-364

Rimpler, M. (1987): Der Extrazellulärraum – eine unterschätzte Größe. Ein neuer Ansatz der Zellpathologie. *Therapie Woche 37,* S. 37-40

Ring, K. (1982): Near-death studies. Starrs. International Association for Near-Death Studies

Ring, K. (1986): *Den Tod erfahren – das Leben gewinnen.* Scherz-Verlag, Bern, München

Rohr, D.; H.-U. Feldmann (2008): Modell von Rudolf Virchow: Ist Krebs eine Stammzellenerkrankung. *Gyne 29,* S. 1-12

Romanov, G. A. (2000): Zeolithe: Effizienz und Anwendung in der Landwirtschaft. Sammelband der russ. Akademie der Landwirtschaftswissenschaften Band II, Moskva (russisch)

Roscoe, J. A.; M. E. Kaufman; S. E. Matteson-Rusby et al. (2007): Cancer-related fatigue and sleep disorders. *Oncologist 12, Suppl. 1,* S. 35-42

Rose, S. M.; H. M. Wallingford (1948): Science 107. In: R. O. Becker (1994): Heilkraft und Gefahren der Elektrizität. Schwerz Verlag, Bern, München, Wien

Rosenkranz, M. A.; D. C. Jackson; D. M. Dalton; I. Dolski; C. D. Ryff; B. H. Singer D. Müller; N. H. Kalin; R. J. Davidson (2003): Affective style and in vivo immune response: neurobehavioral mechanisms. *Proc. Natl Acad Sci USA 100,* S. 1118-11152

Rösler, H. J. (1991): *Lehrbuch der Mineralien.* Deutscher Verlag für Grundstoffindustrie. Leipzig, S. 428-619

Rossi, E. L. (1991a): The wave theory of consciousness: Creating a new mind-body therapy. *Paper presentes at Second International Evolution of Psychotherapy Conference,* Anaheim, C.A.

Rossi, E. L. (1991b): *Die Psychobiologie der Seele-Körper-Heilung. Neue Ansätze der therapeutischen Hypnose.* Synthesis-Verlag, Essen

Rost, J. (2008): Denken verboten – Sterben erlaubt. *Provokant 01,* S. 3-9

Roth, R. (1980): Untersuchungen zur Beziehung von Kieselsäure und Kaliumaufnahme bei Lyclotella cryptica Inaugural. Diss. Universität Marburg, FB. Biologie

Rozsahogyi T.; P. Euvi; L. Timar (1982): Über den Einfluss von Bentonit N-100 auf den Erfolg der intensiven Bratenlämmermast. II Pansensaft- und Harnuntersuchungsbefunde. III Blutuntersuchungsbefunde. Magyar Allat. Lap. 37, S. 115-119, 459-463

Rüegg, J. C. (2006): *Gehirn , Psyche und Körper.* Schattauer Verlag, 3. Auflage

Ruff, M.; C. B. Pert (1984): Small cell carcinoma of the lung: macrophage-specitic antigens sugggest hemopoietic stem cell origin. *Science 225,* S. 1034-1036

Ruff, M.; C. B. Pert (1986): Neuropeptides are chemoattractants for human monoxytes and tumor cells. a basis for mind-body-communication. In: P. Nicholas; Plotnikoff u. a. (Hrsg.): *Enkephalins and Endorphins: Stress and the Immune System.* Plenum Publishing Corporation, New York

Rupprecht, H.; F. Stanislaw (1973): Einlagerungsverbindungen gebräuchlicher Schichtsilikate. *Pham. Ind. 53,* S. 497

Rutenfranz, J.; P. Knauth (1982): *Schichtarbeit und Nachtarbeit. Probleme, Formen, Empfehlungen.* Hrsg. Bayrisches Staatsministerium für Arbeit und Sozialordnung, München

Sanchez-Martin, M. J.; M. Sanchez-Camazano (1984): Aspects of the adsorption of azinophos-methyl by smectites. *J. Agri. Food Chem. 32,* 4, S. 720-724

Sanchez-Martin, M. J.; M. Sanchez-Camazano (1987): Adsorption of chloridazone by montmorillonits. *Chemosphere 16,* S. 937-944

Sandritter, W. (1962): Der heutige Stand der Krebsforschung. *Strahlentherapie 118,* S. 161

Sapolsky, R. M. (1996): Why stress is bad for your brain. *Science 273,* S. 749-750

Savard, J.; S. Simard; J. Blanchet et al. (2001): Prevalence, clinical characteristics, and risk factors for insomnia in the context of breast cancer. *Sleep 24,* S. 583-590

Savard, J.; J. R. Davidson; H. Ivers et al. (2004): The association between nocturnal hot flashes and sleep in breast cancer survivors. *J Pain Symptom Manage 27,* S. 513-522

Schandry, R. (1998): *Lehrbuch Psychophysiologie.* Beltz, Psychologie Verlags Union, Weinheim

Schanzt, S. P.; B. W. Brown; E. Lira et al. (1987): Evidence for the role of natural immunity in the control of metastatic spreas of head and neck cancer. *Cancer Immunology, Immunotherapy 25 (2),* S. 141-148

Schatalova, G. (2002): *Wir fressen uns zu Tode. Ganzheitliches Heilen.* Goldman, München

Shavit, Y; G. W. Terman; P. C. Martin; J. W. Lewis; J. C. Liebeskind; R. P. Gale (1985): Stress, opioid peptides, the immune system and cancer. *J. Immunol 135,* S. 834-837

Schavit, Y.; F. G. Martin (1987): Opiates, stress and immunity: animal studies. *Ann. Beh. Med. 9,* S. 11-15

Schedlowski, M.; T. Fluge; S. Richter; U. Tewes; R. E. Schmidt; T. O. Wagner (1995): Beta-endorphin, but not substance-P, is increased by acute stress in humans. *Psychoneuroendocrinology 20,* S. 103-110

Schedlowski, M.; U. Tewes (1996): *Psychoneuroimmunologie.* Spektrum Akademischer Verlag, Heidelberg, Berlin, Oxford

Scheppach, J. (1996): Sex um acht – und was Sie sonst noch über die inneren Uhren wissen sollten. Kösel Verlag, München

Schernhammer, E. S.; F. Laden; F. E. Speizer; W. C. Willett; D. J. Hunter; I. Kawachi; G. A. Colditz (2001): Rotating night shifts and risk of breast cancer in women participating in the nurses' health study. *J. Natl. Cancer Inst. (vol. 93), No. 20,* S. 1563-1568

Schlitter, H. E. (1965): Über die modifizierende Rolle des vegetativen Nervensystems bei der Krebsentstehung und Krebsausbreitung. *Mitteilungsdienst GBK 3,* S. 844-1011

Schlitter, H. E. (1977): Krebswachstum, gestörte Gewebsregeneration durch dysregulierte Mesenchymfunktion. Bd. 13, *Schriftenreihe Krebsgeschehen,* Verlag für Medizin Dr. Ewald Fischer, Heidelberg

Schlitter, H. E. (1985a): Was bedeutet die unspezifische biphasisch-biorhythmische Reaktion für die Metastasierung maligner Geschwulstkrankheiten? Krebsgeschehen, *Dtsch. Zschr. Onkol. 17,* S. 42-46 und 71-76

Schlitter, H. E. (1985b): Die Krebskrankheit aus ganzheitlicher Sicht eines biologisch unteilbaren Organismus. *Der Deutsche Apotheker 47/4/5,* S. 1-14

Schlitter, H. E. (1986): Krebs, primär chronische Allgemeinerkrankung, Tumor, chronische Differenzierungshemmung und ihre Bedeutung für die Therapie. *Biologische Medizin Heft 3,* S. 123-142

Schlitter, H. E. (1990): Krebs als Folge unspezifischer Funktionslähmung vegetativ regulierter Matrix. *Natur- und Ganzheitsmedizin (ngm) 3,* S. 36-44

Schlitter, H. E. (1992): Die unspezifische Rolle des vegetaiven Nervensystems und der Matrix bei Gewebswachstum und Differenzierung am Beispiel der Krebsengtstehung und Krebsausbreitung. In: H. Heine; P. Anastasiadis (eds): *Normal Matrix and Pathological Conditions.* Gustav Fischer Verlag, Stuttgart, Jena, New York, S. 29-42

Schlitter, H. E. (1993): Die Bedeutung der Matrix für den zellularen DNS-Stoffwechsel am Beispiel der Reizkarzinogenese. *N. g. m 6,* S. 95-101

Schlitter, H. E. (1994a): Mesenchymale extrazelluläre Matrix für die Krebstherapie. *Therapeutikon (tpk) 8,* S. 292-300

Schlitter, H. E. (1994b): Extrazelluläre Matrix, unspezifische Beziehungen zu Umweltschäden und Karzinogenese. *Berliner Ärzteblatt 107,* S. 586-590

Schlitter, H. E. (1995): Die Krebskrankheit aus ganzheitlicher Sicht eines biologisch unteilbaren Organismus. *Der Deutsche Apotheker 47/4,* S. 1-13

Schmale, A. H.; H. Iker (1966): The effect of hopelessness and the development of cancer. *Psychosomat. Med. 28,* S. 714-721

Schmale, A. H.; H. Iker (1971): Hopelessness as a predicator of cervical cancer. *Soc. Sci. Med. 5,* S. 95-100

Schmidt, A. T. (2008): *Tödliche Süße? Raum und Zeit 27,* Nr. 156, S. 42-47

Schnetzer, J. (1969): Inoperables Bronchialkarzinom nicht kritiklos bestrahlen. *Med. Klin. 64,* S. 634-637

Schober, R. (1951/52): Die Beteiligung des Mesenchyms bei der experimentellen Erzeugung von Hautkarzinomen der Maus durch Benzpyren. *Z. Krebsforsch. 58,* S. 36-55

Schober, R. (1953): Beziehungen der Nebennierenrindenhormone zum experimentellen Geschwulstwachstum. *2. Krebsforschung 59,* S. 28.43

Schober, R. (1955): Mesenchymale Gewebsreaktionen am vorbestrahlten Mamma-Carcinom. *Strahlentherapie 98,* S. 366-381

Scholl, O.; K. Letters (1959): Über die Kieselsäure und ihre physiologische Wirkung in der Geriatrie. München, *Medizinische Wochenschrift 101/5,* S. 2321-2325

Schubert, C.; G. Schüssler (2003): Psychoimmunologie – empirische Befunde. in Uexküll: *Psychosomatische Medizin,* 6. Auflage. Urban Fischer, München, Jena, S. 145-160

Schuld, A.; T. Pollmächer (2004): Wirkungen inflammatorischer Zytokine auf Affekt und Kognition. *Nervenheilkunde 23,* S. 110-115

Schulz, H. (Hrsg.) (1997): *Schlaf und Altern.* Hans Huber, Bern, Göttingen, Toronto Seattle

Schwarz, K. D. B. Milner (1972): Growth-promoting effects of silicon in rats. *Nature (Lond.) 239,* S. 333-334

Schwarz, R. (1989): Der Stand der Forschung zur sogenannten prämorbiden Krebspersönlichkeit. In: R. Verres; M. Hasenbring (Hrsg.): Psychosoziale Onkologie. *Jahrbuch der Medizinischen Psychologie, Band 3,* Springer, Berlin

Schwarz, Th. (1987): *Toxikologische Untersuchungen des DDR-Bentonits unter besonderer Beachtung der Bentonitwirkung auf den Mengen- und Spurenelementestatus von Versuchstieren und landwirtschaftlichen Nutztieren.* Diss. A., Humboldt-Universität zu Berlin

Schwarz, Th.; E. Werner (1987a): Zum „Carry over" Potential toxischer Elemente aus Bentonit im tierischen Gewebe und Organ. In: M. Anke (Hrsg.); Chr. Brückner; H. Gürtler; M. Grün: *Arbeitstagung Mengen- und Spurenelemente.* S. 92-98

Schwarz, Th.; E. Werner (1987b): Die Wirkungen längerfristiger Bentonit-Applikationen auf den Stoffwechsel ausgewählter Spurenelemente bei der Zwergziege. In: M. Anke (Hrsg.); Chr. Brückner; H. Gürtler; M. Grün: *Arbeitstagung Mengen- und Spurenelemente.* S. 99-106

Schwarz, Th.; B. Seifert; G. Wunsch (1989): *Bentonit – mehr als ein inerter pharmazeutischer Hilfsstoff.* Beiträge zur Wirkstoffforschung. Heft 34. Akademie-Industriekomplex Berlin, S. 1-27

Scott, J. (1989): *Study Says Cancer Survival Rises with Group Therapy.* The Los Angeles Times, 11. Mai

Sedlak, W. (1965): Kosmos (Warszawa) Ser. A 14, S. 23. In: Voronkov, M. G.; G. L. Zelchan; E. Lukevitz (1975): *Silizium und Leben.* Akademie-Verlag, Berlin

Sedlak, W. (1967): Die Rolle des Siliziums in der Evolution des biochemischen Lebens. Akademie-Verlag, Warzawa (polnisch)

Seligman, M. E. P. (1999): *Kinder brauchen Optimismus.* Rowohlt-Verlag. Vers. 1994: The Optimistic Child Harper Perennial. A. Division of Harper Collins Publisher

Selye, H. (1936): A syndrome produced by diverse nocous agents. *Nature London 138,* S. 32

Selye, H. (1953): *Einführung in die Lehre vom Adaptationssyndrom.* Thieme, Stuttgart

Selye, H. (1956): *The Stress of Life.* McGraw-Hill, New York

Selye, H. (1974): *Stressbewältigung und Lebensgewinn.* Piper und Co Verlag, München, Zürich

Sephton, S. D. Spiegel (2003): Circadian disruption in cancer: a neuroendocrine-immune pathway from stress to disease? *Brain Behav Immun 17,* S. 321-328

Servan-Schreiber (2006): *Die neue Medizin der Emotionen.* Goldmann, München

Sevan-Schreiber (2008): *Das Antikrebsbuch.* Verlag Antje Kunstmann, München

Sha, Y; P- Liu; Dong Y; P. Zhang; Z. Yang; Y. Wu; J. Li; D. Lin; Y, Wang; D. Zhang (1993): Study on the collelation of trace elements in human scalp hair with esophageal cancer by PIXE. Nuclear Instruments and Methods in Physics, Research Section B. Baem Interaction with Materials and Atoms, B75 (1-4), S. 177-179

Shabalin, V. N.; S. N. Shatokhina (2001): Morphology of biological fluids. /Morphologie der biologischen Flüssigkeiten. Moskau. (russisch), ISBN 5-87372-102-5

Shalmina, G. G.; Ya B. Novoselov (2002): Sicherheit der Lebenstätigkeit. Ökologisch-geochemische und ökologisch-biochemische Grundlagen. Novosibirsk, S. 1-433 (russisch)

Shaparina, M. N. (1999): Zeolithe und Entstehung des Lebens auf der Erde. Gegenwärtige Biochemische Modelle der bioorganischen Evolution und die Rolle von organophilen Mineralien mit hohem Siliziumgehalt in der Stereokatalytischen Reaktion bei der Bildung von Protobiopolymeren. Proceedings der wissenschaftlich-praktischen Konferenz „Naturmineralien im Dienste der Menschheit". Novosibirsk, Verlag Ekor, S. 83-85 (russisch)

Shavit, Y; G. W. Terman; P. C. Martin; J. W. Lewis; J. C. Liebeskind; R. P. Gale (1985): Stress, opioid peptides, the immune system and cancer. *J. Immunol 135,* S. 834-837

Sheline, Y. I.; P. W. Wand; M. H. Gado; F. G. Csernansky; M. W. Vannier (1996): Hippocampal atrophy in recurrent major depression. *Proc Natl Acad Sci USA 93,* S. 3908-3913

Shen, G.; J. Lin; P. Li; F. Chen (1987): Quantitative analysis of biochemical components and inorganic elements of coal miners' lung carcinoma tissue. *Zhonghua Yufang Yexue Zazhi 21/3,* S. 133-136

Siedeck (1955): Über das zeitliche Verhalten der phasenförmigen Reizbeantwortung nach Pyrogeninjektion. *Acta Neuroveg. Wien,* 11, S. 94ff

Siegmund-Schultze, N. (2009): Sport ist so wichtig wie ein Krebsmedikament. *Deutsches Ärzteblatt 106/10,* S. C370-C373

Silberfarb, P. M.; P. J. Hauri; T. E. Oxman et al. (1993): Assessment of sleep in patients with lung cancer and breast cancer. *J Clin Oncol 11,* S. 997-1004

Simon, O. (1977): Das Elektroenzephalogramm. Urban und Schwarzenberg, München

Simonton, O. C.; St. M. Simonton; J. Creighton (1994): *Wieder gesund werden.* Rowohlt-Sachbuch, Reinbeck bei Hamburg

Sinz, R. (1980): *Chronopsychophysiologie, Chronobiologie und Chronomedizin.* Akademieverlag Berlin

Slanina, L.; J. Sokol; J. Rosival; O. Bordora (1973a): Pufferung der Futterration mit Montmorillonit (Bentonit) bei Wiederkäuern unter Versuchsbedingungen. *Vet. Med. (Praha) 18,* S. 465-474

Slanina, L.; J. Sokol; J. Lehocky; J. Rosival; A. Zurek (1973b): Kurzfristige Pufferung des Pansens mit Montmorillonit (Bentonit) bei Mastvieh unter Terrainbedingungen. *Vet. Med. (Praha) 18,* S. 724-734

Slater, T. F. (1984): Free radicals mechanisms in tissue injury. *Biochem J 222,* S. 1-15

Snyder, L. R. (1968): *Principles of Adsorption Chromatography.* New York

Snyder, S. H. (1994): *Chemie der Psyche.* Spektrum Akademischer Verlag, Heidelberg

Solomon, G. F.; A. A. Amkraut (1972): Emotions, stress, and immunity. *Frontiers of Radiation Therapy and Oncology 7,* S. 84-96

Sorensen, T. I. A.; G. G. Nielsen; P. K. Andersen; T. W. Teasdale (1988): Genetic and environmental influence on premature death in adult adoptees. *New England Journal of Medicine 318,* S. 727-732

Spiegel, D.; J. R. Bloom; I. Yalom (1981): Group support for patients with metaqstatic cancer. A randomized outcome Study. *Archieves of General Psychiatry 38 (5),* S. 527-533

Spiegel, D.; J. R. Bloom (1983): Group therapy and hypnosis reduce metastatic breast carcinoma pain. *Psychosomatic Medicine 45 (4),* S. 333-339

Spiegel, D.; J. R. Bloom; H. C. Kraemer; E. Gottheil (1989): Effect of psychosocial treatment on survival of patients with metastatic breast cancer. *Lancet 2,* S. 888-891

Spiegel, D. (1999): A 43-year-old woman coping with cancer. *JAMA 282 (4),* S. 371-378

Stadtman, E. R. (1992): Protien oxidation and aging. *Science 257,* S. 1220-1224

Steiger, A. (1997): Mechanismen der hormonellen und biochemischen Regulation des Schlafes im Alter. In: H. Schulz (Hrsg.): *Altern und Schlaf.* Hans Huber Verlag, Bern, u. a.; S. 45-58

Sternbach, R. A.; B. Tursky (1965): Ethnic differences among housewifes in psychophysical responses to electric shocl. *Psychophysiology 1,* S. 241-246

Stevens, C. F. (1988): *Die Nervenzelle im Gehirn und Nervensystem.* Spektrum der Wissenschaften. Heidelberg, S. 3-12

Stevens, R. G. (2006): Artificial lighting in the industrialized world circadian disruption and breast cancer. *Cancer Causes Control (vol. 17),* No. 4, S. 501-507

Stiefel, F. C.; A. B. Kornbilth; J. C. Holland (1990): Changes in the prescription patterns of psychotropic drugs for cancer patients during a 10-year period. *Cancer 65,* S. 1048-1053

Stuart, M. R.; J. A. Liebermann (1993): *The fifteen Minute Hour: Applied Psychotherapie for the Primary Care.* Physican, Westpool, Prager

Sung, H.; J. Nah; S. Chun; H. Park; S. E. Yang; W. K. Min (2000): In vivo antioxidant effect of green tea. *Eur J Clin Nutr 54,* S. 527-529

Surawicz, F. G.; D. R. Brightwell; W. D. Weitzel; E. Othmer (1976): Cancer, emotions, and mental illness: The present state of understanding. *American Journal of Psychiatry 133 (11),* S. 1306-1309

Takahashi, Y.; H. Imai (1983): Adsorption of heavy metal cations in montmorillonite. *Soil. Sci Plant Nutr. 29,* 2, S. 111-122

Tang, Z. C.; N. Shivapurkar; A. Frost; O. Alabster (1996): The effect of dietary fat on the promotion of mammary and colon cancer in a dual-organ rat carcinogenesis mode. *Nutr Cancer 25,* S. 151-159

Tarchanoff, J. (1880): Über die galvanischen Erscheinungen an der Haut des Menschen bei Reizung der Sinnesorgane und bei verschiedenen Formen der psychischen Tätigkeit. *Pflügers Archiv für die gesamte Physiologie 46,* S. 46-55

Tehard, B.; C. M. Friedenriech; J.-M. Oppert; F. Clavel-Chapelon (2006): Effect of physical activity on women at increased risk of breast cancer: results from the E3N cohort study. *Cancer Epidemiology, Biomarkers and Prevention 15 (1),* S. 57-64

Thompson, R. F. (1996): *Das Gehirn.* Sonderausgabe J. F. Lehmanns, Berlin u. a., S. 81-88

La Torre, F.; A. Orlando; A. Silipigni; T. Giacobello; S. Pergolizzi; M. Aragona (1996): *Minereva Medica 86,* S. 1-4

Toth, L. A.; E. A. Tolley; J. M. Krueger (1993): Sleep as a prognostic indicator during infectious disease in rabbits. *Proceedings of the Society for Experimental Biology and Medicine 203,* S. 179-192

Trapani, J. A.; M. J. Smyth (2005): Functional significance of the perforin/granzyme cell death pathway. Nature Review Immunology 2, S. 735-747

Traue, H. C. (1998): Emotion und Gesundheit. *Die psychobiologische Regulation der Hemmungen.* Spektrum, Akademischer Verlag, Heidelberg, Berlin

Tregear, C. W.; H. D. Niall; J. T. Pottsjr.; D. E. Leeman; M. M.l Chang (1971): Synthesis of substance P. *Nature new Biol 322,* S. 87-89

Troitzkaja, M. W.; A. I. Chochlova (1953): Die Wirkung des funktionellen Zustands der Großhirnrinde auf die Phagozytosereaktionen des Organismus. *J Vyss. Nervnoe Deyatlnosti 3,* S. 738-745 (russisch)

Trotti, R.; M. Carratelli; M. Barbieri; G. Micieli; D. Bosone; P. Rondanelli (2001): *Bo P. Haematologica 86,* S. 85-91

Tschunke, W.; B. Hertenstein; R. Arnold; D. Bunjes; R. Denzinger; H. Heimpel; H. Kächele (submitted) (1994): Asssociations between coping and survival time of adult leukemia patients receiving allogenic bone marrow transplantation. *Journal of Clinical Oncology 12,* S. 403-409

Ueki, A.; M. Yamaguchi; H. Ueki et al. (1994): Polyclonal human T-cell activation by silicate in vitro. *Immunology 82,* S. 332-335

von Uexküll, Th.; W. Wesiak (1990): Wissenschaftstheorie und Psychosomatische Medizin. Ein bio-psychosoziales Modell. In: Th. von Uexküll: *Psychosomatische Medizin,* Urban Schwarzenberg, München, Wien, Balitmore, S. 5-38

Vakil, N.; M. Sparberg (1990): Steorid-related osteonecrosis in inflammatory bowel disease. *Dtsch. Ärzteblatt 87,* S. C900

Vauti, F.; M. Moser; H. Pinter; T. Kenner (1985): Day course of blood and plasma density in relation to other hematological parameters. *Physiologist 28,* 6, S. 171-172

Vedhara, K.; N. K. Cox; G. K. Wilcock; P. Perks; M. Hunt; S. Anderson; S. I. Lightman; N. M. Shanks (1999): Chronic tress in elderly carreres of dementia patients and antibody response to influenza vaccination. *Lancet 353,* S. 627-631

Verkasalo, P. K.; K. LillbergM; R. G. Stevens et al. (2005): Sleeep duration and breast cancer: a prospective cohort study. *Cancer Res 65,* S. 9595-9600

Veretenina, O. A.; N. V. Kostina; T. I. Novoselova; Ja. B. Novoselov; A. G. Roninson (2003): Litovit. Novosibirsk, Izdar (Verlag) Ekor, S. 1-103 (russisch), ISBN 5-85618-107-7

Virchow, R. (1858): *Die Cellularpathologie in ihrer Begründung auf physiologische und pathologische Gewebelehre.* August Hirschwaldverlag, Berlin (Neubildungen S. 353-433)

Virchow. R. (1868): Rede auf der Naturforscherversammlung 1869 in Innsbruck. In: K. Sudhoff (Hrsg.): *Rudolf Virchow und die deutschen Naturforscherversammlungen.* (1922) Akademische Verlagsgesellschaft, Leipzig, S. 93

Visintainer, M. A.; J. R. Volpicelli; M. E. P. Seligman (1982): Tumor regression in rats after inescapable or escapable shock. *Science 216,* S. 437 ff

Voigt, R. (1987): Lehrbuch der pharmazeutischen Technologie. Verlag Volk und Gesundheit, Berlin

Voigt-Spychala, C. (2001): *Ein Versuch zur Messung der Zahnarztangst – Blutdruckweißkitteleffekt auch in der Zahnmedizin.* Dissertation Med. Fak. (Charité) der Humboldt-Universität zu Berlin

Volcani, B. E. (1986): Diskussionsbeitrag Ciba Foundation Symposium 121: Silicon biochemistry. John Wiley u. Sons, Chichester, New York, Sydney, Toronto, Singapore, S. 110

Vollrath, L. (1981): The Pineal Organ. In: *Handbuch der mikroskopischen Anatgomie.* Bd. VI-VII, Springer Verlag, Berlin

Voronkov, M. G.; G. L. Zelchan; E. Lukevitz (1975): *Silizium und Leben.* Akademie-Verlag, Berlin

Voronkov, M. G. (1979): Biological activity of silatrans. *Top. Cur. Chem. 84,* S. 77-135

Voronkov, M. G. (1983): Wunderelement des Lebens. Asimut, Irkutsk, S. 1-107 (russisch)

Voronkov, M. G.; I. G. Kusnezov (1984): Silizium in der lebendigen Natur. Nowosibirsk, Nauke, S. 1-157 (russisch)

Voskoboinik, I.; J. A. Trapani (2006): Addressing the mysteries of perforin function. *Immunology and Cell Biology 84,* S. 66-71

Wachtel, E. (1985): *Wirkung verschiedener Substanz-P-Sequenzen auf Lernen, Gedächtnis und Schlaf bei normalen und chronisch gestressten Ratten.* Dissertation, Med. Fak. HUB

Walli, A. K. (1998): Cholesterin und Krebskrankheit. May-Symposium on Lipids and Lipoproteins. Sponsored by: Amerikanische Pharma MSD Sharp & Dohme u. a., Klinikum Großhadern, München, Mai

Walshe, W. A. (1846): *Nature and Treatment of Cancer.* Taylor and Walton, London

Wannagat, W. (1971): Mitt. Techn. Univers. Carolo-Wilhemina, Braunschweig 6/2-3, S. 11. Zitiert bei Voronkov, M. G.; G. L. Zelchan; E. Lukevitz (1975): *Silizium und Leben.* Akademie-Verlag, Berlin

Warnke, U. (1994): Bioinformation électromagnétique: la sensibilité des êtres humains et des animaux aux rayonnements non ionisants. La pollution électromagnétique et la santé. Vers une maîtrise des risques. P. Lannoye (ed), Eu-Parlament, Editions Frison-Roche, Paris

Warnke, U. (1997): *Der Mensch und die 3. Kraft. Elektroma-*

*gnetische Wechselwirkungen zwischen Stress und Therapie.* Popular Academic Verlagsgesellschaft, Saarbrücken, S. 170-227

Warnke, U. (2004a): Mobil- und Kommunikationsfunk in Kooperation mit falscher Lebensweise – Wie unsere Gesundheit durch stimulierte NO-Radikale (Stickstoffmonoxid) in Gefahr gerät. www.hese-projekt.org. Stand Januar 2004,© Ulrich Warnke

Warnke, U. (2004b): Warum können kleinste Leistungsflussdichten elektromagnetischer Energie große Effekte am Menschen auslösen? www.hese-project.de

Warnke, U. (2004c): In der Mobil- und Kommunikationsfunk-Problematik bisher unbeachtet: Elektrostatische Longitudinal-Schwingungen und ihre Plasma-Vakuum-Interaktion. www.hese-project.de

Waterhouse, J. M.; D. S. Minors; M. E. Waterhouse (1992): *Die innere Uhr.* Hans Huber, Bern

Weckenmann, M. (1973): Über die regulative Wirkung eines Pflanzenextraktes auf die Orthostase. *Ärztl. Praxis 25,* S. 1453-1456

Wehrkamp; J.; R. Bals; B. Kraft; J.-M. Schröder; E. F. Stange (2007): Angeborene Immunabwehr: Klinische Relevanz der endogenen antimikrobiellen Peptide in innerer Medizin und Dermatologie. *Deutsches Ärzteblatt 104/5,* S. C223-228

Weil, A. (1995): *Spontanheilung.* Die Heilung kommt von innen. Bertelsmannverlag, München

Weiner, H. (1990): Anwendung psychosomatischer Konzepte in der Psychiatrie. In: Th. von Uexküll: *Psychosomatische Medizin.* Urban Schwarzberg, München, Wien, Baltimore, S. 920

Weiss, H. (1991): *Umwelt und Magnetismus.* Deutscher Verlag der Wissenschaften, Berlin

Weitzman, S. A.; L. Gordon (1990): Inflamation and cancer: Role of phagocyte-generated oxidants in carcenogenesis blood. 76, S. 655-663

Weizsäcker, V. v. (1951): *Der kranke Mensch.* Eine Einführung in die medizinische Anthropologie. K. F. Koehler Verlag, Stuttgart

Werner, H. (1968): Botanical Society Report 81/9, S. 425. In: K. Kaufmann (1997): *Silizium – Heilung durch Ursubstanz.* Helfer-Verlag E. Schwabe GmbH, Bad Hamburg

Westkott, R. (2002): Can miracles habben? *Britrish Medical Journal 325 (7363),* S. 553

Wever, R. (1968a): Einfluss schwacher elektromagnetischer Felder auf die circadiane Periodik des Menschen. *Naturwissenschaften 55,* S. 29-32

Wever, R. (1968b): Gesetzmäßigkeiten der circadianen Periodik des Menschen, geprüft an der Wirkung eines schwachen elektrischen Wechselfeldes. *Pfluegers Arch. 302,* S. 97-112

Wever, R. (1971a): Die circadiane Periodik des Menschen als Indikator für die biologische Wirkung elektromagnetischer Felder. *Z. Physik. Med. 2,* S. 439-471

Wever, R. (1971b): Influence of electric fields on some parameters of circadian rhythms in man. In: M. Menaker (ed): *Biochronometry.* Washington D.C. Nat. Acad. Scienc., S. 117-132

Wever, R.; M. A. Persinger (1974): *ELF and VLF Electromagnetic Field Effects.* Plenum-Press, New York

Weymayr, C.; K. Koch (2003): *Mythos Krebsvorsorge.* Eschborn Verlag, Frankfurt

Whiteside, T. R. B. Herberman (1990): Characteristics of natural killer cells and lymphocyte activated killer cells. *Immunol Allergy Clin North Am 10,* S. 663-704

William, R. J. P. (1986): Introduction to silicon chemistry and biochemistry. In Ciba Foundation Symposium 121: Silicon biochemistry. Wiley and Sons, Chichester u. a., S. 24-39

Winz, H. (1926): *Strahlentherapie 21,* S. 368. Zitiert bei Schlitter 1986

Witte, I.; H. Jacobi; U. Juhl-Strauss (2000): Krebsrisiken durch Gemische aus Umweltchemikalien und erbgutschädigenden Stoffen. BMBF Vorhaben 07 GTX 03/6, 73 Seiten

Wolf, R.; D. Wolf (2004): Increased Incidence of Cancer near a Cell-phone Transmitterstation. *International Journal of Cancer Prevention,* vol. numb. 2. April, S 1-19

Wolsky, A. (1978): Regeneration und Krebs. Columnen Aufsatz. *Growth 42,* S. 425

World Cancer Research Fund (2007): Food, Nutrition and the Prevention of Cancer. A Global Perspective. World Cancer Research Fund and American Institute for Research on Cancer, London, xxiii

WWF-France (Hg.) (2004): *Planite.* Attitude Sante, Paris

Yakimov, A. V. (1998): *Wissenschaftliche Begründung und Perspektiven der Anwendung der Zeolith-enthaltenden Ergänzungen in der Viehzucht.* Dissertation, Dasan. Russische Akademie der landwirtschaftlichen Wissenschaften. Wissenschaftliche Produktionsvereinigung „Niva Tatarstana"

Yakolev, V. V. (1990): Der Bedarf an Silizium bei der Aufzucht von landwirtschaftlichen Jungtieren. Dissertation Universität Saransk, Russland, S. 1-21 (russisch)

Yoda (2007): *Ein medizinischer Insider packt aus.* Sensei Verlag, Kernen

Yong, L. C.; C. C. Brown; A. Schatzkin et al. (1997):Intake of vitamins E, C and A and risks of lung cancer. *Am J Epidemiol 146,* S. 231-234

Youngstedt, S. D.; D. F. Kripke (2004): Long sleep and mortality: rationale for sleep restriction. *Sleep Med Rev 8,* S. 159-174

Zänker, K. S. (2003): Psychoneuroimmunologie – II. Grundlagen. In: Uexküll: *Psychosomatische Medizin.* Urban und Fischer, München, Jena, S. 161-173

Zarkovic, N.; K. Zarkovic; M. Kralj; S. Borovic; S. Sabolovic; M. Poljak-Blazi; A. Cipak; K. Pavelic (2003): Anticancer *and antioxidative effects of micronized zeolite clinoptilolite. Anticancer Res. 23,* S. 1589-1595

Zehentbauer, J. (2000): *Körpereigene Drogen.* 8. Auflage, Artenis und Winkler, München, Zürich

Zulley, J. (1997): Chronobiologie des Alterns. In: H. Schulz (Hrsg.): *Altern und Schlaf.* Hans Huber, Bern u. a., S. 59-68

Zulley, J.; B. Knab (2000): *Unsere innere Uhr.* Herder, Freiburg

Zulley, J.; R. Popp; G. Hajak (2008): Nachtarbeit, Schichtsysteme und Leistungsfähigkeit. *Somnologie 12 (Suppl. 1),* S. 6

## ■ 77_ Der Autor über sich

Wenn dieses Buch erscheint, bin ich 85 Jahre jung (1924 geboren). Bisher bin ich nicht an Krebs erkrankt und es gibt zurzeit auch keine Anzeichen dafür, dass dieses sein wird. Ich bin der festen Überzeugung, dass mich meine konsequente, gesunde Lebensweise und meine humanistische Lebensauffassung bisher vor der Krebserkrankung geschützt haben. In meiner Grundhaltung bin ich realer Optimist, ich habe Charisma, übe Empathie und meine, dass ich über die meisten Eigenschaften der emotionellen Intelligenz sowie über Resilienz verfüge. Als Ältester von sieben Geschwistern musste ich schon sehr früh Verantwortung für die Jüngeren übernehmen.

Von Kindheit an liebe ich sportlich, geistig und anderweitig sinnvoll tätig zu sein, sogar mit einem Schuss von Überaktivität. Ich bin glücklich, dass es in meiner Kindheit noch kein Retalin gab, dann würde es mir mit 85 Jahren nicht so gut gehen. Meine Aktivität erfolgt nach meinen heutigen Erkenntnissen intuitiv aufgrund meines sehr niedrigen Blutdrucks. Sobald ich inaktiv bin, verfalle ich in depressive Stimmung und verminderte Motivation. Deshalb liebe ich die Bewegung (noch heute bei Wind und Wetter täglich 1-2 Stunden Nordic Walking), meine Arbeit als Arzt (ich erlebe ein Glücksgefühl, wenn ich anderen helfen kann), meine wissenschaftlich kreative Tätigkeit (mit Zuständen des emotionellen Fließens), Kommunikation aller Art, vor allem auch Gespräche mit jungen Menschen (als Doktorvater habe ich 173 Absolventen unter den „Doktorhut“ gebracht), aber auch mit älteren Kollegen, Musik und selber Singen, familiäre Verbindungen, Familientreffen, (ich habe noch fünf lebende Geschwister, von denen ich der Älteste bin und wir treffen uns zu jedem runden Geburtstag bei eines der Geschwister oder deren Ehepartner; fünf Kinder und neun Enkel nenne ich mein Eigen) und die Natur (Berge, Meer, Wald, Seen, Flora und Fauna). Nicht zuletzt erfreut mich das harmonische Eheleben mit meiner Frau Elena, die ich sehr liebe und die ein großes Lebensglück für mich ist.

Nach der WHO-Gesundheitsdefinition übe ich täglich die Fähigkeit der Selbstbetreuungsfähigkeit bis ins hohe Alter zu beherrschen und bemühe mich, den Rhythmus und die Regelmäßigkeit der Natur zu gewährleisten. Das regelmäßige Zu-Bett-Gehen und Aufstehen sichert mir einen guten erholsamen Schlaf. Natürlich meide ich Rauchen (lebenslänglicher Nichtraucher) und alkoholische Getränke, auch Kaffee, trinke aber schwarzen oder grünen Tee sowie Schachtelhalmtee. Ich nehme keine klassischen Medikamente; zu meiner Lebensgewohnheit gehört aber seit 10 Jahren die tägliche Einnahme von 5-10 g des $SiO_2$-reichen Klinoptilolith-Zeoliths (auch in Kombination mit Montmorillonit und bestimmten Naturstoffen wie Spirulina, Lycopin und Glyzin) sowie 20 Minuten Magnetfeldmatte täglich. 2 x 2 Monate führte ich in den vergangenen fünf Jahren leitend in der Westtürkei (NaturMed Davutlar) nichtmedikamentöse Asklepioskuren durch. In dieser Zeit halte ich im Rahmen von Gesundheitsschulungen jeden Abend einen Vortrag. Überhaupt führe ich gern Gesundheitsseminare durch, auch in Deutschland. Das ist mein Hobby.
Was das Essen anbetrifft, bin ich sehr wählerisch und zwar auf intuitiver Basis. Unsere Mahlzeiten bestehen größtenteils aus vegetarischen Elementen, Fleisch nicht häufig, Wurst und Milchprodukte (außer Butter) gar nicht. Ich bin nicht übergewichtig. Vor die „Flimmer-

kiste“ setze ich mich sehr selben, weil gute Sendungen sehr selten sind und Nachrichten negative Emotionen stimulieren. Deshalb bevorzuge ich, diese Zeit lieber für meditatives Atmen zu nutzen. Natürlich pflege ich noch wissenschaftliche Kooperationsbeziehungen, z. B. mit meinem Freund Franz Halberg, dem weltbekannten Chronobiologen in den USA und den Weltraummedizinern Evgeni Ilyn, Anatoli Grigorev, Anatoli Potapov, mit der Biochemikerin Irina Komissarova, mit dem Neurophysiologen Konstantin Sudakov, mit dem Kardiologen Roman Baevski in Russland und vielen anderen. Leider haben sich schon manche meiner Freunde und Kollegen vom Leben auf unserem Planeten verabschiedet.

Erwähnen möchte ich noch, dass ich niemals ein Auto besessen habe und zeitlebens auf diesen Stressor verzichtet habe; auch besitze ich kein Haus. Streben nach Reichtum und materiellen Dingen ist mir fremd. Ich liebe mehr ein den Geist und positive Emotionen stimulierendes Leben. Apropos Stress. Ich liebe Eustress zu haben. Negative Emotionen und Dysstress haben bei mir nur kurzen Bestand. Die kann ich schnell überwinden.
Wie Sie aus meiner kurzen, intuitiv niedergeschriebenen Lebensweise und Lebenseinstellung entnehmen können, versuche ich so zu leben, wie ich es allen Menschen empfehle und wie es sich in diesem Buch niederschlägt.
Unter diesem Aspekt brauche ich es wohl nicht zu betonen, dass ich den Frieden und die Sauberkeit auf unserem Planeten liebe, aber Umweltverschmutzung und jegliche kriegerischen Handlungen schärfstens verurteile und den Besitz von Atomwaffen als verbrecherisch betrachte. Die Atomwaffe ist meines Erachtens die größte Krebsgeschwulst der Menschheit. Wenn wir diese beseitigen können, hätten wir vielleicht auch weniger krebskranke Menschen, denn Atomwaffen erzeugen permanent Angst.

## Kurzbiografie

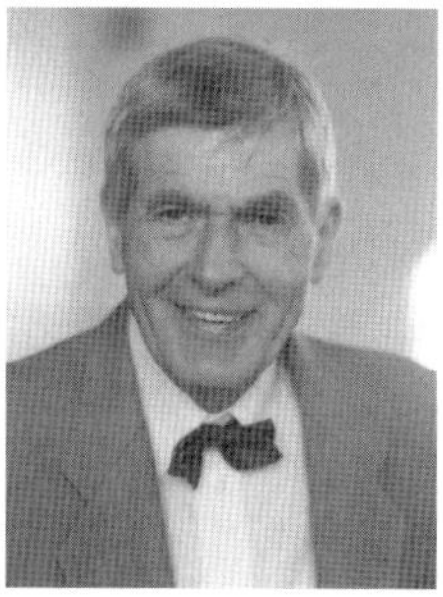

## Prof. em. Prof. Dr. med. Karl Hecht

Arzt, Wissenschaftler, Hochschullehrer, aktiver Rentner
Geboren am 15. Februar 1924 in Wohlmirstedt/Unstruttal

| | |
|---|---|
| **1950 – 1955** | Studium an der Medizinischen Fakultät (Charité) der Humboldt-Universität zu Berlin |
| **1957** | Promotion zum Dr. med. mit neurophysiologischer Thematik |
| **1970** | Habilitation mit chronobiologischer Thematik |
| **1971** | Ernennung zum ordentlichen Professor der Sektion Neurophysiologie der Akademie der Wissenschaften der DDR |
| **1977** | Berufung zum Professor für experimentelle und klinische Pathophysiologie an der Charité der Humboldt-Universität zu Berlin (Pathophysiologie = Lehre von den Funktionen der Krankheitsentwicklungen) |
| **1991** | Emeritierung |

Gegenwärtige wissenschaftliche Schwerpunkte: Stress-, Schlaf-, Chrono-, Umwelt- und Weltraummedizin, Gesundheitswissenschaften, Medizin der Emotionen, Naturmineralien, Prävention
Hobby: Gesundheitsseminare (der Mensch ein biopsychosoziales Wesen und umweltverbunden)

### Publikationen:

Über 800 wissenschaftliche Originalarbeiten in nationalen und internationalen Zeitschriften und Sammelbänden; 45 wissenschaftliche Fach- und Sachbücher; 28 Patente

### Förderung des wissenschaftlichen Nachwuchses:

173 Doktoranden zur Promotion und 92 Diplomanden zum Diplom wissenschaftlich geführt

### Gewählte und Ehrenmitgliedschaften (Beispiele):

- Mitglied der Internationalen Akademie der Wissenschaften Health and Ecology, Innsbruck, Vizepräsident der russischen und aserbaidschanischen Sektion
- Mitglied der Internationalen Akademie für Astronautik Paris
- Ausländisches Mitglied der Russischen Akademie der Medizinischen Wissenschaften Moskau
- Mitglied der Akademie für Schöpfertum, Moskau
- Ehrenmitglied der physiologischen Gesellschaft Kuba, Havanna
- Ehrenmitglied der Tschechischen Medizinischen Gesellschaft „Purkinje“, Prag
- Mitglied und Komitee-Mitglied der World Organisation for Scientific Cooperation WOSCO „Science Without Borders“ (London)

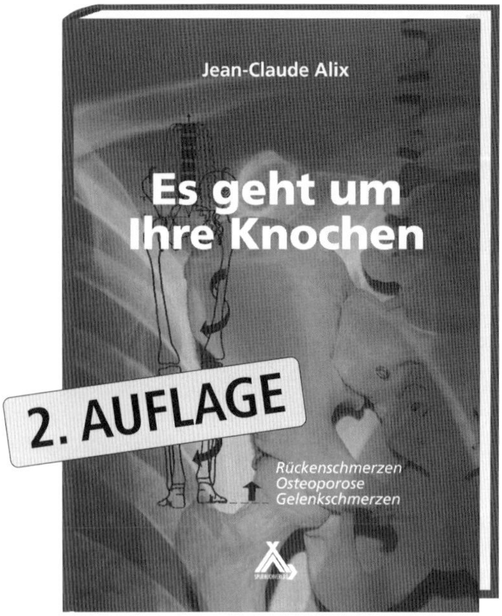


## Es geht um Ihre Knochen

### Rückenschmerzen, Osteoporose, Gelenkschmerzen

Nach 15 Jahren erfolgreicher Praxis meine Sicht einer effektiven Orthopädie, die sich ausschließlich Naturheilmitteln und Naturheilverfahren bedient. Ob für Ischias-Leiden, Taubheitsgefühle, Skoliose, einseitige Arthrose, Gicht, Morbus Bechterew, Tennis-Arm - überall finden Sie leicht verständliche Erklärungen der Entstehung und die zur Genesung notwendigen Maßnahmen. Für den Medizin-Laien geschrieben, bringt dieses Buch lang ersehnte Lösungen, die in Ihrer Logik überzeugen.

Jean-Claude Alix
Es geht um Ihre Knochen
208 Seiten, 15,4 cm x 21,6 cm
ISBN 978-3-88778-297-9

---

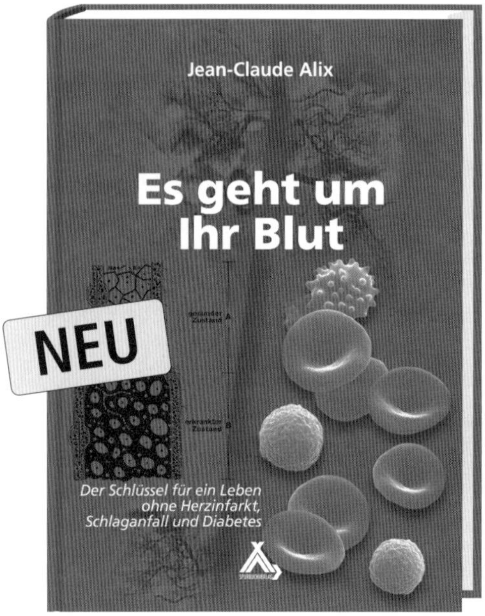


## Es geht um Ihr Blut

### Herzinfarkt, Schlaganfall, Diabetes, Bluthochdruck, Hörsturz und vieles mehr... verstehen, vermeiden und heilen

Fast eine halbe Million Menschen sterben jährlich in Deutschland durch medizinische Unkenntnis völlig umsonst, denn es gibt nichts einfacheres als einen Herzinfarkt oder einen Schlaganfall zu vermeiden. Dieses Standardwerk der Naturheilkunde gibt die notwendigen Informationen um die Vorgänge in Ihrem Blut zu verstehen, und erklärt einfache und effektive Wege aus dieser Misere. Der Heilpraktiker Jean-Claude Alix erläutert in diesem Buch dem medizinischen Laien das heutige Wissen einer modernen Naturheilkunde, die ohne jegliche Nebenwirkung auskommt.

Jean-Claude Alix
Es geht um Ihr Blut
232 Seiten, 15,4 cm x 21,6 cm
ISBN 978-3-88778-299-3

**Weitere Informationen erhalten Sie unter: www.spurbuch.de**